科学出版社"十四五"普通高等教育本科规划教材

药用基础实验化学

第 3 版

方 方 吴培云 主编

科学出版社

北京

内 容 简 介

《药用基础实验化学》(第3版)内容分上篇和下篇。上篇包括四大基础化学实验的基本知识和基本技能;下篇涵盖基础实验、综合实验和研究与设计实验共三个模块。教材在编写形式和内容上的创新体现在以下几点:①整合传统的四大基础化学实验教学内容,注重内容体系的科学性和逻辑性,利于教与学;②根据社会、医药行业产业对人才培养的实际需求,融入专业应用和学科前沿,注重科学思维方法的训练;③补充数字化学习资源,拓展学习者的学习空间。

本书可供医药类院校相关专业作为教材使用,也可供相关从业人员作为参考书使用。

图书在版编目(CIP)数据

药用基础实验化学／方方,吴培云主编 . -- 3 版. -- 北京:科学出版社,2024.11. -- (科学出版社"十四五"普通高等教育本科规划教材).
ISBN 978-7-03-079819-0

Ⅰ. R914-33

中国国家版本馆 CIP 数据核字第 2024MR6989 号

责任编辑:李 杰／责任校对:刘 芳
责任印制:徐晓晨／封面设计:蓝正设计

科 学 出 版 社 出版
北京东黄城根北街 16 号
邮政编码:100717
http://www.sciencep.com
天津市新科印刷有限公司印刷
科学出版社发行 各地新华书店经销

*

2007 年 9 月第 一 版 开本:787×1092 1/16
2024 年 11 月第 三 版 印张:24 1/4
2024 年 11 月第二十六次印刷 字数:600 000
定价:**98.00** 元
(如有印装质量问题,我社负责调换)

《药用基础实验化学》
第3版
编委会

主　编　方　方　　吴培云

副主编　杨　晔　　张彩云　　金　丹　　陶阿丽

编　委（以下按姓氏笔画排序）

马晓东	方　方	冯智慧	刘欢欢
刘园旭	刘寒蒙	李洋洋	杨　勇
杨　晔	杨　敏	束成林	吴培云
汪佳凤	张自品	张国玉	张明芮*
张彩云	张群英	陈林维	金　丹*
赵志刚*	姜因萍	贾　勇	倪　佳
殷保祺	陶阿丽**	寇婉青	韩智莉
程道娟	薛　璇		

第 3 版前言

党的二十大报告指出："教育、科技、人才是全面建设社会主义现代化国家的基础性、战略性支撑"。随着科学技术的飞速发展，新质生产力已经成为推动社会进步和经济发展的重要动力。发现新靶点、设计新分子、构建新技术、研制创新药，是培养新质生产力背景下高素质药学人才的方向和目标。

我校较早开设的药用基础实验化学课程，旨在系统训练药学、中药学类本科生化学实验操作和实践创新能力，强调化学实验的技术和方法在药物设计、药物合成、药物分析等方面的应用，为学生在药学领域的学习和研究奠定坚实基础。我校教师牵头编写的《药用基础实验化学》，是该课程的配套教材，分别于 2007 年和 2018 年由科学出版社出版了第 1 版和第 2 版，两版教材在使用期间均受到本校和兄弟院校师生的广泛好评，为我国药学高等教育事业的发展贡献了自己的力量。

面对日新月异的科技进步和不断深化的教学改革需求，新一届教材编写委员会决定编写《药用基础实验化学》第 3 版。编委会秉承"传承与创新并重"的原则，对第 2 版教材进行了全面修订。修订后的教材保持了原版的体系和特色，并兼具以下特点：

1. 结合党的二十大报告，融入课程思政元素，从科学思维方法训练、科学伦理教育等角度出发，培养学生探索未知、追求真理、勇攀科学高峰的责任感和使命感。

2. 保留了经典的实验操作、实验技术以及递进式实验模块，方便学生掌握药用基础实验化学的核心知识和内容。同时，融入新的科研成果、技术进展及行业标准，着重培养学生的科学素养和创新能力。

3. 鉴于课程教学涉及多种类型化学试剂和实验操作，新版教材强化了对实验室常见安全隐患、预防措施以及废弃物处理规范等的介绍，培养学生的安全意识与环保意识，树立安全第一、绿色化学的理念。

4. 开发了实验视频演示等数字化教学资源，便于学生自主学习和复习巩固，以满足不同学习风格学生的需求，也为教师提供了灵活多样的实验教学手段，有助于提升学习体验和教学效果。

《药用基础实验化学》（第 3 版）教材的编写工作，得到了安徽省高等学校省级质量工程项目（教材建设，编号：2022jcjs068）立项资助，也得到了安徽中医药大学教务处、药学院老师们的关心和帮助。安徽中医药大学部分药化硕士研究生在稿件核对方面付出了辛勤劳动。在此，我们一并向他们致以最诚挚、最衷心地感谢。同时，对新版教材出版付出辛勤努力的所有人也表示真诚的谢意！

本书可供全国高等医药院校药学、中药学、制药工程及相关专业师生作为教材使用，也可作为相关从业人员的参考用书。

恳请广大师生在使用过程中提出宝贵意见与建议，以便我们不断改进与完善，共同推动药用基础实验化学教学的进步与发展。

编　者
2024 年 5 月

目　　录

上　篇

下　篇

上　篇

第一章　实验化学基本知识

一、实验化学目的和要求

党的二十大报告立足全局、面向未来,深刻指出:"培养造就大批德才兼备的高素质人才,是国家和民族长远发展大计"。化学是一门实践性很强的学科,包括《无机化学》、《有机化学》、《分析化学》和《物理化学》等基础课,这些课程也是中药类、制药类和药学类专业学生必修的专业基础课,为了充分领会和掌握化学的基本理论和基础知识,必须认真地进行实验,因此实验化学是教学中不可缺少的重要环节。

实验化学的教学目的:

(1) 通过实验获得感性知识,帮助或加深对课堂学习的基本理论和基础知识的理解;掌握典型元素及其化合物的重要化学性质和反应。

(2) 掌握实验化学的基本操作方法和技能技巧,为以后各科实验奠定良好的基础。

(3) 培养独立进行实验的能力,细致观察和记录实验现象的能力,以及正确处理实验数据和书写实验报告的能力。

(4) 通过实验逐步树立"实践第一"的观点,养成实事求是的科学态度和科学的逻辑思维方法。

(5) 在实验中逐步培养正确、细致、有序地进行科学实验的良好习惯。

实验化学是理论教学与实践应用的纽带,是学生进一步提高的重要阶梯,为达到上述目的,完成实验化学的教学任务,教、学双方都必须积极努力。

教师要按教学大纲的要求,认真、负责、严格地要求学生。要特别重视实验能力的培养和基本操作的训练,并贯穿于各个具体实验之中。每个实验既要有完成具体实验内容的教学任务,也要有进行基本操作训练方面的要求。要看到实验教学对人才的培养是全面的,既有实验知识的传授,又有操作技能技巧的训练;既有逻辑思维的启发和引导,又有良好习惯、作风和科学工作方法的培养。因此,教师既要耐心、细致地言传身教,又要认真、严格地要求学生,既不能操之过急,包办代替,也不能不闻不问,任其自流。

学生必须明确实验中基本操作训练与实验能力的培养,是以后掌握的新实验技术的重要基础。对于每一个实验,不仅要在原理上搞清、弄懂,而且要在操作上严格训练。即使是一个很小的操作也要按教师的要求一丝不苟地进行练习。不要怕麻烦,不要图省事。要明确,任何操作只有通过亲自的实践才能学会,要勤学还得苦练。另外,学生也要看到实验对自己的锻炼和培养是多方面的,要注意从各方面严格要求自己,比如对实验方法、步骤的理解和掌握,对实验现象的观察和分析,就是在培养自己的科学思维和工作方法;又比如桌面保持整洁、仪器存放有序、污物不能乱扔,就是在培养自己从事科学实验的良好习惯和作风,不能认为这些都是无关紧要的小事,而不认真去做。须知,人才是在平常点滴的锤炼中逐渐成长起来的。

二、实验化学的学习方法

(一) 实验前的预习

预习是实验前必须完成的准备工作,是做好实验的前提。但是,这个环节往往没有引起学生足够的重视,甚至不预习就进实验室,不清楚实验的目的、要求和内容,结果导致不能顺利完成实验。为了确保实验教学质量,实验前任课教师要检查每个学生的预习情况。

实验预习一般应达到下列要求:

(1) 阅读实验教材,明确本次实验的目的及全部内容[若有电视录像或计算机辅助教学(CAI)视频应在指定时间、指定地点去观看,不可缺席]。

(2) 掌握本次实验主要原理,阅读实验中有关实验操作技术及注意事项。

(3) 按教材规定设计实验方案。回答实验前应准备的问题。

(4) 写出实验预习报告。预习报告是进行实验的依据,因此预习报告应包括简要的实验步骤与操作、需要记录的实验现象、记录测量数据的表格以及定量实验的计算公式等。

(二) 实验现象的观察与记录

实验现象的观察与记录是培养独立工作和思维能力的重要环节,必须认真、独立地完成。

(1) 按照教材内容,认真操作,细心观察,一丝不苟。如实将实验现象、数据记录填写在预习报告中。

(2) 对于设计性实验,审题要确切,方案要合理,现象要清晰。在实验中发现设计方案存在问题时,应找出原因,及时修改方案,直至达到满意的结果。

(3) 在实验中遇到疑难问题或者"反常现象",应认真分析操作过程,思考其原因。为了正确说明问题,可在教师指导下,重做或补充进行某些实验。自觉养成研究问题的习惯。

(4) 实验中自觉遵守实验规则,始终保持桌面布局合理、环境整齐和清洁。

(三) 实验报告的撰写方法

实验报告是每次实验的总结,反映学生的综合实验水平,也是培养独立工作和思维能力的重要环节,必须严肃认真如实撰写。一份合格的报告一般应包括以下五部分内容:

(1) 实验目的和原理:简述实验目的。定量测定实验还应简介实验有关基本原理和主要反应方程式。

(2) 实验内容:尽量采用表格、框图、符号等形式,清晰、简洁地表明实验内容。避免照抄书本。

(3) 实验现象和数据记录:实验现象要表述正确,数据记录要完整、真实。

（4）解释、结论或数据处理：对实验现象进行简要的解释，写出主要反应方程式，分标题小结或最后得出结论。数据处理要求方法正确、过程清晰、结果准确。完成实验教材中规定的思考题。

（5）问题讨论：针对实验中遇到的疑难问题提出自己的见解或处理意见。定量分析实验应进行误差分析。对实验方法、教学方法和实验内容等提出建议。

（四）实验课成绩评估

实验化学课是一门理论和实践紧密结合的课程，是必修的专业基础课，并为考试科目。为了达到预期效果，实验课必须进行考核。这样不仅能调动学生学习的积极性，而且能检验学生对实验技能的掌握程度。考核自始至终贯穿实验课的全过程。

（1）考核内容：①学习态度；②实验技能；③处理、解决问题的能力。

（2）考核方式：分学期考核，主要包括以下几方面。①平时实验考核：根据每次实验课的出勤率、实验预习、实验操作、实验结果、实验报告等进行综合评分；②书面实验考试：考试内容为本课程中涉及的实验理论和实验知识；③综合技能考核：选择某个综合实验作为现场考核对象，考查学生的设计实验能力，仪器选择和使用能力，各项操作技能，预见问题和处理问题能力，实验结果和数据处理的能力等，综合评定分数。

三、实验数据的表达与处理

为了得到实验结果并分析其中规律，需要将实验数据进行归纳和处理。实验结果的表示和归纳方法主要有三种，即列表法、作图法和数学方程法，主要用前两种方法。

（一）列表法

实验得到大量的数据，应尽可能列表使整齐地、有规律地表达出来便于运算处理，同时也有利于检查，以减少差错。

（1）每一表格有简明完备的名称。

（2）表格的每一行上，应详细写上项目及单位。

（3）每一行所记数据，应注意有效数字的位数，并将小数点对齐。

（4）表中数据应化为最简形式表示。如醋酸电离常数 1.75×10^{-5}，则该行行名可写成电离常数 $\times 10^{-5}$，即把指数放入行名中。

（5）原始数据与处理结果可并列一张表中，处理方法和运算公式在表下面注明。

（6）自变量的选择有一定灵活性，通常选择较简单的变量作为自变量，如温度、时间和浓度等。自变量最好是均匀地增加，如果实际测定结果并不这样，可以先将测定数据作图，由图上读出均匀等间隔增加的一套自变量新数据，再作表。

表格法的优点是简单，但不能表示出各数值间连续变化的规律和实验数值范围内任意自变量和因变量的对应关系，故一般常与作图法配合应用。

（二）作图法

作图法的应用极为广泛，因此对于作图技术应认真掌握，下面介绍一般的作图步骤及规则。

1. 坐标纸 最为常用,有时也用对数坐标纸,表达三组分体系相图时,常用三角坐标纸。

对于通常的实验来说,图纸长宽不能小于 10cm×10cm。在用直角坐标纸作图时,以自变量为横轴,因变量为纵轴。

选择坐标轴的比例尺很重要,比例尺选择不当,会使曲线变形,甚至导致错误的结论,比例尺的选择应遵循下列规则:

(1) 要能表示出全部有效数字,使作图法求得数值的准确度与实际测量值的准确度相适应。

(2) 坐标轴上每小格的数值应便于读取、便于计算,一般取 1、2、5 等。

(3) 在上述条件下,应充分利用图纸的全部面积,使全图布局匀称合理,若无必要(如直线外推求截距),可不必把坐标的原点作为变量的零点(图1-1)。

(4) 若图形为直线,比例尺的选择,应使直线与 x 轴的夹角接近 45° 为好。

2. 画坐标轴 比例尺选定后,画出坐标轴,在轴旁注明该轴所表示的变量名称及单位,并每隔一定距离写下该处变数的数值,但不要将实验值写在轴旁或作点表示。

3. 作代表点 将测得的数值以点描绘在图上,在点的周围再画上圆圈,方块或其他符号,如⊙、□、△等,圆心小点代表测量数据的正确值,圆圈半径表示精密度,若测量值的精密度高,圆圈应画小些,反之就大些,用以粗略表明测量误差范围。

4. 作曲线

(1) 作出代表点后,用曲线板或曲线尺作出可能接近于各点的曲线,对于个别远离的点应重新测量或舍去。

(2) 曲线应光滑均匀,细而清晰,且勿连成折线。

(3) 曲线不必通过所有点,但分布在曲线两旁的点数,应近似相等。

(4) 曲线两旁各点与曲线间的距离,应近似相等。

5. 作切线 在曲线上作切线的方法很多,但以镜像法最简便可靠,下面仅介绍此法。

若需在线上一点 Q 作切线(图1-2),可取一平面镜垂直放于图纸上,使镜面与曲线的交线通过 Q 点,并以 Q 点作轴,旋转平面镜,使镜外的曲线和镜中的曲线的像成为一光滑曲线时(注意不要形成折线),沿镜边作一直线 AB,即为法线。再将此镜面与另半段曲线同上法找出该点的法线,如与前者不重叠可取二法线的中线作为该点的法线,然后,再通过 Q 点作 AB 的垂线 CD,CD 线即为切线。

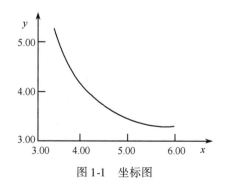

图1-1 坐标图

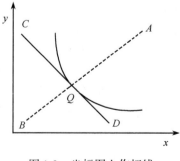

图1-2 坐标图上作切线

6. 写图名 曲线作好后,应写上清楚、完备的图名,说明坐标轴代表的物理量及比例尺以及温度、压力等。

7. 软件作图　随着计算机技术的普及,用计算机软件作图快速且准确。目前,药用基础化学实验处理数据的软件主要有 Microsoft Excel 和 Origin 两种,Microsoft Excel 具有强大的数据处理功能,常用于各种表格的绘制,但其在数据分析及图形处理等方面不如 Origin 强大。Origin 具有数据分析及绘图两大主要功能,数据分析主要包括统计、信号处理、图像处理、峰值分析和曲线拟合等各种完善的数学分析功能。Origin 可以导入包括 ASCII、Excel、pClamp 等多种数据,准备好数据后,只需选择所要分析的数据,然后再选择相应的菜单命令即可。Origin 的绘图功能是基于各种二维或三维绘图模板,可以和各种数据库软件、办公软件、图像处理软件方便连接,绘图后可以把 Origin 图形输出为 JPEG、GIF、EPS、TIFF 等多种格式的图像文件,可有效提高物理化学实验处理的准确性、规范性和效率。

(三) 作图法的几种用途

作图法用途很多,下面仅介绍常用的几种。

1. 求转折点和极值　用作图法求转折点和极值,直观、准确而方便。例如,用步冷曲线的转折点来求相变点;用双液系的 T-x 图确定最高或最低恒沸点等。

2. 求内插值　根据一些实验数据求取中间值的常用方法是作图内插,例如,在二元液系相图实验中,先测定几个已知浓度的溶液的折光率,做出折光率——组成工作曲线,根据此工作曲线即可通过测定未知浓度溶液折光率,用内插法来确定它的组成。

3. 求外推值　根据一些实验求实验范围以外的值常用外推法,即把直线延长外推。例如,强电解质 $\Lambda_{m,0}$ 值不能由实验直接测定,但可通过测定几个不同浓度的稀溶液的摩尔电导 $\Lambda_{m,0}$,作 $\Lambda_{m,0}$-$\sqrt{C}$ 图,外推到浓度为零处求得 $\Lambda_{m,0}$ 值。

4. 图解微分　即从曲线的斜率求函数的微商。例如,在求溶液的表面吸附量时,就是从 σ-C 曲线上作切线,以求出在一定浓度时表面张力随浓度的变化率 $\mathrm{d}\sigma/\mathrm{d}C$,再通过吉布斯吸附公式,计算吸附量 L。

5. 求经验方程式　若因变量 y 与自变量 x 之间有线性关系,则有

$$y = mx + b$$

应用实验数据 (x_i, y_i) 作图,可得一条直线,从直线的斜率和截距便可求得 m 和 b 的具体数据,从而得出经验方程。

6. 求直线方程式的常数　对于直线方程 $y = mx+b$,在物化实验中常用作图法来求,所得直线在 y 轴上的截距即为 b,若在直线上取两点,由此两点的坐标可算出 $\Delta y/\Delta x$,此即为斜率 m(图 1-3)。

用作图法求常数 b 和 m 时,还要注意:

(1) 要在直线上取点,不能用原来作图用的实验数据计算斜率。

(2) 所取的两个点要选在直线的两端附近(图 1-3),因为两点间距离愈大,所得斜率的误差愈小。

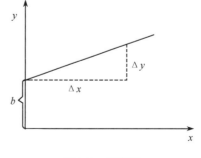

图 1-3　斜率图

四、有效数字与运算规则

(一) 有效数字

在科学实验中,为了得到准确的结果,不仅要准确地选用实验仪器测定各种量的数值,还要正确地记录和运算。实验所获得的数值,不仅表示某个量的大小,还应反映测量这个量的准确程度。因此实验中各种量应采用几位数字,运算结果应保留几位数字,是很严格的,不能随意增减和书写。初学者往往认为在一个数值中小数点后面位数越多,这个数值就越准确;在计算结果中保留的位数越多,准确度就越高。这两种认识都是错误的。正确的表示法是,记录和计算测量结果都应与测量的误差相适应,不应超过测量的精确程度,即测量和计算所表示的数字位数,除末位数字为可疑者外,其余各位数都应是准确可靠的。

从仪器上直接测得的几位数字(包括最后一位可疑数字),叫作有效数字。实验数据的有效数字与测量的精度有关。常用仪器的精度见表 1-1。

表 1-1 常用仪器的精度

仪器名称	仪器的精度	例子	有效数字位数
托盘天平	0.1g	10.6g	3 位
1/100 天平	0.01g	10.61g	4 位
电光天平	0.001g	10.6056g	6 位
100ml 量筒	0.1ml	5.6ml	2 位
100ml 量筒	1ml	75ml	2 位
移液管	0.01ml	10.00ml	4 位
滴定管	0.01ml	15.00ml	4 位
容量瓶	0.01ml	100.00ml	5 位

任何超出或低于仪器精度的数字都是不恰当的。例如,上述滴定管的读数为 50.00ml,不能当作 50ml,也不能当作 50.000ml,因为前者降低了实验的精确度,后者则夸大了实验的精确度。

关于有效数字的确定,指出以下两点:

(1) "0" 在数字中是否包括在有效数字的位数中,与 "0" 在数字中的位置有关。"0" 在数字前面,只表示小数点的位置(仅起定位作用),不包括在有效数字中;如果 "0" 在数字的中间或末端,则表示一定的数值,应包括在有效数字的位数中。例如:

数值	0.68	$6.80×10^{-3}$	0.02350	6.08
有效数字位数	2 位	3 位	4 位	3 位

(2) 采用指数表示法,"10^n" 不包括在有效数字中。对于很小或很大的数字,采用指数表示法更为简便合理。

(3) 对数值有效数字位数,仅由小数部分的位数决定,首数(整数部分)只起定位作用,不

是有效数字。因此对数运算时,对数小数部分的有效数字位数应与相应的真数的有效数字位数相同。例如

$$pH = 7.68$$
$$C_{H^+} = 2.1 \times 10^{-8} mol/L$$

有效数字为二位,而不是三位。

(二) 有效数字的运算规则

在处理数据时,有效数字的取舍很重要,它有助于避免因计算过繁而引起的错误,确保运算结果的正确,同时也节省时间。有效数字的基本运算原则是:

(1) 记录和计算结果所得的数值,均只能保留一位可疑数字。

(2) 当有效数字的位数确定后,尾数确定的依据为:①四舍六入五留双的规律;②禁止分级修约。

化学运算中保留有效数字的规则如下。

(1) 加减法:在加减法中,所得结果的小数点位数,应该与各加减数中,小数点后的位数最少者相同。例如将 0.126,1.05030 及 25.23 三个数相加:

加法(一)　　　0.126　　　　加法(二)　　　0.13
　　　　　　　1.05030　　　　　　　　　　　1.05
　　　　　　　25.23　　　　　　　　　　　　25.23
　　　　　　　26.40630　　　　　　　　　　26.41

在上述 3 个数中,小数点后的位数最少的是 25.23。小数点后有二位数,它表示 25.23 的 3 是可疑数,该数有 0.01 的误差,因此 3 数之和的结果最多保留小数点后第二位。第一种加法保留小数点后第 4 位是没有意义的。正确的加法如第二种所示,以小数点第二位为界,其他数据中处于小数点第二位以后的数字按四舍五入的原则取舍。

(2) 乘除法:在乘除法中,所得结果的有效数字位数应与各数值中有效数字位数最少的位数相同,而与小数点后的位数或者小数点的位置无关。例如 $0.126 \times 1.05030 \times 25.23 = ?$

上述 3 个数中,第一个数是 3 位有效数字,它的有效数字位数最少,所以用此数为标准确定其他各数的位数,然后进行运算。

$$0.126 \times 1.05 \times 25.2 = 3.33396 \approx 3.33$$

计算结果应为 3.33,若为 3.33396 是不合理的。

在进行一连串数值运算时,为了既简便计算又能确保运算的准确性,可按"四舍五入"原则暂时多保留一位有效数字,到最后结果时,再根据四舍五入原则舍去多余的数字。

必须强调,只有在涉及直接或间接测定的物理量时,才考虑有效数字,对那些不需测量的数字,如 $\sqrt{2}$、$\frac{1}{2}$ 等不连续物理量和化学量的数值(如化学式 H_2SO_4 中"2""1""4"等),以及从理论计算出的数值(π、e 等),没有可疑数字。其有效数字位数可以认为是无限的,所以取用时可以根据需要保留,需要几位就保留几位。其他如原子量、气体常数 R 等基本数值,如需要的有效数字少于公布的数值,可以根据需要保留有效数字的位数。单位换算因数则需要根据原单位的有效数字位数决定,如 1kg=1000 g,有效数字位数无限制。

有效数字是测量和运算中的重要概念。掌握好这一概念有助于正确记录和表示测量结果,

避免运算错误,而且能正确地选用物料量和测量仪器。

例如,配制 0.50mol/L 的 $CuSO_4$ 溶液 0.1L,可称取 $CuSO_4 \cdot 5H_2O$ 晶体 12.5g,而不必准确称取 12.4840g。选用天平和容量仪器时,只需选用台秤和量筒,而不必选用电光天平(1/10000)和容量瓶。

五、实验室安全知识

党的二十大报告强调:"中国式现代化是人与自然和谐共生的现代化"。高校的平安和谐是社会平安和谐的重要组成部分,高校实验室是实验实践、科学研究、培养人才的重要基地,是高校安全防护的重点。学习必要的实验室安全知识,对于预防事故、保障安全、减少损失具有极其重要的意义。

(一) 实验室规程

(1) 实验前准备工作:在进行实验之前,必须进行充分的准备工作。首先,阅读并熟悉实验操作手册,了解实验的目的、步骤和安全注意事项。其次,实验前应清点实验仪器,如发现有破损或减少,应立即报告教师,按规定手续向实验技术员补领。最后,穿戴个人防护装备,如实验服、手套、护目镜等。

(2) 实验操作步骤

1) 严格按照实验要求和步聚进行操作,不得随意变动或省略任何步骤。

2) 注意实验器材和试剂的使用方法和注意事项,确保操作的准确性和安全性。

3) 遵守实验室的卫生规定,保持实验台面整洁,不得将废弃物和试剂倒入水槽或垃圾桶。

4) 注意个人防护,佩戴好个人防护装备,避免接触有害物质和高温物体。

5) 实验室仪器如有损坏,应立即报告老师,按规定程序向实验技术员补领。未经教师同意,不得擅自挪用其他仪器。

6) 实验过程中如有任何异常情况或意外事件发生,应立即停止实验并向教师报告。

7) 实验后,应将仪器洗刷干净,放回规定位置,整理好桌面。

8) 值日生打扫整个实验室,最后负责检查实验室水、电及煤气等设备,关好门窗,经教师同意后方可离开实验室。

(二) 安全守则

实验室操作人员要接触各种化学试剂,这些化学试剂中有些对人体有毒害作用,有些还具有易燃、易爆或腐蚀性等性质;同时,各种仪器设备在使用中也可能存在危险性。因此,在进行实验操作时,学生必须遵守以下实验室安全守则。

(1) 实验室内应穿实验服,在进行有毒、有害、有刺激性物质或有腐蚀性物质操作时应戴好防护手套、防护眼镜、口罩等。

(2) 禁止在实验室内吸烟、进食及奔跑打闹等行为,实验室内禁止穿短裤、凉鞋,长发者应将头发束起来。

(3) 切勿在实验室过道上堆放杂物,以免堵塞通道。

（4）不可用口或鼻直接尝、嗅化学试剂。

（5）稀释硫酸时，必须在硬质耐热烧杯或锥形瓶中进行，只能将浓硫酸慢慢注入水中，边倒边搅拌，温度过高时，应冷却或降温后再继续进行，严禁将水倒入硫酸中。

（6）易燃溶剂加热时，必须在水浴或沙浴中进行，避免明火。

（7）配制药品或试验中能放出 HCN、NO$_2$、H$_2$S、SO$_3$、Br$_2$、NH$_3$ 及其他有毒和腐蚀性气体时应在通风橱中进行。

（8）严格遵守安全用电规程。不使用绝缘损坏或接地不良的电器设备，不准擅自拆修电器。

（9）实验结束，实验室所有药品及仪器不得带出实验室，且要检查水、电、燃气和门窗，确保安全。

（三）意外事故的处理

1. 火灾的预防和着火处理

（1）实验中使用的有机溶剂大多是易燃的。因此，着火是化学实验中常见的事故。防火的基本原则是使火源与溶剂尽可能离得远些。盛有易燃有机溶剂的容器不得靠近火源，数量较多的易燃有机溶剂应放在危险药品橱内。

回流或蒸馏液体时应放沸石，以防溶液因过热暴沸而冲出。若在加热后发现未放沸石，则应停止加热，待稍冷后再放。否则在过热溶液中放入沸石会导致液体迅速沸腾，冲出瓶外而引起火灾。不要用火焰直接加热烧瓶，而应根据液体沸点高低使用石棉网、油浴或水浴。冷凝水要保持畅通，若冷凝管忘记通水，大量蒸汽来不及冷凝而逸出也易造成火灾。

（2）易燃有机溶剂（特别是低沸点易燃溶剂）在室温时即具有较大的蒸气压。空气中混杂易燃有机溶剂的蒸汽达到某一极限时，遇有明火即发生燃烧爆炸。而且，有机溶剂蒸气都较空气的比重大，会沿着桌面或地面飘移至较远处，或沉积在低洼处。因此，切勿将易燃溶剂倒入废物缸中，更不能用开口容器盛放易燃溶剂。倾倒易燃溶剂应远离火源，最好在通风橱中进行。蒸馏易燃溶剂（特别是低沸点易燃溶剂），整套装置勿漏气，接受器支管应与橡胶管相连，使余气通往水槽或室外。常用易燃溶剂蒸气爆炸极限见表1-2。

表1-2 常用易燃溶剂蒸气爆炸极限

名称	沸点（℃）	闪燃点（℃）	爆炸范围（体积%）
甲醇	64.96	11	6.72 ~ 36.50
乙醇	78.5	12	3.28 ~ 18.95
乙醚	34.51	-45	1.85 ~ 36.5
丙酮	56.2	-17.5	2.55 ~ 12.80
苯	80.1	-11	1.41 ~ 7.10

表1-3 易燃气体爆炸极限

气体	空气中的含量（体积%）
氢气（H$_2$）	4 ~ 74
一氧化碳（CO）	12.50 ~ 74.20
氨（NH$_3$）	15 ~ 27
甲烷（CH$_4$）	4.5 ~ 13.1
乙炔（CH≡CH）	2.5 ~ 80

（3）使用易燃、易爆气体，如氢气、乙炔等时要保持室内空气畅通，严禁明火，并应防止一切火星的发生，如由于敲击、鞋钉摩擦、马达炭刷或电器开关等所产生的火花。易燃气体爆炸极限见表1-3。

（4）煤气开关应经常检查，并保持完好。煤气灯及其橡胶管在使用时亦应仔细检查。发现漏气应立即熄灭火源，打开窗户，用肥皂水检查漏气点。若不能自行解决者，应急告有关单位马上抢修。

（5）常压操作时,应使全套装置有一定的地方通向大气,切勿造成密闭体系。减压蒸馏时,要用圆底烧瓶或吸滤瓶作接受器,不可用锥形瓶,否则可能会炸裂。加压操作时(如高压釜、封管等)应经常注意釜内压力有无超过安全负荷,选用封管的玻管厚度是否适当、管壁是否均匀,并要有一定的防护措施。

（6）有些有机化合物遇氧化剂时会发生猛烈爆炸或燃烧,操作时应特别小心。存放药品时,应将氯酸钾、过氧化物、浓硝酸等强氧化剂和有机药品分开存放。

（7）开启贮有挥发性液体的瓶塞和安瓿时,必须先充分冷却然后开启(开启安瓿时需要用布包裹),开启时瓶口必须指向无人处,以免由于液体喷溅而遭到伤害。如遇瓶塞不易开启,必须注意瓶内贮物的性质,切不可贸然用水加热或乱敲瓶塞等。

（8）有些实验可能生成有危险性的化合物,操作时需特别小心。有些类型的化合物具有爆炸性,如叠氮化物、干燥的重氮盐、硝酸酯、多硝基化合物等,使用时须严格遵守操作规程。有些有机化合物如醚或共轭烯烃,久置后会生成易爆炸的过氧化合物,须特殊处理后才能应用。

（9）一旦发生火灾,应沉着镇静,不必惊慌失措,并立即采取各种相应措施,以减少事故损失。首先,应立即熄灭附近所有火源(关闭煤气),切断电源,并移开附近的易燃物质。少量溶剂(几毫升)着火,可任其烧完。锥形瓶内溶剂着火可用石棉网或湿布盖熄。小火可用湿布或黄沙盖熄。火较大时应根据具体情况采用下列灭火器材。

四氯化碳灭火器:用以扑灭电器内或电器附近之火,但不能在狭小和通风不良的实验室中应用,因为四氯化碳在高温时生成剧毒的光气;此外,四氯化碳和金属钠接触也要发生爆炸。使用时只需连续抽动唧筒,四氯化碳即会由喷嘴喷出。

二氧化碳灭火器:是化学实验室中最常用的一种灭火器,它的钢筒内装有压缩的液态二氧化碳,使用时打开开关,二氧化碳气体即会喷出,用以扑灭有机物及电器设备的着火。使用时应注意,一手提灭火器,一手握在喷二氧化碳喇叭筒的把手上。因喷出的二氧化碳压力骤然降低,温度也骤降,手若握在喇叭筒上易被冻伤。

泡沫灭火器:内部分别装有含发泡剂的碳酸氢钠溶液和硫酸铝溶液,使用时将筒身颠倒,两种溶液立即反应生成硫酸氢钠、氢氧化铝及大量二氧化碳。灭火器筒内压力突然增大,大量二氧化碳泡沫喷出。非大火通常不用泡沫灭火器,因后处理较麻烦。无论用何种灭火器,皆应从火的四周开始向中心扑灭。

油浴和有机溶剂着火时绝对不能用水浇,因为这样反而会使火焰蔓延开来。若衣服着火,切勿奔跑,用厚的外衣包裹使之熄灭。较严重者应躺在地上(以免火焰烧向头部)用防火毯紧紧包住,直至火熄,或打开附近的自来水开关用水冲淋熄灭。烧伤严重者应急送医疗单位。

2. 割伤　取出伤口中的玻璃或固体物,用蒸馏水洗后涂上红药水,用绷带扎住。大伤口则应先按紧主血管以防止大量出血,急送医疗单位。

3. 烫伤　轻伤涂以玉树油或鞣酸油膏,重伤涂以烫伤油膏后送医疗单位。

4. 试剂灼伤

酸:立即用大量水洗,再以3%～5%碳酸氢钠溶液洗,最后用水洗。严重时要消毒,拭干后涂烫伤油膏。

碱:立即用大量水洗,再以 2% 醋酸液洗,最后用水洗。严重时要清毒,拭干后涂烫伤油膏。

溴:立即用大量水洗,再用酒精擦至无溴液存在为止,然后涂上甘油或烫伤油膏。

钠:可见的小块用镊子移去,其余与碱灼伤处理相同。

5. 试剂溅入眼内 任何情况下都要先洗涤,急救后送医疗单位。

酸:用大量水洗,再用 1% 碳酸氢钠溶液洗。

碱:用大量水洗,再用 1% 硼酸溶液洗。

溴:用大量水洗,再用 1% 碳酸氢钠溶液洗。

玻璃:用镊子移去碎玻璃,或在盆中用水洗,切勿用手揉动。

6. 中毒 溅入口中尚未咽下者应立即吐出,用大量水冲洗口腔。如已吞下,应根据毒物性质给予解毒剂,并立即送医疗单位。

腐蚀性毒物:对于强酸,先饮大量水,然后服用氢氧化铝膏、鸡蛋白;对于强碱,也应先饮大量水,然后服用醋、酸果汁、鸡蛋白。不论酸或碱中毒皆再给以牛奶灌注,不要吃呕吐剂。

刺激剂及神经性毒物:先给牛奶或鸡蛋白使之立即冲淡和缓和,再用一大匙硫酸镁(约30g)溶于一杯水中催吐。有时也可用手指伸入喉部促使呕吐,然后立即送医疗单位。吸入气体中毒者,将中毒者移至室外,解开衣领及纽扣。吸入少量氯气或溴者,可用碳酸氢钠溶液漱口。

7. 触电预防和处理

(1)使用电器时,应防止人体与电器导电部分直接接触,不能用湿的手或手握湿物接触电插头。为了防止触电,装置和设备的金属外壳等都应连接地线。实验后应切断电源,再将连接电源的插头拔下。

(2)触电后,首先切断电源,施行人工呼吸或请医生救护。如果不便切断电源,可尽快用绝缘物(干木棒、干竹竿等)使触电者与电源隔离,然后进行救护。

8. 实验室急救用具 为处理事故需要,实验室应备有急救箱,内置有以下一些物品:

(1)绷带、纱布、棉花、橡皮膏、医用镊子、剪刀等。

(2)凡士林、玉树油或鞣酸油膏、烫伤油膏及消毒剂等。

(3)醋酸溶液(2%)、硼酸溶液(1%)、碳酸氢钠溶液(1%)、医用酒精、甘油、红汞、甲紫等。另外还应备有四氯化碳灭火器、二氧化碳灭火器和泡沫灭火器。

(四) 常见废物的处理

化学实验中经常会产生各种有毒的废气、废液和废渣(简称三废)。如果对其不加处理而任意排放,不仅污染周围空气、水源和环境,造成公害,而且三废中的有用或贵重成分未能回收,在经济上也是个损失。因此化学实验室三废的处理是很重要的问题。

1. 有毒废气的排放 产生少量有毒气体的实验可在通风橱中进行,有毒气体通过排风设备可排至室外(被大量空气稀释),确保室内空气不被污染。产生大量有毒气体或剧毒气体的实验,必须有吸收或处理有毒气体的措施。例如 Cl_2、H_2S、SO_2、NO_2、HF、HCN 等酸性气体用碱液吸收后排放;NH_3 用 H_2SO_4 溶液吸收后排放;CO 可点燃转化为 CO_2 气体后再排放。

2. 废渣、废液的处理、回收 实验室中少量有毒废渣应集中深埋于指定的地点。有回收价值的废渣应回收利用。下面介绍几种常见废液的处理。

(1)废酸(或废碱)液的处理:将含酸废液和含碱废液中和,剩余的酸或碱可用 $NaOH$[或

Ca(OH)$_2$]或 H$_2$SO$_4$调至 pH 6~8 后排放。如果废酸液或废碱液中含废渣应过滤后排放。

（2）含铬废液的处理：含铬废液大量的是含铬废洗液。一般有两种处理方法：一是在酸性含铬废液中加入 FeSO$_4$，将 Cr（Ⅵ）还原为 Cr^{3+}，然后加入 NaOH（或 Na$_2$CO$_3$）调节溶液至 pH 6~8，加热至 80℃左右，通入适量空气，使 Cr^{3+}以 Cr(OH)$_3$的形式与 Fe(OH)$_3$一起沉淀而除去；二是用 KMnO$_4$氧化法将含铬废洗液再生。方法是将废洗液在 110~130℃下浓缩，待冷却至室温后，加入 KMnO$_4$粉末，注意边加边搅拌至溶液呈微紫色为止，然后加热至有 SO$_3$产生，停止加热。稍冷后用玻璃砂漏斗抽滤，除去沉淀物。滤液冷却后析出 CrO$_3$沉淀。在含 CrO$_3$沉淀的溶液中加入适量浓 H$_2$SO$_4$后又制成洗液。

（3）含氰废液的处理：少量含氰废液可用 NaOH 调节溶液的 pH，在 pH>10 的条件下加入适量 KMnO$_4$将 CN$^-$氧化。较大量的含氰废液可用次氯酸盐进行处理。方法是在 pH>10 的条件下，加入足量的次氯酸盐溶液，充分搅拌后放置一夜，使氰化物完全分解为 CO$_2$和 N$_2$，最后将处理液中和至 pH 6~8 后排放。

（4）含汞废液的处理：含汞废液处理方法较多，实验室处理少量含汞废液常采用化学沉淀法。此法是在含 Hg^{2+}废液中加入 Na$_2$S，使 Hg^{2+}成难溶的 HgS 后从废液中将其除去。为确保处理后的清液达到排放标准（Hg^{2+}含量≤0.02mg/L），要求加入过量的 Na$_2$S，但过量的 Na$_2$S 又易导致 HgS 生成[HgS$_2$]$^{2-}$而溶解，影响处理效果。为解决这一问题，可在含 Hg^{2+}废液中加入适量的对水质影响不大的 FeSO$_4$，使 Fe^{2+}与过量 Na$_2$S 作用，生成 FeS 沉淀，起到吸附 HgS 而又加速 HgS 沉淀的作用。沉淀过滤后，少量残渣应深埋于地下。如果残渣量较多时，可用焙烧法回收汞。目前较好的处理方法是离子交换法，该法处理效率高，但成本较高，少量含汞废液的处理不宜采用此法。

（5）含重金属离子废液的处理：处理含重金属离子废液最经济、有效的方法是加入 Na$_2$S（或 NaOH），使重金属离子形成难溶性的硫化物（或氢氧化物）而分离除去。

（6）含砷废液的处理：实验室中采用石灰法处理含砷废液。方法是在含砷废液中加入 Fe^{3+}盐，并加入石灰乳使溶液至碱性，新生成的 Fe(OH)$_3$与难溶性的亚砷酸钙或砷酸钙发生共沉淀和吸附作用，从而除去砷。

$$As_2O_3+Ca(OH)_2 =\!=\!= Ca(AsO_2)_2\downarrow +H_2O$$

此外，还可利用硫化砷的难溶性，在含砷废液中通入 H$_2$S 或加入 Na$_2$S 除去含砷化合物。

六、化学手册、文献、药典等简介

党的二十大报告中提出"实现高水平科技自立自强，进入创新型国家前列"。文献查阅是研究者从事科技工作的基础，能帮助研究者及时了解研究领域的发展和现状，选择有价值的研究方向，提高科研效率，为国家创新发展贡献力量。化学文献是有关化学及其相关领域在理论、实验和应用方面研究成果的记录和总结。文献查阅是科学研究中调查研究工作的一个重要组成部分。

我们查阅这些文献的目的是了解某个课题的历史情况、目前国内外的研究水平及发展趋势，只有"知己知彼"才能达到赶超世界先进水平的宏伟目标。同时也可以借鉴这些文献，充实我们的头脑，丰富我们的思路，对事物做出正确的判断。

尽管在这些文献中有许多有价值的东西，然而有的文献资料的关键部分往往由于保密等原因而被省略，有的文献虽被发表了，却是过时的内容。最先进的成果往往不会发表，这点在我们查阅化学文献时是需要注意的。

（一）原始研究论文

（1）*Journal of the American Chemical Society*（《美国化学会会志》，缩写为 J. A. Chem. Soc.）：1879 年创刊，由美国化学会主办。发表所有化学学科领域高水平的研究论文和简报，目前每年刊登化学各方面的研究论文 2000 多篇，是世界上最有影响的综合性化学期刊之一。

（2）*Angewandte Chemie International Edition*（德国化学学会的期刊，缩写为 Angew. Chem. Int. Ed.）：1887 年创刊，由德国化学会主办，目前每年出版 52 期，是世界上最有影响的综合性化学期刊之一。

（3）*Journal of Organic Chemistry*（《有机化学杂志》，缩写为 J. Org. Chem.）：1936 年创刊，由美国化学会主办。初期为月刊，1971 年改为双周刊。主要刊登有机化学学科领域高水平的研究论文的全文、短文和简报。全文中有比较详细的合成步骤和实验结果。

（4）《中国科学》化学专辑：由中国科学院主办，1950 年创刊，最初为季刊，1974 年改为双月刊，1979 年改为月刊，有中文版和英文版。1982 年起中、英文版同时分 A 和 B 辑出版，化学在 B 辑中刊出。从 1997 年起，《中国科学》分成 6 个专辑，化学专辑主要反映我国化学学科各领域重要的基础理论方面的创造性的研究成果。目前为 SCI 收录刊物。

（5）《化学学报》：由中国化学会主办，1933 年创刊。原名为 Journal of the Chinese Chemical Society，1952 年改为现名。编辑部设在中国科学院上海有机化学研究所，主要刊登化学学科基础和应用基础研究方面的创造性研究论文的全文、研究简报和研究快报。目前为 SCI 收录刊物。

（二）百科全书和词典

（1）*Dictionary of Organic Compounds*（第 6 版）：J. Buckingham 主编，Chapman and Hall（New York）公司 1996 年出版，该版一共有 9 卷，1～6 卷含有有机化合物的数据，第 7 卷含有交叉参考的物质名称索引，第 8 卷和第 9 卷分别含有分子式索引和化学文摘登录号索引。

（2）《Merck 化学和药物索引》：美国 Merck 公司出版的一本词典，初版于 1889 年出版，1996 年出版第 12 版。主要介绍有机化合物和药物。共收集了 1 万多种化合物的性质、制法和用途，还有 4500 多个结构式和 4.4 万多条化学产品和 1 万种化合物的命名。化合物按名称字母的顺序排列，附有简明的摘要、物理性质和生物性质，附有参考文献和参考书。内容按化合物名称、同义词和商品名称的字母顺序排列，索引中还包括交叉索引和一些化学文献登录号的索引。

（三）文摘

Chemical Abstracts（《美国化学文摘》）：简称 CA，是检索化学、化工及相关学科原始论文最重要的参考来源，创刊于 1907 年，每年发表 50 多万条涵盖了 9000 多种期刊、综述、专利、会议和著作中原始论文的简明摘要，提供了最全面的化学文献摘要。在 CA 的文摘中一般可以看到以下内容：①文题；②作者姓名；③作者单位和通讯地址；④原始文献的来源（期刊、杂志、著作、专利或会议）；⑤文摘内容；⑥文摘摘录人姓名。

目前，CA 的检索途径非常多，可从一些不同的网站在线检索 CA。科学技术信息网络（Scientific and Technical Information Network，STN）是一个可以检索 CA 的网站，它提供访问一些相关文件和数据库服务系统。该 CA 内容与 1967 年以来的 CA 印刷版是一致的。其登录文件构成了目前世界上最大的化学结构数据库,储存有总数超过 1500 万条的关于化学物质、聚合物、生物产品和其他物质的记录。

还可以利用光盘来检索 CA,只要键入作者的姓名、关键词、文查题目、登录号、特定物质的分子式或化学结构,就能迅速检索到包含上述项目的文摘。在 CA 的光盘版文摘中,除了包含有文摘的卷号、顺序号和与印刷版相同的内容外,还包括了一些与所查项目相关的文摘。可见计算机信息检索的逐步应用可使我们能更迅速、更广泛、更全面地了解国际上化学学科的发展状况。

(四) 参考书

《有机合成》(*Organic Synthesis*),约翰·威利父子出版公司(John Wiley & Sons)出版,1932 年出版至今,至 1996 年已出版了 74 卷。1~59 卷,每 10 卷汇编成册(Ⅰ~Ⅵ),从第Ⅷ册起每 5 年汇编成 1 册,已汇编了 60~74 卷。详细描述了总数超过 1000 种化合物的有机反应。在发表前,所有反应的实验步骤都要被复核至彻底无误。其报告的许多方法都带有普遍性,可供参考用于相应类似物的合成。每册累积汇编中都有分子式、化学物质名称、作者姓名和反应类型的索引,另外还有反应试剂和溶剂的纯化步骤、特殊的反应装置。第Ⅰ册至第Ⅷ册的累积索引已于 1995 年出版。此外在第Ⅰ册至第Ⅶ册中所提供的所有反应的反应索引指南也已出版。

(五) 药典

《中国药典》由卫生部药典委员会编纂出版,经国务院同意由卫生部颁布执行。作为国家级药典,《中国药典》应能反映出我国的医疗预防、医药工业和分析检验的技术水平。它所收载的品种应是疗效确切、被广泛采用、能批量生产、质量水平较高并有合理的质量控制手段的药品。新中国成立以来,我国出版过 1953 年版、1963 年版、1977 年版、1985 年版、1990 年版、1995 年版、2000 年版、2005 年版、2010 年版、2015 年版、2020 年版共十一版药典。现行的《中国药典》为 2020 年版。

现行的 2020 年版《中国药典》由一部、二部、三部和四部构成,收载品种 5911 种,新增 319 种,修订 3177 种,不再收载 10 种,因品种合并减少 6 种。一部中药收载 2711 种;二部化学药收载 2712 种;三部生物制品收载 153 种;四部收载通用技术要求 361 个,其中制剂通则 38 个、检测方法及其他通则 281 个,指导原则 42 个,药用辅料收载 335 种。

药典的内容一般分为凡例、正文、附录三部分。为了正确地理解与使用药典,对凡例部分应逐条阅读。正文部分为所收载药品或制剂的质量标准,其主要内容包括药品的性状、鉴别、检查、含量测定、作用与用途、用法与用量以及贮藏方法等。附录部分记载了制剂通则、一般杂质检查方法、一般鉴别试验、有关物理常数测定法、试剂配制法以及层析法、氧瓶燃烧法、红外吸收图谱等内容。从 1995 年版药典开始,书末附有两种索引——汉语拼音索引与英文名称索引。学会充分有效地利用索引是十分重要的。为了快速查阅药典,应该反复实践,多查多练。

药典是一个国家关于药品标准的法典,是国家管理药品生产与质量的依据。所以,它和其他法令一样具有约束力。凡属药典收载的药品,其质量不符合规定标准的均不得出厂、不得销售、不得使用。制造与供应不符合药典规定的药品是违法行为。

第二章　实验化学基本技术

第一节　常用玻璃仪器

一、玻璃仪器的种类

使用玻璃仪器皆应轻拿轻放,除试管等少数外都不能直接用火加热。锥形瓶不耐压,不能作减压用。厚壁玻璃器皿(如抽滤瓶)不耐热,故不能加热。广口容器(如烧杯)不能贮放有机溶剂。带活塞的玻璃器皿用过洗净后,在活塞与磨口间应垫上纸片,以防粘连。如已粘连可在磨口四周涂上润滑剂后用电吹风吹热风,或用水煮后再轻敲塞子,使之松开。反应用的仪器如烧杯、烧瓶或蒸馏用的仪器如蒸馏瓶等需加热时,可在石棉垫上或水浴、油浴等中加热。而度量用的仪器如滴定管、容量瓶、量杯等,是不可加热的。

在有机合成实验中还常用带有标准磨口的玻璃仪器,统称标准磨口玻璃仪器。这种仪器可以和相同编号的标准磨口相互连接。这样,既可免去配塞子钻孔等操作,又能避免反应物或产物被软木塞(或橡皮塞)沾污。

由于玻璃仪器容量大小及用途不一,故有不同编号的标准磨口。通常应用的标准磨口有10、14、19、24、29、34、40、50等多种。这里的数字编号是指磨口最大端直径的毫米数。

使用标准口玻璃仪器时须注意:

(1) 磨口处必须洁净,若粘有固体杂物,则使磨口对接不密致,导致漏气。若杂物过硬更会损坏磨口。

(2) 用后应拆卸洗净。否则若长期放置,磨口的连接处常会粘牢,难以拆开。

(3) 一般使用时磨口无须涂润滑剂,以免沾污反应物或产物。若反应中有强碱,则应涂润滑剂,以免磨口连接处因碱腐蚀粘牢而无法拆开。

(4) 安装标准磨口玻璃仪器装置时应注意安装整齐、正确、使磨口连接处不受歪斜的应力,否则容易将仪器折断,特别加热时,仪器受热,应力更大。

常用实验仪器见图 2-1。

二、仪器的洗涤

化学实验室内经常使用玻璃仪器或瓷器。用不干净的仪器进行实验时,往往由于污物和杂质的存在而得不到精确的结果。所以仪器应该保持干净。洗涤仪器的方法很多,应根据实验的要求、污物的性质和沾污的程度,选择合适的方法进行洗涤。一般来说,附着于仪器上的污物有尘土和其他可溶性物质、不溶性物质、有机物质及油污等。针对这些情况,可采用下列方法。

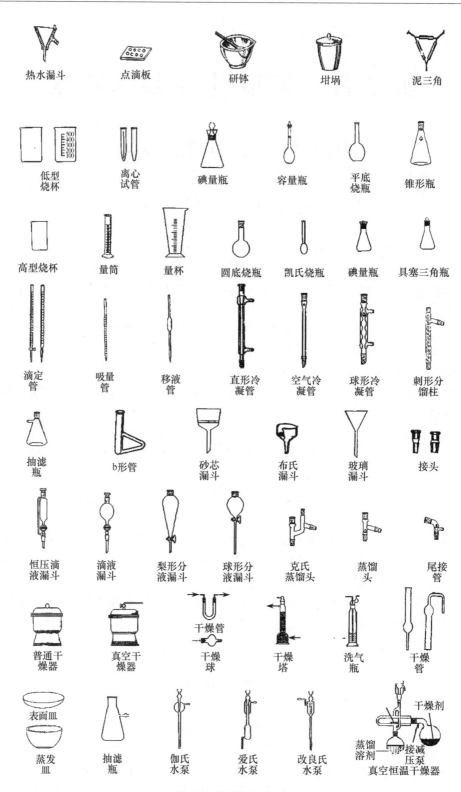

图 2-1　常用实验仪器

1. 用水刷洗　即用毛刷蘸水刷洗。这种方法能洗掉仪器上的尘土、可溶性物质、对器壁附着力不强的不溶性物质。注意：

（1）洗前用肥皂将手洗净，并选择大小合适、干净、完好的毛刷。

（2）使用毛刷洗涤试管时，注意刷子顶端的毛必须顺着深入试管，并用示指抵住试管末端，避免刷洗时用力过猛将底部穿破。

2. 用去污粉（或合成洗涤剂）洗　用去污粉或洗衣粉、洗洁精等洗去油污和有机物质。对试管、烧杯、量筒等普通玻璃仪器，可在容器内先注入 1/3 左右的自来水，选用大小合适的刷子蘸取去污粉刷洗。如果用水冲洗后，仪器内壁能均匀地被水润湿而不附有水珠，证实洗涤干净；如果有水珠附着容器内壁，表示容器内壁仍有油脂或其他垢迹污染，应重新洗涤。注意：容量仪器不能用去污粉洗刷内部，以免磨损器壁，使体积发生变化。

3. 用铬酸洗液洗　铬酸洗液简称洗液，由浓硫酸和重铬酸钾溶液配制而成（25g 重铬酸钾溶于 50ml 水中，加热溶解，冷却后往溶液中慢慢加入 450ml 浓硫酸，边加边搅拌），呈深褐色，具有强酸性、强氧化性与强腐蚀性，对有机物和油污的洗涤力特强。它用于定量实验所用的一些仪器（如滴定管、移液管、容量瓶等）和某些特殊形状仪器的洗涤。洗涤时先用水冲洗仪器，将仪器内的水尽量倒去，然后加入少量洗液，转动容器使其内壁全部被洗液润湿。稍等片刻后，将洗液倒回原瓶，再用自来水冲洗干净，最后用蒸馏水冲洗 2 ～ 3 次。使用洗液时必须注意：

（1）使用洗液前最好先用去污粉将仪器洗涤。

（2）使用洗液前应尽量把仪器内的水去掉，以免将洗液稀释，影响洗涤效果。

（3）倒回原瓶内的洗液可重复使用。

（4）具有还原性的污物（如某些有机物物质），会将洗液中的重铬酸钾还原为硫酸铬，洗液的颜色则由原来的深褐色变为绿色，已变为绿色的洗液不能继续使用。

（5）洗液具有很强的腐蚀性，会灼伤皮肤和损坏衣物，如果不慎将洗液洒在皮肤、衣物和实验台上，应立即用水冲洗。

因铬的化合物有毒，用铬酸洗液洗涤过的容器，在器皿表面常残留痕量的含铬化合物。因此，近年来有人建议用王水洗涤玻璃仪器，效果很好，但王水不稳定，应该现用现配（一体积浓 HNO_3 和三体积浓 HCl 混合）。

4. 仪器内沉淀垢迹的洗涤方法　在实验时，一些不溶于水的垢迹常常牢固地黏附在容器的内壁。对于这些垢迹须根据其性质选用适当的试剂，通过化学方法除去。几种常见垢迹的处理方法见表 2-1。

表 2-1　常见垢迹处理方法

垢迹	处理方法
黏附在器壁上的 MnO_2、$Fe(OH)_3$、碱土金属的碳酸盐等	用盐酸处理 MnO_2 垢迹需用 ≥6mol/L 的盐酸处理
沉积在器壁上的银或铜	用硝酸处理
沉积在器壁上的难溶性银	一般用 $Na_2S_2O_3$ 溶液洗涤，Ag_2S 垢迹则需用热、浓硝酸处理
黏附在器壁上的硫黄	用煮沸的石灰水处理
残留在容器内的 Na_2SO_4、$NaHSO_4$ 固体	加水煮沸使其溶解，趁热倒掉
不溶于水、不溶于酸或碱的有机物和胶质	用有机溶剂洗，如乙醇、丙酮、苯、四氯化碳、石油醚等
瓷研钵内的污迹	取少量食盐放在研钵内研洗，倒去食盐，再用水洗净
煤焦油污迹	用浓碱浸泡约一天，再用水冲洗
蒸发皿内的污迹	浓盐酸或王水洗涤

三、仪器的干燥

实验用的仪器,除必须洗净外,有时还要求干燥。干燥的方法有以下几种:

1. 晾干 把洗净的仪器倒置于干净的实验柜内、仪器架上或木钉上晾干。

2. 烤干 用酒精灯烤干。烧杯或蒸发皿可置于石棉网上用火烤干。如烤干试管时,应将试管略微倾斜,管口向下,并不时转动试管以驱掉水汽,最后将管口朝上以驱净水气。

3. 吹干 用吹风机(热风或冷风)直接吹干。如果吹前先用易挥发的水溶性有机溶剂(如乙醇、丙酮、乙醚等)淋洗一下,则干得更快。

4. 烘干 将洗净的仪器放在电热烘干箱内烘干(控制烘干箱温度在105℃左右),仪器放进烘箱前应尽量把水倒净,并在烘箱的最下层放一个搪瓷盘,接收容器上滴下的水珠,以免直接滴在电炉上损坏炉丝。

带有刻度的容量仪器,如移液管、容量瓶、滴定管等不能用高温加热的方法干燥。

第二节 常见化学试剂的存放、取用

一、固、液体试剂的存放

固体试剂一般存放在易于取用的广口瓶中,液体试剂则存放在细口的试剂瓶中。最常用的试剂瓶有平顶试剂瓶和滴瓶两种。见光易分解的试剂(如 $AgNO_3$、$KMnO_4$ 等)应装在棕色瓶中。但对于见光易分解的 H_2O_2 试剂则不能将其盛放在棕色瓶中,因棕色玻璃中有重金属成分,会催化 H_2O_2 的分解,因此通常把 H_2O_2 存放于不透明的塑料瓶中并放置于阴暗处。试剂瓶的瓶盖一般都是磨口的,但盛放强碱性的试剂(如 NaOH、KOH、浓 $NH_3 \cdot H_2O$)及 Na_2S 溶液的瓶塞应换用橡皮塞。每个试剂瓶上都应贴标签,并标明试剂的名称、纯度、浓度和配制日期,标签外面应涂蜡或用透明胶带保护。

二、固体试剂的取用

(1)要用清洁、干燥的药匙取试剂。药匙的两端为大小两个匙,取大量固体时用大匙,取少量固体时用小匙。应专匙专用,用过的药匙必须洗净擦干后才能再使用。

(2)注意不要超过指定用量取药,多取的不能倒回原瓶,可放在指定的容器中供他人使用。

(3)要求取用一定质量的固体试剂时,可把固体放在干燥的称量纸上称量。具有腐蚀性或易潮解的固体应放在表面皿上或玻璃容器内称量。

(4)往试管(特别是湿试管)中加入固体试剂时,可将药品放在药匙或对折的纸片上,伸进试管约 2/3 处(图 2-2a,图 2-2b)。加入块状固体时,应将试管倾斜,使其沿管壁慢慢滑下(图 2-2c),以免碰破管底。

(5)固体的颗粒较大时,可在清洁干燥的研钵中研碎。研钵中所盛固体的量不要超过研钵容量的 1/3。

（6）有毒药品要在教师指导下取用。

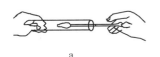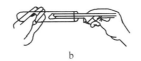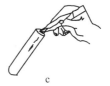

图 2-2 固体试剂取用

三、液体试剂的取用

（1）从滴瓶中取用液体试剂时,先提取滴管,使滴管离开液面,用手指紧捏滴管上部的橡皮头,以赶出滴管中的空气,然后把滴管伸入试剂中,放开手指,吸入试剂。再提起滴管,将试剂一滴一滴地滴入试管或烧杯中。操作中必须注意以下几点:

1）将试剂滴入试管中时,必须用环指和中指夹住滴管,将它悬空地放在靠近试管口的上方,然后用大拇指和示指微捏橡皮头,使试剂滴入试管中(图 2-3)。绝对禁止将滴管伸入所用的容器中,以免接触器壁而玷污药品。

2）滴瓶上的滴管不能用来移取其他试剂瓶中的试剂,并注意不能与其他滴瓶上的滴管搞错。因此,滴管使用后应立刻插回原来的滴瓶中。

3）用滴管从试剂瓶中取少量液体试剂时,则需用附于该试剂瓶专用滴管取用。

4）装有药品的滴管不得横置或滴管口向上斜放,以免液体流入滴管的橡皮头中。

（2）从细口瓶中取用液体试剂时,用倾注法。先将瓶塞取下,倒放在桌面上,手握试剂瓶上贴标签的一面(若两面均有标签,手握空白的一面),逐渐倾斜瓶子,让试剂沿着洁净的试管壁流入试管或沿着洁净的玻璃棒注入烧杯中(图 2-4)。注入所需量后,将试剂瓶口在容器上靠一下,再逐渐竖起瓶子,以免遗留在瓶口的液滴流到瓶的外壁。

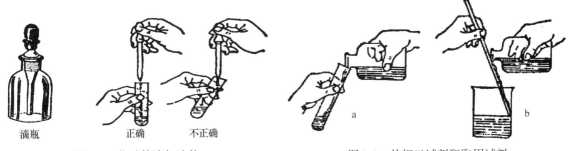

图 2-3 往试管滴加液体　　　图 2-4 从细口试剂瓶取用试剂
a. 往试管中倒取液体试剂　b. 往烧杯中倒入液体试剂

（3）在试管里进行某些性质试验时,取试剂不需要准确用量,只要学会估计取用液体的量即可。例如用滴管取用液体,1ml 相当于 15～20 滴,3ml 液体约占一个小试管容量(10ml)的 1/3,5ml 液体约占一个小试管容量的 1/2,一个大试管容量的 1/4 等等。必须注意的是,倒入试管里溶液的量,一般不超过其容积的1/3。

(4)定量取用液体试剂时,根据要求可使用量筒或移液管。

第三节 常用干燥剂和干燥设备的使用方法

干燥是指除去固体、液体或气体中所含有的少量水分和少量有机溶剂杂质的方法。化学实验中,要求具备干燥条件的反应实例很多。有时,不仅试样、溶剂、仪器需要事先干燥,而且在反应进行过程中也要求有严格的干燥措施,防止水或其他杂质成分侵入。

一、干燥方法分类及基本原理

1. 物理干燥法 主要是利用加热、冷冻、吸附、分馏、恒沸蒸馏等物理过程达到干燥的目的。这些方法常用于除去相对较大量水分或用于有机溶剂的干燥。

(1)加热、冷冻干燥法是利用不同温度下的相变,分离低沸点杂质而实现干燥。常用于固体和少数液体试样的干燥,清除试样中贮存水乃至结晶水和有机溶剂。常用设备有电热烘箱、红外烘箱及制冷系统。使用这种方法干燥时,应视试样本身的热稳定性,选用不同的干燥温度和干燥条件。

(2)吸附干燥法是利用具有多孔性骨架结构的吸附剂所特有的物理吸附性能,选择性吸附分子直径或截面积小于其孔径的分子,而达到试样干燥的目的。典型的干燥用吸附剂有硅胶和分子筛。它们在室温下对试样中水(直径为3Å)或小于它们孔径的分子有强烈的吸附作用,在550℃时发生脱附逸出作用,是一种常用于有机液体脱水的干燥剂。

(3)共沸蒸馏(也称恒沸干燥)是有机液体试样中除去少量水或有机溶剂的常用方法。共沸蒸馏是利用试样中残余水或有机溶剂能与其他有机溶剂形成低恒沸组成。该恒沸混合物具有沸点更低并且气化时两者同时逸出的特点,因此可以带走试样中的残余水或有机溶剂。如:乙醇中少量水的清除,可利用加入少量苯与水和乙醇形成低恒沸组成(组成为苯:水:乙醇 = 74.1:7.4:18.5,恒沸点为64.9℃),通过加热气化恒沸物在64.9℃时逸出而除去乙醇中的水分。

2. 化学干燥法 是利用干燥剂与水发生反应来除去水。这些干燥剂中有些与水的反应是可逆的,反应产物一般为水化物,因此再生后可反复使用,如无水氯化钙、无水硫酸钙等;另一些干燥剂则是与水反应生成新的化合物,如五氧化二磷、氧化钙、金属钠等,此类干燥剂不能反复使用。

二、干燥设备与干燥剂的使用方法

(一)电热干燥设备

常用电热干燥设备有恒温烘箱、恒温真空干燥箱、红外烘箱与红外灯等,主要用于高熔点或加热不分解固体试样的干燥。但一般情况下,干燥后的试样应及时移放在普通干燥器(保干器)中室温保存。

这类设备多采用电热效应加热,通过继电器控制调节温度,其控温方式属恒定功率的通、断式双位电子调节控制,控温精度为±5℃,温度可按试样干燥要求进行调节,最高温度可达300℃。

（二）干燥剂与干燥器皿

玻璃干燥器皿是通过放在器皿内的干燥剂来干燥试样的。常用于易分解、升华固体试样干燥用的干燥剂如表2-2所示。使用时,干燥剂与试样不接触。

表2-2　常用于固体的干燥剂

干燥剂	干燥除去成分	干燥剂	干燥除去成分
变色硅胶	水	无水 $CaCl_2$	水、醇
4A分子筛	水	P_2O_5	水、醇
石蜡片	醇、醚、苯、氯仿、四氯化碳	NaOH	水、乙酸、氯化氢、酚、醇
CaO	水、乙酸、氯化氢	H_2SO_4	水、醇、乙酸

普通干燥器干燥效率不高、费时,常用于试样防吸湿。真空干燥器是通过负压和干燥剂双重作用来干燥那些不宜加热的试样,其干燥效率高于普通干燥器。

真空恒温干燥器也称干燥枪。使用时,在曲颈瓶中放置干燥剂(常用 P_2O_5),瓶侧面真空活塞接真空泵抽真空,再借助烧瓶中放置合适沸点的纯试剂加热气化(其沸点高低选择应小于欲干燥试样的熔点或分解温度),形成恒温气氛来加热干燥管内小舟中试样。上述三种措施同时用于小舟中试样的干燥,故是一种高效、快速的干燥方法。

气体的干燥多是采取气体流动通过干燥剂层来实施干燥,具体操作时应视气体性质选用干燥剂,视干燥剂性能调节气流速率。常用干燥器皿有干燥球、干燥管、干燥塔和洗气瓶等。

表2-3　常用气体干燥剂

干燥剂	适于干燥的气体
无水 $CaCl_2$	H_2,N_2,CO_2,CO,O_2,SO_2,HCl,烷烃、烯烃、卤代烷
P_2O_5	H_2,N_2,CO_2,CO,O_2,SO_2,烷烃、乙烯
浓 H_2SO_4	H_2,N_2,CO_2,Cl_2,HCl,烷烃
CaO、NaOH、碱石灰	NH_3

注:可在浓 H_2SO_4 中溶解18g $BaSO_4$,呈无色透明。若吸水使硫酸浓度达84%时,$BaSO_4$ 可结晶析出,以其判断浓 H_2SO_4 干燥作用失效。

常用干燥剂见表2-3。干燥球、管、塔中一般选装颗粒状固体,进出口应置玻璃棉防尘。洗气瓶内置液体干燥剂。

实验室液体试样的干燥主要指有机试剂的脱水。除选用常规分馏或恒沸蒸馏干燥法外,大量有机试液的干燥采用投放干燥剂于试液中,通过其间的化学作用或吸附作用除去水分或其他杂质。常用干燥剂见表2-4。

（三）干燥剂使用注意事项

（1）干燥剂的选用:干燥剂与被干燥试样间应无任何作用,包括化学反应、溶解、吸附等现象。一般酸性试样应选用酸性干燥剂,反之则选用碱性干燥剂。

（2）干燥剂的用量:干燥剂仅适于除去试样中存在的少量水分或有机试剂。若杂质含量大时,固体试样可先加热干燥或风干;液体试样可先分馏、共沸蒸馏或萃取分离,再用干

表2-4　有机试剂常用干燥剂

干燥剂	适于干燥的试剂
$CaCl_2$	烃,醚,酮,卤代烃,硝基化合物
$MgSO_4$	醇,醛,酮,卤代烃,酸,酚,酯,硝基化合物
Na_2SO_4	醇,醛,酮,卤代烃,酸,酚,酯,硝基化合物
K_2CO_3	醇,酯,酮,胺
P_2O_5	烃,醚,卤代烃
CaO	醇,胺
NaOH,KOH	胺

燥剂干燥。干燥剂的用量要视其吸附或反应的容量而定。如无水氯化钙吸水变为六水氯化钙，其吸水容量为 0.97g/g。也要考虑其干燥效能，即干燥平衡状态时，试样被干燥的程度来选定。一般在液体试样中，干燥剂加入量为 5%。在固体、气体试样中，干燥剂用量远大于其干燥物质之量。

（3）干燥的时间：干燥的时间取决于干燥剂与被作用杂质间的相互作用的速率。如硫酸钠吸水容量（1.25g/g）高于硫酸镁（1.05g/g），但其水合反应速率远低于后者，故需长久放置才能干燥试样。吸附剂 4Å 分子筛吸附容量仅 0.25g/g，但吸附速率很快，一般仅 1h 左右即达干燥平衡。

（4）干燥的温度：对于吸附、水合作用干燥剂的干燥机制是一个可逆过程，升温往往不利于干燥。如无水氯化钙在低于 30℃ 时形成六水氯化钙，温度在 30~45℃ 时形成四水氯化钙，更高温度下平衡左移又可能变为无水氯化钙，故此类干燥剂应在较低温度下使用，以利用其最高吸水容量。干燥后的试样应先与干燥剂分离，再在要求条件下使用。以免在较高温度下，未分离干燥剂的脱水作用又污染试样。

（5）干燥剂再生：对于吸附、水合作用的干燥剂使用后可通过真空或加热干燥，使其再生、恢复干燥活性。如 4Å 分子筛，通过 350~500℃ 加热并抽真空可脱附所吸附水分使其恢复活性。但应注意不可任意高温加热，以防其结构被破坏而失去特性。

三、反应进行中体系的干燥方法

许多反应需在绝对干燥的条件下进行，因此在实验中选用恰当的干燥方法是非常必要的。

1. 无水生成反应体系干燥法　对于这类无水生成，又不能有水干扰的反应，一般可在反应容器的出气口安装干燥管，内盛干燥剂来隔离大气中水蒸气对体系的干扰；也可利用通入干燥的惰性气体，使反应体系与环境相互隔离，以避免水蒸气的干扰。

2. 有水生成反应体系的干燥法　在反应中若有水生成可能引发副反应或使原反应平衡左移的情况下，及时清除水分、干燥反应体系是十分必要的。如果生成水量较大且与反应物不互溶时，可选用油水分离器随时分离水分；若生成少量水又与反应体系互溶时，则可采取预先加入能与水反应形成新化合物的干燥剂，即时清除水分，干燥反应体系，常用 P_2O_5、CaO 等干燥剂。

第四节　天平的使用

天平是化学实验中必需的工具。根据对称量准确度的不同需求，可选用不同类型的天平，实验室常用的天平有电子天平、扭力天平、电光天平、托盘天平（台秤）。

一、电子天平

电子天平如图 2-5 所示，其称量是依据电磁力平衡原理。秤盘通过支架连杆与一线圈相连，该线圈置于固定的永久磁铁——磁钢之中，当线圈通电时自身产生的电磁力与磁钢磁力作用,产生向上的作用力。该力与秤盘中称量物的向下重力达平衡时,此线圈通入的电流与该物重力成正比。利用该电流大小可计量称量物的重量。其线圈上电流大小的自动控制与计量是通过该天平的位移传感器、调节器及放大器实现。当盘内物重变化时、与盘相连的支架连杆带动线圈同步下移,位移传感器将此信号检出并传递、经调节器和电流放大器调节线圈电流大小,使其产生向上之力推动秤盘及称量物恢复原位置为止,重新达线圈电磁力与物重力平衡,此时的电流可计量物重。

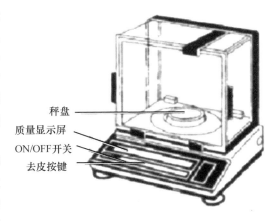

秤盘
质量显示屏
ON/OFF开关
去皮按键

图 2-5　电子天平

电子天平是物质计量中唯一可自动测量、显示,甚至可自动记录、打印结果的天平。其最大称量与精度与电光天平相同,最高读数精度可达±0.01mg,实用性很宽。但应注意其称量原理是电磁力与物质的重力相平衡,即直接检出值是 mg 而非物质质量 m。故该天平使用时,要随使用地的纬度,海拔高度随时校正其 g 值,方可获取准确的质量数。常量或半微量电子天平一般内部配有标准砝码和质量的校正装置,经随时校正后的电子天平可获取准确的质量读数。

二、扭 力 天 平

这种天平为弹性元件作支撑,复梁式双盘等臂天平。由于采用钢带弹性支撑,因此无刀口磨损等现象发生。在测试1g以内的样品质量时,可以不用加减砝码而通过扭转弹性元件的角度产生平衡扭力,直接到刻度盘读取从 0 ~ 1g。

天平结构特殊,体积小,重量轻,携带方便。

这种天平的最大载荷为100g,刻度盘读数范围为 0 ~ 10g,精确度为10mg。

扭力天平的使用和维护保养:

(1) 使用前要检查天平各零部件安装是否正确,然后调整天平的平衡位置,方可使用。

(2) 天平要避免日光照射及单面受冷受热。

(3) 被称量的物品和砝码应放在秤盘中央,被称量物品的重量不得超过天平的最大载荷。一切物体的取放,都应在关闭开关旋钮的情况下进行,以免天平受冲击而损坏。

(4) 向秤盘中加放砝码时,必须从大约等于被称量物体重量的砝码开始,然后依次加减砝码,直到天平平衡为止。发觉天平有损坏或摆动不正常时,在未消除这些缺点之前应停止使用。

(5) 根据使用频繁程度,定期进行清洁工作和计量性能检定,以免在衡量结果中带入过大的误差。

(6) 为了防止潮湿对天平的影响,框罩内可放置吸湿剂(吸湿剂最好采用硅矾、硅胶)。

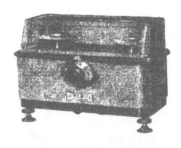

图 2-6 扭力天平

常见扭力天平如图 2-6 所示。

扭力天平是利用张力丝扭曲产生的力矩与被称量物的重力达平衡时,通过张力丝形变带动指示针偏转来显示物重的,因此它称量的不是物质的质量,而是重量。显然随使用地的不同,应进行 g 值的校正,或通过计算求出物质的质量。这种天平的优越之处是不使用砝码、自动显示,尤其在重量随时发生变化的场合便于动态测量。这类天平一般称量量不大,称量范围为 $10 \sim 2500\text{mg}$ 不等,对应的最小分度值为 $0.02 \sim 5.0\text{mg}$。

三、电 光 天 平

电光天平的构造如图 2-7 所示。

1. 横梁 由铝合金制成,梁上装有三块三棱形玛瑙刀,其中一块在梁中间,刀口向下,称支点刀。在梁的两边,距支点刀等距离处各装一块,承重刀,刀口向上;三刀口须处同一水平线上。梁两边对称孔内各装有调节天平平衡用螺母一个。梁中部(或上部)有重心螺母一个,用于调节天平重心。

2. 立柱 空心立柱是横梁的起落架。柱顶嵌有玛瑙平板一块,配合横梁支点刀形成杠杆支点,柱上装有可升降的托梁架,天平不用时托起天平梁,使三刀口脱离接触。

3. 悬挂系统

(1)吊耳:吊耳位于天平梁两端,其下面中心处嵌有玛瑙平板。称量时,该平板与横梁两侧承重刀接触,悬吊起秤盘。圈码承重片附加于右侧吊耳之上。

(2)秤盘:供放置砝码或称量物用,称量时悬挂于吊耳钩上,不称量时由盘托起。

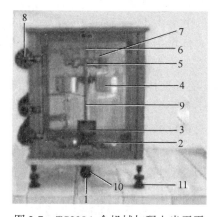

图 2-7 TG328A 全机械加码电光天平
1. 升降悬钮(天平开关) 2. 秤盘 3. 光屏
4. 空气阻尼器 5. 玛瑙刀 6. 天平梁 7. 平
衡螺丝 8. 机械加码器 9. 立柱 10. 拨杆
11. 水平调节螺丝

(3)阻尼器:由内外筒组成,外筒固定于支架上,内筒悬挂于吊耳钩上,置于外筒之中。天平开启时内筒与吊耳、秤盘同步移动。由于两筒内空气阻尼作用,使天平很快达平衡状态。

4. 天平升降枢 是天平的制动系统,位于天平台下中部,与托梁架,盘托、光路电源相连接,由天平启动旋钮控制调节。顺时针开启时,托梁下降,三刀口与相应平板接触,光路电源接通,天平处于工作状态;反之,天平处于休止状态。

5. 光学读数系统 横梁的指针下端装有缩微标尺,工作时,光源通过光学系统将缩微标尺放大,再反射投影于光屏上。若标尺投影零刻度线与光屏上中垂线重合,则天平处于零点的平衡位置。

6. 机械加码装置 半机械加码天平的加码装置一般位于天平之右上部,转动加码指数盘,即可直接向天平梁上加减 10～990mg 的圈码。

全机械加码天平的加码装置位于天平左侧 10～190g、1～9g 及 10～990mg 三个级别的砝码按下、中、上排布,依序转动加码指数盘,即可便捷的完成加减砝码的操作,同时也能减少开关天平门而造成的气流影响。

7. 天平箱 用于保护天平不受环境条件影响。箱两侧玻璃拉门供取放砝码和称量物质用。箱底部有三只支撑脚,前边两脚可调动,供调节天平水平用;天平立柱上端固定有水泡水平仪一只,供观察天平的水平状态。

8. 砝码 半机械加码天平配备有一盒砝码。砝码是衡量质量的标准,应定期检查标定。

四、托 盘 天 平

托盘天平(图 2-8)是实验室粗称药品和物品不可缺少的称量仪器,其最大称量(最小称量)为 1000g(1g)、500g(0.5g)、200g(0.2g)、100g(0.1g)。

1. 构造及工作原理 托盘天平横梁通常架在底座上,横梁中部有指针与刻度盘相对,根据指针在刻度盘上左右摆动情况,判断天平是否平衡,并给出称量质量。横梁左右两边上边各有一秤盘,用来放置试样和砝码。

由于天平工作原理是杠杆原理,若两臂长相等则砝码质量就是试样质量。

2. 托盘天平的操作

(1)调零:将游码归零,调节调零螺母,使指针在刻度盘中心线左右等距离摆动,表示天平调好可正常使用。

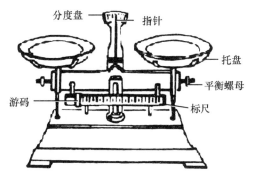

图 2-8 托盘天平

(2)称量:在左盘放试样,右盘用镊子夹入砝码(由大到小),再调游码,直至指针在刻度盘中心线左右等距离摆动。砝码及游码指示数值相加则为所称试样质量。

(3)称量注意事项

1)不得用天平称量热的物品。

2)药品不得直接放在秤盘中称量,须用容器或称量纸放置后称量。

第五节 试纸的使用

一、用试纸检试溶液的性质

常用 pH 试纸检试水溶液的酸碱性。方法是将一小片试纸放在干净的点滴板上,用洗净的玻璃棒蘸取待试溶液滴在试纸上,观察其颜色的变化。将试纸所呈现的颜色与标准色板颜色比较,即可知溶液的 pH。注意不能把试纸直接投入被测试液中检试。

二、用试纸检试气体

常用石蕊试纸或 pH 试纸检验反应所产生气体的酸碱性,用 KI 淀粉试纸检测 Cl_2,用 $KMnO_4$ 试纸或 I_2-淀粉试纸检试 SO_2,用 $Pb(Ac)_2$ 或 $Pb(NO_3)_2$ 试纸检试 H_2S 气体。检验时,试纸用蒸馏水润湿并黏附在干净玻璃棒尖端,移至发生气体的试管口上方(不能接触试管),观察试纸颜色的变化。在实验中可用碎滤纸片蘸上所需的试剂即可制得试纸,如用碎滤纸片蘸上 $Pb(Ac)_2$ 溶液或 $KMnO_4$ 和 H_2SO_4 溶液即制得 $Pb(Ac)_2$ 或 $KMnO_4$ 试纸。

第六节　温度的测量与控制

实验室最常使用的是膨胀式温度计。它是用玻璃(或石英玻璃)毛细管制得。毛细管内充水银、乙醇或甲苯。充 N_2 后,最低温度可测至-80℃,最高温度可测至550℃。普通毛细管温度计能测准至0.1℃,刻度为 1/100℃ 的温度计比较精确,可测准至 0.01℃。

测量正在加热液体的温度时,应把它固定在一定位置上,使水银球完全浸没在液体中。注意不要使水银球贴在容器的底部或器壁。

应注意刚进行高温测量的温度计不能立即用冷水冲洗,以免炸裂;也不要让水银快速缩回,这样往往造成水银柱断开。水银温度计是易碎的玻璃仪器,且水银有毒,使用时要轻拿轻放,绝不能做搅拌棒,用后应及时装入套中。

若水银温度计被打破,应立即把散落在地上、台面上的水银收集起来,并用硫黄粉覆盖在少量无法收起的水银上,使 Hg 变为 HgS,以免室内空气被汞蒸气污染。

其他温度计还有:

(1) 气体压力指针式温度计,常用于制药厂蒸汽烘箱、蒸汽加热灭菌釜等的温度测定。

(2) 双金属片指针式温度计,常用于运动中或振动中的机器温度的测定,如火车的发动机的温升测定。

(3) 电阻温度计,可制成精密度很高的,数字显示的温度计,用于自动抗温、自动记录的温度仪表。

(4) 贝克曼温度计,是一种移液式玻璃水银温度计,它不能测定温度的实际值,主要用于精密测定温度的差值。

物质的物理性质和化学性质,如折光率、黏度、蒸气压、密度、表面张力、化学平衡常数、反应速率常数、电导率等都与温度有密切的关系。许多物理化学实验不仅要测量温度,而且需要精确地控制温度。实验室中所用的恒温装置一般分成高温恒温(>250℃);常温恒温(室温～250℃)及低温恒温(室温至-218℃)三大类。控温采用的方法是把待控温体系置于热容比它大得多的恒温介质浴中。

常温控制:在常温区间,通常用恒温槽作为控温装置,恒温槽是实验工作中常用的一种以液体为介质的恒温装置,用液体作介质的优点是热容量大,导热性好,使温度控制的稳定性和灵敏度大为提高。

根据温度的控制范围可用下列液体介质:60～30℃用乙醇或乙醇水溶液;0～90℃用水;80～160℃用甘油或甘油水溶液;70～300℃用液状石蜡、汽缸润滑油、硅油。

第七节 压力测量技术与仪器

压力是描述体系状态的重要参数之一,许多物理化学性质,例如蒸气压、沸点、熔点几乎都与压力密切相关。在研究化学热力学和动力学中,压力是一个十分重要的参数,因此,正确掌握测量压力的方法、技术是十分重要的。

物化实验中,涉及高压(钢瓶)、常压以及真空系统(负压)。对于不同压力范围,测量方法不同,所用仪器的精确度也不同。

一、压力的定义、单位

工程上把垂直均匀作用在物体单位面积上的力称为压力。而物理学中则把垂直作用在物体单位面积上的力称为压强。在国际单位制中,计量压力量值的单位为"N/m²"。它就是"帕斯卡",其表示的符号是Pa,简称"帕"。物理概念就是1N的力作用于1m²的面积上所形成的压强(即压力)。

实际在工程和科学研究中常用到的压力单位还有以下几种:物理大气压、工程大气压、毫米水柱和毫米汞柱。各种压力单位可以按照定义互相换算。压力单位"帕斯卡"是国际上正式规定的单位,而其他单位如"物理大气压"和"巴"两个压力单位暂时保留与"帕"一起使用。

二、压力的习惯表示方式

地球上总是存在着大气压力,为便于在不同场合表示压力的数值,习惯上使用不同的压力表示方式(表2-5)。

表2-5 压力单位名称表

压力单位名称	符号	单位	说明	和"帕"的关系
帕斯卡	Pa	N/m²	$1N=1kg \cdot m \cdot s^{-2}=10^5 dyne$	
标准大气压(物理大气压)	atm		在标准状态下760mmHg高,Hg的密度=13595.1 kg/m³,重力加速度=9.80665m/s²	$1atm=1.01325 \times 10^5 Pa$
毫米汞柱(托)	Torr	mmHg	温度为0℃的纯汞柱1mm高,对底面积的静压力	$1mmHg=1.333224 \times 10^2 Pa$
巴	bar	$10^4 dyne/cm^2$		$1bar=10^5 Pa$
毫米水柱		mmH₂O	湿度为$t=4$℃时的纯水	$1mmH_2O=9.80638Pa$

1. 绝对压力 以P表示,是指实际存在的压力,又叫总压力。

2. 相对压力 以p表示,是指和大气压力(P_0)相比较得出的压力,即绝对压力与用测压仪表测量的大气压力的差值。又称为表压力。

$$p=P-P_0$$

3. 正压力 绝对压力高于大气压力时,表压力大于P_0,此时为正压力,简称压力。

4. 负压力　绝对压力低于大气压力时,表压力小于 P_0,此时为负压力,简称负压,又名"真空",负压力的绝对值大小就是真空度。

5. 差压力　当任意两个压力 P_1 和 P_2 相比较,其差值称为差压力,简称压差。

实际上测压仪表大部分都是测压差的,因为都是将被测压力与大气压力相比较而测出的两个压力之差值,以此来确定被测压力之大小。

三、常用测压仪表

(一)U 形压力计

实验化学中用得最多的是 U 形压力计,这类仪表有以下特点:

(1) 测压范围适宜于低于 1000mmHg 的压力、压差、负压。

(2) 测量精度较高。

(3) 结构简单,使用方便。

(4) 管中所充液最常用的为水银。不仅有毒,且玻璃管易破碎,读数精度常不易保证。

液柱式压力计常用的有 U 形压力计,单管式压力斜管式压力计,其结构虽然不同,但其测量原理是相同的。

图 2-9 为两端开口的 U 形压力计。其工作原理如下:

根据液体静力学的平衡原理:

$$P+(H+h)\rho_1 g = H\rho_3 g + h\rho_2 g + P_0$$

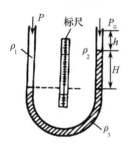

式中,P 为被测压力;ρ_1,ρ_2 为充液上面的保护氛质或空气密度;ρ_3 为充液(水银或水、乙醇等)密度;P_0 为大气压力;h 为充液高位面到被测压力计的连接口处高度;g 为重力加速度;H 为 U 形管压力计两边液柱高度之差。

$$P-P_0 = h(\rho_2-\rho_1)g + H(\rho_3-\rho_1)g$$

图 2-9　U 形压力计　　当 $\rho_1=\rho_2$ 时　　　　$P-P_0 = H(\rho_3-\rho_1)g$

从公式看,选用的充液密度愈小,其 H 愈大,测量灵敏度愈高。由于 U 形压力计两边玻璃管的内径并不完全相等,因此在确定 H 值时不可用一边的液柱高度变化乘 2,以免引进读数误差。因为 U 形管压力计是直读式仪表,所以都采用玻璃管,为避免毛细现象过于严重地影响到测量精度,内径不要小于 10mm,标尺分度值最小一般为 1mm。U 形管压力计的读数需进行校正,其主要是环境温度变化所造成的误差。在通常要求不很精确的情况下,只需对充液密度改变时,对压力计读数进行温度校正,即校正至 273.2K 时的值。

$$\Delta h_0 = \Delta h_1 \cdot \frac{\rho_1}{\rho_0}$$

充液为汞时 ρ_1/ρ_0 的值如表 2-6 所示。

表 2-6　ρ_1/ρ_0 值

T(K)	273.2	273.8	283.2	288.2	293.2	298.2	303.2	308.2	313.2
ρ_1/ρ_0	1.000	0.991	0.9982	0.9973	0.9964	0.9955	0.9946	0.9937	0.9928

（二）弹性式压力计

利用弹性元件的弹性力来测量压力,是测压仪表中相当主要的形式。由于弹性元件的结构和材料不同,它们具有各不相同的弹性位移与被测压力的关系。化学实验室中接触较多的为单管弹簧管式压力计,压力由弹簧管固定端进入,通过弹簧管自由端的位移带动指针运动,指示出压力值。如图 2-10 所示。常用弹簧管截面有椭圆形和扁圆形两种,可适用一般压力测量。还有偏心圆形等适用于高压测量,测量范围很宽。

弹性式压力表使用时注意事项如下:

（1）合理选择压力表量程。为了保证足够的测量精度,选择的量程应于仪表分度标尺的 1/2 ~ 3/4 范围内。

（2）使用环境温度不超过 35℃,超过 35℃应给予温度修正。

（3）测量压力时,压力表指针不应有跳动和停滞现象。

（4）对压力表应进行定期校验。

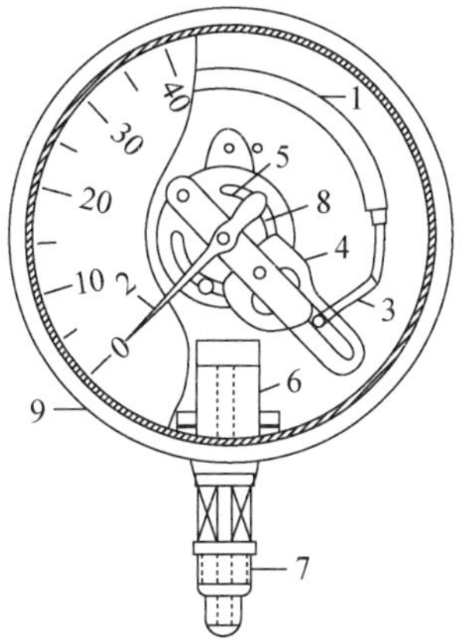

（三）电测压力计

电测压力计由压力传感器,测量电路和电性指示器三部分组成,电测压力计有多种类型,根据压力传感器的不同类型而区分。

图 2-10　弹簧式压力表
1. 属弹簧管　2. 指针　3. 连杆
4. 扇形齿轮　5. 弹簧　6. 座底
7. 测压接头　8. 小齿轮　9. 外壳

1. 霍尔压力变送器　是一种将弹性元件感受压力变化时自由端的位移,通过霍尔元件转换成电压信号输出的压力计。霍尔元件是一块半导体,它是一种磁电转换元件。其测压原理为:把一霍尔片固定在弹性元件上,当弹性元件受压变形而产生位移时带动霍尔片运动。霍尔片放在具有均匀梯度磁场内(不均匀磁场),当霍尔片随压力变化运动时,作用于霍尔片上的磁场强度发生变化,霍尔电势也随之发生变化。由于左右二对磁极的磁场方向相反,霍尔片在两个磁场内所形成霍尔电势也是反的。故总的输出电势为两个霍尔电势之差。如果一开始霍尔片处于两个磁场的正中位置,则两个霍尔电势大小相等方向相反总输出为零。由于弹性元件的位移带动霍尔片偏离正中位置,则因两个磁场强度不同,就有正比于位移的霍尔电势输出,这样就实现了将机械位移转变成电压信号的目的。

2. 电位器压力变送器　常常与动圈式仪表相配合使用。其原理是将测压弹性元件受压以后发生位移带动电位器滑动触点的位移,因而被测压力之变化就转换成了电位器阻值的变化。把该电位器与其他电阻组成一电桥,当电位器阻值变化时,电桥输出一个不平衡电压,加到动圈表头内动圈的两端,指示出压力大小。

3. 压电式压力传感器　是利用某些材料(如压电晶体,钛酸钡压电陶瓷等)的压电效应原理制成。压电效应是指这些电解质物质在沿一定方向受到外力作用而变形时内部会产生极化现象,同时在表面产生电荷,当去掉外力,又重新回到不带电状态。这种将机械能转变为电能现象称为顺电现象。因此只要将这种电位引出输入记录仪,通过微机就可进行信号处理。

4. 压阻式压力传感器　是利用某些材料(如硅、锗等半导体)受外界压力应变时,引起电阻率变化的原理制成的,传感器的敏感元件是用某些材料(如单晶硅)的压阻效应,采用集成电路工艺技术扩散成四个等值应变电阻,组成惠斯通电桥。不受压力作用时,电桥处于平衡状态,当受到压力作用时,电桥的一对桥臂阻力变大,另一对变小,电桥失去平衡。若对电桥加一恒定的电压或电流,便可检测对应于所加压力的电压或电流信号,从而达到测量气体、液体压力大小的目的。压阻传感器与压电传感器相比,它表现出显著的特点是响应快,尺寸小,电磁脉冲干扰低。

(四)数字式低真空压力测试仪

数字式低真空压力测试仪是运用压阻式压力传感器,测定实验系统与大气压间的压差的仪器。使用时,先把仪器按要求连接在实验系统,要注意实验系统不能漏气。打开电源预热10min,选择测量单位,调节旋钮,使数字显示为零。然后开动真空泵,仪器上显示的数字即为实验系统与大气压的压差。

四、气 压 计

测量大气压强的仪器称为气压计。实验室常用的有福丁(Fotin)气压计、固定槽式气压计和空盒气压表等类型。

(一)福丁气压计

1. 福丁气压计结构 福丁气压计是用一根一端封闭的玻璃管,盛水银后倒置在水银槽内,外套是一根黄铜管,玻璃管顶为真空,水银槽底部为一鞣性羚羊皮囊封袋,皮囊下部由调节螺旋支撑,转动螺旋可调节水银槽面的高低。水银槽上部有一倒置的固定象牙针,针尖处于黄铜管标尺的零点,称为基准点。黄铜标尺上附有游标尺。结构见图2-11。

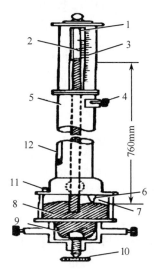

图 2-11 福丁气压计
1. 玻璃管 2. 游标 3. 标尺 4. 游标升降旋钮 5. 黄铜管 6. 象牙针尖 7. 观察窗 8. 汞 9. 羚羊皮袋 10. 汞升降旋钮 11. 通大气孔 12. 温度计

2. 福丁气压计使用步骤 首先旋转底部调节螺旋,仔细调节水银槽内水银面恰好与象牙针尖接触(利用水银槽后面的白色板反光,仔细观察)。然后转动气压计旁的游标尺调节螺旋,调节游标尺,直至游标尺的边缘与水银面凸面相切,切点的两侧露出三角形的小孔隙,这时游标尺零分度线对应的黄铜标尺的分度即为大气压强的整数部分。其小数部分借助于游标尺,从游标尺上找出一根恰好与黄铜标尺上某一分度线吻合的分度线,则该游标尺上的分度线即为小数部分的读数。游标尺上共有 20 个分度,相当于标尺上 19 个分度。因此除游标尺零分度线外只可能有一条分度线与标尺分度线吻合,这样游标尺上 20 个分度相当于标尺上的一个分度(1mmHg,SI 单位为 133.322Pa),游标尺上的一分度为 1/20mmHg,即 0.05mmHg,SI 单位为6.666Pa。记下读数后旋转底部螺丝,使水银面与象牙针脱离接触,同时记录温度和气压计仪器校正值。

3. 福丁气压计读数校正 人们规定温度为 0℃,纬度为 45°,海平面上同 760mmHg 高相平衡的大气压强为标准大气压(760mmHg,SI 单位为 1.01325×10^5 Pa),然而实际测量的条件不尽符合上述规定,因此实际测得的值除应校正仪器误差外,还需进行温度、纬度和海拔高度的校正。

(1) 仪器校正:气压计本身不够精确,在出厂时都附有仪器误差校正卡。每次观察气压读数,应根据该卡首先进行校正。若仪器校正值为正值,则将气压计读数加校正值,若校正值为负值,则将气压计读数减去校正值的绝对值。气压计每隔几年应由计量单位进行校正,重新确定仪器的校正值。

（2）温度校正:温度的变化引起水银密度的变化和黄铜管本身长度的变化,由于水银的密度随温度的变化大于黄铜管长度随温度的变化,因此当温度高于0℃时,气压计读数要减去温度校正值,而当温度低于0℃时,气压计读数要加上温度校正值(表2-7)。

表 2-7　气压计温度校正值

温度（℃）	740mmHg	750mmHg	760mmHg	770mmHg	780mmHg
0	0.00	0.00	0.00	0.00	0.00
1	0.12	0.12	0.12	0.13	0.13
2	0.24	0.25	0.25	0.25	0.15
3	0.36	0.37	0.37	0.38	0.38
4	0.48	0.49	0.50	0.50	0.51
5	0.60	0.61	0.62	0.63	0.64
6	0.72	0.73	0.74	0.75	0.76
7	0.85	0.86	0.87	0.88	0.89
8	0.97	0.98	0.99	1.01	1.02
9	1.09	1.10	1.12	1.13	1.15
10	1.21	1.22	1.24	1.26	1.27
11	1.33	1.35	1.36	1.38	1.40
12	1.45	1.47	1.49	1.51	1.53
13	1.57	1.59	1.61	1.63	1.65
14	1.69	1.71	1.73	1.76	1.78
15	1.81	1.83	1.86	1.88	1.91
16	1.93	1.96	1.98	2.01	2.03
17	2.05	2.08	2.10	2.13	2.16
18	2.17	2.20	2.23	2.26	2.29
19	2.29	2.32	2.35	2.38	2.41
20	2.41	2.44	2.47	2.51	2.54
21	2.53	2.56	2.60	2.63	2.67
22	2.65	2.69	2.72	2.76	2.79
23	2.77	2.81	2.84	2.88	2.92
24	2.89	2.93	2.97	3.01	3.05
25	3.01	3.05	3.09	3.13	3.17
26	3.13	3.17	3.21	3.26	3.30
27	3.25	3.29	3.34	3.38	3.42
28	3.37	3.41	3.46	3.51	3.55
29	3.49	3.54	3.58	3.63	3.68
30	3.61	3.66	3.71	3.75	3.80
31	3.73	3.78	3.83	3.88	3.93
32	3.85	3.90	3.95	4.00	4.05
33	3.97	4.02	4.07	4.13	4.18
34	4.09	4.14	4.20	4.25	4.31
35	4.21	4.26	4.32	4.38	4.43

温度校正值按下式计算

$$P_0 = \frac{1+\beta t}{1+\alpha t} P = \left[1 - t\left(\frac{\alpha-\beta}{1+\alpha t}\right)\right] P$$

式中，P 为气压计读数；t 为测量时温度（℃）；α 为水银在 $0\sim35℃$ 之间的平均体膨胀系数，为 0.0001818K；β 为黄铜的线膨胀系数，为 0.0000184K；P_0 为读数校正到 0℃ 时的数值。

为了使用方便，常将温度校正值列成表，如果测量温度 t 及气压 P 不是整数，使用该表时可采用内插法，也可用上面公式计算。

（3）海拔高度和纬度的校正，由于重力加速度随高度和纬度而改变，因此若测量大气压所处的海拔高度为 $h(m)$，纬度为 $L(°)$，则对已经过温度校正的读数 P_0。进一步进行海拔高度纬度校正

$$P_s = P_0(1 - 2.6\times10^{-3}\cos2L)(1 - 3.14\times10^{-7}h)$$

在一般情况下，纬度和海拔高度校正值较小，可以忽略不计。

（二）固定槽式气压计

固定槽式气压计与福丁气压计结构基本相同，只是该气压计装在体积固定的槽中，在测量时只需读取玻管内水银柱高度而不需调节槽内水银面的高低。当气压变动时槽内水银面的升降已计入气压计的标度内（即已有管上的刻度补偿），因此，气压计所用玻管和水银槽内径在制造时要严格控制，使与铜管上的刻度标尺配合。由于不需调节水银面高度，固定槽式气压计使用方便，并且测量精度不低于福丁气压计。其结构如图 2-12 所示。其操作除不需调节水银槽水银面与象牙针尖相切外，其余同福丁气压计。其读数校正与福丁气压计完全相同。

若读数的单位是毫巴（mbar），只需乘 3/4 即为毫米汞柱（mmHg）值。

（三）空盒气压表

空盒气压表是由随大气压变化而产生轴向移动的空盒组作为感应元件，通过拉杆和传动机构带动指针，指示出大气压值。如图 2-13 所示。当大气压增加时，空盒组被压缩，通过传动机构，指针顺时针转动一定角度；当大气压减小时，空盒组膨胀，通过传动机构使指针逆向转动一定角度。空盒气压表测量范围 $600\sim800$mmHg，温度在 $-10\sim40℃$ 之间，度盘最小分度值为 0.5mmHg。读数经仪器校正和温度校正后，误差不大于 1.5mmHg。气压计的仪器校正值为 +0.7mmHg。温度每升高 1℃，气压校正值为 -0.05mmHg。仪器刻度校正值见表 2-8。

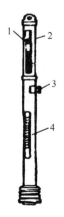

图 2-12　固定槽式气压计

1. 游标　2. 标尺　3. 游标升降旋钮　4. 温度计

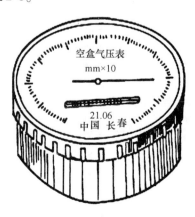

图 2-13　空盒气压表

表 2-8　仪器刻度校正值

仪器示度	校正值	仪器示度	校正值
790	−0.8	690	+0.2
780	−0.4	680	+0.2
770	0.0	670	0.0
760	0.0	660	−0.2
750	+0.1	650	−0.1
740	+0.2	640	0.0
730	+0.5	630	−0.2
720	+0.7	620	−0.4
710	+0.4	610	0.6
700	+0.2	600	−0.8

例如,16.5℃时在空盒气压表上读数为 724.2mmHg,考虑:仪器校正值+0.7mmHg 温度校正值 16.5×(−0.05)=−0.8(mmHg) 仪器刻度校正值由表 2-8 得+0.6mmHg,校正后大气压为 724.2+0.7−0.8+0.6=724.7(mmHg);9.662×10⁴(Pa)空盒气压表体积小,重量轻,不需要固定,只要求仪器工作时水平放置。但其精度不如福丁气压计、固定槽式气压计。

五、高压钢瓶及其使用

(一) 钢瓶标记

在实验室中,常会使用各种气体钢瓶。气体钢瓶是贮存压缩气体和液化气的高压容器。容积一般为 40～60L,最高工作压力为 15MPa,最低的也在 0.6MPa 以上。在钢瓶的肩部用钢印打出下述标记:

制造厂、制造日期、气瓶型号、编号、气瓶重量、气体容积、工作压力、水压试验压、水压试验日期及下次送验日期。

为了避免各种钢瓶使用时发生混淆,常将钢瓶漆上不同颜色,写明瓶内气体名称。各种气体钢瓶标志见表 2-9。

表 2-9　各种气体钢瓶标志

气体类别	瓶身颜色	字样	标字颜色	腰带颜色
氮气	黑	氮	黄	棕
氧气	天蓝	氧	黑	
氢气	深绿	氢	红	红
压缩空气	黑	压缩空气	白	
液氨	黄	氨	黑	
二氧化碳	黑	二氧化碳	黄	黄
氦气	棕	氦	白	
氯气	草绿	氯	白	
石油气体	灰	石油气体	红	

(二) 钢瓶使用注意事项

(1) 各种高压气体钢瓶必须定期送有关部门检验。一般气体的钢瓶至少 3 年必须送检一次，充腐蚀性气体钢瓶至少每两年送检一次，合格者才能充气。

(2) 钢瓶搬运时，要戴好钢瓶帽和橡皮腰圈，轻拿轻放。要避免撞击、摔倒和激烈振动，以防爆炸，放置和使用时，必须用架子或铁丝固定牢靠。

(3) 钢瓶应存放在阴凉、干燥、远离热源的地方，避免明火和阳光暴晒。钢瓶受热后，气体膨胀，瓶内压力增大，易造成漏气，甚至爆炸。可燃性气体钢瓶与氧气钢瓶必须分开存放。氢气钢瓶最好放置在实验大楼外专用的小屋内，以确保安全。

(4) 使用气体钢瓶，除 CO_2、NH_3 外，一般要用减压阀。各种减压阀中，只有 N_2 和 O_2 的减压阀可相互通用。其他的只能用于规定的气体，不能混用，以防爆炸。

(5) 钢瓶上不得沾染油类及其他有机物，特别在气门出口和气表处，更应保持清洁。不可用棉麻等物堵漏，以防燃烧引起事故。

(6) 可燃性气体如 H_2、C_2H_2 等钢瓶的阀门是"反扣"(左旋)螺纹，即逆时针方向拧紧；非燃性或助燃性气体如 N_2、O_2 等钢瓶的阀门是"止扣"的(右旋)螺纹，即顺时针拧紧。开启阀门时应站在气表一侧，以防减压阀万一被冲出对实验人员造成伤害。

(7) 可燃性气体要有防回火装置。有的减压阀已附有此装置，也可在导气管中填装铁丝网防止回火，在导气管中加接液封装置也可起防护作用。

(8) 不可将钢瓶中的气体全部用完，一定要保留 0.05MPa 以上的残留压力。可燃性气体 C_2H_2 应剩余 $0.2 \sim 0.3$MPa(约 $2 \sim 3$kg/cm³ 表压)，H_2 应保留 2MPa，以防重新充气时发生危险。

(三) 气表的作用与使用

氧气减压阀俗称氧气表，其结构如图 2-14 所示。

阀腔被减压阀门分为高压室和低压室两部分。前者通过减压阀进口与氧气瓶连接，气压可由高压表读出，表示钢瓶内的气压；低压室经出口与工作系统连接，气压由低压表给出。当顺时针方向(右旋)转动减压阀手柄时，手柄压缩主弹簧，进而传动弹簧垫块，薄膜和顶杆，将阀门打开。高压气体即由高压室经阀门节流减压后进入低压室。当达到所需压力时，停止旋转手柄。停止用气时，逆时针(左旋)转动手柄，使主弹簧恢复自由状态，阀门封闭。减压阀装有安全阀，当压力超过许用值或减压阀发生故障时即自动开启放气。

(四) 氧气钢瓶的使用

按图 2-15 装好氧气减压阀。使用前，逆时针方向转动减压阀手柄至放松位置。此时减压阀关闭。打开总压阀，高压表读数指示钢瓶内压力(表压)。用肥皂水检查减压阀与钢瓶连接处是否漏气。不漏气，则可顺时针旋转手柄，减压阀门即开启送气，直到所需压力时，停止转动手柄。停止用气时，先关钢瓶阀门。并将余气排空，直至高压表和低压表均指到"0"。反时针转动手柄至松的位置。此时减压阀关闭。保证下次开启钢瓶阀门时，不会发生高压气体直接冲进充气体系，保护减压阀的调节压力的作用，以免失灵。

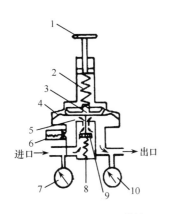

图 2-14　减压阀的结构

1. 手柄　2. 主弹簧　3. 弹簧垫块　4. 薄膜　5. 顶杆
6. 安全阀　7. 高压表　8. 弹簧　9. 阀门　10. 低压表

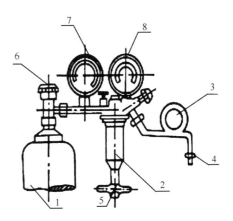

图 2-15　减压阀的安装

1. 氧气瓶　2. 减压阀　3. 导气管　4. 接头
5. 减压阀手柄　6. 总压阀　7. 高压表　8. 低压表

第八节　实验室用水及注意事项

化学实验中,仪器的洗涤、溶液的配制、均相反应的进行、试样的净化处理及分析测试等都离不开大量实验用纯水。

实验用纯水由天然水净化而来。天然水水源不同,所含杂质各异、制水的工艺要求也不同。总的来说,天然水中主要杂质有电解质、中性分子有机物、微生物、颗粒状物质和溶解于水的气体等五类。采取一定措施,尽可能除去这些杂质,即可获取不同等级的实验用纯水。

一、实验室用水的规格

实验室常用的纯水有蒸馏水、去离子水、电渗水、二次蒸馏水、亚沸水等,因制备方法和工艺不同,其纯度也不同。我国把化学实验用水规格一般分为三级(参见国家标准 GB6682—2008),并详细制定了其主要技术指标,见表2-10。其中电导率是衡量水纯度的主要指标。水的电导率愈小,说明导电杂质愈少,水纯度愈高。一般情况下三级水由单次蒸馏、电渗或离子交换而制备,二级水由三级水二次蒸馏而来,一级水由二级水经石英亚沸蒸馏器蒸馏获取。但无论采取何种制水工艺,能达几级纯水标准,决定于国家标准的技术指标。

表 2-10　实验室用水的级别与主要技术指标

项　目	一　级	二　级	三　级
pH(25℃)			5.0 ~ 7.5
电导率(25℃)/(mS/m)	≤0.01	≤0.10	≤0.50
可氧化物质(以[O]计)/(mg/L)		<0.08	<0.40
吸光度(254nm,1cm 光程)	≤0.001	≤0.01	
蒸发残渣(105±2℃)/(mg/L)		≤1.0	≤2.0
可溶性硅(以 SiO₂ 计)/(mg/L)	≤0.01	≤0.02	

二、水的纯化方法

从天然水到纯水的制备工序,一般分为三步:第一步是水的预处理,主要通过砂滤、膜滤除去水中的悬浮物与颗粒状物,通过活性炭吸附有机物;第二步是脱盐,常通过电渗析、反渗透、离子交换或蒸馏除去各种盐类(蒸馏还可除去可溶气体);第三步是后处理,可通过紫外、超滤除去细菌及小颗粒状物,即可获取纯水。其中脱盐工序是纯水制备中至关重要的步骤,常用方法简介如下:

1. 离子交换法 该法利用离子交换树脂网状结构骨架上的活性基团—N(CH$_3$)$_3$OH、—SO$_3$H 与水中杂质离子发生交换反应,除去水中杂质,获取纯水,也称去离子水。交换反应机制如下

$$R—SO_3H+Na^+ \underset{再生}{\overset{交换}{\rightleftharpoons}} R—SO_3Na+H^+$$

$$RN(CH_3)_3OH+Cl^- \underset{再生}{\overset{交换}{\rightleftharpoons}} RN(CH_3)_3Cl+OH^-$$

此法主要除去水中的无机离子。

2. 电渗析法 该法利用离子交换膜对杂质离子(溶质)选择性的透过作用,加之外加直流电场作用下的杂质离子定向迁移,使水中正负离子定向迁移透过到双膜的两外侧面,双膜之间即可获取电渗纯水。电渗法常用在离子交换工序前,作水质前处理,其脱盐率达90%以上。

3. 反渗透法 反渗透技术是一种高端的膜分离技术,主要利用半透膜来分离水中杂质,具有生产便捷、节能降耗、安全环保等优点。当两种不同浓度溶液在一张选择透过性半透膜作用下,稀溶液中的水分子会自动透过半透膜向浓溶液转移的现象称为渗透。当膜两侧溶液化学势相等即达到渗透平衡时,浓溶液端液面会升高至稳定高度并维持一定的静压力。当在浓溶液端施加大于渗透压的外界压力,使水从浓液侧向稀液侧迁移的过程即为反渗透。反渗透装置可连续运行制水,无需使用大量的化学药剂和酸碱再生处理,系统简单,操作方便。

4. 蒸馏法 该法是通过水蒸馏获取纯水的方法,蒸馏器皿多采用硬质玻璃或石英玻璃材料。现在蒸馏法常用于获取二次水,即将普通去离子水重新蒸馏,弃去头尾各1/4容积,收集中段的水。另有一种亚沸水,则是在石英亚沸蒸馏器中,对一次水在不沸腾情况下进行蒸馏。它消除了沸腾时气体可能带入微粒杂质的问题,也消除了普通蒸馏器内表面润湿、引起杂质爬行而造成的污染。亚沸蒸馏是获取高纯水的特有方法。

三、实验室用水注意事项

(1)纯水的储存应视水的等级选用不同储存方法。一级水应现制备现用,不可储存;二级水可储存于密闭的专用聚乙烯容器内;三级水可储存于密闭的聚乙烯或玻璃容器内。

(2)仪器洗涤时应先用自来水冲洗,再据实验要求选不同等级的纯水少量多次润洗,注意节约用水。

(3)针对实验性质与精度,合理选用纯水。一般性质实验、制备实验、常量分析实验、反应

液配制可选用三级水。仪器分析、高纯反应可选用二级水或一级水。

第九节　度量仪器的使用(溶液的配制)

一、液体体积的量度

滴定分析中,准确地测量溶液的体积,是获得良好分析结果的重要因素。为此,必须了解如何正确地使用容量器皿如滴定管、容量瓶和移液管等。现分别叙述如下。

(一)量筒

量筒(图2-16)是化学实验室中最常用的度量液体体积的仪器。它有各种不同的容量,可根据不同需要选用。例如,需要量取8.0ml液体时,为了提高测量的准确度,应选用10ml量筒(测量误差为±0.1ml),如果选用100ml量筒量取8.0ml液体体积,则至少有±1ml的误差。读取量筒的刻度值,一定要使视线与量筒内液面(半月形弯曲面)的最低点处于同一水平线上(图2-17),否则会增加体积的测量误差。

量筒不能做反应器用,不能装热的液体。

(二)容量瓶

容量瓶是用来配制一定体积溶液的容器。图2-18所示是一个100.00ml容量瓶。在细长颈的中部有一标线,指出了在20℃下当液面达到刻度时,液体体积即为100.00ml。

使用容量瓶前,应先检漏。方法是将容量瓶盛约1/2体积的水,盖上塞子,左手按住瓶塞,右手拿住瓶底,倒置容量瓶(图2-19a、b),观察瓶塞周围有无漏水现象,再转动瓶塞180°,如仍不漏水,即可使用。

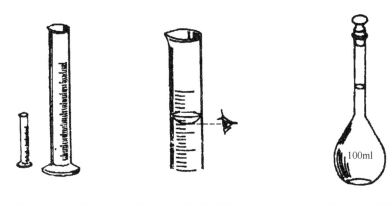

移液管、容量
瓶的使用

图2-16　量筒　　图2-17　量筒刻度的读法　　图2-18　容量瓶

用固体配制溶液,需先在烧杯中用少量溶剂把固体溶解(必要时可加热)。待溶液冷却至室温后,再把溶液转移到容量瓶中,如图2-19c所示。然后用蒸馏水冲洗杯壁2~3次,冲洗液合并至容量瓶中,再加水至容量瓶标线处(液面近标线时,用滴管或洗瓶逐滴加水至弯月面最低点恰好与标线相切)。最后摇动容量瓶,使瓶中的溶液混合均匀,摇动时,右手手指抵住瓶底边缘(不可用手心

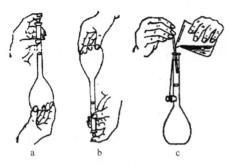

图 2-19　容量瓶的使用

握住)左手按住瓶塞,把容量瓶倒置过来缓慢地摇动,如此重复多次。用容量瓶配制溶液时,未充分混合均匀就进行下一步操作,往往是产生过失误差的主要原因。

(三) 移液管

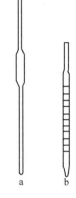

移液管是精确量取一定体积(如 25.00ml)液体的仪器,有两种形式。图 2-20a 为球形移液管,图 2-20b 为刻度移液管(也称吸量管)。

移取液体时,把移液管的尖端插入液体,如图 2-21a 所示。再用洗耳球在移液管上端慢慢吸取,先吸取少量液体(3 ~ 5ml)冲洗移液管 2 ~ 3 次,再把液体吸至高于刻度处迅速用右手示指堵住管的上口,将移液管提离液面后,使其垂直并微微移动示指,操作到管内液体的弯月面下降到刻度处。如有悬挂的液滴,可使移液管的尖端与器壁接触,使液滴落下。然后取出移液管移入准备接受液体的容器中,使移液管的尖端与容器内壁接触,放开示指,使液体沿容器壁自由流出,如图 2-21b 所示。待移液管内液体全部流尽后,稍停片刻(约 15 秒钟),再取出移液管。因移液管容量只计算自由流出的液体,故留在管内的最后一滴液体,不可吹出。只要固定使用一支移液管,其系统误差比较一致,实验结果不会受到影响。

图 2-20　移液管

(四) 滴定管

滴定管是用来进行滴定的器皿,用于测量在滴定中所用溶液的体积。滴定管是一种细长、内径大小比较均匀且具有刻度的玻璃管,管的下端有玻璃尖嘴(图 2-22)。有 25、50ml 等不同的容积。如 25ml 滴定管就是把滴定管分成 25 等份,每一等份为 1ml,1ml 中再分 10 等份,每一小格为 0.1ml,读数时,在每一小格间可再估计出 0.01ml。

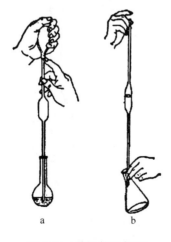

图 2-21　移液管的使用

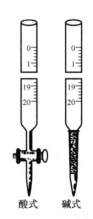

酸式　碱式

图 2-22　滴定管

滴定管一般分为三种,分别是酸式滴定管、碱式滴定管和酸碱两用滴定管。酸式滴定管的下端有玻璃活塞,可盛放酸液及氧化剂,不能盛放碱液,因碱液常使活塞与活塞套黏合,难以转动。盛放碱液时要用碱式滴定管,它的下端连接一橡胶管,内放一玻璃珠,以控制溶液的流出,下面再连有一尖嘴玻璃管,这种滴定管不能盛放酸或氧化剂等腐蚀橡皮的溶液。酸碱两用滴定管的结构与酸式滴定管类似,只是玻璃活塞换成聚四氟乙烯活塞,耐酸碱可以两用。

为了防止滴定管漏水,在使用之前要将已洗净的滴定管活塞拔出,用滤纸将活塞及活塞套擦干,在活塞粗端和活塞套的细端分别涂一薄层凡士林,把活塞插入活塞套内,来回转动数次,直到在外观察时呈透明即可。亦可在玻璃活塞孔的两端涂上一薄层凡士林,小心不要涂在塞孔处以防堵塞孔眼,然后将活塞插入活塞套内,来回旋转活塞数次直至透明为止(图2-23)。在活塞末端套一橡皮圈以防在使用时将活塞顶出。然后在滴定管内装入蒸馏水,置滴定管架上直立2min,观察有无水滴下滴,缝隙中是否有水渗出,并将活塞转180°再观察一次,放在滴定管架上,没有漏水即可使用。

为了保证装入滴定管溶液的浓度不被稀释,要用该溶液洗滴定管3次,每次约为7~8ml。其方法是注入溶液后,将滴定管横过来,慢慢转动,使溶液流遍全管,然后将溶液自下放出。洗好后,即可装入溶液。装溶液时要直接从试剂瓶倒入滴定管,不要再经过漏斗等其他容器。

将标准溶液充满滴定管后,应检查管下部是否有气泡,如有气泡,可转动活塞,使溶液急速下流驱去气泡。如为碱式滴定管,则可将橡胶管向上弯曲,并在稍高于玻璃珠所在处用两手指挤压,使溶液从尖嘴口喷出,气泡即可除尽(图2-24)。

(1)滴定管的读数:在读数时,应将滴定管垂直地夹在滴定管夹上,并将管下端悬挂的液滴除去。滴定管内的液面呈弯月形,无色溶液的弯月面比较清晰,读数时,眼睛视线与溶液弯月面下缘最低点应在同一水平上,眼睛的位置不同会得出不同的读数(图2-25)。为了使读数清晰,亦可在滴定管后边衬一张纸片作为背景,形成颜色较深的弯月带,读取弯月面的下缘,这样做不受光线的影响,易于观察(图2-26)。深色溶液的弯月面难以看清,如 KMnO$_4$ 溶液,可观察液面的上缘。读数时应估计到0.01ml。

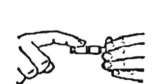
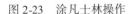
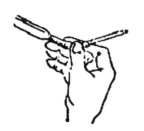
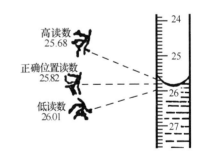

图2-23　涂凡士林操作　　图2-24　排除气泡方法　　图2-25　目光在不同的位置得到滴定管的读数

由于滴定管刻度不可能非常均匀,所以在同一实验的每次滴定中,溶液的体积应该控制在滴定管刻度的同一部位,例如第一次滴定是在0~30ml的部位,那么第二次滴定也使用这个部位,这样由于刻度不准确而引起的误差可以抵消。

(2)滴定:用左手控制滴定管的活塞,右手拿锥形瓶。使用酸式滴定管时,左手拇指在前,示指及中指在后,一起控制活塞,在转动活塞时,手指微微弯曲,轻轻向内扣住,手心不要顶住活塞小头一端,以免顶出活塞,使溶液溅漏(图2-27)。使用碱式滴定管时,用手指捏玻璃珠所在部位稍上处的橡皮,使形成一条缝隙,溶液即可流出(图2-28)。

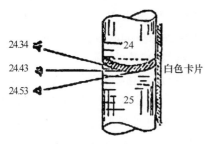

24.34

24.43

24.53

白色卡片

24

25

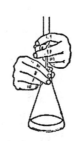

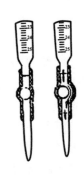

图 2-26　衬托读数　　　　图 2-27　酸式滴定管滴定操作　　　图 2-28　碱式滴定管滴定操作

滴定时,按图 2-27 所示,左手控制溶液流量,右手拿住瓶颈,并向同一方向作圆周运动,旋摇,这样使滴下的溶液能较快地被分散进行化学反应。但注意不要使瓶内溶液溅出,在接近终点时,必须用少量蒸馏水吹洗锥形瓶器壁,使溅起的溶液淋下,充分作用完全。同时,滴定速度要放慢,以防滴定过量,每次加入 1 滴或半滴溶液,不断摇动,直至到达终点。

二、常见溶液的配制方法

溶液是指一种物质以分子、原子或离子的形式分散于另一种物质所构成的均匀、稳定的体系。溶液可分为固态溶液(如合金)、液态溶液(如食盐水溶液)和气态溶液(如空气)。这里的溶液配制主要指液态溶液的配制,即固、液、气相物质溶解于液相溶剂中形成的溶液。

化学实验中用到各种浓度的溶液。溶液的浓度通常指一定量溶液中所含溶质的量。常用的浓度表示方法有物质的量浓度(C_B)、质量摩尔浓度(b_B)、质量浓度(ρ_B)、质量分数(w_B)、体积分数(φ_B)、比例浓度等。

正确配制、合理使用溶液是实验成败的关键因素之一。所谓正确的配制是指,溶液配制中,要视溶液浓度在精度上的要求,视试剂与溶剂的性质,合理选用试剂级别、选用试剂的预处理方法、称量方法、配制所用量器和配制时的操作流程,以及溶液的贮存保管方法。合理的使用是指,要按具体实验的要求合理选择使用溶液,需要准确配制的溶液必须准确配制,该粗的则无须太细。例如,一般制备实验中选用高准确度浓度溶液是一种浪费,而量的分析、反应规律的测定中,溶液浓度的准确度必须符合测量的要求。

实验中溶液的配制方法有直接配制、间接配制、特殊配制等几种。配置方法的选择视溶质、溶剂性质而定。

(一) 直接配制法

该法适用于溶质性质及组成稳定的溶液的配制,实验中粗溶液、精确浓度溶液,以及标准溶液多用此法配制。配制时所用仪器为台秤、天平(粗溶液配制不用)、量筒、密度计、容量瓶、称量瓶、烧杯、研钵等。配制方法以溶质是固体还是液体而异。

(1) 由固体药品配制溶液:一般可直接配出质量浓度 ρ_B,也可直接配制质量摩尔浓度 b_B、质量比例、质量分数 w_B。其配制程序包括试样预处理(烘干、粉碎)→称样→溶样(烧杯中)→浓度配制(量入式容量瓶中)等步骤组成。

（2）由液体试剂配制溶液:若液体试剂本身组成恒定、性质很稳定且含量很固定,可通过精确称量液体试剂的质量,按上述固体药品配制法获取精确浓度的溶液。若液体试剂本身在组成、性质、含量上不稳定时,则直接法所配制的溶液,只能达到粗溶液的标准。

对于溶质为液体的溶液配制,实际中常用的配制方法是先配制出溶液的体积分数后,再求出其他浓度。

（二）间接配制法

此法用于溶质本身性质不稳定或组成易变,无法采取直接法配制其准确浓度的溶液的配制。它采取用与已知准确浓度的标准溶液或基准物质进行比较,利用其间的化学反应计量关系来标定出其准确浓度。此法也称为溶液标定法。它常用来配制精确浓度的溶液或标准溶液。应当指出,此法获取的准确浓度应定期标定、定期使用。

1. 基准物的性质 作为标定用的基准物应具备以下条件:

（1）性质稳定,在空气中不与 H_2O、O_2、CO_2 作用,加热干燥时不分解。

（2）组成与化学式相符。

（3）纯度高,含量准确(99.9% 以上)。

（4）易溶解,摩尔质量大。

常用基准物有 $Na_2CO_3 \cdot 10H_2O$（标酸）、$H_2C_2O_4 \cdot 2H_2O$（标碱或 $KMnO_4$）、KIO_3（标还原剂）、$Na_2C_2O_4$（标氧化剂）、$AgNO_3$（标氯化物）等。

2. 溶液标定方法 对配制好溶液的标定,常用直接标定法或间接标定法。

（1）直接标定法操作程序:用天平准确称取一定量基准物,置于三角瓶内,加水溶解并滴加指示剂 2~3 滴待用。用待标溶液润洗滴定管三次后,管中注入待标溶液,滴定三角瓶中基准物溶液,至反应完全(一般指示剂刚变色为止),据消耗待标溶液体积及基准物质量,可求出被标液的准确浓度

$$C_B = m_标 1000/V_B M_标$$

式中,C_B 和 V_B 分别为待标溶液浓度(mol/L)和标定时消耗的体积(ml);$m_标$ 和 $M_标$ 分别为基准物称量(g)和摩尔质量(g/mol)。

（2）间接标定法操作程序:若实验中无法选择出合适的基准物来标定待标溶液,则可利用已知浓度的标准溶液,采用间接标定法测其准确浓度。其步骤如下:置标准溶液于滴定管中,用之滴定放置在三角瓶中的已知体积的待标溶液,待指示剂变色达反应终点时,据标准配液的消耗体积和浓度与待标溶液的已知体积比较,由下式即可求出被标溶液的浓度

$$C_B = C_A V_A/V_B$$

式中,C_A 和 V_A 分别为标准溶液的浓度(mol/L)和滴定时消耗的体积(ml);C_B 和 V_B 分别为待标溶液的浓度(mol/L)和体积(ml)。

应当指出,实验中一般溶液的标定需最少做三个平行样品测量,其测量结果要求最大值与最小值之差与测量结果的平均值之比应小于 0.1%,此时平均值即可作为待标溶液的准确浓度值。除此之外,由于测定方法各异,各方法都存在一定的方法原理带来的系统误差,因此进行一种溶液的标定时,最好选用两种以上不同方法进行结果的比较。若两种方法结果之差小于0.2% 时,两方法获取结果的平均值即为待测溶液的准确浓度。

(三)特殊溶液的配制

特殊溶液的配制是化学实验中经常碰到的问题,其中主要有要配制的化学试剂与溶剂互不相溶,例如许多的显色剂、指示剂在水中不溶解;或相互发生化学反应,例如 $SnCl_2$ 遇水水解,或配制溶液无法贮存,组成相当不稳定等。

对于这类溶液的配制,需按试剂与溶剂的性质,选择和创造合适的方法与条件进行溶液的配制。

1. 水解盐溶液的配制 许多盐在水中易发生水解反应,产生弱酸、弱碱、析出沉淀、产生气体等使反应平衡右移。要配制这样的盐的水溶液,必须利用同离子效应通过加酸或加碱使平衡左移,防止水解反应发生,方可配制出所需浓度的盐溶液。如 $SnCl_2$ 水溶液、$FeCl_3$ 水溶液的配制都采取让其固体盐先溶解于盐酸中,再加水配至需要浓度的溶液。而 NaCN 则在 NaOH 水溶液中溶解配制。

2. 难溶解物质的溶液配制 这类物质的溶解配制,一般是通过选择合适的助溶剂,有时甚至是两种以上助溶剂来实现物质的溶解。例如,许多显色剂、指示剂首先是溶解于可与水互溶的有机溶剂中,再加水配制为水溶液;也有加入表面活性剂改变其存在状态、达成溶解配制的目的;也有利用加入第二种物质与其反应生成新离子,达成溶解配制的目的,例如 I_2 在水中微溶,但通过加入 KI 使 I_2 转换为 I_3^-,而达到碘溶液配制的目的。

(四)溶液配制和贮存注意事项

(1)配制的溶液,应据性质特点盛放在带塞的无色或棕色试剂瓶中。碱液应用塑料瓶盛放。

(2)配好试剂溶液需在瓶签上标明名称、规格、浓度和配制日期。

(3)由于大多数试剂溶液在日常环境下并不稳定,因此配制溶液不能无限期使用,应定期标定其真实浓度。

(4)由于玻璃本身的不稳定,故浓度低于 $1mg/cm^3$ 的溶液不能长期储存于玻璃瓶中。

(5)采用有机溶剂配制溶液时,不可明火加热,可采用热水浴加热并加强搅拌,操作应在通风橱中进行。

(6)溶液配制用水,应视浓度要求精度而定。

(7)剧毒和有腐蚀性的溶剂配制,必须采取相应的保护和防护措施。

三、容量器皿的洗涤

容量器皿在使用前必须仔细洗净。洗净的容量器皿,它的内壁应能均匀地被水润湿而无条纹及水珠。

一般玻璃器皿,例如烧杯或锥形瓶的洗涤,可用刷子蘸取肥皂或合成洗涤剂来刷洗,刷洗后再用自来水冲洗,若有油污可用铬酸洗液来浸泡。

1. 滴定管 无明显油污的滴定管,可直接用自来水冲洗,再用滴定管刷刷洗,若有油污则可倒入温热至 $40\sim50℃$ 的 5% 铬酸洗液 10ml,把管子横过来,两手平端滴定管转动直至洗液布满全管。碱式滴定管则应先将橡皮卸下,把橡皮滴头套在滴定管底部,然后再倒入洗液,进行洗涤。

2. 容量瓶 用水冲洗后,如还不洁净,可倒入洗液摇动或浸泡。

3. 移液管 吸取洗液进行洗涤。若污染严重,则可放在高型玻筒或大量筒内用洗液浸泡。

上述仪器洗净后,将用过后洗液仍倒入原贮存瓶中,器皿先用自来水冲洗干净,最后用蒸馏水冲洗2~3次,备用。

第十节 加热、冷却与搅拌

一、灯 的 使 用

(一) 酒精灯

酒精灯和煤气灯是实验室最常用的加热灯具。酒精灯由灯罩、灯芯和灯壶三部分组成,如图2-29所示。

酒精灯要用火柴等点燃,决不能用燃着的酒精灯点燃,如图2-30所示,否则易引起火灾。熄灭灯焰时,用灯罩将火盖灭,决不允许用嘴去吹灭。盖灭片刻后,应将灯罩打开一次,再重新盖上,以免冷却后盖内成负压而打不开罩子。

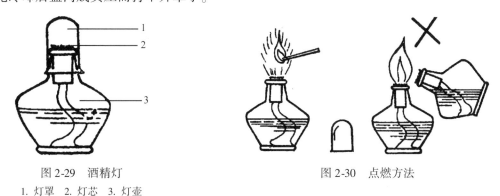

图 2-29 酒精灯
1. 灯罩 2. 灯芯 3. 灯壶

图 2-30 点燃方法

酒精灯的加热温度一般在400~500℃,适用于温度不需太高的实验。若要使灯焰平衡并适当提高温度,可以加金属网罩,如图2-31所示。

酒精易挥发、易燃,使用酒精灯时必须注意安全,万一洒出的酒精在灯外燃烧,可用湿抹布或石棉布扑灭。

(二) 煤气灯

煤气灯的样式较多,但构造原理相同。它主要由灯管和灯座组成。灯座的侧面有煤气入口,可接上橡胶管与煤气管相连,如图2-32所示。

(1) 点燃与熄灭:使用时应先关闭煤气灯的空气入口,将燃着的火柴移近灯口时再打开煤气开关,即可点燃。然后调节空气和煤气的进入量,使两者的比例合适,得到分层的正常火焰,如图2-33所示。关闭煤气开关即熄灭煤气灯。

(2) 灯焰的构造:煤气灯的正常火焰,明显分为三个锥形区域,如图2-33所示。内层4煤气和空气进行混合并未燃烧,称为焰心。中层3煤气不完全燃烧,分解为含碳的产物,这部分火焰具有还原性,称为还原焰,火焰呈蓝色,为较高温处。外层1煤气完全燃烧,由于含有过量的空气,称为氧化焰,火焰呈淡紫色。中层交界处2为最高温处。

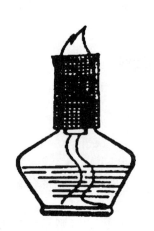

图 2-31 加网罩的酒精灯

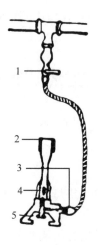

图 2-32 煤气灯
1. 煤气开关 2. 灯管 3. 煤气入口
4. 空气入口 5. 煤气调节器(针阀)

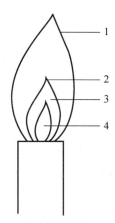

图 2-33 灯焰的构成
1. 氧化焰 2. 最高温处
3. 还原焰 4. 焰心

(3) 不正常灯焰的调节与处理:当空气和煤气的进入量不合适时,会产生不正常的灯焰,一般有三种情况:①火焰呈黄色并有火星或产生黑烟,说明煤气燃烧不完全,此时应调大空气进入量至得到正常灯焰为止。②凌空火焰即火焰在灯管上空燃烧。产生的原因是煤气和空气的进入量过大,气流冲出管外才燃烧。发生这种情况时,必须立即关闭煤气开关,重新调节后点燃。③侵入火焰,即火焰在灯管内燃烧。其现象是有一根细长的火焰并能听到特殊的嘶嘶声。其原因是煤气量过小,空气量过大。有时在实验过程中,由于煤气量突然减少或中断也会产生侵入火焰(使火焰回缩,也叫回火)。侵入火焰由于在灯管内燃烧,灯管往往灼热,这时决不能用手去触摸孔管,以免烫伤。应立即关闭煤气开关,冷却后再重新调节、点燃。

煤气中含有 CO,在使用时绝不能逸散到室内。煤气一般含有特殊臭味的杂质,漏气时容易觉察。一旦发现漏气,应熄灭煤气灯,并及时查明漏气的原因。

二、加 热 操 作

化学实验中常用的加热方法有以下几种。

(一) 液体的加热

(1) 直接加热:只适用于高沸点、不易燃烧的反应体系,并在加热温度要求精度不高的条件下使用。石棉网起着均匀加热的作用。一般烧杯可放在石棉网上,烧瓶应与石棉网保留一定空隙实施加热,热源为煤气灯、电炉等。

(2) 水浴加热:适用于加热温度在 80℃ 以下的反应体系。反应容器悬空浸入水浴中,浴面应高于器内反应液面。常用水浴锅上嵌着一组环形套圈可防止水分大量蒸发,也有采取水面滴加石蜡形成油封防止水的蒸发。其特点是体系受热均匀,便于控制温度范围。

(3) 油浴加热:油浴与水浴的特性及用法类似,但加热温度可在 80 ~ 250℃ 范围内控制。具体温度要视采用的介质油而定,常用介质油有甘油(加热温 150℃)、植物油(含 1% 对苯二酚抗氧剂,加热温度220℃)、液状石蜡(220℃)、石蜡(220℃)、硅油或真空泵油(250℃)等。

(4)沙浴加热:此法采用干燥细沙半埋反应容器于其中加热,常用于220℃以上的加热,但升温慢而且难控制。

(5)空气浴加热:此法采用加热密闭容器内空气而实施对器内反应容器的加热,常用于80℃以上的加热。带有自动控温的干燥箱和马弗炉都是采用空气浴加热的。

(二)固体物质的灼烧

需要在高温下加热固体物质时,可以把固体放在坩埚中,将坩埚置于泥三角上,用氧化焰灼烧,如图2-34所示。不要让还原焰接触坩埚底部,以免坩埚底部结上炭黑。灼烧开始时先用小火烘烤坩埚,使坩埚受热均匀,然后加大火焰,根据实验要求控制灼烧温度和时间。要夹取高温下的坩埚时,必须用干净的坩埚钳,用前先在火焰上预热钳的尖端,再去夹取。坩埚钳用后,应按图2-35平放在桌上(温度很高则应放在石棉网上),尖端向上,保证坩埚钳尖端洁净。

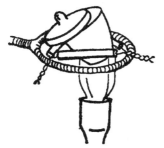
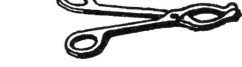

图2-34　灼烧　　　　　　　　　　图2-35　坩埚钳

实验室进行高温灼烧或反应时,常使用管式炉和箱式高温炉。管式炉(图2-36)有一个管状炉膛,炉膛中插入一根耐高温的瓷管或石英管,瓷管中再放入盛有反应物的瓷舟(或石英舟)。反应物在空气气氛或其他气氛中受热。箱式炉(图2-37)有一长方形炉膛,打开炉门很容易放入要加热的坩埚或其他耐高温容器。箱式高温炉和管式炉一般用电炉丝或硅碳棒加热,温度可以调节控制。用电炉丝加热时,最高使用温度为950℃左右。用硅碳棒加热时,最高使用温度可达1300℃左右,温度测量常采用热电偶和高温计。

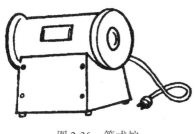
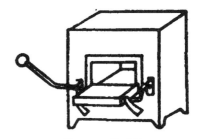

图2-36　管式炉　　　　　　　　　　图2-37　箱式炉

化学反应都伴随着一定的热效应。加热可促进吸热反应的速率加快,冷却可控制放热反应的速率按要求进行。化学实验中,反应体系的温度控制主要靠加热或冷却来实现,科学地选择加热或冷却的方式在化学的制备、分离中及化学反应的热力学和动力学研究中有着重要的意义。

(三) 电加热套(或叫电热帽)

它是玻璃纤维包裹着电热丝织成帽状的加热器,加热和蒸馏易燃有机物时,由于它不是明火,因此具有不易引起着火的优点,热效率也高。加热温度用调压变压器控制,最高加热温度可达200℃左右,是有机实验中一种简便、安全的加热装置。电热套的容积一般与烧瓶的容积相匹配,从50ml起,各种规格均有。电热套主要用作回流加热的热源。用它进行蒸馏或减压蒸馏时,随着蒸馏的进行,瓶内物质逐渐减少,这时使用电热套加热,就会使瓶壁过热,造成蒸馏物被烤焦的现象。若选用稍大一号的电热套,在蒸馏过程中,不断降低垫电热套的升降台的高度,会减少烤焦现象。

三、冷　　却

实验室制冷的方式一般有两种:一是介质浴;二是用于高精度控温制冷的相变制冷浴。

表 2-11　常用冰-盐制冷剂

盐　类	100g 冰中加盐质量(g)	最低可达温度(℃)
NH_4Cl	25	-15
$NaNO_3$	50	-18
$NaCl$	38	-21
$CaCl_2 \cdot 6H_2O$	100	-29
$CaCl_2 \cdot 6H_2O$	143	-55

1. 介质浴制冷　常用于制冷的介质浴有:空气浴用于高温冷却,如回流、蒸馏、分馏等;水浴用于室温冷却;冰-盐混合浴视其组成不同而制冷温度不同,常见冰-盐制冷剂组成见表 2-11。介质浴与继电器、制冷器相连可实现自动控温冷却,如冰箱等。

2. 相变制冷浴　利用物质发生相变时吸收潜热来制冷是一种制冷效能高、控温精度高的制冷方式。常见制冷剂有冰-水混合物(0℃)、干冰(-60℃)和液氮(-196℃)。冰箱或低温槽则是利用某些有机气体加压液化(放热),再使该液体在减压时气化的相变吸热来制冷,使箱内空气介质温度同步下降。一般可自动控温在 0~28℃ 范围内的任意温度。

应当指出,上述加热和冷却的温度控制除了相变制冷浴外,控温精度都很粗糙,主要用于反应体系的温度控制要求不严格,或要求温度区间较宽的情况,例如一般的制备、分离实验。若反应体系要求加热或冷却的温度精度很高,则对于各浴槽可采用继电器控制电加热或制冷的方式获取恒温。

四、搅　　拌

搅拌装置主要用于非均相反应体系。均相反应体系一般可以不用搅拌,因为加热时反应混合液通过对流,即可保持各部分均匀受热。如果反应液之一需要通过滴液漏斗逐滴加入,为了使反应液迅速混合均匀,以避免因局部过浓过热而导致其他不希望的副反应,也要采用搅拌装置;再有如果反应产物是固体,不采用搅拌将会影响反应的顺利进行;此外,通过搅拌不但可以较好地控制反应温度,还能缩短反应时间和提高反应产率。图 2-38 是几种常用的搅拌装置,可根据反应条件选用具体的搅拌方式。

图 2-38a 是可同时进行搅拌、回流和滴加液体的搅拌装置。图 2-38b 的装置还可同时测量反应温度,或改用四口烧瓶来装配搅拌装置。如果反应要求干燥无水,则需在回流冷凝管的上端加装干燥管,为此可采用图 2-38c 搅拌装置。如果采用磁力搅拌,可采用图 2-38d 搅拌装置,

但如果反应混合物用量较大,或黏度较大,或含有固体物质,则磁力搅拌效果不佳,采用电动搅拌为好。图 2-38e 和图 2-38f 分别为不用回流和不用滴加液体的搅拌装置。

图 2-38 中的搅拌棒均需通过密封塞和烧瓶连接,以免在加热回流情况下,反应物蒸气或生成的气体逸出。

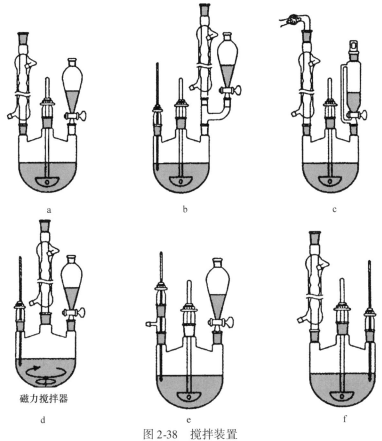

图 2-38 搅拌装置

图 2-39 为常用的密封装置。图 2-39a 为橡皮密封塞,制作、装配都比较麻烦。现在有机实验广泛使用的是由聚四氟乙烯制成的搅拌密封塞,如图 2-39b 所示。它由上面的螺旋盖、中间的硅橡胶密封垫圈和下面的标准口塞组成。使用时只需将搅拌棒插入标准口塞与垫圈孔中,旋上螺旋口至松紧合适,并把标准口塞塞紧即可。

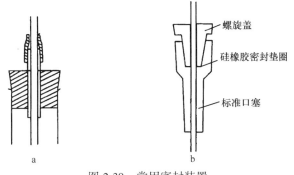

图 2-39 常用密封装置
a. 橡胶密封 b. 聚四氟乙烯密封

搅拌所用的搅拌棒通常由玻璃棒或外包聚四氟乙烯的不锈钢制成,式样很多,图2-40所示为常用的几种。

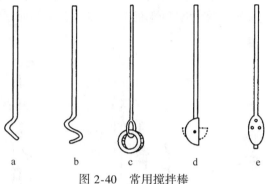

图 2-40 常用搅拌棒

第十一节 折射率和旋光度的测定

一、折射率的测定

折射率是物质的重要物理常数之一,测定物质的折射率可以定量地求出该物质的浓度或纯度。

(一)物质的折射率与物质浓度的关系

许多纯的有机物质具有一定的折射率,如果纯的物质中含有杂质其折射率将发生变化,偏离了纯物质的折射率,杂质越多,偏离越大。纯物质溶解在溶剂中折射率也发生变化,如蔗糖溶解在水中

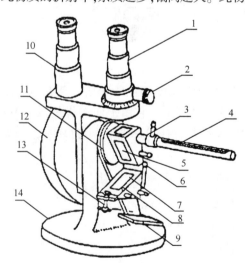

图 2-41 阿贝折射仪

1. 测量望远镜 2. 消色散手柄 3. 恒温水入口
4. 温度计 5. 测量棱镜 6. 铰链 7. 辅助棱镜
8. 加液槽 9. 反射镜 10. 读数望远镜 11. 转
轴 12. 刻度罩盘 13. 闭合旋钮 14. 底垫

随着浓度愈大,折射率越大,所以通过测定蔗糖的水溶液的折射率,也就可以定量测出蔗糖水溶液的浓度。异丙醇溶解在环己烷中,浓度愈大其折射率愈小。折射率的变化与溶液的浓度、测定温度、溶剂、溶质的性质以及它们的折射率等因素有关,当其他条件固定时,一般情况下当溶质的折射率小于溶剂的折射率时,浓度愈大,折射率愈小。反之亦然。测定物质的折射率,可以测定物质的浓度,其方法如下:

(1) 制备一系列已知浓度的样品,分别测定各浓度的折射率。

(2) 以浓度 C 与折射率 n 作图得一工作曲线。

(3) 测未知浓度样品的折射率,在工作曲线上可以查得未知浓度样品的浓度。用折射率测定样品的浓度所需试样量少,操作简单方便,读数准确。通过测定物质的折射率,还可以算出某些物质的摩尔折射率,反映极性分子的偶极矩,从而有助于研究物质的分子结构。

实验室常用的阿贝(Abbe)折射仪,即可以测定液体的折射率,也可以测定固体物质的折射率,同时可以测定蔗糖溶液的浓度。其结构外形如图 2-41 所示。

(二)阿贝折射仪的结构原理

当一束单色光从介质 A 进入介质 B(两种介质的密度不同)时,光线在通过界面时改变了方向,这一现象称为光的折射,如图 2-42 所示。

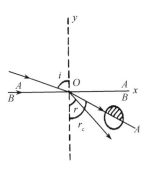

若介质 A 为真空,因规定 $n = 1.00000$,故 $n_{A,B} = n_B$ 为绝对折射率。但介质 A 通常用空气,空气的绝对折射率为 1.00029,这样得到的各物质的折射率称为常用折射率,也可称为对空气的相对折射率。同一种物质的两种折射率表示法之间的关系为

$$绝对折射率 = 常用折射率 \times 1.00029$$

在固定一种介质时,临界折射角 r 的大小与被测物质的折射率呈简单的函数关系,阿贝折射仪就是根据这个原理而设计的。

图 2-42　光的折射

图 2-43 是阿贝折射仪光学系统的示意图。

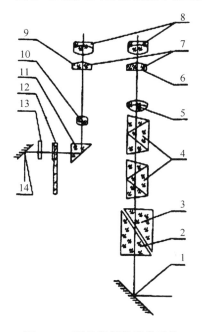

图 2-43　阿贝折射仪光学系统

1. 光镜　2. 辅助棱镜　3. 测量棱镜　4. 消色棱镜　5. 物镜　6. 划分板　7、8. 目镜　9. 划分板　10. 物镜　11. 转向棱镜　12. 照明度盘　13. 磨砂玻璃　14. 小反光镜

它的主要部分是由两块折射率为 1.75 的玻璃直角棱镜构成。辅助棱镜的斜面是粗糙的磨砂玻璃,测量棱镜是光学平面镜。两者之间约有 0.1~0.15mm 厚度空隙,用于装待测液体,并使液体展开成一薄层。当光线经过反光镜反射至辅助棱镜的粗糙表面时,发生漫散射,以各种角度透过待测液体,因而从各个方向进入测量,棱镜而发生折射。其折射角都落在临界角 β_0 之内,因为棱镜的折射率大于待测液体的折射率,因此入射角从 0°~90°的光线都通过测量棱镜发生折射。具有临界角 β_0 的光线从测量棱镜出来反射到目镜上,此时若将目镜十字线调节到适当位置,则会看到目镜上呈半明半暗状态。折射光都应落在临界角 β_0 内,成为亮区,其他为暗区,构成了明暗分界线。只要找到明暗分界线使其与目镜中的十字线吻合,就可以从标尺上直接读出液体的折射率,折射仪的标尺上除标有 1.300~1.700 折射率数值外,在标尺旁还有 20℃糖溶液的百分浓度的读数,可以直接测定糖溶液的浓度。

在指定的条件下,液体的折射率因所用单色光的波长不同而不同。若用普通白光做光源(波长 400~700nm),由于发生色散而在明暗分界线处呈现彩色光带,使明暗交界不清楚,故在阿贝折射仪中还装有两个各由三块棱镜组成的阿米奇(Amici)棱镜作为消色散镜(又称补偿棱镜)。通过调节消色散镜,使折射棱镜出来的色散光线消失,使明暗分界线完全清楚,这时所测的液体折射率相当于用钠光 D 线(5890A)所测得的折射率 n_D。

(三) 阿贝折射仪的使用方法

将阿贝折射仪放在光亮处,但避免阳光直接暴晒。用超级恒温槽将恒温水通入棱镜夹套内,其温度以折射仪上温度计读数为准。

扭开测量棱镜和辅助棱镜的闭合旋钮,并转动镜筒,使辅助棱镜斜面向上,若测量棱镜和辅助棱镜表面不清洁,可滴几滴丙酮,用擦镜纸顺单一方向轻擦镜面(不能来回擦)。用滴管滴入2~3滴待测液体于辅助棱镜的磨砂玻璃面上(滴管切勿触及镜面),合上棱镜,扭紧闭合旋钮。若液体样品易挥发,动作要迅速,或将两棱镜闭合,从两棱镜合缝处的一个加液小孔中注入样品(特别注意不能使滴管折断在孔内,以致损伤棱镜镜面)。转动镜筒使之垂直,调节反射镜使入射光进入棱镜,同时调节目镜的焦距,使目镜中十字线清晰明亮。再调节读数螺旋,使目镜中呈半明半暗状态。调节消色散棱镜至目镜中彩色光带消失,再调节读数螺旋,使明暗界面恰好落在十字线的交叉处。如此时又呈现微色散,必须重调消色散棱镜,直到明暗界面清晰为止。从目镜中读出标尺的数值即 n_0,同时记下温度,则 n_0 为该温度下待测液体的折射率。每测一个样品需重测 3 次,3 次误差不超过 0.0002,然后取平均值。测试完后,在棱镜面上滴几滴丙酮,并用擦镜纸擦干。最后用两层擦镜纸夹在两镜面间,以防镜面损坏。

对有腐蚀性的液体如强酸、强碱以及氟化物,不能使用阿贝折射仪测定。

(四) 阿贝折射仪的校正

折射仪的标尺零点有时会发生移动,因而在使用阿贝折射仪前需用标准物质校正其零点。折射仪出厂时附有一已知折射率的"玻块",一小瓶溴代萘。滴 1 滴溴代萘在玻块的光面上,然后把玻块的光面附着在测量棱镜上,不需合上辅助棱镜,但要打开测量棱镜背的小窗,使光线从小窗口射入,就可进行测定。如果测得的值与玻块的折射率值有差异,此差值为校正值,也可以用钟表螺丝刀旋动镜筒上的校正螺丝进行,使测得值与玻块的折射率相等。

这种校正零点的方法,也是使用该仪器测定固体折射率的方法,只要将被测固体代替玻块进行测定。

在实验室中一般用纯水做标准物质($n = 1.3325$)来校正零点。在精密测量中,须在所测量的范围内用几种不同折射率的标准物质进行校正,考察标尺刻度间距是否正确,把一系列的校正值画成校正曲线,以供测量对照校正。

(五) 温度和压力对折射率的影响

液体的折射率是随温度变化而变化的,多数液态的有机化合物当温度每增高 1℃时,其折射率下降 4.5×10^{-4}。纯水的折射率在 15~30℃ 之间,温度每增高 1℃,其折射率下降 1×10^{-4}。若测量时要求准确度为 $\pm 1 \times 10^{-4}$,则温度应控制在 20℃ ±0.1℃,此时阿贝折射仪需要有超级恒温槽配套使用。

压力对折射率有影响,但不明显,只有在很精密的测量中,才考虑压力的影响。

(六) 阿贝折射仪的保养

仪器应放置在干燥、空气流通的室内,防止受潮后光学零件发霉。仪器使用完毕后要做好清洁工作,并将仪器放入箱内,箱内放有干燥剂硅胶。经常保持仪器清洁,严禁油手或汗手触及光学零件。如光学零件表面有灰尘,可用高级麂皮或脱脂棉轻擦后,再用洗耳球吹去。如光学零件表面有油垢,可用脱脂棉蘸少许汽油轻擦后再用二甲苯或乙醚擦干净。仪器应避免强烈振动或撞击,以防止光学零件损伤而影响精度。

二、旋光度的测定

某些有机物因是手性分子,能使偏光振动平面旋转而显旋光性。比旋光度是手性物质的特性常数之一,测定旋光度,可以检定旋光性物质的纯度和含量。测定旋光度的仪器叫旋光仪。市售的旋光仪有两种类型,一种是直接目测的,另一种是自动显示数值的。直接目测的旋光仪的外形如图2-44所示,其光学系统如图2-45所示。

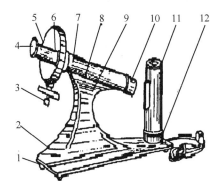

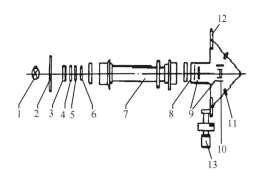

图 2-44　旋光仪外形	图 2-45　旋光仪的光学系统示意图
1. 底座　2. 电源开关　3. 度盘传动手轮　4. 放大镜座	1. 光源　2. 磨砂玻璃　3. 聚光镜　4. 滤色镜　5. 起偏镜
5. 视度调节螺旋　6. 度盘游标　7. 镜筒　8. 镜筒盖	6. 半玻片　7. 试管　8. 检偏镜　9. 物、目镜组　10. 调焦手轮
9. 镜盖手柄　10. 镜盖连接圈　11. 灯罩　12. 灯座	11. 读数放大镜　12. 度盘及游标　13. 度盘转动手轮

光线从光源经过起偏镜,再经过盛有旋光性物质的旋光管时,因物质的旋光性致使偏振光不能通过第二个棱镜。必须转动检测镜,才能通过。因此,要调节检偏镜进行配光,由标尺盘上转动的角度,可以指示出检偏镜的转动角度,即为该物质在此浓度时的旋光度。

物质的旋光度与溶液的质量浓度、溶剂、温度、旋光管长度和所用光源的波长等都有关系。因此常用比旋光度$[a]_\lambda^t$来表示各物质的旋光性。

$$纯液的比旋光度 = [\alpha]_\lambda^t = \frac{\alpha}{l\rho}$$

$$溶液的比旋光度 = [\alpha]_\lambda^t = \frac{\alpha}{l\rho_{样品}} \times 100$$

式中,$[\alpha]_\lambda^t$表示旋光性物质在$t℃$、光源的波长为λ时的比旋光度;t为测定时的温度;λ为光源的光波长;α为标尺盘转动角度的读数(即旋光度);ρ为纯液体的密度;l为管的长度(单位:dm);$\rho_{样品}$为质量浓度(即100ml溶液中所含样品的质量,单位为g/ml)。

(一)直接目测法

1. 旋光仪零点的校正　在测定样品前,需要先校正旋光仪的零点。将放样品用的管子洗好,左手拿住管子把它竖立,装上蒸馏水,使液面凸出管口,将玻璃盖沿管口边缘轻轻平推盖好,不能带入气泡,然后旋上螺丝帽盖,不漏水,不要过紧,过紧时会使玻璃盖产生扭力,如管内有空隙,影响测定结果。将样品管擦干,放入旋光仪内,罩上盖子,开启钠光灯,将标尺盘调至零点左右,旋转粗动、微动手轮,使视场内 Ⅰ 和 Ⅱ 部分的亮度均一,记下读数。重复操作至少 5 次,取平均值,若零点相差太大时,应把仪器重新校正。

为了准确判断旋光度的大小,通常在视野中分三分视界(图 2-46)。当检偏镜的偏振面与通过棱镜的光的偏振面平行时,过目镜可看到图 2-46c 所示(当中明亮,两旁较暗);当检偏镜的偏振面与起偏镜的偏振面平行时,可看到图 2-46b 所示(当中较暗,两旁明亮);只有当检偏镜的偏振面处于 1/2 中(半暗角)的角度时,可看到图 2-46a 所示,这一位置作为零度。

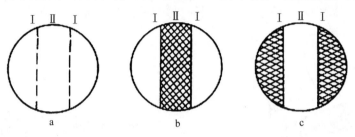

图 2-46　三分视界式旋光仪的观察

2. 旋光度的测定　准确称取 2.5g 样品(如葡萄糖),放在 10ml 容量瓶中配成溶液,依上法测定其旋光度(测定之前必须用溶液洗旋光管 2 次,以免受污物影响)。这时所得的读数与零点之间的差值即为该物质的旋光度。记下样品管的长度及溶液的温度,然后按公式计算其比旋光度。

对观察者来说偏振面顺时针的旋转为向右(+),这样测得的 α 既符合于右旋 α,也可以代表 $\alpha \pm n \times 180°$ 的所有值,因为偏振面在旋光仪中旋转 α 度后,它所在这个角度或许可以是 $\alpha \pm n \times 180°$。例如读数为 +38°,实际读数可能是 218°、398° 或 −142° 等。如此,在测定一个未知物时,至少要作改变浓度或盛液管长度的测定。如观察值为 38°,在稀释 5 倍后,读数为 +7.6°,则此未知物的 α 应为 $7.6 \times 5 = 38°$。

3. 光学活性化合物的纯度评价　对于光学活性的化合物,无论是通过不对称合成获得,还是通过拆分获得,一般都不是百分之百的纯对映体,总是存在少量的镜像异构体,因此对它的光学纯度必须进行衡量评价。一般用光学纯度或对映体过量(ee)来表示旋光异构体的混合物中一种对映体过量所占的百分率。

光学纯度的定义是:旋光性产物的比旋光度除以光学纯试样在相同条件下的比旋光度。

$$光学纯度 = \frac{观察到的比旋光度}{纯试样的比旋光度} \times 100\%$$

对映体过量 ee 一般用下式表示

$$ee\% = \frac{S-R}{S+R} \times 100\%$$

式中,S 是主要异构体的重量,R 是其镜像异构体的重量。

4. 注意事项　旋光仪是比较贵重的光学仪器,使用和保管都要小心。

(1)旋光仪要经常保持干燥和清洁。

(2)测定前要确定左旋或右旋,转动盘时旋扭角度不要过大,以防损坏。

（3）试液恒温后才能观测旋光度，以免引起温度造成的误差。旋光管要用少量被测溶液冲洗2~3次才可装满测定，避免因浓度造成的误差。

（4）光学镜头应经常保持洁净，遇镜头模糊不清时，可用软布或擦镜纸抹净。放置旋管的凹槽，使用时要注意不要被试液玷污。要经常用布拭干，以防受侵蚀损坏。

（5）仪器使用完毕应即关闭钠光灯，防止因无效点燃而缩短钠光灯的使用寿命。

（二）自动数显旋光仪简介

该仪器采用光电检测器及晶体管自动显示数值装置，灵敏度高，对目测旋光仪难于分析的低旋光度样品也可测定，但仅适用于比较法。

图2-47是WZZ-2A型自动数显旋光仪的结构。

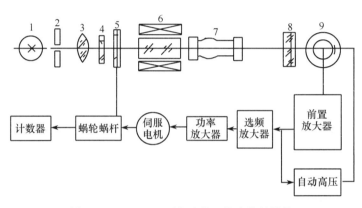

图2-47 WZZ-2A型自动数显旋光仪的结构
1. 光源 2. 小孔光栏 3. 物镜 4. 滤色片 5. 偏振镜（一）
6. 磁旋线圈 7. 试样 8. 偏振镜（二）9. 光电倍增管

操作方法：

（1）将仪器电源插头插入220伏交流电源按要求使用交流电子稳压器（1kVA）并将接地脚可靠接地。

（2）打开电源开关，这时钠光灯应启亮，需经5min预热，使之发光稳定。

（3）打开光源开关，（若光源开关扳上后，钠光灯熄灭，则应再将光源开关上下重复扳动1~2次，使钠光灯在直流下点亮，为正常）。

（4）打开测量开关，这时数码管应有数字显示。

（5）零点校正：将装有蒸馏水或其他空白溶剂的试管放入样品室，盖上箱盖，待示数稳定后，按清零按钮。试管中若有气泡应先让气泡浮于凹颈处；通光面两端的雾状水汽，应用软布揩干。试管螺帽不宜旋得太紧，以免产生应力，影响读数。试管安放时应注意标记的位置和方向。

（6）取出试管，将待测样品注入试管，按相同的位置和方向放入样品室，盖好箱盖。仪器数显窗将显示出该样品的旋光度。

（7）逐次按下复测按钮，重复读几次数，取平均值作为样品的测定结果。

（8）如样品超过测量范围，仪器在某处来回振荡。此时，取出试管，仪器即自动转回零位。

（9）仪器使用完毕后，应依次关闭测量、光源、电源开关。

（10）钠光灯在直流供电系统出现故障不能使用时，仪器也可在交流供电的情况下测试，但仪器的性能可能略有降低。

（11）当样品的旋光度很小（±0.5°）时，示数可能变化，这时只要按复测按钮，就会出现新的数字。

注意事项：

（1）使用前检测光源是否积灰或损坏，灯的工作是否异常。

（2）仪器使用完毕后样品室应放置干燥剂,且干燥剂应保持干燥。

（3）旋光管每次使用完毕后应保持清洁。

第十二节　pH 计的使用

pH 计（又称酸度计）是测定溶液 pH 的常用仪器。它的型号有多种,如雷磁 25 型、pHS-2 型、pHSW-3D 型等。各种型号的 pH 计结构虽有不同,但基本上都是由电极和电位计两大部分组成:电极是检测部分,电位计是指示部分。现以 pHSW-3D 型为例介绍 pH 计。

一、仪器主要技术性能

1. 测量范围　pH:$0.00 \sim 14.00$　U: $0 \sim \pm 1999$mV　T: $273 \sim 373$K

2. 分辨率　pH:0.01　U: 1mV　T: 0.1K

3. 精确度　pH:± 0.01　U:$\pm 0.1\%$　T:± 1 K

4. 稳定性　$\leqslant \pm 0.01(3 \text{ h})^{-1}$

二、仪器的外形结构

1. pHSW-3D 型 pH 计外形结构（图 2-48）

（1）显示屏。数字显示 pH、电压值或温度值,测量 pH 时,pH 和温度值同时显示。

（2）指示灯。灯亮时,表示小方框中所示测量通道已经工作。测 pH 时,pH 指示灯和温度指示灯同时亮。

（3）定位调节器（pH7）。调节电极的不对称电势,可调范围±2。

（4）斜率调节器（pH=4 或 pH=7）。可在 $80\% \sim 102\%$ 范围内调节,以满足仪器的两点校正。

（5）温度补偿调节器。拔下温度电极,进行手动温度补偿时,可调范围在 $273 \sim 373$ K,数值由显示屏显示。

2. 后面面板

（1）pH 电极插座。测 pH 时,用以插入 201-C 塑壳 pH 复合电极。测电压值时,用以插入各种离子选择电极,离子选择电极应换上 Q9-J3 高频插口,或使用插口转换装置。测量结束后,应将插座护盖旋上,以保护插座清洁。

（2）温度电极插座。插入温度电极时,仪器即处于自动温度补偿状态,或用以测量溶液温度。当拔下温度电极时,即可调节温度补偿调节器,作手动温度补偿。

（3）电源插座。连接 AC 220V、50Hz 电源。

（4）保险座。内有 0.5A 保险丝。

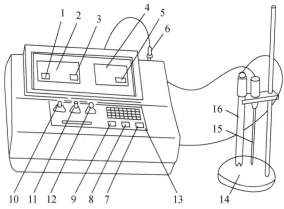

图 2-48　pHSW-3D 型 pH 计外形结构图

1. pH 指示灯　2. pH 及电压值显示屏　3. 电压指示灯　4. 温度显示屏　5. 温度指示灯　6. pH 电极插座　7. 温度轻触开关　8. 电压轻触开关　9. pH 轻触开关　10. 定位调节器　11. 斜率调节器　12. 温度补偿调节器　13. 缓冲溶液 pH 表格　14. 电极架　15. 温度电极　16. pH 电极

（5）电源开关。

三、复合电极的结构

电极主要有电极球泡、电极支持杆、内参比电极、内参比溶液、电极塑壳、外参比电极、外参比溶液、液接界、电极导线等部分组成（图2-49）。

四、测量原理

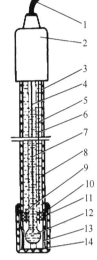

复合电极在溶液中组成如下电池：

内参比电极｜内参比溶液电极球泡｜被测溶液｜外参比溶液｜外参比电极

$$(-)\ E_{内参}\ |\ E_{内玻}\ |\ E_{外玻}\ |\ E_{液接}\ |\ E_{外参}\quad (+)$$

其中，$E_{内参}$ 为内参比电极与内参比溶液之间的电势差；$E_{内玻}$ 为内参比溶液与玻璃球泡内壁之间的电势差；$E_{外玻}$ 为玻璃球泡外壁与被测溶液之间的电势差；$E_{液接}$ 为被测溶液与外参比溶液之间的接界电势；$E_{外参}$ 为外参比电极与外参比溶液之间的电势差。

电池的电极电势为各级电势的代数和。

$$E = -E_{内参} - E_{内玻} + E_{外玻} + E_{液接} + E_{外参}$$

其中，$E_{外玻} = E_{玻}^{\ominus} - \dfrac{2.303RT}{F}\mathrm{pH}$

再设 $A = -E_{内参} - E_{内玻} + E_{液接} + E_{外参} + E_{玻}^{\ominus}$

在固定条件下，A 为常数，所以

$$E = A - \dfrac{2.303RT}{F}\mathrm{pH}$$

图2-49　201-C 型复合电极
1. 电极导线　2. 电极帽　3. 电极塑壳　4. 内参比电极　5. 外参比电极　6. 电极支持杆　7. 内参比溶液　8. 外参比溶液　9. 液接界　10. 密封圈　11. 硅胶圈　12. 电极球泡　13. 球泡罩　14. 护套

可见电极电势与被测溶液的 pH 呈线性关系，其斜率为 $-2.303RT/F$。

因为上式中常数项 A 随各支电极和各种测量条件而异，因此，只能用比较法，即用已知 pH 的标准缓冲溶液定位，通过 pH 计中的定位调节器消除式中的常数项 A，以便保持相同的测量条件，来检测被测溶液的 pH。

五、pH 计的调节功能

（1）定位调节。用来消除常数 A，使测量标准化的步骤叫作"定位"。实际操作时，利用 pH 计的定位旋钮将数字直接调整到已知的标准缓冲溶液在测定温度下的 pH，进行"定位"。这是 pH 计最重要的调节功能。

（2）斜率调节。pH 电极的实际斜率与斜率项 $2.303RT/F$ 的理论值总有一定偏差，大多低于理论值，而且随着使用时间的增加，电极老化，偏差会更大。因此，必须对电极的斜率进行补偿后方能使测量标准化。设置斜率调节旋钮，能提高 pH 计的精度，使测量的准确度达到要求。

（3）温度补偿调节。斜率项 $2.303RT/F$ 与溶液的温度 T 成正比。当溶液温度变化时，电极的斜率也随之变化,因此,要设置温度补偿器,使电极在不同温度下,能产生相同的电势变化。温度补偿调节的方法有手动和自动两种。

六、使用方法

1. 准备工作

(1) 插上电源,按下开关,预热仪器约 30 min。

(2) 将 pH 复合电极在去离子水或蒸馏水中搅动洗净,甩干或用滤纸吸干。旋下插座护罩,将 pH 电极插入插座,将已配制的标准缓冲液分别倒入烧杯。

2. 仪器标定

(1) 调温度。插入温度电极,测量缓冲溶液的温度,并将温度电极浸在缓冲溶液中(或者拔下温度电极,将温度补偿旋钮调节到该温度值)。

(2) 调定位。将 pH 复合电极浸入 pH=7 的标准缓冲溶液中,搅动后静止放置,调节定位旋钮,使仪器稳定显示该缓冲溶液在此温度下的 pH(具体数值查面板上的表格,如 pH=7 的缓冲溶液在 293 K 时,pH=6.88)。

(3) 调斜率。取出 pH 复合电极,用蒸馏水洗净并用滤纸条吸干表面水分,插入 pH=4.00(或 pH=9.18)的标准缓冲溶液中,搅动后静止放置,调节斜率旋钮,使仪器稳定显示该缓冲溶液在测定温度下的 pH。

(4) 完成上述工作仪器标定即告完成。

3. pH 测量

(1) 进行高精度测量时,测量和标定应在相同温度下进行,即缓冲溶液和被测量溶液的温度应一致。将电极洗净浸入被测溶液,搅动后静止放置,读取显示器上的数值,即为该被测溶液的 pH。

(2) 进行一般精度测量时,缓冲溶液和被测溶液的温度相差不宜太大,一般 ≤±10 K。将温度电极浸入被测溶液(即仪器处于自动温度补偿状态),或者用温度电极测得被测溶液的温度后,将温度补偿旋钮调节至该温度值(此时即为手动温度补偿),将 pH 复合电极浸入被测溶液中进行测量。

仪器标定与测量时,均应用电极充分搅动溶液后静止放置,以加速响应。

4. 电极电势的测量

(1) 按下"mV"开关,接上甘汞电极和适当的离子电极。

(2) 将两电极插入待测溶液,仪器即能显示该离子选择电极的电势(单位:mV),并自动显示极性。温度、定位、斜率调节器在测电极电势时不起作用。

5. 温度值测量 按下温度开关,插上温度电极,并浸入待测溶液中,即能显示该溶液的温度。

七、注意事项

(1) 仪器标定的次数取决于试样、电极性能及对测量的精度要求,当高精度(≤±0.03pH)测量时,应及时标定并使用新配制的标准液。一般精度(≤±0.1 pH)测量,则标定一次可连续

使用一周或更长时间。在下列情况时,仪器必须重新标定:

1)使用长期未用的电极或新换的电极。

2)测量浓酸(pH<2)或浓碱(pH>12)以后。

3)测量含有氟化物的溶液和较浓的有机液后。

4)被测溶液温度与标定时的温度相差过大时。

(2)新的或长期未用的电极,使用前应在3.3mol/L氯化钾溶液中浸泡约8h。电极应避免长期浸在蒸馏水、蛋白质溶液或酸性氟化物溶液中,并防止和有机硅油接触。

(3)电极的保存。电极若长时间不用,应干燥保存;电极若经常使用(包括每天使用),用毕洗净后将电极保护罩套上,下次测量拔出就可使用;电极若间隔数天使用,则要在电极保护罩内加少许3.3 mol/L氯化钾溶液以保持敏感玻璃球泡的湿润,测量前用蒸馏水洗净即可。

(4)仪器用已知pH的标准缓冲溶液进行标定时,为了提高测量精度,缓冲溶液的pH要可靠,且其pH愈接近被测值愈好,一般不超过3个pH单位,即测量酸性溶液时应用pH=4的缓冲液作斜率标定,测量碱性溶液时应使用pH=9的缓冲液作斜率标定(定位标定则应用pH=7缓冲液)。

(5)经常保持仪器的清洁和干燥,特别要注意保持电极和电极插口的高度清洁和干燥,否则将导致测量失准或失效。仪器如有玷污,可用药棉和无水乙醇揩净并吹干。仪器测量完毕,应及时将插口护罩旋上。

(6)复合电极前端的敏感玻璃球泡,不能与硬物接触,任何破损或擦毛都会使电极失效。测量前和测量后都应用蒸馏水清洗电极,以保证测量精度。在黏稠性试样中测定后,电极需用蒸馏水反复冲洗多次,以除去粘在玻璃膜上的试样,或先用适宜的溶剂清洗,再用蒸馏水洗去溶剂。清洗和揩拭电极球泡时,可将电极前端的护罩旋下。电极使用周期为一年左右,老化后应更换新的电极。

(7)电极经长期使用,或被测溶液中含有易污染敏感玻璃球泡或堵塞液接界的物质,易使电极钝化,其现象是敏感度降低,响应慢,读数不准,可根据不同情况采取下列措施。

1)玻璃球泡污染老化处理。将电极用0.1mol/L稀盐酸浸泡清洗,或者将电极下端浸泡在4%氢氟酸中3~5s,用蒸馏水洗净,然后在氯化钾溶液中浸泡使之复新。

2)玻璃球泡和液接界污染物与清洗剂见表2-12。

表 2-12　玻璃球泡和液接界污染物与清洗剂

污染物	清洗剂
无机金属氧化物	浓度低于1mol/L的盐酸
有机油脂类物	弱碱性稀洗涤剂
树脂高分子物质	稀酒精、丙酮、乙醚
蛋白质血球沉淀物	酸性酶溶液,如干酵母片
颜料物质	稀漂白液、过氧化氢

一些能溶解电极外壳材料——聚碳酸酯的清洗液,如四氯化碳、三氯乙烯等要慎用,因为它们能把聚碳酸酯溶解后,粘在敏感的玻璃泡上,使电极失效。

(8)标准缓冲溶液配制后,应装在玻璃或聚乙烯瓶中密封保存。

(9)201-C型塑壳pH复合电极,使用温度一般应小于333K;202型pH复合电极的使用温度为273~368 K。

第十三节　无水无氧实验操作技术

许多化合物对水和氧气有很高的化学活性,能迅速相互反应,我们称之为敏感化合物。这类化合物在制备、贮存或化学反应中使用时,要求必须做到有效的干燥和清除脱氧,否则可能导致化合物变质或使反应进程复杂化。这类物质的脱水干燥同第三节,本节主要讲述化合物所处环境的脱氧方法。

一、实验室常用脱氧方法及原理

实验室常用脱氧方法有化学还原法和惰性气体脱氧法两种。

1. 化学还原法　主要用于试剂、溶液的预除氧和脱氧保存。它是通过向液体中加入还原剂来清除液体中溶解的氧,因此要求该脱氧剂对试剂或溶质是化学惰性。比如 $SnCl_2$ 溶液中加入抗坏血酸可防止二价锡被氧氧化。一般常用抗氧剂有对苯二酚、苯酚、抗坏血酸等。

2. 惰性气体脱氧法　此法可用于试剂、溶液的预脱氧和脱氧贮存,更主要应用于反应体系的脱氧保护,也称气氛保护。它是通过向体系通入对体系化学惰性的气体,驱赶体系中溶解的氧和体系空间存在的氧气,并在其表面形成惰性气体隔离层,排除氧对体系的化学干扰。它是有机制备、蒸馏及电化学实验中经常使用的方法,常用的惰性气体有氮气、氩气和氦气。由于氮气价廉易获取,而且对大多试剂惰性,因此是最为常用的气体。

二、无水无氧反应的实验操作与装置

无水无氧反应的实验操作分为三步进行:首先是惰性气体的干燥脱氧;其次是反应试剂的干燥脱氧;最后是反应体系的气氛保护操作。

(一) 惰性气体的干燥脱氧

常用惰性气体是钢瓶中贮存的氮气。该气来源于高压低温空气分离,其中含有少量氧气及水蒸气,因此使用前必进行干燥脱氧预处理。干燥一般选用合适的高效干燥剂,使氮气通过即可脱水干燥。常用 P_2O_5、分子筛、硅胶等作为干燥剂。使用时多塔串联,可提高干燥效率。

氮气的脱氧常用干法脱氧,即使氮气通过装填有对氧活性的金属或金属氧化物的柱子,在一定温度下还原除去氧气。常用的一种小丸状活性铜被称为 BTS 触媒,利用它在低于 200℃ 条件件下还原消除氮中氧气,室温下每千克触媒可除氧气 4L,150℃ 下可除 24L。该触媒可在 200℃ 下通氢气再生。由于再生产物为水蒸气,故再生管道应通过三通活塞另外专门设置,触媒中残存水分可在脱氧管路中增置专门干燥剂塔来清除干燥。

(二) 反应试剂的干燥脱氧

参与无水无氧反应的试剂应在反应前干燥清除其含有的微量水分和氧。干燥剂一般选用可与水反应生成新物质的干燥剂品种,置于密闭的试剂瓶中干燥试剂。脱氧可通过在瓶塞插入长短不同两支注射针头,长针插入试剂中,用作通入干燥氮气驱赶瓶内和试剂中的氧气,短针露出液面作排出气口。试剂干燥除氧后,可拔掉两针头,保持试剂于氮气气氛中。取试剂时,插入氮气气球作保护。

(三) 反应体系的气氛保护操作

无水无氧反应一般选用标准磨口仪器进行。

多颈烧瓶是常用反应容器,该容器一颈口可插入与氮气处理系统相连的毛细管或针头直至反应液中下部,用于引入氮气,形成保护气氛,又可起鼓泡搅拌作用。另一瓶口通过安装鼓泡器或钟罩式汞(油)封与大气相通,该器既能形成密封、防止空气倒吸入体系,又能作为释放压力的恒压阀排出氮气。其他瓶口可连接反应体系需要的功能磨口仪器,如回流、测温、电动搅拌器等。若反应中要求某反应液要单独缓慢加入时,则进样瓶口可安装恒压漏斗,以保证该反应液在氮气气氛下加入。

反应用各仪器及配件应先洗涤干燥。安装好的反应装置,应在反应液加入前,先通氮驱除装置内的空气和水蒸气,以保证实验在氮气气氛保护下加料操作,完成反应。随着科学的不断发展,为了探索新的研究领域,化学家们更多地着眼于对空气敏感的化合物。自然界存在的和人工合成的化合物中有许多是对空气敏感的——怕空气中的氧和水。不少化合物在大气中保持稳定的时间往往是以秒或分来计算的。在化学中最新发展的一些重要领域如金属有机化合物、可逆载氧体、硼氢化物、气体氟化物,自由基等等大多是对空气敏感的。为了研究这类化合物的合成、分离、纯化和分析鉴定,必须使用特殊的仪器和无氧无水操作技术。否则,即使合成路线和反应条件都是合适的,最终也得不到预期的产物。不但分离、纯化过程要严格执行无氧操作规程,而且各种分析鉴定的取样、称量以及制样均需如此。否则即使看到了产物也不能得到符合要求的分析结果。这样就会事倍功半,甚至前功尽弃。

无氧无水实验操作技术已在有机化学和无机化学中被广泛应用。由于它适用于对空气敏感的物质的研究,所以在化学的其他领域以及生物学、物理学中也得到一些应用。

目前采用的无氧无水操作分三种:高真空线(Vacuum-line)操作、施伦克(Schlenk)操作、手套箱(Glove-box)操作。下面对这三种操作的特点,适用范围,优缺点进行简单的比较:

1. 高真空线操作　即对空气敏感物质的操作在事先抽真空的体系中进行。其特点是真空度高,极好地排除了空气。它适用于气体与易挥发物质的转移、贮存等操作,而没有污染。这一技术已成功地用于硼氢化合物、氢化物,卤化物及其他许多易挥发物质的合成和处理。高真空线操作的量较少,从一毫克至几克。一般采用玻璃制作的真空系统。但这不适用于氟化氢及其他一些活泼的氟化物。这些化合物最好在金属或碳氟化合物制成的仪器中处理。

高真空线操作要求真空度高(一般在 $10^{-4} \sim 10^{-7}$ kPa),因此对真空泵(需使用机械真空泵和扩散泵)和仪器安装的要求极高,还要有液氮冷阱。在高真空线上一般可进行下列操作:① 样品的封装。活泼的金属有机化合物的样品无论是为了保存或送样分析,常需在真空下封装。② 真空转移液体。在真空及一定温差下,液体样品可由一个容器转入另一容器,这样转移的液体,不溶有任何气体。③ 真空升华,真空干燥。高真空线与 Schlenk 操作线和手套箱互为补充,有时一条简易的高真空线可与一条 Schlenk 操作线结为一体。美国俄亥俄州立大学在研究硼烷及碳硼烷化合物中,经过多年的改进,安装了一套高真空线。既可用于反应,又可用于分离,提纯,使用十分方便。

2. Schlenk 操作　其特点是在惰性气体气氛下(将体系反复抽真空,填充惰性气体),使用特殊的 Schlenk 型的玻璃仪器进行操作。最简单的 Schlenk 管见图 2-50。其特点是具有通惰性气体和抽真空的侧管和活塞,并用注射器进行液体计量。避免与空气接触。这一方法排除空气比手套箱好,对真空度要求不太高(由于反复抽空填充惰性气体,真空度约 0.1kPa 即能符合要求),比手套箱操作更安全,更有效。它可用于溶液及少量固体的转移等,操作迅速,简便。其操作量从几克到几百克。一般的化学反应(回流、搅拌、滴加液体及固体投料等)和分离纯化(蒸馏、过滤、重结晶,升华、提取等)以及样品的贮存、转移都可用 Schlenk 操作,因此已被广泛采用。

3. 手套箱操作　手套箱中的空气用惰性气体反复置换,在惰性气体气氛中进行操作。这为空气敏感的固体和液体物质提供了更直接的操作方法。其主要优点是可进行较复杂的固体样品的操作。如红外光谱样品制样,X-衍射单晶结构分析挑选晶体、装晶体等。它还可用于放射性物质与极毒物质的操作,对环境不发生污染。其操作量可以从小量到极大量(几百毫克至几千克)。

手套箱操作中最大的缺点是不易除尽最后微量的空气,容易产生"死角"。在手套箱中放置用敞口容器盛放的对空气极敏感物质如钾钠合金,三异丁基铝等,可进一步除去其中的氧。但要完全除尽痕量的氧气是相当困难的。箱外的空气渗入箱中也是一个麻烦问题。另外,用橡皮手套进行操作又是相当不方便的。所以许多化学家认为能用 Schlenk 操作进行的实验,就不要用手套箱操作。

一般的有机玻璃手套箱是不耐真空和压力的。需要用金属如钢板、不锈钢板、铅板等制作。有关金属手套箱的制作可参阅文献。美国市场上出售一种带惰性气体纯化循环系统的金属手套箱(美国加州 Vacuum Atmospheres Company 生产),这种手套箱是金属结构,并装有有机玻璃面板和照明设备,手套箱由循环净化惰性气体恒压的操作室主体与前室两部分组成,两部分间有承压闸门,前室在放入所需物品后即关闭抽真空并充入惰性气体。当前室达到与操作室等压时,可打开内部闸门,将所需物品送入操作室。操作室内有电源、低温冰箱和抽气口,相当于一小型实验室,可进行精密称量、物料转移、小型反应、旋转蒸发等。

对于要求不十分高的操作可以在透明的聚乙烯手套袋(图 2-51)中进行。手套袋可在实验室中自制,在手套袋上有氮气进口管,其底可以打开,然后卷紧用夹子夹住。氮气充入袋后,将袋折叠让气体排出。反复几次,以达到用氮气置换空气的目的。在手套袋里可进行称重,物料转移,过滤和挑选及封装晶体等。

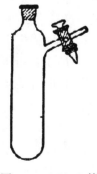

图 2-50　Schlenk 管

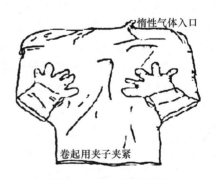

惰性气体入口

卷起用夹子夹紧

图 2-51　聚乙烯手套袋

由于无氧无水操作主要对象是对空气敏感的物质,操作技术是成败的关键。稍有疏忽,就会前功尽弃,因此对操作者要求特别严格。

（1）实验前必须进行全盘的周密计划。由于无氧操作比一般实验室常规操作机动灵活性小，因此实验前对每一步实验的具体操作、所用的仪器、加料次序、后处理的方法等等都必须考虑好。所用的仪器事先洗净、烘干。所需的试剂、溶剂需先经无水无氧处理。

（2）在操作中必须严格认真、一丝不苟、动作迅速、操作正确。实验时要先动脑后动手。

（3）由于许多反应的中间体不稳定，也有不少化合物在溶液中比固态时更不稳定，因此无氧操作往往需要连续进行，直至拿到较稳定的产物或把不稳定的产物贮存好为止。操作时间较长，工作比较艰苦。操作者应该不怕苦、不怕累，操作者之间还应互相协作，互相支持，共同完成实验任务。

三、几种常用的无水无氧溶剂的处理方法

1. 无氧无水四氢呋喃 沸点 $65.4℃$ ，$n_D^{25}1.4040$ 。经检查无过氧化物的四氢呋喃，用颗粒状氢氧化钠干燥（至氢氧化钠不"脱皮"，不变糊状）。倒出上清液，压入钠丝，回流 2h，然后在常压下蒸馏，收集正沸点，压入钠丝，干燥保存。

将上述处理过的无水四氢呋喃的上清液倒在蒸馏瓶中，加入钠片或钠丝，再加固体二苯甲酮，有深蓝色二苯酮钠产生。加盖，不断振摇，使它与溶剂中的氧充分作用，放置数小时或过夜后，溶液保持深蓝色不退（有过量的二苯甲酮存在）。然后在惰性气氛下常压蒸馏。操作如上述步骤。蒸馏后，残存的过量二苯酮钠密闭保存，可用于下次处理溶剂。

无水四氢呋喃还可用氢化钙或氢化锂铝处理，但氢化锂铝价格较贵。

2. 无氧无水乙醚 沸点 $34.6℃$ ，$d_4^{20}0.714$ ，$n_D^{20}1.35272$ 。先用 $CaCl_2$ 干燥，然后再与金属钠丝回流，常压蒸馏，收集正沸物，压入钠丝保存。

用二苯酮钠处理，在惰性气氛下常压蒸馏制得无氧无水乙醚。具体操作参见无氧无水四氢呋喃。

其他的醚类溶剂也可用二苯酮钠处理，制备无氧无水溶剂。

3. 无氧无水甲醇 沸点 $64.5℃$ ，$d_D^{15}0.79609$ ，$n_D^{15}1.33057$ 。将 5g 洁净的干镁屑和 0.5g 碘加 50～75ml "绝对"甲醇放在 2L 圆底烧瓶中，温热使反应引发，反应激烈，直至碘色消失，所有的镁屑都转变为白色的甲醇镁糊状物。再加 1L 甲醇，回流2～3h。然后在惰性气氛下常压蒸馏。

4. 无氧无水乙醇 沸点 $78.3℃$ ，$d_4^{15}0.79360$ ，$n_D^{20}1.361390$ 。无氧无水乙醇处理方法同无氧无水甲醇。

5. 无氧无水无噻吩苯 熔点 $5.5℃$ ，沸点 $80.1℃$ ，$d_4^{30}0.86800$ ，$n_D^{20}1.50110$ 。无水无噻吩苯：苯在分液漏斗中，用浓硫酸振摇洗涤至无噻吩。然后依次用水、NaOH、水洗。再用干燥剂干燥（初步干燥可用 $CaCl_2$ ，然后用 P_2O_5 或金属纳、$LiAlH_4$ 、$CaCl_2$ 等干燥）。然后常压蒸馏，收集正沸物。加入金属钠丝保存。

经上述处理的无水无噻吩苯，在临用前，倒出上清液，加入金属钠丝，在惰性气氛下常压蒸馏。

有些溶剂和试剂在常压下沸点较高，或常压蒸馏易分解，需在减压条件下进行蒸馏。在惰性气氛下减压蒸馏装置见图 2-52。

在惰性气氛下减压蒸馏操作步骤如下：

（1）仪器如图 2-52 装好。先不将需处理的溶剂装在蒸馏瓶内。空体系抽真空，充惰性气体，反复三次。

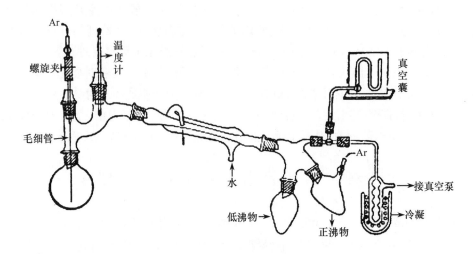

图 2-52   惰性气氛下减压蒸馏装置

（2）将需处理的无水溶剂装在蒸馏瓶内，加入适当的干燥剂。在连续通惰性气体下，把空瓶取下，把装有溶剂的蒸馏瓶换上。再通过毛细管通惰性气体，抽真空，反复 3～4 次。调节好真空度，使之在所需的真空度稳定。

（3）用油浴（内插用玻璃管套着的电炉丝）慢慢升温。待沸腾后，先收集低沸物，再将正沸物接收在带支管瓶内（记下收集的温度和真空度）。

（4）蒸馏结束，降温，打开毛细管上方螺旋夹通惰性气体。关闭真空泵，向正沸物接收瓶中通惰性气体至正压。在连续通惰性气体下，取下接收瓶，盖上瓶塞，用皮筋扎紧，备用。

反应中所使用的固态试剂，如果不是对空气敏感物质，先经烘烤或真空干燥除水分。在反应中有的可先加入反应瓶中，和体系一起抽真空，充惰性气体，将固体表面吸附的空气除去。如果是对空气敏感的物质（例如五氯化钼等金属卤化物），在手套箱中转移至样品管中，或在无氧无水条件下，经升华，重结晶等纯化处理，于惰性气体下保存在样品管中备用。

四、惰性气氛下进行反应的技术

反应是化学合成的核心。控制反应条件是十分重要的。进行反应的无氧无水操作，一般采用标准的 Schlenk 操作。即是在惰性气氛下，用 Schlenk 型仪器和注射器进行操作。反应瓶一般是用一口至四口的标准磨口瓶或 Schlenk 管。根据不同的反应，必须为惰性气体通入，加热，冷却，回流，搅拌，固体及液体试剂的加入等作好准备。大多数技术与有机化学中所用的技术相似。图 2-53 是一个四口反应瓶，惰性气体从支管通入。装有温度计、回流冷凝管、恒压滴液漏斗、电磁搅拌以及固体和液体试剂加料口。尾气经冷凝管出口连汞封或球胆。在进行半微量操作时，可用"三针装置"。即在一反应管口盖有翻口橡皮塞，插两根注射针头作为惰性气体导入口和导出口。第三根针可向反应管内注射试剂。这种装置一般适用于在室温或低温反应，用电磁搅拌。

反应仪器安装后，将反应瓶的通惰性气体的支管以及装有反应中所需要的经无氧无水处理的试剂、溶剂的瓶子的支管都接在惰性气体纯化装置的双排管上，反应仪器用真空泵抽真空，同时以小火烘烤,去除仪器内的空气及表面吸附的水汽,然后通惰性气体。如此反复三次。将反应物加入反应瓶或调换仪器需开启反应瓶时,都应在连续通惰性气体情况下进行。对空气敏感的固体试剂,经无氧无水处理后于惰性气氛下保存在样品瓶中,在连续通惰性气体下与固体加料口对接(接法如图 2-54 所示),然后加入反应瓶中。试药称重可用减重法。对空气不敏感的固体试药,如反应需先加的,可先放在反应瓶中,与体系一起抽真空再填充惰性气体。如需在反应中途加的,可在连续通惰性气体下,直接从固体加料口加入。液体试药一般用注射器(要干燥,事先要用惰性气体置换其中空气)或者用有刻度的瓶子,通过不锈钢细管,用惰性气体压入液体加料口(如图 2-55 所示)。有的液体试剂需在反应过程中缓慢滴加,则应该采用恒压滴液漏斗(见前图 2-53)。

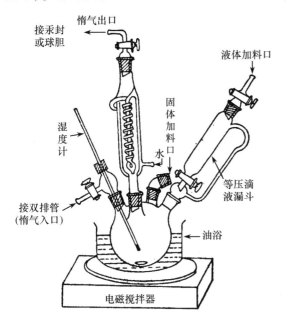

图 2-53　惰性气氛下反应装置

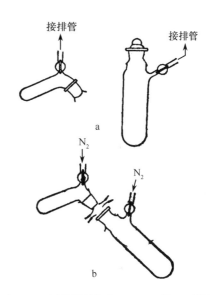

图 2-54　固体样品瓶与 Schlenk 管口对接法

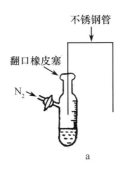

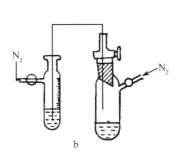

图 2-55　用不锈钢管液体加料方

　　加热一般采用电热套,油浴或水浴,由可调变压器控制温度。当所需要的反应温度和溶剂沸点相同时,用电热套较方便。如反应温度低于溶剂沸点,应该用油浴或水浴。油浴内插套有玻璃管的电炉丝,升温较快且方便。但需经常搅动油,使加热均匀。如果加热的同时又要搅拌,可用磁力加热搅拌器,用电热板加热油浴或水浴(油浴或水浴需用玻璃等器皿制成)。用接点温度计通过继电器控制恒温。一般不用直接火加热,因为加热不均匀。

低温反应常用的冷却剂有冰(0℃左右)、干冰(-80℃左右)、液氮(-196℃左右)。冰中加食盐可降低水凝固点。使用干冰,应加入凝固点低于-80℃的液体,例如丙酮、乙醇或己烷,以增进反应瓶和冷浴的热传导。使用一些有机溶剂与干冰或液氮混合可达到一定的低温,如液氮与二氯甲烷混合可达-95℃。用大口保温瓶(杜瓦瓶)作冷浴锅或用双层的玻璃皿。中间填有绝热材料,使冷浴与周围空气绝热,延长冷却剂的"寿命"。

在大多数反应中,所用溶剂在反应温度下是有明显的蒸气压的。为防止溶剂损失,应装有回流冷凝管。其一口是体系的出口,连接汞封,溶剂沸点高于室温的,可用水冷却的回流冷凝管。如溶剂沸点低于室温,例如用液氨或二氧化硫作溶剂,要用于冰冷凝器和干冰—丙酮冷却剂(-78℃)(图2-56)。

大多数反应混合物是需要搅拌的。如果不是特别难搅动的反应混合物,一般用磁力搅拌器。采用包有聚四氟乙烯的"搅拌子"不易打碎。磁力搅拌特别适用于无氧无水操作。因为"搅拌子"可直接放在密闭的反应瓶中,瓶口不需要特殊的接口。另外,这种"搅拌子"不易打碎反应瓶,比较安全。如果反应规模较大,或者在反应中需要搅拌较大量的悬浮固体物质的混合物,特别是制备金属钠沙、锂沙等,磁力搅拌太弱,应当使用电动搅拌。特别难搅的混合物,应当用大功率的电动机。但必须使搅棒与瓶口有合适的接头,使之密闭,又能灵活转动。例如可采用注射器式的套管(图2-57a),并用少量矿物油滑润。也可用带汞封的搅拌套(图2-57b)。但注意当反应瓶内呈负压时,汞易倒吸入瓶内。南开大学科学仪器厂生产的不锈钢封闭式搅拌,接头密闭又可抽真空,通惰性气体,适合于无氧操作。

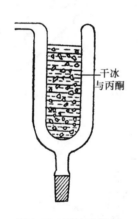

图2-56　干冰冷凝器

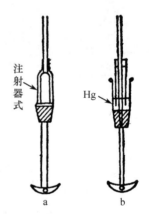

图2-57　密闭式搅棒
a.注射器式套管　b.带汞封的搅拌套

为使反应在无氧无水下进行,体系必须始终维持惰性气体正压或在惰性气体流下进行。体系出口接汞封(水银冲泡器)或球胆。汞封式样见图2-58。这种汞封高度较短(14cm),其下端有自动堵塞装置。也可用高度为85cm的汞封(图2-59),下端无堵塞装置。汞封的作用:第一,可以随时观察惰性气体输入速度以及反应中放出的气体速度,并可使体系有少许正压。第二,当仪器内部压力或温度稍有变化产生负压时,可以使内部与外界隔绝,防止潮气,空气侵入,起到保护作用。为了防止汞封中的汞蒸气扩散,在汞封出口处再接一个装有液状石蜡的"计泡器"(图2-60)。汞封及计泡器在其他场合也经常使用,如在惰性气氛下常压蒸馏,体系尾气出口也需要使用汞封与计泡器。

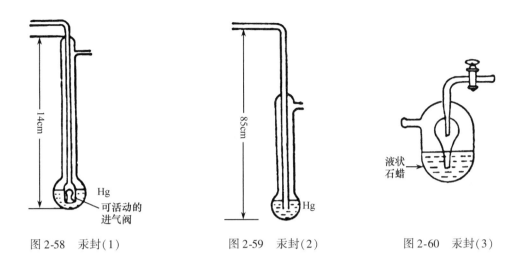

图 2-58　汞封（1）　　　　图 2-59　汞封（2）　　　　图 2-60　汞封（3）

五、反应产物的分离技术

反应完毕后,若反应混合物有固、液二相,则需进行分离,一般采用过滤和离心两种方法。

(一) 过滤

无氧操作的过滤一般采用玻璃砂芯(烧结玻璃)漏斗。过滤装置见图 2-61。先将漏斗与滤液接收瓶装好。抽真空—充惰性气体,反复三次。然后在连续惰性气体流下,将反应瓶与漏斗上口的弯管对接。将反应混合物慢慢转移至漏斗。利用惰性气体压滤或减压抽滤。然后在惰性气体流下,将漏斗与滤液接收瓶分开,盖好,分别进行处理。

用玻璃砂芯漏斗过滤的关键是要选择砂芯粗细合适的漏斗。若选得太细,有时固体会堵塞孔道,液体不易滤出。若砂芯太粗,则固体与液体一齐穿过孔,达不到分离目的。如果遇到以上情况,可更换合适孔径的漏斗。但几经周折,延长了操作时间,对无氧操作不利,往往会导致部分产物分解。

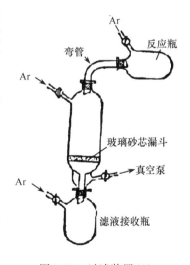

图 2-61　过滤装置(1)

过滤的装置还可以用图 2-62 形式。在一根不锈钢细管头上烧有玻璃砂芯,或者用不锈钢细管的头上焊有铜头,过滤时在铜头上包上滤纸,用细合金丝(或铜丝)扎紧,用惰性气体压滤,或真空抽滤。这对于一般过滤操作都适用,操作方便、易行。

(二) 离心

如果用玻璃砂芯漏斗过滤引起麻烦,也可采用离心分离的方法,可以使用可离心的 Schlenk 反应瓶(图 2-63)进行反应。或在其他反应瓶中反应后,在惰性气体下转移到这种离心瓶中。在惰性气体下密闭,在大型沉淀离心机中离心。离心时要注意两边管子重量相等;离心瓶与不锈钢离心管间要加水,使瓶内外压力相等;离心管口与瓶之间要用泡沫塑料塞紧,否则离心时瓶子易碎。

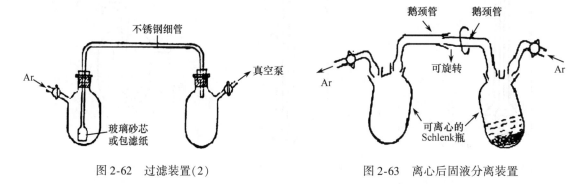

图 2-62　过滤装置(2)　　　　　　　　　图 2-63　离心后固液分离装置

离心后,在惰性气氛下,倾出或用注射器吸出上层清液。如果采用倾出法,则使用两根"鹅颈管"的装置(图 2-63),旋转倾出,较方便。

第十四节　催化氢化还原反应

催化氢化还原反应是指在催化剂的作用下,使被还原底物活化,继而发生加氢的还原反应。它包括两种反应方式:一种是氢对不饱和键 π 键的加成,使不饱和键还原,称为氢化(Hydrogenation),如(1);另一种是氢对 σ 键进行加氢,使 σ 键发生裂解,称为氢解(Hydrogenolysis),如(2)。

$$A {=\!\!=} B + H {-\!\!} H \longrightarrow HA {-\!\!} B \tag{1}$$
$$A {-\!\!} B + H {-\!\!} H \longrightarrow HA + BH \tag{2}$$

通常所说的催化氢化反应或催化氢化还原,实际是包括氢化和氢解两种加氢反应的习惯性称法。

除了加氢方式以外,根据氢化反应所用设备,又可以分为常压氢化、低压氢化和高压氢化。常压氢化反应一般是在普通仪器中进行,且多数是在室温下进行的反应。反应瓶中氢气的压力和外面的大气压相等,因而无须特殊的仪器和设备。低压氢化反应,反应时氢气压力在 $1.01 \times 10^5 \sim 4.05 \times 10^5 Pa$,这类反应在一般耐压的玻璃瓶中即可进行,反应温度均比较低,在 100℃ 以下。高压氢化反应是在特定的耐高压容器中进行的。氢气压力 $1.01 \times 10^7 \sim 3.04 \times 10^7 Pa$,且反应温度比较高($20 \sim 400℃$)。通常,常压和低压氢化用于一些较易还原的官能团,如 C=C、C≡C、硝基、羰基等的还原。高压氢化则用于较难还原的基团和化合物,如氰基、苯环、芳杂环和羧酸衍生物的还原。

对于一些简单的氢化反应或不需要准确测量氢吸收量的反应(例如,当反应物中只有一个可还原官能团),可把反应物、催化剂和溶剂同时放入反应器中,并操作到反应混合物停止吸氢为止。

常用的常压催化氢化反应仪器(图 2-64)包括有:氢化反应瓶 A,一般为长颈的圆底烧瓶,也可以是一般的玻璃圆底烧瓶,在其中放入用聚四氟乙烯材料包裹的磁性搅拌棒,可以通过磁力搅拌器进行搅拌;玻璃刻度量管 B 和 C,可以是一根,也可以是两根,根据刻度管的体积,以及吸氢量的多少而定;压力管 D;安全瓶 E 等。玻璃仪器均为磨口仪器,可通过磨口与磨口之间涂抹硅脂后直接对接的方式连接,也可以通过橡胶管进行连接。

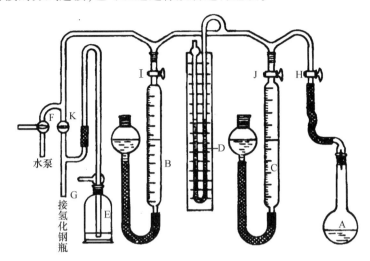

图 2-64　常压催化氢化反应装置

A. 氢化反应瓶　　B、C. 玻璃刻度量管　　D. 压力管　　E. 安全瓶　　F. 旋塞

G. 玻璃管　　H、I、J. 活塞　　K. 旋塞

常压催化氢化的操作步骤如下:

(1) 取下氢化瓶 A,打开活塞 H、I 及 J,提高贮罐的位置,使刻度量管 B 和 C 中充满水。关闭活塞 I 及 J,并降低贮罐的位置。

(2) 将催化剂和含有待氢化的反应物的溶液,加入到氢化瓶 A 中,并用该溶液将瓶口和瓶壁黏有的催化剂冲洗至瓶中,并保证瓶中催化剂被溶液所覆盖。将氢化瓶 A 装到氢化系统中,将整个氢化系统通过旋塞 F 与水泵连接,通过玻璃管 G 和氢化钢瓶连接。

(3) 关闭旋塞 K,用水泵通过旋塞 F 将整个氢化系统抽真空。

(4) 关闭旋塞 F,缓缓打开旋塞 K,使反应体系中充满与大气压相等压力的氢气,关闭旋塞 K。

(5) 再打开旋塞 F,使系统抽成真空,关闭旋塞 F,打开旋塞 K,使系统充满氢气。如此反复操作 4~5 次。

(6) 打开旋塞 K,使系统中再次充满氢气,并打开旋塞 I 和 J,使刻度量管 B 和 C 中充满氢气。必要时,可将贮罐的位置再降低一些,关闭旋塞 K。

(7) 打开旋塞 I、J 和 H,移动贮罐,使其中的水位略高于刻度量管中的水位,记录下刻度量管中的水位高度,关闭旋塞 J。

(8) 搅拌氢化瓶 A 中的溶液,开始氢化,并不断地调节刻度量管 B 的贮罐,使其中的氢气压力略高于大气压。当刻度量管 B 的氢气用完,关闭旋塞 I,并打开旋塞 J,使用刻度量管 C 中的氢气。

(9) 氢化结束后,调节贮罐的位置,使其中的水位恰好和刻度量管 C 中的水位相平,读取刻度,关闭旋塞 J。

（10）停止搅拌，由旋塞 F 用水泵抽去反应系统中的气体。随后，由该旋塞向其中注入空气。注入空气时需加小心，以防催化剂接触空气后燃烧。

第十五节　化合物的分离提纯技术

一、固体的溶解

固体颗粒较大时，溶解前应进行粉碎。粉碎可在洁净的研钵中进行。研钵中的固体量不要超过研钵容量的 1/3。

溶解固体时，常用搅拌、加热等方法加快溶解速度。应根据被加热物质的对热稳定性，选用不同的加热方法。

在这步骤中，应注意几点：

（1）为减少研磨中的损失，需用蒸馏水冲洗研钵和杵。

（2）玻璃棒搅拌时，不要触及杯底，更不能上下移动玻棒而打碎烧杯。

（3）加热时，应慢慢逐步加温，且同时搅拌避免溅出。

（4）沸腾后，移去酒精灯，将烧杯连同石棉网置于实验台上，加盖表面皿、静置澄清。

二、蒸　发

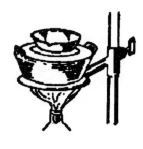

图 2-65　水浴蒸发

当溶液很稀而欲制的无机化合物溶解度较大时，为了析出该物质的晶体，就需对溶液进行蒸发、浓缩。在无机制备中，蒸发、浓缩一般在水浴上进行（图 2-65）。若溶液很稀，物质对热的稳定性又较好，可先放在石棉网上直接加热蒸发，然后再放水浴上加热蒸发。蒸发速度不仅和温度的高低有关，而且和被蒸发液体表面积大小有关。无机实验中常用的蒸发容器是蒸发皿，它能使被蒸发的液体有较大的表面，有利于蒸发进行。蒸发皿内所盛液体的量不应超过其容量的 2/3。

三、结晶与重结晶

结晶是分离纯化的一种有效方法，是一个最普通的化学工艺过程。制造各类生化产品都与结晶有关，如在抗生素中，除链霉素和新霉素等少数品种是由浓缩液喷雾干燥制成的产品外，其他一些重要抗生素的生产，一般都包含有结晶过程。

固体从形状分有晶形和无定形两种状态，食盐、蔗糖都是晶体，而木炭、橡胶、蛋白质等都为无定形物质。晶形物质与无定形物质的区别在于它们的构成单位分子、原子或离子的排列方式互不相同，前者为有规则，后者为无规则。因此在一定的压力下，晶体具有一定的熔化温度（熔点）和固定的几何形状，在物理性质方面又往往具有各向异性的现象。无定形物质则不具备这些特征。当有效成分从液相中变成固相析出时，如若条件控制不同，可以得到不同形状的晶体，也可能是无定形物质，如表 2-13 所示。

表 2-13　结晶条件与晶体形状

溶　剂	凝固状态	溶　剂	凝固状态
氯仿浓缩液滴入石油醚	无定形沉淀	丙酮	长柱状晶体
醋酸戊酯	微粒晶体	戊醇	针状晶体

按照通常习惯,将得到晶形物质的过程称为结晶,而得到无定形物质的过程称为沉淀。沉淀和结晶在本质上是一致的,都是新相形成的过程。

由于结晶是同类分子或离子的规则排列,故结晶过程具有高度的选择性,析出的晶体纯度较高,同时所用的设备简单,操作方便,所以成本也较低,在分离和纯化生化物质中得到了广泛的应用。

(一) 结晶的基本原理

将一种被溶解物放入一定溶剂中,由于分子的热运动,必然发生两个过程。①固体的溶解,即被溶解物质(溶质)分子扩散进入液体内部。②物质的沉积,即溶质分子由液体中扩散到固体表面进行沉积,一定时间后,这两种分子扩散过程达到动态平衡。我们将能够与固相处于平衡的溶液称为该固体的饱和溶液。确定这样一个相平衡体系,根据相律,需要两个独立的状态参数。因此当压力为常数时,就只有一个独立参数了,这个独立参数可以是温度,也可以是浓度,即当我们知道了温度时,便能有一个确定的浓度与之相对应,这个浓度称为该温度下的饱和浓度,同样如果知道体系的平衡浓度,也就知道了相应的温度,这个温度叫饱和温度,因此对于一个平衡体系温度和浓度之间有一个确定的关系,这种关系用温度-浓度图来表示,就是一条饱和曲线(见图 2-66)。

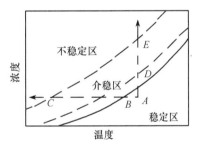

图 2-66　饱和曲线与过饱和溶液

通常我们把饱和浓度作为在该条件下物质溶解度的量度,一般常用 100g 溶剂中所含溶质的克数来表示。

在实际工作中,我们常常可以制得一个含有比饱和条件多的溶液叫过饱和溶液,过饱和溶液达到一定浓度时会有固相形成。开始有新相形成时,过饱和溶液浓度和温度的关系可用过饱和曲线描述。用图 2-66 中虚线表示。图中两条曲线将温度-浓度图分成三个区域,相应的溶液也处于三种状态:

(1) 稳定区及其相应的状态,其浓度等于或低于平衡浓度,在这里不可能发生结晶。

(2) 介稳区,又可分为两个区:第一个分区称为亚稳区,位于平衡浓度与低于它就基本上不可能发生均相成核的浓度之间;第二个分区称为过渡区,与这个区相对应的浓度则是有能自发成核的浓度,但不马上发生,而是经过某一时间间隔才发生,总的来说,在介稳区,结晶不能自动进行,但如加入晶体,则能诱导结晶进行。这时,主要是二次成核。这种加入的晶体称为晶种。

(3) 不稳定区,溶液处于不稳定态,特点是结晶马上开始,均相成核,出现连生体和树枝状的结晶。与这一状态相应的浓度是超过过饱和曲线的浓度。

由上可知,饱和曲线上面的区域都是过饱和溶液,而结晶过程和过饱和程度有关,过饱和程度通常用过饱和溶液的浓度 C 与饱和浓度 C^* 之比 S 来表示,S 称为过饱和度。

$$S = C/C^*$$

结晶过程我们可以用上图来表示：点 A 表示未饱和溶液，如果将 A 点所代表的溶液冷却，而溶媒量保持不变时（直线 ABC）则当达到 C 点时，结晶才能自动进行，另一方面如将溶液在等温下蒸发（直线 ADE），则当达到 E 点时，结晶才能自动进行。进入不稳定区的情况很少发生，因为蒸发表面的浓度一般超过主体浓度，在表面首先形成晶体，这些晶体能诱发主体溶液在到达 E 或 C 点之前就发生结晶。

为什么溶液浓度必须达到一定的过饱和程度时，才能析出晶体呢？即为什么会产生过饱和曲线呢？实验证明，一个物质的溶解度与它的颗粒的大小有关系。微小颗粒的溶解度往往要比正常粒度的平衡溶解度要大。用热力学方法可以得到关系式

$$\ln \frac{C_1}{C_2} = \frac{2M\sigma}{RT\rho}\left(\frac{1}{r_1} - \frac{1}{r_2}\right)$$

式中，C_1 和 C_2 为分别等于曲率半径为 r_1 和 r_2 的溶质的溶解度；R 为气体常数；T 为绝对温度；ρ 为固体颗粒的浓度；M 为溶质的分子量；σ 为固体颗粒和溶液间有界面张力。

（1）若 $r_2 > r_1$，则 $C_1 > C_2$，即颗粒半径小，溶解度大。

（2）若 $r_2 \to 0$，相当于具有平表面的正常大颗粒，如果它和溶解度 C_2 定义为 C^*（溶质的正常溶解度），于是半径为 r 的粒子的溶解度 c 可表示成为

$$\ln \frac{C}{C^*} = \frac{2M\sigma}{RT\rho r} = \ln S$$

即颗粒大小与过饱和度 s 的关系。

（3）若一个溶液中同时存在大小不同的很多颗粒晶体，那么经过一段时间之后，小颗粒溶质逐渐消失，大颗粒溶质逐渐粗大整齐。这就是平时所说的陈化过程。

根据以上的讨论，我们知道微小颗粒的溶解度恒大于正常平衡溶解度。对于结晶过程来说，最先析出的微小颗粒是以后结晶的中心称为晶核。微小晶核与正常晶体相比具有较大的溶解度，在饱和溶液中要溶解。只有当达到一定的过饱和度时晶核才能存在。这就是为什么溶液浓度必须达到一定的过饱和程度时才能结晶的原因。晶核形成以后，并不是结晶过程的结束，还需要靠扩散而继续成长为晶体。实际上结晶包括三个过程：①过饱和溶液的形成；②晶核的生成；③晶体的生长。

由于结晶是构成单位的有规则排列，而这种有规则排列必然与晶体表面分子化学键力的变化有关，因此结晶过程又是一个表面化学反应过程。结晶时一般还会放出热量，称为结晶热，因此在结晶过程中除了有质量的传递外，同时有热量的传递存在。

（二）结晶过程

结晶是从均一的溶液中析出固相晶体的一个操作，常包括为三个步骤：形成过饱和溶液、形成晶核和晶体生长。

1. 过饱和溶液的形成　结晶的首要条件是过饱和，制备过饱和溶液的方法一般有四种：

（1）化学反应结晶：调节 pH 或加入反应剂，使生成新的物质，其浓度超过它的溶解度。例如在红霉素醋酸丁酯提取液中加入硫氰酸盐溶液并调节溶液的 pH 为 5 左右，生成红霉素硫氰酸盐析出。

（2）将部分溶媒蒸发：例如真空浓缩赤霉素的醋酸乙酯萃取液，除去醋酸乙酯后，即成结晶

析出。这种方法就是图 2-66 中直线 *ADE* 所代表的过程。

（3）将热饱和溶液冷却：例如冷却已有少量结晶析出的红霉素丙酮浓缩液至 4℃ 左右，放置 4 个小时，红霉素结晶就能大量析出，这就是图 2-66 中直线 *ABC* 所代表的过程。

（4）盐析结晶：在溶液中，添加另一种物质使原溶质的溶解度降低，形成过饱和溶液而析出结晶。加入的物质可以是能与原溶媒互溶的另一种溶媒或另一种溶质。例如利用卡那霉素易溶于水而不溶于乙醇的性质，在卡那霉素脱色液中加入 95% 乙醇溶液，加入量为脱色液的 60%～80%，搅拌 6h，卡那霉素硫酸盐即成结晶析出。工业生产上除了上述方法单独使用外，还常将几种方法合并使用，强化过饱和程度。

2. 晶体的生成　在溶液中分子的能量或速度具有统计分布的性质，在过饱和溶液中也是如此。当能量在某一瞬间，某一区域由于布朗运动暂时达到较高值时会析出微小颗粒即结晶的中心称为晶核，晶核不断生成并继续成长为晶体。一般地说，自动成核的机会较少，常需借外来因素促进生成晶核，如机械振动、搅拌等。晶核生成的速度与过饱和度及温度有关（如图 2-67）：在一定的温度下成核速度随过饱和度的增加而加快，但当超过某一值时反而会使溶液分子运动减慢，黏度增加，成核也受到阻碍，在过饱和度不变的情况下，温度升高，成核速度也会增高。但是，温度对过饱和度也有影响，一般当温度升高时，过饱和度降低。所以温度对成核速度的影响要以温度和过饱和度的相互消长程度来决定。在实际结晶过程中，成核速度开始常随温度而升高，达到最大值后，温度继续升高，成核速度反而降低。

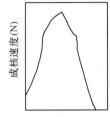

图 2-67　温度对成核速度的影响

3. 晶体的成长　晶核一经形成，立即开始长成晶体，与此同时，新的晶核还在不断生成。所得晶体的大小，决定于晶核生成速度和晶体成长速度的对比关系。如果晶体生长速度大大超过晶核生成速度，过饱和度主要用来使晶体成长，则可得到粗大而有规则的晶体，反之，过饱和度主要用来生成新的晶核，则所得晶体颗粒参差不齐，晶体细小，甚至呈无定形。

有机化合物的晶体生长是依靠了构成单位之间相互作用力来实现的，在离子晶体中，构成单位靠静电引力结合在一起，在分子晶体中，靠氢键结合在一起，如果分子带有偶极矩，那么它也靠静电力结合。

关于晶核生长成为晶体的机制有很多理论，例如"表面能理论""扩散理论""吸附层理论"等，这些理论各有优缺点，近来常用的是"扩散理论"即认为晶体的生长包括了两个过程：

（1）分子扩散过程，溶质从溶液主体相扩散通过一层液膜，进入晶体表面。

（2）表面化学反应：固-液界面上溶液中的物质与晶体表面上物质结合或沉积，形成一定大小有规则的晶体。

在工业生产中通常希望得到颗粒粗大而均匀的晶体，可以使以后的过滤、洗涤和干燥操作比较方便，同时产品的质量也可提高。

影响晶体大小的因素主要有过饱和度、温度、搅拌速度等。一般过饱和度增加，所得晶体较细，温度的影响比较复杂，当溶液快速冷却时，达到的过饱和程度较高，所得晶体也较细而且常常形成针状结晶，缓慢冷却常得到较粗大的颗粒。经验还表明，因为温度对晶体生长速度的影响要比成核速度显著，所以在低温下结晶得到的晶体较细小。搅拌能促使成核和加速扩散，提高晶核长大速度，但超过一定范围后，效果就不显著，相反搅拌越烈，晶体越细。若要获得比较粗大和均匀的晶体，一般温度不宜太低，搅拌不宜太快，并要控制好晶核生成速度大大小于晶体成长速度,最好在较低的饱和度下即将溶液控制在介稳区内结晶,那么在较长的时间里可以只有一定量的晶核生成,而使原有的晶核不断成长为晶体。

加入晶种,能控制晶体的形状、大小和均匀度,但首要的晶种自身应有一定的形状、大小和比较均匀,不仅如此,加入晶种还可使晶核的生成提前,也就是说所需的过饱和度可以比不加晶种时低很多。所以,在工业生产中如遇结晶液浓度太低而结晶发生困难时,可适当加入些晶种,能使结晶顺利进行。

在此操作中应注意以下几点:

(1) 首先要把容器外面的水滴拭干。

(2) 容器经过加热之后,切勿立即触及冷物或冷水,否则易炸裂。

(3) 如果粗产品中常有一些有色杂质不能被溶剂去除,因此,需要用脱色剂来脱色。最常用的脱色剂是活性炭,它是一种多孔物质,可以吸附色素和树脂状杂质,但同时它也可以吸附产品,因此加入量不宜太多,一般为粗产品质量的5%。具体方法:待上述热的饱和溶液稍冷却后,加入适量的活性炭摇动,使其均匀分布在溶液中。加热煮沸5~10min即可。注意!千万不能在沸腾的溶液中加入活性炭,否则会引起暴沸,使溶液冲出容器造成产品损失。

(三) 重结晶

当第一次得到的晶体纯度不合要求时,可以重新进行结晶处理,得到纯度较高的晶体,这种操作称为重结晶。根据对物质纯度的要求,可进行多次结晶。

重结晶是提纯固体化合物的一种重要方法,它适用于产品与杂质性质差别较大,产品中杂质含量小于5%的体系。所以从反应粗产物直接重结晶是不适宜的,必须先采用其他方法进行初步提纯,例如萃取、水蒸气蒸馏、减压蒸馏等,然后再用重结晶提纯。

1. 溶剂的选择　在进行重结晶时,选择理想的溶剂是一个关键,理想的溶剂必须具备下列条件:①不与被提纯物质起化学反应;②在较高温度时能溶解多量的被提纯物质,而在室温或更低的温度时只能溶解很少量;③对杂质的溶解度非常大或非常小(前一种情况是使杂质留在母液中不随提纯物晶体一同析出,后一种情况是使杂质在热过滤时被滤去);④容易挥发(溶剂的沸点较低),易于结晶分离除去;⑤能给出较好的结晶。

常用的单一溶剂见表2-14。

表2-14　重结晶常用单一溶剂的物理常数

溶剂名称	沸点/℃	密度(g/cm³)	溶剂名称	沸点/℃	密度(g/cm³)
水	90.0	1.00	乙酸乙酯	77.1	0.90
甲醇	64.7	0.79	二氯六环	101.3	1.03
乙醇	78.0	0.79	二氯甲烷	40.8	1.34
丙酮	56.1	0.79	二氯乙烷	83.8	1.24
乙醚	34.6	0.71	三氯甲烷	61.2	1.49
石油醚	30~60	0.68~0.72	四氯化碳	76.8	1.58
	60~90		硝基甲烷	120.0	1.14
环乙烷	80.8	0.78	甲乙酮	79.6	0.81
苯	80.1	0.88	乙腈	81.6	0.78
甲苯	110.6	0.87			

在几种溶剂同样都合适时,则应根据结晶的回收率,操作的难易,溶剂的毒性、易燃性和价格等来选择。

如果在文献中找不到合适的溶剂,应通过实验选择溶剂。其方法是:取0.1g的产物放入一支试管中,滴入1ml溶剂,振荡下观察产物是否溶解,若不加热很快溶解,说明产物在此溶剂中的溶解度太大,不适合作此产物重结晶的溶剂;若加热至沸腾还不溶解,可补加溶剂,当溶剂用量超过4ml产物仍不溶解时,说明此溶剂也不适宜。如所选择的溶剂能在1~4ml溶剂沸腾的情况下使产物全部溶解,并在冷却后能析出较多的晶体,说明此溶剂适合作为此产物重结晶的溶剂。实验中应同时选用几种溶剂进行比较。有时很难选择到一种较为理想的单一溶剂,这时应考虑选用混合溶剂。所谓混合溶剂,就是把对此物质溶解度很大的和溶解度很小的而又能互溶的两种溶剂(例如水和乙醇)混合起来,这样常可获得新的良好的溶解性能。用混合溶剂重结晶时,可先将待纯化物质在接近良溶剂的沸点时溶于良溶剂中(在此溶剂中极易溶解)。若有不溶物,趁热滤去;若有色,则用活性炭煮沸脱色后趁热过滤。于此热溶液中小心地加入热的不良溶剂(物质在此溶剂中溶解度很小),直至所呈现的浑浊不再消失为止。再加入少量良溶剂或稍热使恰好透明。然后将混合物冷至室温,使结晶自溶液中析出。有时也可将两种溶剂先行混合,如1∶1的乙醇和水,则其操作和使用单一溶剂时相同。常用的混合溶剂如水-乙醇、甲醇-水、石油醚-苯、乙醚-丙酮、氯仿-醇、苯-无水乙醇、水-丙醇、甲醇-乙醚、石油醚-丙酮、乙醇-乙醚-乙酸乙酯、水-乙酸、甲醇-二氯乙烷、氯仿-醚。

2. 注意事项　为了得到形状好,纯度高的晶体,在结晶析出的过程中应注意以下几点:

(1)应在室温下慢慢冷却至有固体出现时,再用冷水或冰进行冷却,这样可以保证晶体形状好,颗粒大小均匀,晶体内不含有杂质和溶剂。否则,当冷却太快时会使晶体颗粒太小,晶体表面易从液体中吸附更多的杂质,加大洗涤的困难。当冷却太慢时,晶体颗粒有时太大(超过2mm),会将溶液夹带在里边,给干燥带来一定的困难。因此,控制好冷却速度是晶体析出的关键。

(2)在冷却结晶过程中,不宜剧烈摇动或搅拌,这样也会造成晶体颗粒太小。当晶体颗粒超过2mm时,可稍微摇动或搅拌几下,使晶体颗粒大小趋于平均。

(3)有时滤液已冷却,但晶体还未出现,可用玻璃棒摩擦瓶壁促使晶体形成,或取少量溶液,使溶剂挥发得到晶体,再将该晶体作为晶种加入到原溶液中,液体中一旦有了晶种或晶核,晶体将会逐渐析出。晶种的加入量不宜过多,而且加入后不要搅动,以免晶体析出太快,影响产品的纯度。

(4)有时从溶液中析出的是油状物,此时,更深一步的冷却可以使油状物成为晶体析出,但含杂质较多。应重新加热溶解,然后慢慢冷却,当油状物析出时,剧烈搅拌可使油状物在均匀分散的条件下固化,如还是不能固化,则需要更换溶剂或改变溶剂用量,再进行结晶。

3. 晶体的干燥　为了保证产品的纯度,需要将晶体进行干燥,把溶剂彻底去除。当使用的溶剂沸点比较低时,可在室温下使溶剂自然挥发达到干燥的目的。当使用的溶剂沸点比较高(如水)而产品又不易分解和升华时,可用红外灯烘干。当产品易吸水或吸水后易发生分解时,应用真空干燥器进行干燥。干燥后测熔点,如发现纯度不符合要求,可重复上述操作直至熔点不再改变为止。

四、盐析沉淀

盐析法是指在高浓度中性盐存在下,欲分离物在中性盐水溶液中的溶解度降低而产生沉淀,这是一种经典的分离方法,早在19世纪,盐析法就被用于从血液中分离蛋白质。目前,盐析沉淀法仍广泛用来回收或分离蛋白质(酶)等生物大分子物质。

(一)基本原理

蛋白质的溶解特性取决于其组成、构象、周围环境的物理化学性质以及溶剂的可利用度。这些性质就本质而言是水分子间的氢键和蛋白质表面所暴露出的N、O原子的相互作用,所以易受溶液温度、pH、介电常数和离子强度等参数的变化。蛋白质在自然环境中通常是可溶的,其表面大部分是亲水基团,但其内部大部分是疏水基团,无外界影响时,蛋白质呈稳定的分散状态,其主要原因是:第一,蛋白质为两性物质,在一定pH条件下,表面显示一定的电性,由于静电斥力作用,使分子间相互排斥。第二,蛋白质分子周围,水分子成有序排列,在其表面形成了水化膜,水化膜层能保护蛋白质粒子,避免其因碰撞而聚沉。

当向蛋白质溶液中逐渐加入中性盐时,会产生两种现象:低盐情况下,随着中性盐离子强度的增高,蛋白质溶解度增大,称盐溶现象。但是,在高盐浓度时,蛋白质溶解度随之减小,发生了盐析作用。产生盐析作用的一个原因是盐离子与蛋白质表面具相反电性的离子基团结合,形成离子对,因此盐离子部分中和了蛋白质的电性,使蛋白质分子之间电排斥作用减弱而能相互靠拢,聚集起来。盐析作用的另一个原因是中性盐的亲水性比蛋白质大,盐离子在水中发生水化而使蛋白质脱去了水化膜,暴露出疏水区域,由于疏水区域的相互作用,使其沉淀(见图2-68)。

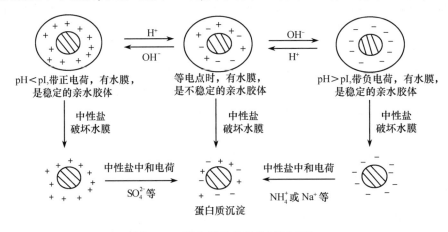

图2-68 蛋白质的盐析机制示意图

蛋白质在水中的溶解度不仅与中性盐离子的浓度有关,还与离子所带电荷数有关,高价离子影响更显著。

(二)无机盐的选择

在蛋白质盐析中,$(NH_4)_2SO_4$是最常用的一种盐析剂,主要因为它价廉,在水中溶解度大,而且溶解度随温度变化小,在低温下仍具较大的溶解度(表2-15),因此常可得到较高离子强度的溶液,甚至在低温下也能盐析,$(NH_4)_2SO_4$还具有对大多数蛋白质的活力无损害等优点。但是它对金属具有腐蚀性,在贮存过程中常会变酸,在较高pH的溶液中容易释放氨。其他盐析剂如硫酸钠和磷酸盐,虽然盐析能力较强,但其溶解度随温度变化显著,低温下溶解度很小,常不能达到使蛋白质和酶析出的浓度。

表 2-15　常用盐析剂在水中的溶解度(g/100ml 水)

中性盐	温度(℃)					
	0	20	40	60	80	100
$(NH_4)_2SO_4$	70.6	75.4	81.0	88.0	95.3	103
Na_2SO_4	4.9	18.9	48.3	45.3	43.3	42.2
$MgSO_4$	–	34.5	44.4	54.6	63.6	70.8
NaH_2PO_4	1.6	7.8	54.1	82.6	93.8	101

其他盐类的沉淀效果都不如硫酸铵,一般阴离子的盐析效果比阳离子好,尤其以高价阴离子更为明显。早在 1888 年,Hofmeister 就对一系列盐沉淀蛋白质的行为进行了测定,并根据它们的盐析能力,对阳离子和阴离子进行了排序,其中阴离子对盐析效果的影响可排序为:柠檬酸根>酒石酸根>$F^->IO^->H_2PO_4^->SO_4^{2-}>CH_3COO^->Cl^->ClO_3^->Br^->NO_2^->ClO_4^->I^->CNS^-$;阳离子排序为 $Th^{4+}>Al^{3+}>H^+>Ba^{2+}>Sr^{2+}>Ca^{2+}>Cs^+>Rb^+>NH_4^+>K^+>Na^+>Li^+$,该顺序被命名为 Hofmeister 序列,又称感胶离子序。

无机盐可按两种方式加入溶液中,一种是直接加入固体$(NH_4)_2SO_4$粉末,工业生产常采用这种方式,加入时速度不能太快,应分批加入,并充分搅拌,使其完全溶解和防止局部浓度过高。另一种是加入硫酸铵饱和溶液,在实验室和小规模生产中或$(NH_4)_2SO_4$浓度不需太高时,可采用这种方式,它可防止溶液局部过浓,但加量较多时,溶液会被稀释。

(三) 影响盐析的各种因素

影响盐析作用的因素主要是无机盐的加入量、蛋白质的种类和浓度、溶液 pH、温度、操作方式和搅拌等。

(1) 无机盐加入量的影响:蛋白质种类不同,盐析沉淀所需的无机盐量也不同。

(2) 蛋白质浓度的影响:蛋白质浓度不同,沉淀所需无机盐用量也不同。一般情况下,随蛋白质浓度提高,盐用量减少。但是,若沉淀的目的不是为了分离蛋白质,而是制取成品,那么溶液中蛋白质浓度适当提高会使盐析收率提高和耗盐量减少,但过高的蛋白浓度会导致沉淀中杂质增多。

(3) 温度的影响:在无盐或稀盐溶液中,大多数蛋白质溶解度是随温度升高而增大的,但在高盐溶液中常相反。但是,在提高温度时,必须考虑到蛋白质对热的敏感程度,例如,淀粉酶较耐热,常可升高温度或在发酵温度下盐析,而蛋白酶耐热性较差,受热易变性,应适当冷却后再盐析。大多数蛋白质都在室温下盐析。

(4) pH 的影响:蛋白质的离子化与溶液的 pH 有关,当溶液的 pH 在蛋白质等电点附近时,由于其净电荷为零,在水中溶解度减小。不同蛋白质,分子中酸性和碱性基团比例不同,所以使其达到等电点的 pH 范围不同。利用 pH 的不同,可以分级沉淀蛋白质。

(5) 操作方式的影响:盐析时操作方式不同,会影响所需的盐量。酶活力与操作方式有直接的关系,采用间歇方式操作所需盐量比连续方式少,在间歇操作中,用硫酸铵饱和溶液的需盐量比用固体盐的高。

操作方式也会影响沉淀物颗粒的大小。采用饱和硫酸铵溶液的连续方式,得到的颗粒比用固体盐的间歇方式大,而采用饱和盐溶液的间歇式操作,其沉淀颗粒更小。间歇操作需搅拌,在加盐过程中,搅拌能防止局部过浓,在蛋白质沉淀和陈化期间,温和的搅动能促使颗粒长大,但剧烈地搅拌,对粒子产生较大剪切力,而只能得到细小颗粒。

盐析法的主要优点是:①室温下,沉淀物在硫酸铵盐析溶液中较长时间放置不会失活,且无机盐不容易引起蛋白质变性失活;②盐析过程中非蛋白的杂质很少被夹带沉淀;③适用范围广,几乎所有蛋白质和酶都能采用;④设备简单,操作方便。盐析法的主要缺点是沉淀物中含有大量盐析剂,而且硫酸铵易分解产生氨的恶臭味,产品不能直接用于医药上。但盐析法可作为初始的提取方法,再与多种精制手段结合起来,如采用超滤、凝胶色谱、透析等方法将无机盐去除,就可制得高纯度产品。

五、固 液 分 离

固液分离的方法一般有倾泻法、过滤法和离心分离法。

(一) 倾泻法

沉淀(晶体)的相对密度较大或结晶颗粒较大、静止后能很快沉降者,常用倾泻法进行分离。

倾泻法操作的要点是待沉淀沉降后将沉淀上部的清液缓慢地倾入另一容器(如烧杯)中,使沉淀与溶液分离。如需洗涤时,可在转移完清液后再加入少量洗涤剂充分搅拌,待沉淀沉降后再用倾泻法,倾去清液,如此重复操作 2 ~ 3 次,即能将沉淀洗净。

(二) 过滤法

过滤法是最常用的固-液分离方法。过滤时,沉淀留在过滤器(漏斗)内,溶液则通过过滤器进入容器中,所得溶液称为滤液。

常用的过滤方法有:常压过滤、减压过滤和热过滤。

1. 常压过滤 在常压下用普通漏斗过滤的方法称为常压过滤法。当沉淀物为胶体或微细的晶体时,用此法过滤较好,缺点是过滤速度较慢。

常压过滤的方法是先取正方形滤纸一张,其边长约为漏斗直径的二倍。将滤纸对折二次,然后将折好的滤纸一角朝下放入干燥洁净的漏斗中,把不展开的滤纸向漏斗内壁贴紧,再沿漏斗边缘把滤纸向外压紧,压出一个弧形的折痕。取出滤纸,沿着弧形的折痕稍向里一些,用剪刀剪去滤纸的多余部分,将对折成四叠的滤纸展开呈圆锥形(一半为三层,一半为一层),使之与 60° 角的漏斗相密合。如果漏斗不标准,可适当改变所折滤纸的角度使之与漏斗相密合。为保证滤纸与漏斗壁之间在贴紧后无空隙,可在三层滤纸的那一边将外层撕去一小角,如图 2-69 所示。

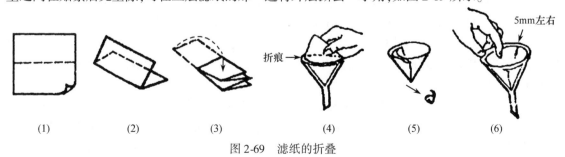

(1)　　　(2)　　　(3)　　　(4)　　　(5)　　　(6)

图 2-69 滤纸的折叠

用示指把滤纸紧贴在漏斗内壁上,用少量蒸馏水润湿滤纸,再用示指(或玻璃棒)轻压滤纸四周,挤出滤纸与漏斗间的气泡,使滤纸紧贴在漏斗壁上。若滤纸与漏斗之间有气泡则会影响过滤速度。过滤时,把漏斗放在漏斗架上(图2-70),调整漏斗架的高度,使漏斗尖端紧靠在容器的内壁(以消除空气阻力,加快过滤速度,避免滤液溅失),用倾泻法(先倾倒溶液,后转移沉淀)将溶液沿玻璃棒于靠近三层滤纸处缓慢倾入漏斗中。漏斗中液面高度应低于滤纸2~3mm。如果沉淀需要洗涤,可等溶液转移完后,在盛有沉淀的容器中加入少量洗涤剂充分搅拌,待溶液静止,沉淀下沉后再把上层溶液倒入漏斗,如此重复洗涤2~3次,最后把沉淀转移到滤纸上。若沉淀为胶体,应加热溶液破坏胶体,趁热过滤。

2. 减压过滤(抽滤或真空过滤) 减压可加速过滤,并使沉淀抽得比较干。但不宜用于过滤颗粒太小的沉淀和胶体沉淀。因胶体沉淀在快速过滤时易透过滤纸,颗粒很细的沉淀会因减压抽吸易在滤纸上形成一层密实的沉淀,使溶液不易透过,反而达不到加速过滤的目的。

减压过滤所用仪器是吸滤瓶和抽滤漏斗(布氏漏斗)。布氏漏斗是中间有许多小孔的瓷质漏斗,滤液通过滤纸再从小孔流出(图2-71)。减压过滤的方法是先剪好一张比布氏漏斗内径略小的圆形滤纸,滤纸的大小以能盖严布氏漏斗上的小孔为准,将滤纸平整地放在抽滤漏斗内,用少量水润湿滤纸,把漏斗插入单孔胶皮塞中,并与吸滤瓶相连,注意漏斗下端的斜削面要对着吸滤瓶侧面的支管。用橡胶管把吸滤瓶与水流抽气泵(或真空泵的抽气接口)连接好,慢慢打开水龙头(或合上电闸)。抽滤时可先用倾泻法,加入量不要超过漏斗高度的2/3。

用真空泵进行抽滤时,为了防止滤液倒流和潮湿空气抽入泵内,在吸滤瓶和真空泵之间要连一个安全瓶和装有干燥剂的干燥瓶。

过滤完后,应先把连接吸滤瓶的橡胶管拔下,然后关闭水龙头(或停真空泵),以防倒吸。取下漏斗后把它倒扣在滤纸上或容器中,轻轻敲打漏斗边缘,使滤纸和沉淀脱离漏斗,滤液则从吸滤瓶的上口倾出,不要从侧面的尖嘴倒出,以免弄脏滤液。洗涤沉淀的方法与常压过滤相同。如果过滤的溶液有强酸性或强氧化性,为避免溶液和滤纸作用应采用玻璃砂漏斗(图2-72)。由于碱易与玻璃作用,故玻璃砂漏斗不适用于过滤碱性溶液。

3. 热过滤 如果某些溶质在温度降低时易析出晶体。若不希望它在过滤中析出,通常使用热过滤法过滤。热过滤时,把玻璃漏斗放在铜质的热水漏斗内(图2-73)。热水漏斗内装有热水(不需太满,以免水加热至沸后溢出),用煤气灯(或酒精灯)加热热水漏斗,以维持溶液的温度。热过滤法选用的玻璃漏斗,其颈的外露部分要短(为什么?)。

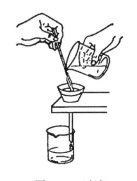

图 2-70 过滤

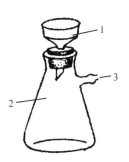

图 2-71 抽滤

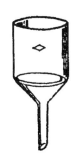

图 2-72 玻璃砂漏斗

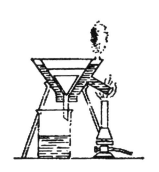

图 2-73 热过滤

减压过滤
(抽滤)

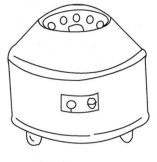

图 2-74　低速离心机

（三）离心分离法

试管中少量溶液和沉淀的分离,可用离心分离代替过滤。该法操作简单、迅速。实验室常用的离心机有低速离心机和高速离心机两种(图 2-74)。操作时,将盛有沉淀的离心试管放入离心机的套管内,在与之相对称的另一套管内装入一支盛有相同容积水的离心试管,使离心机的两臂保持平衡。然后打开电钮,调整转速(不要过快),转动 1 ~ 3min 使离心机自然停下,切勿用手强制其停下。

离心分离
（离心机的使用）

通过离心作用,沉淀紧密地积聚于离心试管的底部,上方得到澄清的溶液。用滴管小心地吸取上方清液,方法是用左手斜持离心试管,右手拿滴管,用手指捏紧滴管的橡皮胶帽排除其中的空气,然后轻轻地插入清液中(不使滴管末端接触沉淀),吸取清液。如果沉淀需要洗涤,可以加入少量洗涤液,用尖头搅拌棒充分搅拌,再进行离心分离,如此反复洗涤 2 ~ 3 次。洗涤沉淀的洗涤液约等于沉淀体积的 2 ~ 3 倍即可。分离溶液用的胶帽滴管和搅拌棒,用后要立即用蒸馏水洗涤干净,置于另一盛蒸馏水的烧杯中待用。

六、升　华

升华是纯化固体有机化合物的一个方法,它所需的温度一般较蒸馏时低,但是只有在其熔点温度以下具有相当高(高于 2.67kPa)蒸气压的固态物质,才可用升华来提纯。利用升华可除去不挥发性杂质,或分离不同挥发度的固体混合物。升华常可得到较高纯度的产物,但操作时间长,损失也较大,在实验室里只用于较少量(1 ~ 2g)物质的纯化。

严格说来,升华是指物质自固态不经过液态直接转变成蒸气的现象。然而对有机化合物的提纯来说,重要的却是使物质蒸气不经过液态而直接转变成固态,因为这样能得到高纯度的物质。因此,在有机化学实验操作中,不管物质蒸气是由固态直接气化,还是由液态蒸发而产生的,只要是物质从蒸气不经过液态而直接转变成固态的过程也都被称为升华。一般说来,对称性较高的固态物质,具有较高的熔点。且在熔点温度以下具有较高的蒸气压,易于用升华来提纯。

为了了解和控制升华的条件,就必须研究固、液、气三相平衡(图 2-75)。图中 SG 表示固相与气相平衡时固体的蒸气压曲线,SY 是液相与气相平衡时液体的蒸气压曲线,SV 曲线表示固与液两相平衡时的温度和压力关系曲线,S 为三线交点,也是物质的三相平衡点。在此点,固、液、气三相可同时并存,可以看出压力对熔点的影响并不太大。

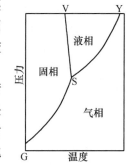

图 2-75　三相平衡图

一个物质的正常熔点是固、液两相在大气压下平衡时的温度。在三相点时的压力是固、液、气三相的平衡蒸气压,所以三相点时的温度和正常的熔点有些差别。然而,这种差别非常小,通常只有几分之一度。因此在一定压力范围内,SV 曲线偏离垂直方向很小。

在三相点以下,物质只有固、气两相。若降低温度,蒸气就不经过液态而直接变成固态;若升高温度,固态也不经过液态而直接变成蒸气。因此一般的升华操作皆应在三相点温度以下进行。若某物质在三相点温度以下的蒸气压很高,因而气化速率很大,就可以容易地从固态直接变为蒸气,且此物质蒸气压随温度降低而下降非常显著,稍降低温度即能由蒸气直接转变成固态,则此物质可容易地在常压下用升华方法来提纯。例如六氯乙烷(三相点温度186℃,压力104kPa)在185℃时蒸气压已达0.1MPa,因而在低于186℃时就可完全由固相直接挥发成蒸气,中间不经过液态阶段。樟脑(三相点温度179℃,压力49.3kPa)在160℃时蒸气压为29.1kPa,即未达熔点前,已有相当高的蒸气压,只要缓缓加热,使温度维持在179℃以下,它就可不经熔化而直接蒸发,蒸气遇到冷的表面就凝结成为固体,这样蒸气压可始终维持在49.3kPa以下,直至挥发完毕。

像樟脑这样的固体物质,它的三相点平衡蒸气压低于0.1MPa,如果加热很快,使蒸气压超过了三相点平衡的蒸气压,这时固体就会熔化成为液体。如继续加热至蒸气压到0.1MPa时,液体就开始沸腾。

有些物质在三相点时的平衡蒸气压比较低(为了方便,可以认为三相点时的温度及平衡蒸气压与熔点的温度及蒸气压相差不多),例如苯甲酸熔点122℃,蒸气压为0.8kPa;萘熔点80℃,蒸气压为0.93kPa。这时如果也用上述升华樟脑的办法,就不能得到满意产率的升华产物。例如萘加热到80℃时要熔化,而其相应的蒸气压很低,当蒸气压达到0.1MPa时(218℃)开始沸腾。若要使大量萘全部转变成为气态。就必须保持它在218℃左右,但这时萘的蒸气冷却后要转变为液态。除非达到三相点(此时的蒸气压为0.93kPa)时,才转变为固态。在三相点温度时,萘的蒸气压很低(萘的分压:空气分压=7:753),因此升华的收率很低。为了提高升华的收率,对于萘及其他类似情况的化合物,除可在减压下进行升华外,也可以采用一个简单有效的方法:将化合物加热至熔点以上,使具有较高的蒸气压,同时通入空气或惰性气体带走蒸气,促使蒸发速度增快;并可降低被纯化物质的分压,使蒸气不经过液化阶段而直接凝成为固体。

七、普通蒸馏

(一) 实验原理

将液体加热,它的蒸气压就随着温度的升高而增大。当液体的蒸气压增大到与外界施于液面的总压力(通常是大气压力)相等时,就有大量气泡从液体内部逸出,即液体沸腾。这时的温度称为液体的沸点。显然,沸点与所承受外界压力的大小有关。蒸气压的度量一般是以帕斯卡(帕)来表示。通常所说的沸点是指在1.013×10^5Pa的压力下液体沸腾的温度。例如,水的沸点是100℃,即是指在一个大气压(1.013×10^5Pa)下水在100℃时沸腾。在其他压力下的沸点应注明压力,例如在8.50×10^4Pa时,水在95℃沸腾。这时水的沸点可以表示为95℃/8.50×10^4Pa。

纯粹的液体有机化合物在一定的压力下具有一定的沸点。但是具有固定沸点的液体不一定都是纯粹的化合物,因为某些有机化合物常常和其他组分形成二元或三元共沸混合物,它们也有一定的沸点。不纯物质的沸点则要取决于杂质的物理性质以及它和纯物质间的相互作用。假如杂质是不挥发的,则溶液的沸腾温度比纯物质的沸点略有提高(但在蒸馏时,实际上测量的并不是溶液的沸点,而是逸出蒸气与其冷凝液平衡时的温度,即是馏出液的沸点而不是瓶中蒸馏液的沸点)。若杂质是挥发性的,则蒸馏时液体的沸点会逐渐地上升;或者由于两种或多种物质组成了共沸混合物,在蒸馏过程中温度可保持不变,停留在某一范围内(这样的混合物用一般的蒸馏方法无法分离,具体方法见共沸蒸馏)。很明显,通过蒸馏可将易挥发的物质和不挥发的物质分离开来,也可将沸点不同的液体混合物分离开来。但对于简单蒸馏,液体混合物各组分的沸点必须相差很大(至少30℃)才能达到较好的分离效果。

(二)蒸馏过程

在第一阶段,随着加热,蒸馏瓶内的混合液不断汽化,当液体的饱和蒸气压与施加给液体表面的外压相等时,液体沸腾。一旦水银球部位有液滴出现(说明体系正处于汽-液平衡状态),温度计内水银柱急剧上升,直至接近易挥发组分沸点,水银柱上升变缓慢,开始有液体被冷凝而流出。我们将这部分流出液称为前馏分(或馏头)。由于这部分液体的沸点低于要收集组分的沸点,因此,应作为杂质弃掉。有时被蒸馏的液体几乎没有馏头,应将蒸馏出来的前1~2滴液体作为冲洗仪器的馏头去掉,不要收集到馏分中去,以免影响产品质量。

在第二阶段,馏头蒸出后,温度稳定在沸程范围内,沸程范围越小,组分纯度越高。此时,流出来的液体称为正馏分,这部分液体是所要的产品。随着正馏分的蒸出,蒸馏瓶内的混合液体的体积不断减少。直至温度超过沸程,即可停止接收。

在第三阶段,如果混合液中只有一种组分需要收集,此时,蒸馏瓶内剩余液体应作为馏尾弃掉。如果是多组分蒸馏,第一组分蒸完后温度上升到第二组分沸程前流出的液体,则既是第一组分的馏尾又是第二组分的馏头,称为交叉馏分,应单独收集。当温度稳定在第二组分沸程范围内时,即可接收第二组分。如果蒸馏瓶内液体很少时,温度会自然下降。此时应停止蒸馏。无论进行何种蒸馏操作,蒸馏瓶内的液体都不能蒸干,以防蒸馏瓶过热或有过氧化物存在而发生爆炸。

八、分　　馏

对于沸点相近的液体混合物,仅通过一次蒸馏不可能把各组分完全分开。若要获得较纯组分,就必须进行多次蒸馏。这样既费时,产品损失也大。要获得良好的分离效果,通常采用分馏的方法。

所谓分馏(fractional distillation)就是采用一个分馏柱将几种沸点相近的液体混合物进行分离的方法,它在化学工业和实验室中被广泛应用。现在最精密的分馏设备已能将沸点相差仅1~2℃的混合物分开。分馏的原理和蒸馏是一样的,分馏实际上就是多次的蒸馏。利用分馏柱进行分馏,实际上就是在分馏柱内使液体混合物进行多次气化和冷凝。上升的蒸气部分冷凝放出热量使下降的冷凝液部分气化,两者发生热量交换。结果上升蒸气中易挥发(低沸点)组分增加,而下降的冷凝液中难挥发(高沸点)组分增加,如此进行多次的气-液平衡,即达到了多次蒸馏的效果。如果分馏柱的柱效足够高,从分馏柱顶部出来的几乎是纯净的易挥发组分,而高沸点组分则残留在烧瓶中。

(一)基本原理

如果将几种沸点不同但又能完全互溶的混合液体加热蒸馏,当它们的总蒸气压等于大气压力时,就开始沸腾气化。而且沸腾混合液的组成和蒸气的组成是不同的,蒸气中低沸点易挥发组分的含量要比在混合液中的含量高。将蒸气冷凝成液体,则冷凝液中低沸点物的比例要比原混合液中的比例高。如果设计一种装置,可将这种简单的蒸馏操作连续多次地进行下去,最终会得到纯的低沸点物,从而完成混合液的分离与提纯。

下面从理论上作进一步分析。为简化起见,我们仅讨论混合液是二元理想溶液的情况。所谓理想溶液就是在这种溶液中,相同分子间的相互作用与不同分子间的相互作用完全相同,也就是各组分在混合时没有热效应,没有体积的改变。只有理想溶液才严格服从拉乌尔(Raoult)定律,即溶液中每一组分的蒸气压等于该纯物质的蒸气压和它在溶液中的摩尔分数的乘积。用方程式表示如下

$$p_A = p_A^0 x_A \qquad p_B = p_B^0 x_B$$

式中,p_A 为溶液中 A 组分的分压;p_B 为溶液中 B 组分的分压;p_A^0 为纯组分 A 的蒸气压;p_B^0 为纯组分 B 的蒸气压;x_A 为 A 组分在溶液中的摩尔分数;x_B 为 B 组分在溶液中的摩尔分数。

而溶液的总蒸气压为

$$p = p_A + p_B$$

根据道尔顿(Dalton)定律,气相中每一组分的蒸气压和它的摩尔分数成正比。因此在气相中各组分蒸气的摩尔分数分别为

$$x_A^{气} = \frac{p_A}{p_A + p_B} \qquad x_B^{气} = \frac{p_B}{p_A + p_B}$$

容易得到组分 B 在蒸气和溶液中的相对浓度为

$$\frac{x_B^{气}}{x_B} = \frac{p_B}{p_A + p_B} \cdot \frac{p_B^0}{p_B} = \frac{1}{x_B + \frac{p_A^0}{p_B^0} x_A}$$

因为 $x_A + x_B = 1$,所以若 $p_A^0 = p_B^0$,则 $x_B^{气}/x_B = 1$,表明这时液相的组成和气相的组成完全相同,这样的 A、B 混合液就不能用蒸馏(或分馏)的方法来分离。如果 $p_B^0 > p_A^0$,则 $x_B^{气}/x_B > 1$,表明低沸点易挥发的 B 组分在气相中的含量要比液相中大。将此蒸气冷凝成液体(相当于蒸馏过程),B 组分的含量自然比原混合液中要高。如果将所得的冷凝液再气化、再冷凝,则所得冷凝液中,B 组分的含量又要提高。如此重复多次,最终就能将这两个组分完全分开。

二元理想溶液的气液组成与温度的关系最好用恒压下的沸点-组成曲线图来说明。图 2-76 即为常压下的苯(沸点 80℃)-甲苯(沸点 111℃)溶液的沸点-组成曲线图。从图中可以看出,由 20 % 苯和 80% 甲苯组成的液相(L_1)在 102℃时沸腾,而与其相平衡的气相(V_1)则由大约为 40% 苯和 60% 甲苯组成。若将该组成的气相冷凝成相同组成的液相(L_2),则与此液相相平衡的气相(V_2)的组成大约为 60% 苯和 40% 甲苯。显然,如此重复处理下去,最终将获得接近纯苯的气相。

需要指出的是,在分馏过程中,有时会得到

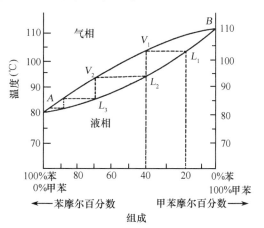

图 2-76　苯-甲苯体系的沸点与组成曲线图

与纯粹化合物相似的混合物。它也具有恒定的沸点和恒定的组成,气相和液相的组成也完全相同,因此无法用分馏法分离开来。这种混合物称为共沸混合物(或恒沸混合物)。它的沸点高于或低于其中的每一组分,被称为共沸点(或恒沸点)。例如乙醇的沸点是 78.4℃,水的沸点是100℃,当乙醇含量达 95.5% 时生成恒沸混合物,沸点为 78.1℃,便不能用一般的蒸馏、分馏方法将其分离,必须用化学方法如加氧化钙去水再蒸馏才可得到无水乙醇(含量 99.5%)。

(二) 分馏柱

分馏柱就是根据上述分馏原理设计的一种装置,其实就是一根长而直的玻璃管。为了增大气液两相接触面积,提高分离效率,通常将分馏柱柱身加工成特定的形状,或者在柱中装填特制的填料。

当烧瓶中的混合液沸腾后,其蒸气进入分馏柱并被冷凝成液体流回烧瓶。由于沸点高的组分更易被冷凝,所以冷凝液中含有较多高沸点组分,而蒸气中含有较多低沸点组分。冷凝液回流时又与上升的新蒸气接触,两者之间进行热量交换,新蒸气中的高沸点组分被冷凝下来(低沸点组分仍呈蒸气上升),而冷凝液中的低沸点组分则受热气化(高沸点组分仍呈液体回流)。这样在分馏柱内进行反复多次的液相与气相的热交换,使得低沸点组分不断上升,最后被蒸馏出来,高沸点组分则不断下降流回烧瓶中,从而将沸点不同的组分分离。可见在分馏过程中,分馏柱内不同高度段,存在着温度梯度和浓度梯度。分馏过程实际是一个传热传质过程。

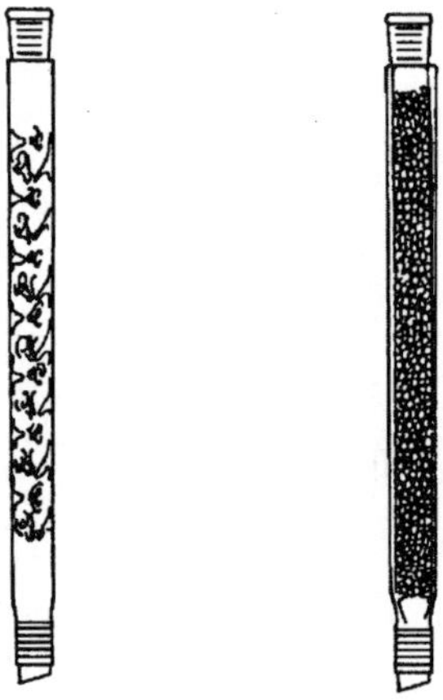

分馏柱的种类较多。有机化学实验中常用的分馏柱直径为 2.5 ~ 3.5cm、长度为 30 ~ 60cm。一般有刺形分馏柱和管式分馏柱两种。

刺形分馏柱又叫韦氏(Vigreux)分馏柱,如图 2-77a 所示。在柱的内壁每隔一定距离,向内伸入三根倾斜的刺状物,在柱中间相交并排成螺旋状。由于不装填料,结构简单,且在蒸馏过程中,留在柱内的液体(附液)很少,但分馏效率没有管式分馏柱高。适合分离量小且沸点差别较大的混合液。

管式分馏柱又叫赫氏(Hempel)分馏柱,它是一种填充柱,如图 2-77b 所示。柱内填有各种惰性材料(填料),以增加表面积,使气液两相充分接触。常用的填料有:玻璃珠、玻璃管、陶瓷及各种形状的小金属片等。管式分馏柱效率较高,适合分离一些沸点差别较小的混合物。

图 2-77 分馏柱
a. 刺形分馏柱 b. 管式分馏柱

九、减压蒸馏

(一) 基本原理

液体的沸点与外界施加于液体表面的压力有关,随着外界施加于液体表面的压力的降低,液体沸点下降。沸点与压力的关系可近似地用下式表示

$$\lg p = A + \frac{B}{T}$$

式中,p 为液体表面的蒸气压;T 为溶液沸腾时的热力学温度;A,B 为常数。

如果用 $\lg p$ 为纵坐标,$1/T$ 为横坐标,可近似得到一条直线。从二元组分已知的压力和温度,可算出 A 和 B 的数值,再将所选择的压力代入上式即可求出液体在这个压力下的沸点。表 2-16 给出了部分有机化合物在不同压力下的沸点。

表 2-16　部分有机化合物饱和蒸气压与沸点的关系

饱和蒸气压(a)	化合物沸点(℃)					
	水	氯苯	苯甲醛	水杨酸乙酯	甘油	蒽
101325	100	132	179	234	290	354
6665	38	54	95	139	204	225
3999(30)	30	43	84	127	192	207
3332(25)	26	39	79	124	188	201
2666(20)	22	34.5	75	119	182	194
1999(15)	17.5	29	69	113	175	186
1333(10)	11	22	62	105	167	175
666(5)	1	10	50	95	156	159

但实际上许多物质的沸点变化是由分子在液体中的缔合程度决定的。因此,在实际操作中经常使用图 2-78 来估计某种化合物在某一压力下的沸点。

该图具体使用方法:分别在两条线上找出两个已知点,用一把小尺子将两点连接成一条直线,并与第三线相交,其交点便是所要求的数值。例如,水在一个大气压下时沸点为 100℃,若求 2.666 kPa(20mmHg)时的沸点可先在 b 线上找到 100℃ 这一点,再在 c 线上找到 20,将两点连成一条直线并延伸至 a 线与之相交,其交点便是 2.666 kPa 时水的沸点(22℃)。利用此图也可以反过来估计常压下的沸点和减压时要求的压力。

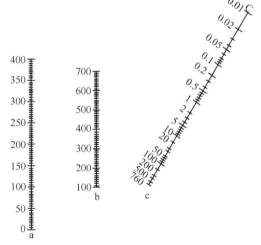

图 2-78　在常压、减压下的沸点近似图
a. 减压下沸点(℃)　b. 常压下沸点(℃)
c. 真空度(mmHg)

压力对沸点的影响还可以作如下估算:

(1) 从大气压降至 3332Pa(25mmHg)时,高沸点(250～300℃)化合物的沸点随之下降100～125℃;

(2) 当气压在 3332Pa(25 mmHg)以下时,压力每降低一半,沸点下降 10℃。

对于具体某个化合物减压到一定程度后其沸点是多少,可以查阅有关资料,但更重要的是通过实验来确定。

(二) 实验装置

图 2-79 是常用的减压蒸馏装置。整个系统由蒸馏、抽气(减压)、保护装置及测压装置四部

分组成。

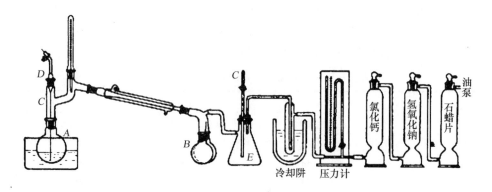

图 2-79　减压蒸馏装置

（1）蒸馏部分：由蒸馏瓶，克氏蒸馏头、温度计、毛细管、直形冷凝器、真空接引管（若要收集不同馏分而又不中断蒸馏，则可采用三叉燕尾管）以及接液瓶等组成。毛细管的作用是使沸腾均匀稳定，其长度恰好使其下端距离瓶底 1 ~ 2mm。

（2）抽气部分：实验室通常用油泵或水泵进行减压。

（3）保护部分：当用油泵进行减压时，为了防止易挥发的有机溶剂、酸性物质和水汽进入油泵，必须在馏液接受器与油泵之间顺次安装冷却阱和几种吸收塔，以免污染油泵用油，腐蚀机件。冷却阱置于盛有冷却剂的广口保温瓶中，冷却剂的选择随需要而定，可用冰-水、冰盐、干冰等，吸收塔（干燥塔）通常设两个，前一个装无水氯化钙（或硅胶），后一个装粒状氢氧化钠。有时为了吸除有机溶剂，可再加一个石蜡片吸收塔。最后一个吸收塔与油泵相接。

（4）测压部分：实验室通常采用水银压力计来测量减压系统的压力。水银压力计有封闭式和开口式两种。

（三）操作要点

（1）减压蒸馏时，蒸馏瓶和接收瓶均不能使用不耐压的平底仪器（如锥形瓶、平底烧瓶等）和薄壁或有破损的仪器，以防由于装置内处于真空状态，外部压力过大而引起爆炸。

（2）减压蒸馏的关键是装置密封性要好，因此在安装仪器时，应在磨口接头处涂抹少量真空脂，以保证装置密封和润滑。温度计一般用一小段乳胶管固定在温度计套管上。

（3）仪器装好后，应空试系统是否密封。具体方法：①泵打开后，将安全瓶上的放空阀关闭，拧紧毛细管上的螺旋夹，待压力稳定后，观察压力计（表）上的读数是否到了最小或是否达到所要求的真空度。如果没有，说明系统内漏气，应进行检查；②检查，首先将真空接引管与安全瓶连接处的橡胶管折起来用手捏紧，观察压力计（表）的变化，如果压力马上下降，说明装置内有漏气点，应进一步检查装置，排除漏气点；如果压力不变，说明自安全瓶以后的系统漏气，应依次检查安全瓶和泵，并加以排除或请指导老师排除；③漏气点排除后，应再重新空试，直至压力稳定并且达到所要求的真空度时，方可进行下面的操作。

（4）减压蒸馏时，加入待蒸馏液体的量不能超过蒸馏瓶容积的1/2。待压力稳定后，蒸馏瓶内液体中有连续平稳的小气泡通过。由于减压蒸馏时一般液体在较低的温度下就可蒸出，因此,加热不要太快。当馏头蒸完后换另一接收瓶开始接收正馏分,蒸馏速度控制在每秒1~2滴。在压力稳定及化合物较纯时,沸程应控制在1~2℃范围内。

(5)停止蒸馏时,应先将加热器关闭并撤走,待稍冷却后,调大毛细管上的螺旋夹,慢慢打开安全瓶上的放空阀,使压力计(表)恢复到零的位置,再关泵。否则由于系统中压力低,会发生油或水倒吸回安全瓶或冷阱的现象。

(6)为了保护油泵系统和泵中的油,在使用油泵进行减压蒸馏前,应将低沸点的物质先用简单蒸馏的方法去除,必要时可先用水泵进行减压蒸馏。加热温度以产品不分解为准。

(四)旋转蒸发仪

旋转蒸发仪是由马达带动可旋转的蒸发器(圆底烧瓶)、冷凝器和接受器组成,可在常压或减压下操作,可一次进料,也可分批吸入蒸发料液。由于蒸发器的不断旋转,可免加沸石而不会暴沸。蒸发器旋转时,会使料液的蒸发面大大增加,加快了蒸发速度。因此,它是浓缩溶液、回收溶剂的理想装置。

十、共沸蒸馏

1. 基本原理　共沸蒸馏又称恒沸蒸馏,主要用于共沸物的分离。共沸物是指在一定压力下,具有恒定沸点的混合液体。该沸点比纯物质的沸点更低或更高。

在共沸混合物中加入第三组分,该组分与原混合物中的一种或两种组分形成沸点比原来组分和原来共沸物沸点更低的、新的具有最低沸点的共沸物,使组分间的相对挥发度比值增大,易于用蒸馏的方法分离。这种分离方法称为共沸蒸馏,加入的第三组分称为恒沸剂或夹带剂。

工业上常用苯作为恒沸剂进行共沸蒸馏制取无水乙醇。常用的恒沸剂有苯、甲苯、二甲苯、三氯甲烷、四氯化碳等。

2. 实验装置　图2-80是实验室常用的共沸蒸馏装置。它是在蒸馏瓶与回流冷凝管之间增加了一根分水器。

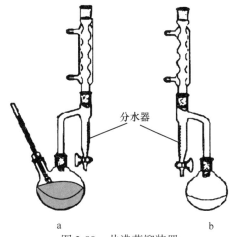

分水器

a　　　　　b

图2-80　共沸蒸馏装置
a. 用于共沸蒸馏需测液温的实验
b. 用于共沸蒸馏不需测液温的实验

十一、水蒸气蒸馏

当对一个互不混溶的挥发性混合物(非均相共沸混合物)进行蒸馏时,在一定温度下,每种液体将显示其各自的蒸气压,而不被另一种液体所影响,它们各自的分压只与各自纯物质的饱和蒸气压有关,即 $p_A = p_A^0$,$p_B = p_B^0$,而与各组分的摩尔分数无关,其总压为各分压之和,即

$$p_{总} = p_A + p_B = p_A^0 + p_B^0$$

由此可以看出,混合物的沸点要比其中任何单一组分的沸点都低。在常压下用水蒸气(或水)作为其中的一相,能在低于100℃的情况下将高沸点的组分与水一起蒸出来。综上所述,一个由不混溶液体组成的混合物将在比它的任何单一组分(作为纯化合物时)的沸点都要低的温度下沸腾,用水蒸气(或水)充当这种不混溶相之一所进行的蒸馏操作称为水蒸气蒸馏。

水蒸气蒸馏是纯化分离有机化合物的重要方法之一。此法常用于以下几种情况:

(1)混合物中含有大量树脂状杂质或不挥发杂质,用蒸馏、萃取等方法难以分离。

(2)在常压下普通蒸馏会发生分解的高沸点有机物。

(3)脱附混合物中被固体吸附的液体有机物。

(4)除去易挥发的有机物。

运用水蒸气蒸馏时,被提纯物质应具备以下条件:①不溶或难溶于水;②在沸腾下不与水发生反应;③在100℃左右时,必须具有一定的蒸气压(一般不少于1.333kPa)。

水蒸气蒸馏时,馏出液两组分的组成由被蒸馏化合物的分子质量以及在此温度下两者相应的饱和蒸气压来决定。假如它们是理想气体,则

$$pV = nRT = \frac{g}{M}RT$$

式中,p 为蒸气压;V 为气体体积;g 为气相下该组分的质量;M 为纯组分的分子质量;R 为气体常数;T 为热力学温度。

气相中两组分的理想气体方程分别表示为

$$p_{水}^{\circ} V_{水} = \frac{g_{水}}{M_{水}}RT$$

$$p_{B}^{\circ} V_{B} = \frac{g_{B}}{M_{B}}RT$$

将两式相比得到下式

$$\frac{p_{B}^{\circ} V_{B}}{p_{水}^{\circ} V_{水}} = \frac{g_{B} M_{水} RT}{g_{水} M_{B} RT}$$

在水蒸气蒸馏条件下,$V_{水} = V_{B}$ 且温度相等,故上式可改写为

$$\frac{g_{B}}{g_{水}} = \frac{p_{B}^{\circ} M_{B}}{M_{水} p_{水}^{\circ}}$$

利用混合物蒸气压与温度的关系可查出沸腾温度下水和组分 B 的蒸气压。当混合物沸点为95℃时,水的蒸气压为85.3kPa(640mmHg),溴苯为16.0kPa(120mmHg),代入上式得到:

$$\frac{g_{溴苯}}{g_{水}} = \frac{16 \times 157}{85.3 \times 18} = \frac{2512}{15355.4} = \frac{1.64}{1}$$

此结果说明,虽然在混合物沸点下溴苯的蒸气压低于水的蒸气压,但是,由于溴苯的分子质量大于水的分子质量,因此,在馏出液中溴苯的量比水多,这也是水蒸气蒸馏的一个优点。如果使用过热蒸汽,还可以提高组分在馏出液中的比例。

十二、萃　　取

萃取是有机化学实验中用来提取或纯化有机化合物的常用操作之一,是设法使溶解于一液

相的物质转移到另一液相中。应用萃取可以从固体或液体混合物中提取出所需要的物质,也可以用来洗去混合物中少量杂质。通常称前者为"抽提"或"萃取";后者为"洗涤"。

(一) 基本原理

萃取是利用物质在两种不互溶(或微溶)溶剂中溶解度或分配比的不同来达到分离、提取或纯化目的的一种操作。这可用与水不互溶(或微溶)的有机溶剂从水溶剂中萃取有机化合物来说明。将含有机化合物的水溶液用有机溶剂萃取时,有机化合物就在两液相间进行分配。在一定温度下,此有机化合物在有机相中和在水相中的浓度之比为一常数,此即所谓"分配定律"。假如一物质在两液相 A 和 B 中的浓度分别为 C_A 和 C_B,则在一定温度下,$C_A/C_B = K$,K 是一常数,称为"分配系数",它可以近似地看作为此物质在两溶剂中溶解度之比(图 2-81)。

有机物质在有机溶剂中的溶解度,一般比在水中的溶解度大,所以可以将它们从水溶液中萃取出来。但是除非分配系数极大,否则用一次萃取是不可能将全部物质移入新的有机相中的。在萃取时,若在水溶液中先加入一定量的电解质(如氯化钠),利用所谓"盐析效应",以降低有机化合物和萃取溶剂在水溶液中的溶解度,常可提高萃取效果。

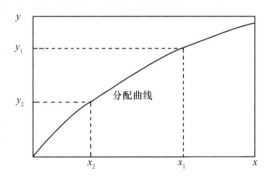

图 2-81　溶质 A 在两相间的分配平衡

当用一定量的溶剂从水溶液中萃取有机化合物时,以一次萃取好呢还是多次萃取好呢? 可以利用下列推导来说明。设在 V ml 的水中溶解 W_0 g 的物质,每次用 S ml 与水不互溶的有机溶剂重复萃取。假如 W_1 g 为萃取一次后剩留在水溶液中的物质量,则在水中的浓度和在有机相中的浓度就分别为 W_1/V 和 $(W_0-W_1)/S$,两者之比等于 K,亦即

$$\frac{W_1/V}{(W_0-W_1)/S}=K \quad 或 \quad W_1=\frac{KV}{KV+S} \cdot W_0$$

令 W_2 g 为萃取两次后在水中的剩留量,则有

$$\frac{W_2/V}{(W_1-W_2)/S}=K \quad 或 \quad W_2=W_1\frac{KV}{KV+S}=W_0\left(\frac{KV}{KV+S}\right)^2$$

显然,在萃取几次后的剩留量 W_n 应为

$$W_n=W_0\left(\frac{KV}{KV+S}\right)^n$$

当用一定量的溶剂萃取时,总是希望在水中的剩余量越少越好。因为上式中 $\frac{KV}{KV+S}$ 恒小于 1,所以 n 越大,W_n 就越小,也就是说把溶剂分成几份作多次萃取比用全部量的溶剂作一次萃取为好。但必须注意,上面的式子只适用于几乎和水不互溶的溶剂,例如苯、四氯化碳或氯仿等。对于与水有少量互溶的溶剂,如乙醚等,上面的式子只是近似的,但也可以定性地指出预期的结果。

例如在 100ml 水中含有 4g 正丁酸的溶液,在 15℃ 时用 100ml 苯来萃取,设已知在 15℃ 时正丁酸在水和苯中的分配系数 $K=\frac{1}{3}$,用苯 100ml 一次萃取后在水中的剩余量为

$$W_1 = 4 \times \frac{\frac{1}{3} \times 100}{\frac{1}{3} \times 100 + 100} = 1.0 \, (\text{g})$$

如果用 100ml 苯以每次 33.3ml 萃取三次,则剩余量为

$$W_3 = 4 \left[\frac{\frac{1}{3} \times 100}{\frac{1}{3} \times 100 + 33.3} \right]^3 = 0.5 \, (\text{g})$$

从上面的计算可以知道 100ml 苯一次萃取可以提出 3.0g(75%)的正丁酸,而分三次萃取时则可提出 3.5g(87.5%)。所以,用同样体积的溶剂,分多次萃取比一次萃取的效率高,但是当溶剂的总量保持不变时,萃取次数(n)增加,S 就要减小。例如当 $n>5$ 时,n 和 S 这两个因素的影响就几乎相互抵消了,再增加萃取次数,W_n / W_{n+1} 的变化很小;通过运算也可以证明这一结论。

(二) 萃取剂的选择

萃取剂是有机溶剂,根据"分配定律"使有机化合物从水溶液中被萃取出来。另外一类萃取剂是利用它能与被萃取物质起化学反应。这种萃取通常用于从化合物中移去少量杂质或分离混合物,操作方法与上面所述相同,常用的这类萃取剂如 5% 氢氧化钠水溶液,5% 或 10% 的碳酸钠、碳酸氢钠溶液、稀盐酸、稀硫酸及浓硫酸等。碱性的萃取剂可以从有机相中移出有机酸,或从溶于有机溶剂的有机化合物中除去酸性杂质(使酸性杂质形成钠盐溶于水中)。稀盐酸及稀硫酸可从混合物中萃取出有机碱性物质或用于除去碱性杂质。浓硫酸可应用于从饱和烃中除去不饱和烃,从卤代烷中除去醇及醚等。

选择时应注意考虑以下几个方面:

(1) 分配系数:被分离物质在萃取剂与原溶液两相间的平衡关系是选择萃取剂首先应考虑的问题。分配系数 K 的大小对萃取过程有着重要的影响,分配系数 K 大,表示被萃取组分在萃取相的组成高,萃取剂用量少,溶质容易被萃取出来。

(2) 密度:在液-液萃取中两相间应保持一定的密度差,以利于两相的分层。

(3) 界面张力:萃取体系的界面张力较大时,细小的液滴比较容易聚结,有利于两相的分离。但是界面张力过大,液体不易分散,难以使两相很好地混合;界面张力过小时,液体易分散,但易产生乳化现象使两相难以分离。因此,应从界面张力对两相混合与分层的影响来综合考虑,一般不宜选择界面张力过小的萃取剂。常用体系界面张力的数值可在文献中找到。

(4) 黏度:萃取剂黏度低,有利于两相的混合与分层,因而黏度低的萃取剂对萃取有利。

(5) 其他:萃取剂应具有良好的化学稳定性,不易分解和聚合,一般选择低沸点溶剂,萃取剂应容易与溶质分离和回收,此外,其毒性、易燃易爆性、价格等因素也都应加以考虑。

一般选择萃取剂时,难溶于水的物质用石油醚作萃取剂,较易溶于水的物质用苯或乙醚作萃取剂,易溶于水的物质用乙酸乙酯或类似的物质作萃取剂。

常用的萃取剂有乙醚、苯、四氯化碳、石油醚、氯仿、二氯甲烷、乙酸酯等。

(三) 乳化和破乳化

在萃取时,特别是当溶液呈碱性时,常常会产生乳化现象;有时由于存在少量轻质的沉淀、溶

剂互溶、两液相的相对密度相差较小等原因,也可能使两液相不能很清晰地分开,这样很难将它们完全分离。乳状液是一种液体分散在另一种互不相溶的液体中所构成的分散体系。当有机溶剂(通称为油)与水混合加以搅拌时,可能产生乳浊液,但油与水是不相溶的,两者混合在一起很快会分层,不能形成稳定的混浊液。必须有第三种物质——乳化剂存在时,才容易形成稳定的乳浊液。

乳化剂多为表面活性剂。分子结构有共同的特点:一般是由亲油基和亲水基两部分组成的,即一端为亲水基团或极性部分(COONa、—SO$_3$Na、—OSO$_3$Na、—N$^+$(CH$_3$)$_3$Cl$^-$、—OH、—O(CH$_2$CH$_2$O)$_n$、—COOC$_2$H$_5$、—CONH$_2$等),用圆形表示;另一端为疏水性基团或非极性部分(烃链),用矩形表示,其模型如图2-82a所示。

乳状液中被分散的一相称作分散相或内相,另一相则称作分散介质或外相。显然,内相是不连续相,而外相是连续相。据内相与外相的性质,乳状液有两种类型:一类是油分散在水中,简称水包油型乳状液,用 O/W 表示;另一类是水分散在油中,简称油包水型乳状液,用 W/O 表示。由于表面活性剂具有亲水、亲油两个性质,所以能够把本来互不相溶的油和水连在一起,在两相界面亲水基伸向水层,亲油基伸向油层,处于稳定状态(图2-82b)。表面活性剂的亲水基强度大于亲油基时,则容易形成 O/W 型乳浊液。反之,如亲油基强度大于亲水基时,则容易形成 W/O 型乳浊液。欲判断乳状液类型,常用三种方法:稀释法、染料法及电导法。

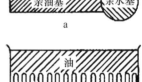
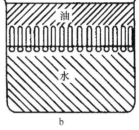

图 2-82　表面活性剂及其在界面上的定向排列

表面活性剂种类很多,其分类以亲水基团是离子型还是非离子型为主要依据,可分为五大类,即阴离子、阳离子、非离子、两性及高分子等。

乳化剂所以能使乳状液稳定,与下列几个因素有关:

(1)界面膜形成:表面活性剂分子积聚在界面上,形成排列紧密的吸附层,并在分散相液滴周围形成保护膜,保护膜具有一定的机械强度,不易破裂,能防止液滴碰撞而引起聚沉。

(2)界面电荷的影响:分散相的液珠可由下列原因而带荷电:电离、吸附和液珠与介质之间摩擦,其中主要是由于液珠表面上吸附了电离的乳化剂离子。根据经验,两物接触时,介电常数高的物质带正电,介电常数低的带负电。在乳状液中,水的介电常数远比常见其他液体为高。故 O/W 型乳状液油珠多数是带负电的,而 W/O 型乳状液中水珠则带正电。由于乳状液液珠带电,当液珠相互接近时就产生排斥力,阻止了液滴聚结。

(3)介质黏度:若乳化剂能增加乳状液的黏度,能增加保护膜的机械强度,则形成的界面膜不易被破坏,并可阻止液珠的聚结。

用来破坏乳化的方法有:

(1)加入表面活性剂:表面活性剂可改变界面的表面张力,促使乳浊液转型。在吸附有表面活性剂的界面区,界面两侧的表面张力是不同的,如亲油端的界面张力大于亲水端,即形成 O/W 型乳浊液,相反,如亲水端的界面张力大于亲油端,则形成 W/O 型乳浊液。易溶于油的乳化剂形成 W/O 型乳浊液,如在 O/W 型乳状液中,加入亲油性乳化剂,则乳状液有从 O/W 型转变成 W/O 型的趋向,如控制条件不允许形成 W/O 型乳状液,则在转变过程中,乳状液就被破坏。同样,易溶于水的乳化剂则生成 O/W 型乳浊液,若在 W/O 型乳状液中,加入亲水性乳化剂,也会使乳状液破坏。另外,若选择一种能强烈吸附于油-水界面的表面活性剂,用以顶替在乳状液中生成牢固膜的乳化剂,产生一种新膜,其强度较低,有利于破乳。

(2)电解质中和法:加入电解质,中和乳浊液分散相所带的电荷,而促使其聚凝沉淀,同时可增加二相的比重差,以便于二相分离,也就起到盐析蛋白质的作用。常用的电解质如氯化钠、硫酸铵等。这种方法适用于小量乳浊液的处理或乳化不严重的乳浊液的处理。

(3)吸附法破乳:当乳状液经过一个多孔性介质时,由于该介质对油和水的吸附能力的差异,也可以引起破乳。例如,碳酸钙或无水碳酸钠易为水所润湿,但不能为有机溶剂所润湿,故将乳状液通过碳酸钙或无水碳酸钠层时,其中水分被吸附。生产上将红霉素的一次醋酸丁酯提取液通过装有碳酸钙的小板框压滤机,以除去微量水分,有利于后工序的提取。

(4)高压电场破乳:高压电场破乳比较复杂,不能只看作是扩散双电层的破坏。在电场作用下液珠质点可排成一行,成珍珠项链式,当电压升到某值时,聚结过程将瞬间完成。如片冈键等发明的破乳静电法,其原理是让 W/O 型乳状液通过两枚平行的裸电极之间,借助两极板间外加的脉冲式直流高电压达到破乳目的。这种破乳装置的特点是两极板间的距离可在 $1\sim5cm$ 内改变,破乳后的油相能通过上部极板的孔,而水相则由下部极板的孔分别从装置中不断排出。至于未被破乳的乳状液则根据需要可从装置中导出。

(5)加热:温度升高,使乳状液液珠的布朗运动增加,使絮凝速度加快,同时还能降低黏度,使聚结速度加快,有利于膜的破裂。如果所需物质对热稳定,则可采用此法。

(6)稀释法:在乳状液中,加入连续相,可使乳化剂浓度降低而减轻乳化。在实验室的化学分析中有时用此法较为方便。

(7)较长时间静置。

(8)解决乳化的其他途径:①超滤法,即选择适当孔径的超滤介质,将蛋白质截留滤除,而抗生素分子可以顺利通过超滤滤膜,从而使物料得到净化。选择超滤介质孔径的大小,一般选用能去除分子量在 10000 以上孔径的超滤膜进行过滤。②反应萃取法,如用醋酸丁酯作为主体溶剂,并在其中加入不同种类的胺作为反应剂进行萃取。③把萃取剂的筛选和破乳剂的筛选工作结合起来进行研究,目的在于筛选出既能够提高萃取平衡 pH,又不影响反萃取及产品质量。如中性磷萃取剂、脂肪醇类萃取剂的应用,不仅减轻了乳化,而且提高了收率。

十三、超临界流体萃取法

超临界流体(supercritical fluid,SCF)萃取技术是利用处于临界压力和临界温度以上的一些溶剂流体所具有的特异增加物质溶解能力来进行分离纯化的技术。在一些文献中,它又被称为压力流体萃取、超临界气体萃取、临界溶剂萃取等。由于超临界 CO_2 流体兼有气体和液体的特性,溶解能力强,传质性能好,临界压力适中,可在接近室温条件下进行,加之无毒、惰性、无残留、价廉等一系列优点,成为研究最多,应用最广泛的超临界萃取溶剂。

早在 100 多年前,Hannay 就发现了无机盐在高压乙醇或乙醚中溶解度异常增加的现象。之后,人们从各个方面对这一特殊现象进行研究,处于超临界状态的流体对有机化合物溶解度的增加是非常惊人的,一般能增加几个数量级,有的甚至可达到按蒸汽压计算所得浓度的 101 倍(例如油酸在超临界乙烯中的溶解度)。1978 年联邦德国首先建成了从咖啡豆脱除咖啡因的超临界萃取工业化装置,生产出能保持咖啡原有色、香、味的脱咖啡因咖啡,超临界流体萃取开始进入工业化生产。20 世纪 80 年代以来,研究的范围涉及石油、食品、香料、医药、烟草和化工等领域,并取得一系列进展。我国至今已建成十余套工业规模的超临界流体萃取装置和百余套中小设备,多种产品进入市场,其发展方兴未艾。

超临界流体萃取过程是将溶剂(如 CO_2 气体)经热交换器冷凝成液体,用加压泵将压力升至工艺所需的某一超过临界的压力,同时调节温度,使其成为超临界流体溶剂并进入装有被萃取原料的萃取釜,经与被萃取原料充分接触后,选择性地溶解出所需的化学成分,然后将含有溶解萃取物的高压流体经节流阀降压进入分离釜。此时因压力降低到临界压力以下使溶剂的溶解度急剧下降而析出溶质,自动分离成被萃取成分和溶剂气体两部分,前者由分离釜底部放出,后者再循环使用,从而达到萃取分离的目的。

超临界流体萃取技术具有以下的特点:

(1)具有广泛的适应性:由于超临界流体溶解度特异增高的现象普遍存在,只要选择适当的溶剂、超临界压力及温度,利用不同物质溶解度的差异,在理论上就可作为一种普遍、高效的萃取分离方法。

(2)萃取效率高,过程易于调节:超临界流体兼具气体和液体的特性,既有液体的溶解能力,又有气体良好的流动性、挥发性和传递性能,因而萃取效率较单一相溶剂高。由于在临界点附近,少量改变压力和温度,就可能显著改变流体的溶解能力,从而易于调节和控制分离过程。

(3)分离工艺流程简单:主要由萃取器和分离器二部分组成,不需要溶剂回收设备,与传统分离工艺相比不但流程简化,节省能耗,而且能消除溶剂残留物的污染。

(4)有些分离过程可在接近室温下完成(如二氧化碳、乙烷等溶剂),特别适用于热敏性和化学不稳定性天然成分的分离。

(5)分离过程必须在高压下进行,设备及工艺技术要求高,投资比较大,普及应用较为困难。

(一)基本原理

1. 物质的临界特性和超临界流体 超临界流体是处于临界温度和压力以上的流体。当气体物质处于其临界温度(T_c)和临界压力(P_c)以上时,即使处于很高的压力,也不会凝缩为液体,只是密度增大。因此,超临界流体相既不同于一般的液相,也有别于一般的气相;它既有类似液态的某些性质,又保留着气态的某些性质,所以称其为流体(fluid)。图 2-83 为纯二氧化碳的压力与温度和密度的相图。图中 A-T_p 线表示 CO_2 气-固平衡的升华曲线,B-T_p 线表示 CO_2 液-固平衡熔融曲线,T_p-C_p 线表示 CO_2 的气-液平衡蒸汽压曲线。纯物质都有确定的三相点。在三相点,气-液-固三相共存的三相呈平衡状态共存。如 CO_2 三相点温度为 $T_p = (216.58 \pm 0.01) K$,三相点蒸汽压为 P $T_p = (5.185 \pm 0.005) \times 10^5 Pa$,蒸汽压曲线从三相点 T_p 开始,终止于临界点 C_p 物质在临界点,气液界面消失,体系性质均一,不再分为气体和液体,此时相对应的温度和压力称为临界温度和临界压力。物质有其固定的临界点,图中 CO_2 的临界点 T_c = 304.20K(31.06℃),P_c = 73.858×10^5Pa (7.39MPa)。当体系处于临界点以上的温度和压力时,称为超临界状态,液、气形成连续的超临界流体相区(图上的阴影线区域)。

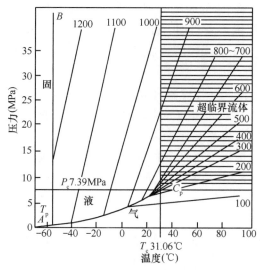

图 2-83　纯 CO_2 压力与温度和密度的关系
各直线上的数值为 CO_2 密度，g/L

超临界流体表现出若干特殊的性质。表 2-17 列出了超临界流体与气体、液体传递性能的比较。从数据可以看出，超临界流体的密度比气体大数百倍，与液体相当；其黏度接近于气体，但比液体要小 2 个数量级；扩散系数介于气体和液体之间，比液体要大数百倍。这表明，超临界流体既具有液体对溶质有比较大溶解度的特点，又具有气体易于扩散和运动的特性，传质速率大大高于液相过程，兼具了气体和液体的性质。因此，在超临界流体中，可以比液体溶剂更快地进行传质，在短时间内达到平衡，从而高效地进行分离。尤其在对固体物质中的某些成分进行提取时，由于超临界流体的扩散系数大，黏度小，渗透性能好，因此可以简化固体粉碎的预处理过程。

表 2-17　超临界流体与气体、液体传递性能的比较

	气体（常温，常压）	超临界流体		液体（常温，常压）
		(T_c, P_c)	$(T_c, 4P_c)$	
密度/（g/cm^3）	$0.006 \sim 0.002$	$0.2 \sim 0.5$	$0.4 \sim 0.9$	$0.6 \sim 1.6$
黏度/[$10 \sim 5 kg/(m \cdot s)$]	$1 \sim 3$	$1 \sim 3$	$3 \sim 9$	$20 \sim 300$
自扩散系数/（$10^{-4} \cdot m^2/s$）	$0.1 \sim 0.4$	0.7×10^{-3}	0.2×10^{-3}	$(0.2 \sim 2) \times 10^{-5}$

2. 超临界 CO_2 流体的基本性质　能采用作超临界流体的溶剂并不多。表 2-18 为一些超临界萃取的溶剂及其临界性质。可以看出，二氧化碳超临界温度（$T_c = 31.06℃$）是所有溶剂中最接近室温的。临界压力（$P_c = 7.39MPa$）也较适中，特别是临界密度（$\rho = 0.448 g/cm^3$）是常用超临界溶剂中最高的（合成氟化物除外）。由于超临界流体的溶解能力一般随流体密度增加而增加，可见二氧化碳具有最适合作为超临界溶剂的临界点数据。

表 2-18　某些超临界萃取剂的临界参数

流体	临界温度（℃）	临界压力（$10^5 Pa$）	临界密度（g/cm^3）
CO_2	31.06	73.9	0.448
SO_2	157.6	79.8	0.525
N_2O	36.5	72.7	0.451
水	374.3	224.0	0.326
氨	132.4	114.3	0.236
苯	288.9	49.5	0.302
甲苯	318.5	41.6	0.292
甲醇	240.5	81.0	0.272
乙烷	-88.7	49.4	0.203
丙烷	-42.1	43.2	0.220
丁烷	10.0	38.5	0.228
戊烷	36.7	34.2	0.232
乙烯	9.9	51.9	0.227

图 2-84 为纯 CO_2 在 40℃下的密度 ρ、黏度 η、自扩散系数×密度($D_{11}\rho$)值与压力 P 的关系图。该图表明,当压力小于 8MPa 时,黏度 η 与 $D_{11}\rho$ 值基本恒定;随着压力加大,ρ 和 η 明显增加而 $D_{11}\rho$ 值下降;当压力超过 16mPa 以后,各参数的变化又趋缓慢。因此,超临界流体萃取得益于气相时相对较低的黏度和自扩散系数较液体($D_{11}<10^{-5}\,cm^2/s$)的值为高的性能。

图 2-85 中,×××表示苯在 CO_2 中的扩散系数 D_{12}(41℃),阴影 G 和 L 分别表示气体扩散系数和液相扩散系数的正常值范围。

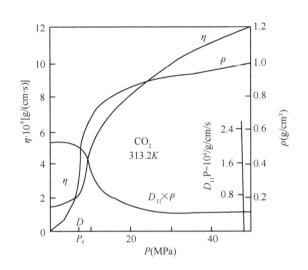

图 2-84　纯 CO_2 在 40℃下的密度 ρ、黏度 η、自扩散系数×密度($D_{11}×\rho$)值与压力 P 的关系图

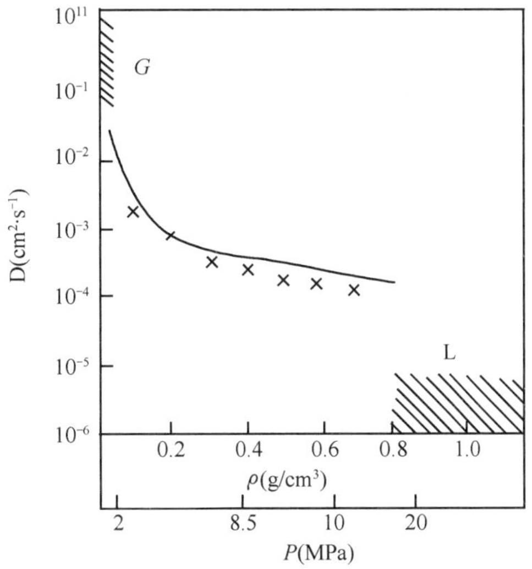

图 2-85　CO_2 的自扩散系数 D_{11} 和苯在 CO_2 中的扩散系数 $D_{12}CO_2$ 的密度 ρ、压力 P 的关系图

3. 超临界流体的溶解性能　超临界流体的密度接近于普通液体的密度,因此,对液体和固体的溶解度也与液体相接近。由于超临界流体的溶解能力与密度有很大关系,而密度与压力和温度直接相关,因此压力和温度的变化会大大改变其溶解能力。萘在 CO_2 中的溶解度随着压力的上升而急剧上升,如在 7MPa 时,溶解度极小,当压力升为 25MPa 时,溶解度已近 0.07kg/L。温度对溶解度也有很大影响。当压力大于 15MPa 时,随着温度的升高,萘的溶解度也逐渐加大;但压力小于 10MPa,则情况相反,在温度升高的同时,溶解度却急剧下降。

在工艺过程中,除要求超临界流体具有良好的溶解性能外,还要求有良好的选择性以有效地去除杂质。提高溶剂选择性的基本原则是:①操作温度与超临界流体的临界温度相近;②超临界流体的化学性质与被萃取物质的化学性质相近。如果基本符合上述两原则,则分离效果一般较好。

目前,作为超临界萃取剂的主要有乙烷、乙烯、丙烷、丙烯、苯、氨、二氧化碳等。其中二氧化碳具有无毒,不易燃,不易爆,价廉易得,临界温度接近常温,临界压力较低,溶解能力好等优点,受到普遍的重视,是最常用的超临界萃取剂。

(二) 超临界萃取的典型流程

超临界流体萃取的基本过程分成萃取阶段和分离阶段,前者由萃取釜和加压装置组成,后

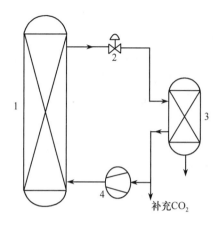

图 2-86 超临界 CO_2 萃取工艺

1. 萃取釜 2. 减压阀 3. 分离釜 4. 加压阀

者由分离釜和减压装置组成,如图 2-86 所示。对于原料为固体的萃取过程,可归纳为图 2-87 中的三种典型流程——等温法、等压法和吸附法。

图 2-87a 为等温法示意图,即变压分离流程。这是最方便的一种流程。被萃取物质在萃取器中被萃取,经过膨胀阀后,由于压力下降,被萃取物质在超临界流体中的溶解度降低,因而在分离器中析出。被萃取物从分离器下部取出,萃取剂由压缩机压缩并返回萃取器循环使用。例如以 CO_2 萃取萘为例,若萃取器的操作条件为 $3 \times 10^7 Pa$、55℃,分离器的条件为 $9 \times 10^6 Pa$、43℃,则萘在 CO_2 中的溶解度由 5% 降至 0.2%。变压法的另一种情况是萃取器的操作条件控制在临界点附近,而分离器的操作条件则在临界点以下,这时萃取剂变成气体,因此被萃取

物质也就在分离器中析出。

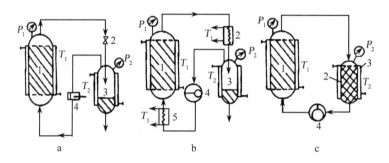

图 2-87 超临界 CO_2 萃取的三种基本流程

a. 等温法 $T_1 = T_2$ $P_1 > P_2$ 1. 萃取釜 2. 减压阀 3. 分离釜 4. 压缩机 b. 等压法 $T_1 < T_2$ $P_1 = P_2$ 1. 萃取釜 2. 加热器 3. 分离釜 4. 高压泵 5. 冷却器 c. 吸附法 $T_1 = T_2$ $P_1 = P_2$ 1. 萃取釜 2. 吸附剂 3. 分离釜 4. 高压泵

图 2-87b 中所给出的是变温法(即等压法)示意图。在不太高的压力下被萃取物被溶剂萃取,而在分离器中加热升温,使溶剂与被萃取物质分离。有时由于操作压力的不同,可能是在升温下萃取,而在降温时把溶剂与被萃取物质分离。分离后的流体经压缩和调温后循环使用。

图 2-87c 为吸附法示意图。在分离器内放置有仅能吸附被萃取物的吸附剂,被萃物质在分离器内因被吸附而与萃取剂分离,后者可循环使用。

(三) 超临界流体技术的应用和发展

由于超临界流体可以在常温或者不太高的温度下选择性的溶解某些相当难挥发的物质,同时由于被萃物与萃取剂的分离较容易,故所得的产物无残留毒性,因此很适用于提取热敏性物质及易氧化物质,是超临界萃取技术优于精馏和液-液萃取之处。

超临界流体萃取技术在医药工业中已有相当广泛的应用,尤其在植物成分的提取分离方面应用较多,如用超临界流体萃取大多数具有代表性生物碱等。超临界流体萃取除了在挥发油和中草药的提取分离上有重要的用途外,还在药物的干燥、制粒、除杂、灭菌和纯化等方面有许多

独到的优势。

（1）超临界干燥和制粒：传统的干燥及制粒的方法有喷雾干燥、研磨、冻干等，这些方法对于热敏性、易变性的生化药物来说，存在着易使生物活性物质（如蛋白质）失活、变性、粒径分布较宽等方面的缺点。超临界二氧化碳流体萃取干燥过程中不存在因毛细管表面张力作用而导致的微观结构改变（如孔道的塌陷等），因此可以得到粒径很小，分布均匀的药物颗粒，这一点在超细药物（如纳米颗粒）的制备上将大有作为。另外一个特点是超临界 CO_2 流体萃取的干燥温度低，不会破坏任何生物活性成分或热敏性物质。

（2）超临界除杂质：用传统提取方法得到的药物或药物的粗产品中常含有机溶剂和有害成分，而传统的除杂质方法不仅费时费力，成本高，而且很难达到现代药物的高纯度要求。纯二氧化碳提取本身不存在溶剂残留问题，用 SC-CO_2 选择性提取技术可以有效地去除其他残留溶剂和有害成分。例如，以乙醇和大孔吸附树脂提取的银杏叶粗品中，有害成分含量为 2.0% 左右，用 SC-CO_2 精制后，有害成分含量降至 0.02%。又如，一些中草药中的残留农药 BHC、DDT 等经过 SC-CO_2 萃取处理后可降到极低的含量。此外，超临界流体萃取还可以去除腥、臭味等异味杂质，不仅提高了产品的质量和纯度，还可以延长产品的存放时间，拓宽产品的应用领域。

（3）超临界灭菌：研究表明，高压下的 CO_2 能有效地杀灭各种细菌，如在 20MPa 和 35℃，相对湿度 70%~90%，处理时间 2h，可使大肠杆菌、黑曲霉菌及枯草杆菌等下降比例达 99%。因此，超临界灭菌并不需要另外的条件和操作，在萃取过程的同时就可进行，是一种新型的灭菌方法，并有可能取代传统的高温灭菌或有争议的辐射灭菌。

（4）超临界重结晶：超临界重结晶具有普通溶剂重结晶和超临界流体萃取的双重优点，既可得到高纯度产品，又可减少对环境的污染，对粗晶中的有效成分进行纯化处理具有重要意义。一般经过 3~5 次结晶就可将产品的纯度提高数倍至数十倍。例如，银杏内酯的含量经超临界 CO_2 重结晶后可由 6% 提高到 80% 以上的高纯度，且可将有毒的银杏酸去除。

超临界重结晶的过程与超细颗粒材料的制备技术一样，是通过两种方法来实现，即快速膨胀法与抗溶剂法。

十四、色谱分离技术

色谱分离技术主要介绍：柱色谱法、薄层（板）色谱法、凝胶色谱法、亲和色谱法，疏水色谱、金属螯合色谱、共价色谱法、旋转色谱法和高效液相色谱法等。气相色谱法分离效果很好，但主要适用于能气化的物质，在生物制药生产中很少应用。

（一）概述

1. 色谱法的产生及发展　色谱法（chromatography）是一种利用不同物质在两相中具有不同的分配系数，并通过两相不断的相对运动而实现分离方法的总称，亦称为层析法。它的机制是多种多样的。但不管哪种方法都必须包括两个相。一相是固定相，通常为表面积很大的或多孔性固体；另一相是流动相，是液体或气体。当流动相流过固定相时，由于物质在两相间的分配情况不同，经过多次差别分配而达到分离。或者说，易分配于固定相中的物质移动速度慢，易分配于流动相中的物质移动速度快,因而逐步分离。

2. 色谱法的分类 从不同的角度有不同的分类。目前主要的两大分类方法:一种是按流动相与固定相的分子聚集状态以及操作形式分类;另一种是按色谱过程的分离机制分类。

第一种分类,简化如图2-88:

第二种分类,根据分离的机制,色谱法可以分为:

(1) 吸附色谱法(adsorption chromatography) 依据各物质对固定相的吸附力不同而分离。

(2) 分配色谱法(partition chromatography) 依据物质在两相间的分配系数不同而分离。

(3) 离子交换色谱法(ion-exchange chromatography,IEC) 依据各物质对离子交换树脂的化学亲和力不同而分离。

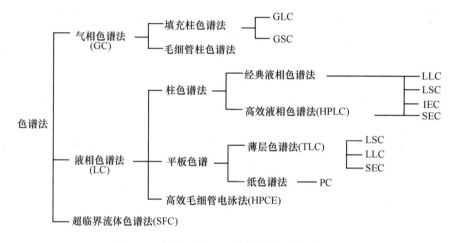

图 2-88　按流动相和固定相分类的色谱方法

(4) 空间排阻色谱法(steric exclusion chromatography,SEC) 又称凝胶色谱法。依据各物质的分子大小或形状不同而分离。

(5) 亲和色谱法(affinity chromatography) 依据生物分子之间特异的亲和力和可逆亲和反应而分离。

根据实验技术,色谱分离法可以分为迎头法(frontal analysis)、顶替法(displacement analysis)和洗脱分析法(elution analysis)。

迎头法系将混合物溶液连续通过色谱柱,只有吸附力最弱的组分以纯粹状态最先自柱中流出,其他各组分都不能达到分离。

顶替法系利用一种吸附力比各被吸附组分都强的物质来洗脱,这种物质称为顶替剂。此法处理量较大,而各组分分层清楚,但层与层相连,故不易将各组分分离完全。

洗脱分析法系先将混合物尽量浓缩,使体积缩小,引入色谱柱上部,然后用纯粹的溶剂洗脱,洗脱溶剂可以是原来溶解混合物的溶剂,也可选用另外的溶剂。此法能使各组分分层且分离完全,层与层间隔着一层溶剂。此法应用最广,而迎头法和顶替法则很少应用,本章仅限于讨论洗脱分析法。

3. 色谱法的基本原理

(1) 色谱过程:色谱过程是物质分子在相对运动的两相间分配"平衡"的过程。混合物中不同组分的分配系数(distribution coefficient)若不相等,则被流动相携带移动的速度不等,从而发生差速迁移,最终使不同组分分离。

吸附柱色谱法的色谱过程及操作如图2-89所示。图中各组分对固定相的吸附能力(亲和力)的大小次序为:白球分子○>黑球分子●>三角形分子。将三种混合物加入色谱柱的顶端(图2-89a),然后加入洗脱剂(流动相)冲洗(图2-89b)。当流动相流过时,已被吸附在固定相上的各组分又溶解于流动相中而被解吸,并随流动相向前移行,已解吸的组分遇到新的吸附剂颗粒,又再次被吸附,如此在色谱柱上不断地发生吸附、解吸、再吸附、再解吸……这样反复连续的过程,是色谱法的分离基础。若各组分对固定相的吸附能力相等,则各组分以相同的速度迁移,不能被分离。若不同组分在理化性质上存在着微小的差异,则在吸附剂表面的吸附能力就会有微小的差异,经过在柱中反复多次地吸附和解吸,不断地差速迁移,就使得微小的差异变成了大的差异(图2-89c~g)。其结果,吸附力最小的三角形分子最先从柱中流出(图2-89h),吸附力最大的白球分子最后从柱中流出,中等吸附力的黑球则在中间流出来。加入洗脱剂而使各组分分层的操作称为展开(development)。展开后各组

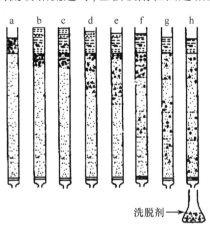

洗脱剂

图2-89　色谱法分离原理

分的分布情况称为色谱图(chromatogram)。从色谱过程可知,差速迁移是色谱法的基础,不同物质理化性质的差异、固定相的吸附能力和流动相的洗脱能力是产生差速迁移的三个最重要的因素。显然,我们可以选择各种各样的物质作为固定相和流动相,故色谱法有广阔的适用范围。

(2)分配系数与保留行为的关系:吸附和解吸的关系,实质是物质在相对运动的两相间"分配"不断达到"平衡"的过程。因此,混合物中各组分在两相间分配系数K的不同称为分离的决定因数。

分配系数是指在色谱柱中,达到分配"平衡"后,组分在固定相(s)和流动相(m)中的浓度(C)之比

$$K = C_s / C_m$$

从图2-90中三种基本类型的分配等温线中可以看出,只有在浓度较低时,上式的平衡关系才具有线性关系,此时分配系数K为一常数。K值与组分的性质、固定相的性质和流动相的性质以及温度有关。

在单位时间内,一个分子在流动相中出现的概率(即在流动相中停留的时间分数),以R'表示。若R'1/3,这个分子有1/3的时间在流动相;2/3(即$1-R'$)的时间在固定相。对于大量分子,则分别代表在流动相和固定相中溶质的量,它们又可以分别用$C_m V_m$及$C_s V_s$表示,V_s与V_m分别为在色谱柱(或薄层板)中固定相与流动相所占有的体积,因此

$$\frac{1-R'}{R'} = \frac{C_s V_s}{C_m V_m} = K\frac{V_s}{V_m}\left(\because K = \frac{C_s}{C_m}\right)$$

$$1/R' = 1 + K(V_s/V_m)$$

$$R' = \frac{1}{1 + K(V_s/V_m)}$$

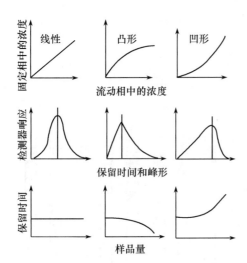

图 2-90　三种基本类型分配等温线

同理，R 也可以表示为溶质分子在色谱柱（板）上的移动速度（R，为相对速度，常以只 R_f 表示，称作比移值）。若 $R' = 1/3$，则表示溶质分子的移动速度是流动相分子速度的 1/3，也即是溶质分子流经同样路程所需时间（即保留时间，用 t_R 表示）是流动相分子流经整个色谱柱的时间（称死时间，用 t_0 表示）的 3 倍。所以

$$t_R = t_0 / R'$$

分配系数 K 与保留时间 t_0 的关系可以用下式表示

$$t_R = t_0 \left(1 + K \frac{V_s}{V_m} \right)$$

式中，t_0 为死时间，即不保留（不溶于固定相或不被固定相所吸附）的组分的保留时间，亦即流动相的保留时间。溶质组分由于溶解（或吸附）于固定相，比不溶解（或不被吸附）的组分在柱中多停留的时间称为调整保留时间，用 t'_R 表示

$$t'_R = t_R - t_0$$

从分配系数 K 与保留关系式中可以看出，在色谱柱（或薄层板）一定时，V_s 和 V_m 一定；流速、温度也可以保持一定，t_0 一定，则 t_R 主要取决于分配系数 K。K 值大的组分，t_R 大，后流出柱；K 值小的组分，t_R 小，先流出柱。由于 K 与组分、流动相和固定相的性质及温度有关，当固定相、流动相及温度一定时，t_R 或 t'_R 主要取决于组分的性质，因此可用于定性。若两个组分的 K 值相同，在实验条件相同的同一根柱或同一块板中，迁移速度也必然相等，则两组分不能被分离。若要两组分的 t_R 不等，必须 K 值不相等，才能被分离。因此，分配系数不等是分离的前提。必须通过选择适宜的分离条件，如固定相、流动相，柱温（GC 中常用）或薄层板活性等，使难分离组分的 K 值差异增大，以提高分离效率，达到分离目的。

K 值在四种类型色谱法中应用。分配色谱、吸附色谱、离子交换色谱和凝胶色谱法是色谱法中的四种基本类型。由于它们的分离机制各不相同，分别形成分配平衡、吸附平衡、离子交换平衡和渗透平衡。但这四种基本类型的色谱法都可用式 $K = C_s / C_m$ 来描述，不同点是 K 与 V_s 在不同色谱法中含义不同。四种类型的四个平衡系数（狭义分配系数 K、吸附系数 K_a、选择系数 K_s 及渗透系数 K_p）都可统称分配系数 K。在四种类型中，V_s 分别表示为色谱柱（或薄层板）中固定相体积、吸附剂表面积、交换树脂的总交换容量及凝胶孔内总面积（孔容）。分配系数 K 大，保留时间 t_R 就大，流出色谱柱的时间就长。除凝胶色谱法中的 K 只与溶质分子尺寸及凝胶孔径大小有关外，其他三种 K 值都受组分的性质、流动相性质、固定相性质以及柱温等的影响。

（3）阻滞因数或比移值 R_f：阻滞因数（或比移值尺）是在色谱系统中溶质的移动速度和一理想标准物质（通常是和固定相没有亲和力的流动相，即 $K = 0$ 的物质）的移动速度之比，即

$$R_f = \frac{溶质的移动速度}{流动相在色谱系统中的移动速度}$$

$$= \frac{溶质的移动距离}{在同一时间内溶剂（前缘）的移动距离}$$

令 A_s 为固定相的平均截面积，A_m 为流动相的平均截面积（$A_s + A_m = A_t$，即系统或柱的总截面积）。如体积为 V 的流动相流过色谱系统，流速很慢，可以认为溶质在两相间的分配达到平衡。则

$$溶质移动距离 = \frac{V}{能进行分配的有效截面积}$$

$$= \frac{V}{A_m + K_d A_s}$$

$$流动相移动距离 = \frac{V}{A_m}$$

从上两式可得

$$R_f = \frac{A_m}{A_m + K_d A_s}$$

因此当 A_m、A_s 一定时（它们决定于装柱时的紧密程度），一定的分配系数 K_d 有相应的 R_f 值。

（4）洗脱容积 V_c：在柱色谱法中，使溶质从柱中流出时所通过的流动相体积，称为洗脱容积，这一概念在凝胶色谱法中用得很多。

令色谱柱的长度为 L。设在 t 时间内流过的流动相的体积为 V，则流动相的体积速度为 V/t。而根据式 $\dfrac{V}{A_m + K_d A_s}$，溶质的移动速度为 $\dfrac{V}{t(A_m + K_d A_s)}$。溶质流出色谱柱所需时间为 $\dfrac{L(A_m + K_d A_s)}{V/t}$，于是此时流过的流动相体积 $V_c = L(A_m + K_d A_s)$。

如令上 $LA_m = V_m$，色谱柱中流动相体积；$LA_s = V_s$，色谱柱中固定相体积；则有

$$V_c = V_m + K_d V_s$$

由上式可见，不同的溶质有不同的溶出体积 V_c，后者取决于分配系数。

（5）分离度（resolution，R）：分离度是色谱法的重要分离参数。两相邻峰峰高（或斑点中心）间的距离（d）与两峰宽度（两斑点直径）之和的比值称为分离度或分辨率，如图 2-91 所示。

$$R = 2d/(W_1 + W_2)$$

或用保留时间计算

$$R = 2(t_{R2} - t_{R1})/(W_1 + W_2)$$

除另有规定外，相邻两色谱峰的分离度一般应大于 1.5。

（6）色带的变形和对称因子：由电信号对时间作图所绘出的曲线称为色谱流出曲线。正常的色谱峰为对称形正态分布曲线。不正常的色谱峰有两种，如图 2-90 的凸形引起的拖尾峰和凹形引起的前延峰。在实际操作中，常常不能得到理想的对称峰形色带，色带的变形会使分层不清楚，故应该选择合适的条件避免变形。引起变形的原因有两种。

第一种原因是固定相在色谱柱中填充得不均匀。如图 2-92 所示，色谱柱在高度上填充得不均匀，不会引起不良的后果；但如果色谱柱的截面填充得不均匀，就会引起色带变形，因为在固定相颗粒粗的地方，溶剂的流速较大，因而溶剂所带有的溶质的流速也较大，这样就会在柱中形成斜歪、不规则的色带，从而使流出曲线中各组分分离不清楚。显然，柱的截面积愈大，愈易发生变形，因而常采用细长的柱。

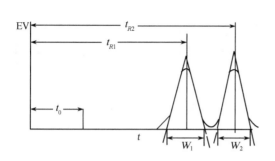

图 2-91 分离度示意图

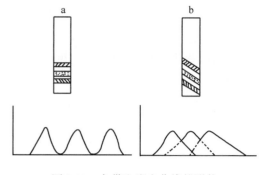

图 2-92 色带和流出曲线的形状

a. 填充均匀的柱　b. 填充不均匀的柱

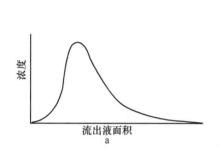

图 2-93 色谱的"拖尾"

第二种原因是平衡关系偏离线性所引起。如图 2-90 所示。即曲线呈凸形,因而当浓度低时,溶质相对易分配于固定相,这使得浓度高的部分集中在前面,前缘尖锐,而浓度低的部分拖在后面,形成色谱的"拖尾",见图 2-93a。在纸色谱中,也可能"拖尾",圆的斑点拖了一条色泽逐渐变淡的长"尾巴",见图 2-93b。选择适宜的系统可避免此种现象。

正常色谱峰与不正常色谱峰可用对称因子 f_s(symmetryfactor)或称拖尾因子来衡量。对称因子在 0.95~1.05 为对称峰;小于 0.95 为前延峰;大于 1.05 为拖尾峰。

$$f_s = \frac{W_{0.05h}}{2A}$$

式中,A 为峰高 h 在 0.05h 处峰宽的前部分截距宽度。

(二)柱色谱法

　　吸附色谱法、分配色谱法、离子交换色谱法和凝胶色谱法都可以在柱中进行,装置和操作要点也都类似,因此柱色谱法是色谱法中最为普遍使用的分离方法。经典柱色谱法的流动相是液体,固定相可以是固体吸附剂、离子交换树脂等,也可以是涂布在载体上的液体。以吸附剂为固定相的柱色谱法,包括液-固和气-固柱色谱法。所谓吸附,是指溶质在液-固或气-固两相的交界面上集中浓缩的现象。吸附剂是一些多孔性物质,表面布满许多吸附位点,即活性中心。吸附色谱过程就是样品中各组分的分子与流动相分子彼此不断争夺吸附剂活性中心并不断达到平衡的过程。当组分分子占据活性中心时,即被吸附;当流动相分子从活性中心置换出被吸附的组分分子时,即为解吸。利用吸附剂对各组分分子的吸附能力的差异,在吸附-解吸的平衡中形成不同的吸附系数 K,导致各组分的保留时间不相同而被分离。

　　1. 吸附剂 吸附剂按其化学结构可分为两大类:一类是有机吸附剂,如活性炭、淀粉、聚酰胺、纤维素、大孔树脂等;另一类是无机吸附剂,如白土、氧化铝、硅胶、硅藻土、碳酸钙等。在抗生素工业生产中常用的吸附剂有活性炭、白土、氧化铝、硅胶、大孔树脂等,其中应用较广的是活性炭及大孔树脂吸附剂。

（1）活性炭：活性炭（activated carbon）具有吸附力强、分离效果好、价格低、来源方便等优点。但不同来源、制法、生产批号的产品，其吸附力就可能不同，因此很难使其标准化。生产上常因采用不同来源或不同批号的活性炭而得不到重复的结果。另外，由于色黑质轻，往往易污染环境。

活性炭有三种基本类型：

1）粉末状活性炭：颗粒极细呈粉末状，其总表面积大，吸附力和吸附量也特别大，是活性炭中吸附力最强的一类。但因其颗粒太细影响过滤速度，过滤操作时常要加压或减压。

2）颗粒状活性炭：是由粉末状活性炭制成的颗粒，其总表面积相应有所减小，吸附力和吸附量仅次于粉末状活性炭。

3）锦纶-活性炭：是以锦纶为黏合剂，将粉末状活性炭制成颗粒，其总比表面积介于上述两种活性炭之间，但吸附力较两者都弱。锦纶不仅起黏合作用，还是一种活性炭的脱活性剂。它可用来分离因前两种活性炭吸附力太强而不易洗脱的吸附物，如分离酸性氨基酸及碱性氨基酸取得良好效果，流速易控制，操作简便。

活性炭的选择：选用活性炭吸附生物物质时，应根据生物物质的特性，选择吸附力适当的活性炭是成功的关键。当欲分离的生物物质不易被吸附时，则选择吸附力强的活性炭；反之，则选择吸附力弱的活性炭。活性炭是非极性吸附剂，因此在水溶液中吸附力最强，在有机溶剂中吸附力较弱，对不同物质的吸附力也不同，一般遵守下列规律：

1）对极性基团（—COOH、—NH_2、—OH 等）多的化合物的吸附力大于极性基团少的化合物。例如，活性炭对羟基脯氨酸的吸附力大于脯氨酸，因为前者比后者多一个羟基。

2）对芳香族化合物的吸附力大于脂肪族化合物。

3）活性炭对分子量大的化合物的吸附力大于分子量小的化合物。例如，对肽的吸附力大于氨基酸，对多糖的吸附力大于单糖。

4）发酵液的 pH 与活性炭的吸附效率有关，一般碱性物质在中性下吸附，酸性下解吸；酸性物质在中性下吸附，碱性解吸。

5）活性炭吸附溶质的量在未达到平衡前一般随温度提高而增加；但在提高温度时应考虑到溶质对热的稳定性，如对热稳定性差，则温度高会破坏有效成分。

（2）白土（fuller's earth）：应用较多的是酸性白土（acid earth），也叫活性白土。其制法是将土与水制成浆，过筛，用泵送入反应器，加入盐酸（约为重量之 28%~39%），以过热蒸汽加热至 105℃，经 2~3h 后反应完毕，再经压滤机过滤后，用水冲洗除去盐类及残余酸，最后干燥、压碎即得产品。早期从链霉素（或金霉素）发酵废液中提取维生素 B_{12} 就是采用活性白土作为吸附剂的。

（3）氧化铝：氧化铝（aluminum oxide）吸附能力很强，可以活化到不同程度，重现性好，且再生容易，故是最常用的吸附剂之一。其缺点有时会产生副反应。氧化铝有碱性、中性和酸性之分，碱性氧化铝适用于碱性下稳定的化合物，而酸性氧化铝适用于酸性下稳定的化合物。

将碱性氧化铝加 3~5 倍重量的水，加热 30min，冷却，倾出上清液，如此反复洗 20 次左右，可得中性氧化铝。或加醋酸乙酯，在室温下静置数天，或用稀盐酸洗也都可得中性氧化铝。

将碱性氧化铝用水调成浆状,加 2mol/L 盐酸至对刚果红呈酸性,倾去上清液,然后用热水洗至对刚果红呈弱紫色,过滤,加热活化可得酸性氧化铝。氧化铝的活性与含水量有很大关系。水分会掩盖活性中心,故含水量愈高,活性愈低。氧化铝一般可反复使用多次。用水或某些极性溶剂洗净后,铺成薄层,先放置晾干,再放入炉中加热活化。氧化铝通常用作吸附层析剂。

(4)硅胶:硅胶(silica-gel)具有多孔性的硅氧烷交链结构,骨架表面具有很多硅醇—Si—OH 基团,能吸附很多水分。此种水分几乎以游离状态存在,加热即能除去。在高温下(500℃)硅胶的硅醇结构被破坏,失去活性。

由于硅胶易吸水,因此用前最好经 120℃烘 24h 活化,一般可不做活性测定。与氧化铝相似,硅胶的活性与含水量的关系见表 2-19。硅胶含水量高则吸附力弱,当游离水含量在 17% 以上时,吸附力极低,可作为分配色谱的载体。

表 2-19　硅胶的活性与含水量的关系

加入水分/%	活性等级
0	I
5	II
15	III
25	IV
33	V

硅胶比氧化铝容易再生,可以甲醇或乙醇充分洗涤,再用水洗,晾干,在 120℃活化 24h。另一再生方法:加入 5 ~ 10 倍体积 1% 氢氧化钠,煮沸 30min(应对酚酞呈显著碱性,否则应多加些碱),趁热过滤,用水洗涤 3 次,再加 3 ~ 6 倍体积 5% 醋酸煮沸 30min,过滤,用水洗至中性,然后活化。

(5)纤维素:纤维素(cellulose)是 β-1,4 相连的 D-葡萄糖的线性聚合物。纤维素及其众多的衍生物已被广泛地用于蛋白类物质的纯化。其缺点是由于微晶型结构和无定型结构两部分组成,物理结构不均一,并缺乏孔度。因此在生物大分子物质的分离中受到了限制。20 世纪 80 年代初,大孔型珠状纤维素的研究成功,使上述问题得到了解决。纤维素在黄原胶溶液中凝结、再生,便能形成内部不均匀的球状结构。这样制得的球状纤维素,具有很高的孔度和亲水性,机械强度较好,还可以进行化学修饰以满足不同的需要。

(6)聚酰胺:聚酰胺是一类化学纤维素原料,即俗称的"尼龙"、"卡普龙"、"锦纶"等。因这类物质分子中含有大量的酰胺基团,故统称聚酰胺。色谱用聚酰胺是白色多孔的非晶形粉末,不溶于水和一般的有机溶剂,易溶于浓硫酸、酚、甲酸等。

聚酰胺具有特异的色谱分离性能,对极性物质的吸附作用主要是因其分子中存在着许多酰胺基和羰基,两者都易于形成氢键。不同的化合物与聚酰胺形成氢键的形式和能力不同,吸附能力也就不同,由此使各类化合物得到分离。如酚类和酸类化合物是以其羟基与聚酰胺的羰基形成氢键;硝基和醌类化合物则是与聚酰胺的氨基形成氢键。一般来说,具有形成氢键基团较多的物质,聚酰胺对其吸附能力较大。

除上述三种主要的吸附剂外,硅藻土、硅酸镁、活性炭、纤维素等也可作为吸附剂。

2. 流动相的选择　流动相的洗脱作用实际上是流动相分子与被分离组分分子竞争占据吸附剂表面活性中心的过程。强极性的流动相分子占据吸附剂活性中心的能力强,因而具有强的洗脱能力;极性弱的流动相分子占据吸附剂活性中心的能力弱,洗脱能力就弱。为了使样品中吸附能力稍有差别的组分得到分离,必须根据样品性质、吸附剂的吸附能力及活性来选择适当极性流动相。

通常以硅胶或氧化铝为吸附剂的柱色谱分离极性较强的物质时,选用活性较低的吸附剂和极性较强的流动相;如果被分离的物质极性较弱,则选用活性较高的吸附剂和极性较弱的流动相,使组分有足够的保留时间。

以聚酰胺为吸附剂时,通常用水溶液作流动相,如不同配比的醇—水、丙酮—水以及二甲基甲酰胺—氨水等。

极性的强弱与介电常数有关,介电常数愈大,极性愈强。常用溶剂的极性次序为(括弧内数定为介电常数):已烷(1.88)<环己烷(2)<四氯化碳(2.2)<甲苯(2.37)<苯(2.3)<氯仿(5.2)<乙醚(4.5)<醋酸乙酯(6.1)<丙酮(21.5)<正丙醇(22.2)<乙醇(25.8)<甲醇(31.2)<水(81.0)<冰醋酸。有人从实践中总结了一些展开剂的洗脱能力顺序。

3. 色谱柱　色谱柱通常是用玻璃柱或有机玻璃柱,这样便于观察色带移动情况。柱应该平直、直径均匀。实验室所用柱一般为 2~15cm,进行固定相和流动相选择的小试时,也可使用直径几毫米的柱。工业上的大型色谱柱可以用不锈钢等材料制造,有时在柱壁嵌一条玻璃或有机玻璃的狭缝,便于观察。由于柱的分离效率与其长度成正比,而与直径成反比,因此色谱柱通常是细长的,一般 L/D 为 20,也有高达 90~150cm 的。

常用的色谱柱见图 2-94,其中图 2-94a 为一酸式滴定管,其上刻度可表示固定相填充的数量。图 2-94b 为一带分离漏斗的色谱柱。图 2-94c 为一带侧管的色谱柱。可以使柱内始终充满液体。柱底部常放些玻璃棉,以支持固定相;也可以用活动的玻璃细孔板,这样当色谱过程结束后,能将固定相推出,如色带是有颜色的,则可将它们分段切下,有时可以利用这种方法做定量检查。

必须指出,柱的下部出口管子应该尽量短些,这样可以避免已分离的组分重新混合。也可将柱的出口管削成 45°,其尖端和收集容器接触,可使流出液顺利地流下,在玻璃细孔板以下的出管应是空的,以防止混合,见图 2-94b。

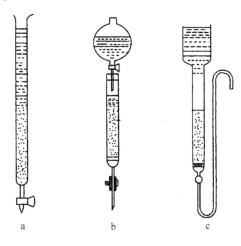

图 2-94　常见色谱柱

(1)装柱:有两种装柱方法,干装和湿装。干装是将固定相粉末直接倒入柱中,其优点是固定相能填充得较紧密,通常是用一带橡皮头的木棍轻敲管壁,或用一端为圆盘状的木棍塞入柱中,压紧固定相。其缺点是填充层内常留有气泡,液体流动不均匀,故一般不用干装,仅在氧化铝色谱中有时采用。

湿装时,先在柱中装入溶剂(展开剂),将固定相和溶剂搅成浆状,分次、少量加入柱中,注意不要使液面低于固定相,以免夹入空气。加完后,再通入足量的溶剂,使填充层不再收缩。最后小心将液面放低至略高于填充层,即可加样品。

(2)加试样:一般将样品溶于有机溶剂(展开剂)中,用滴管轻轻沿柱壁加入柱的上面,注意不要扰动填充层的表面,否则会影响色谱效果。打开柱底活塞,让溶剂慢慢流出,试样就固定在柱的上部。如果样品不易溶于开始展开的有机溶剂,则可先将样品溶于能溶的有机溶剂,并以少量固定相搅匀,待有机溶剂挥发完后,将这部分固定相装在柱的上面。

（3）展开：展开前有时可在柱的上面放一张圆形滤纸或玻璃棉，以防展开剂加入时扰动层的表面。展开时注意使溶剂保持一定的流速，即应使溶剂以一定的压力送入柱中，并勿使填充层滤干，保持溶剂送入的速度与自柱中流出的速度相等。贮放溶剂的容器要足够大，以使流入色谱柱的压力保持一定。通过改变容器的高度即可调节进口的压力。

通常固定相颗粒愈细，柱愈长，色谱效果愈好，但会使溶剂的流速减慢。因此在用细颗粒时，常需加压操作。图2-95是一种实验室用简便加压装置，可用自行车打气筒打气，压力可达几十厘米汞柱。在此基础上发展成的高效液相色谱法，颗粒细达几十微米，压力高达几百大气压，不仅分离效果好，而且大大缩短了色谱时间。

在某些场合下，逐渐改变展开剂的组成，由洗脱能力较低的溶剂（极性较弱）变为洗脱能力较强（极性较强）的溶剂，往往可以改善"拖尾"情况，有利于分带，这种方法称为梯度洗脱法，其加液装置见图2-96。

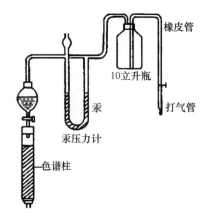

图2-95　简便加压装置

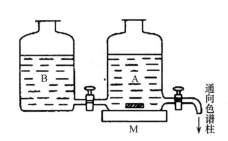

图2-96　梯度洗脱装置

A. 第一种溶剂　B. 第二种溶剂　M. 磁力搅拌器

4. 影响吸附过程的因素　固体在溶液中的吸附比较复杂，影响因素也较多，主要有吸附剂、吸附物和溶剂的性质以及吸附过程的具体操作条件等。现将影响吸附作用的主要因素简述如下。

（1）吸附剂的性质：吸附剂的结构决定其理化性质，理化性质决定其吸附效果。一般要求吸附剂的吸附容量大，吸附速度快，机械强度好，容易解吸。吸附容量除外界条件外主要与比表面有关，比表面积越大，空隙度越高，吸附容量就越大。吸附速度主要与颗粒度和孔径分布有关，颗粒度越小，吸附速度越快；孔径分布适当，有利于吸附物向空隙中扩散。所以要吸附分子量大的物质时，应选择孔径大的吸附剂；反之，要吸附分子量小的物质，则选择比表面积高且孔径较小的吸附剂。极性吸附剂易吸附极性溶剂；非极性吸附剂易吸附非极性溶质。例如欲除去废水中苯酚，现有 AmberliteXAD-4（比表面积 $750m^2/g$，孔径 50×10^{-10} m）和 AmberliteXAD-2（比表面积 $330m^2/g$，孔径 90×10^{-10} m）两种非极性大孔树脂，应选择哪种吸附剂更合适？根据其比表面积和孔径应选择 XAD-4 更合适，因为 XAD-4 有高的比表面积，又有足够大的孔径，可供酚的分子出入于骨架内。又如活性炭在水中吸附脂肪酸同系物时，吸附量随酸的碳原子数增加而增加；如吸附剂改为硅胶，介质仍为水，则吸附次序就完全相反如丁酸<乙酸<甲酸。这是由于后者酸性强的优先吸附，酸性弱的后被吸附的缘故。

（2）吸附物的性质：

1）溶质分子结构：一般芳香族化合物较脂肪族化合物易吸附；不饱和链化合物较饱和链化合物易吸附；在同系物中，大分子有机化合物较小分子易吸附。

2）溶质在溶液中的溶解度：溶解度愈小愈易被吸附。有机化合物引入取代基后，由于其溶解度的改变，则吸附量也随之改变。

3）离解情况：吸附物若在介质中发生离解，其吸附量必然下降。例如两性化合物（氨基酸、蛋白质等）的吸附，最好在非极性或低极性介质内进行，这时离解甚微；若在极性介质内吸附，则必须在其等电点附近的 pH 范围内进行。

4）形成氢键情况：吸附物若能与溶剂形成氢键，则吸附物极易溶于溶剂之中。这样，吸附物就不易被吸附剂所吸附。如果吸附物能与吸附剂形成氢键，则可提高吸附量。

（3）溶剂的影响：单溶剂与混合溶剂对吸附作用有不同的影响。一般吸附物溶解在单溶剂中易被吸附，而溶解在混合溶剂（无论是极性与非极性混合溶剂或者是极性与极性混合溶剂）中不易被吸附。所以一般用单溶剂吸附，用混合溶剂解吸。

（4）溶液 pH 的影响：溶液 pH 可控制某些化合物的解离度，使溶液中的化合物呈分子状态，有利于吸附。各种溶质吸附的最佳 pH，可通过实验确定。如有机酸类溶于碱，胺类溶于酸。所以，有机酸在酸性下、胺类在碱性下较易为非极性吸附剂所吸附。

（5）温度的影响：吸附热越大，温度对吸附的影响越大。物理吸附，一般吸附热较小，温度变化对吸附的影响不大。对于化学吸附，低温时吸附量随温度升高而增加。温度对吸附物的溶解度有影响，吸附物的溶解度随温度升高而增大者，不利于吸附。相反，有利于吸附。

（三）凝胶色谱法

凝胶色谱法又称空间排阻色谱法（SEC），亦称分子排阻色谱法，系指利用葡聚糖等的分子筛效应的一种色谱分离方法。其所用的固定相是称为凝胶的多孔性填料。因流动相的不同，又分为以有机溶剂为流动相的凝胶渗透色谱法和以水为流动相的凝胶过滤色谱法。凝胶色谱法具有一系列的优点，如操作方便，不会使物质变性，适用于不稳定的化合物，凝胶不需要再生，可反复使用等，因而在生物制药中占有重要的位置。

1. 基本原理　凝胶色谱法的分离机制和原理，目前主要用空间排阻理论来解释。该理论认为，凝胶内部有许多孔隙，类似分子筛。当被分离组分的分子线团尺寸（高分子化合物多是很长的线性分子）与凝胶孔径等同大小时，溶质分子处于扩散平衡状态，此时等同大小的溶质分子在流动相与凝胶孔隙中的数量或平衡时两者的浓度之比称为渗透系数 K_p（permeation coefficient）。K_p 的大小由溶质分子的线团尺寸和凝胶空隙的大小所决定。对于具有不同分子线团尺寸的混合组分，由于 K_p 不同而被分离。K_p 值相同的组分，如全排阻分子或全部进入凝胶孔隙的分子，即使大小不同，也不能被分离。由于在一定的分子尺寸范围内，K_p 与分子量相关，因此还可以利用凝胶色谱法求出高分子化合物的分子量或制备一定分子量范围的高分子化合物。

如图 2-97a 所示，将凝胶装入色谱柱中，加入内含不同分子量的混合物质溶液，图中大、小黑点分别代表大分子量和小分子量的溶质。凝胶的孔径只能让小分子量溶质通过，小分子量溶质通过时滞留时间较长，故下移速度较慢；由于空间排阻效应，大分子量溶质不能透过凝胶内部，见图 2-97b，随溶液顺凝胶间隙下流，下移速度较小分子量的溶质快。

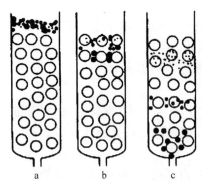

图 2-97　凝胶色谱分离过程

结果大分子量溶质先自柱中流出,小分子量溶质后流出,见图 2-97c,因此使不同分子量的溶质得到分离。

在凝胶色谱法中,凝胶内部水分起固定相的作用,外部水分则为流动相。由于凝胶的网状结构,大分子完全被排阻,$K_p = 0$;小分子能自由进入凝胶内部,凝胶内外浓度一致,$K_p = 1$;而对中等大小的分子,只有部分内部空间能达到,故内部浓度小于外部浓度,$0 < K_p < 1$。但在实际操作中,有时 $K_p > 1$,则此时除分子筛效应外,可能还伴有吸附作用。

2. 葡聚糖凝胶的构造和性质　葡聚糖凝胶是应用最广的一类凝胶,国外商品名为 Sephadex。它由葡聚糖 Dextran 交联而成。葡聚糖是血浆代用品,由蔗糖发酵得到,菌种为 *Leuconostoc mesenteroides*。发酵得到的葡聚糖分子量大小差别很大,用乙醇进行分部沉淀后,选择分子量为 3 万 ~ 5 万的部分,经交联后就得到不溶于水的葡聚糖凝胶。

交链剂可用环氧氯丙烷(epichlorohydrin)等,它和醇在碱性条件下的作用如下:

葡聚糖和环氧氯丙烷在碱性条件下,以透平油作为分散介质,在 40℃ 进行交联,然后用乙醇脱水、烘干、过筛即葡聚糖凝胶,具有图 2-98 所示的构造。

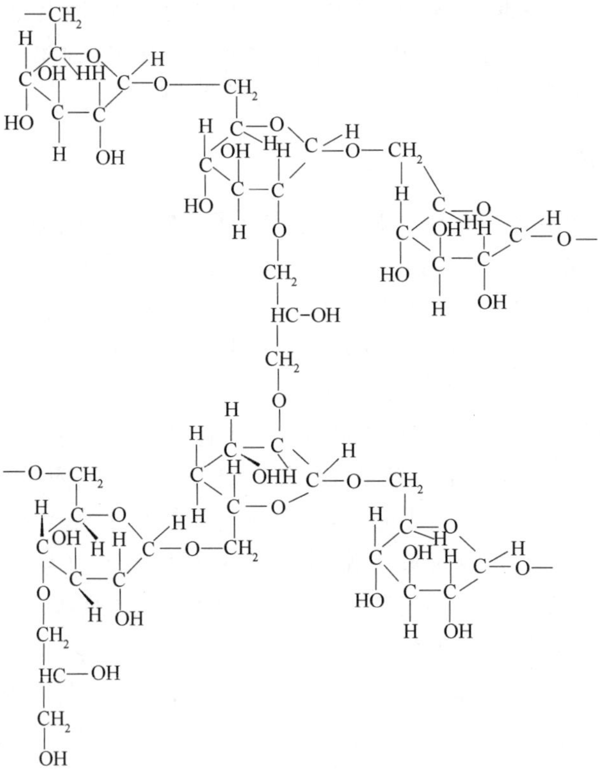

图 2-98　葡聚糖凝胶

在制备凝胶时添加不同比例的交联剂可得到交联度不同的凝胶。交联剂在原料总重量中所占百分比叫作交联度。交联度愈大,网状结构愈紧密,吸水量愈少,吸水后体积膨胀也愈少;反之,交联度愈小,网状结构愈疏松,吸水量愈多,吸水后体积膨胀也愈大。凝胶的型号就是根据吸水量而来。例如,G-25 的吸水量(1g 干胶所吸收水分)为 2.5ml,型号数字相当于吸水量乘以 10。按照交联度不同,这类产品共有 8 种。吸水量大于 7.5ml 的凝胶称为软胶,吸水量小于 7.5ml 的凝胶,称为硬胶。

葡聚糖凝胶(图 2-98)在干燥状态是坚硬的白色粉末,不溶于水和盐类溶液。因具有大量的羟基,故有很大的亲水性,在水中即显著膨胀,吸水后机械强度大大降低。它对碱和弱酸(在 pH 2～10)是稳定的。在强酸溶液中,特别在较高温度下,糖苷键要水解。在中性条件下可在 120℃加压消毒保存。和氧化剂接触会分解。长久不用有时要长霉,宜加防腐剂。

上述 G 类葡聚糖凝胶一般应用于水溶液中,近来将葡聚糖凝胶 G-25 进行羟基内基化得到的葡聚糖凝胶 LH-20,兼具有亲脂性和亲水性,在极性溶剂和水中都能膨胀,可用于分离脂类化合物、类固醇等。

近来在 G-25 和 G-50 的基础上,接上一些基团后,具有离子交换能力,称为离子交换葡聚糖凝胶。已生产的有强酸性 SE-葡聚糖凝胶和弱酸性 CM-葡聚糖凝胶,强碱性 QAE-葡聚糖凝胶以及弱碱性 DEAE-葡聚糖凝胶等 4 种,国产葡聚糖凝胶的规格和性质见附录。

最近又出现了琼脂糖、聚丙烯酰胺、聚苯乙烯等制成的凝胶,应用范围更加扩大,可用于更高分子量和水不溶性物质的分离。

3. 操作方法　首先要选择合适的凝胶。如果凝胶用于脱盐,即从高分子量的溶质中除去低分子量的无机盐,则可选择型号较小的凝胶如 G-10、G-15 和 G-25。如果凝胶用于色谱法,则可根据附录中所列分离范围而选择。

市售凝胶的粒度分粗(相当于 50 目)、中(100 目)、细(200 目)、极细(300 目)四种。一般粗、中者适用于生产上的色谱法,细者用于提纯和科研,极细者由于装柱后容易堵塞,影响流速,不用于一般凝胶分离,但可用于薄层色谱法和电泳。

市售凝胶必须先经过充分溶胀后才能使用,如溶胀不充分则装柱后要继续溶胀,造成填充层不均匀,影响分离效果。将干燥凝胶加水或缓冲液在烧杯中搅拌、静置,倾去上层混悬液,除去过细的粒子,如此反复数次,直至上层澄清为止。G-75 以下凝胶只需浸泡 1 天,但 G-100 以上型号至少需 3 天,加热能缩短浸泡时间。

凝胶色谱法的操作方法和柱色谱法基本相同,以下仅叙述它和一般柱色谱法不同的地方。装柱后要用展开溶剂充分洗涤,使溶剂和凝胶达到平衡。也可将凝胶直接浸泡在展开剂中,这样操作可简化。凝胶过滤时,凝胶本身无变化,所以无再生的必要,柱可反复使用。但使用次数增加时,由于混入杂质,过滤速度因而减慢,此时可将柱反冲以除去杂质。

使用后的凝胶,如短期不用,可加防腐剂,如 0.02% 叠氮化钠(NaN$_3$)等。若长期不用,则可逐步以不同浓度的乙醇溶液浸泡,末一次脱水需用 95% 的乙醇,然后在 60～80℃烘干。

离子交换凝胶的操作如下:阴离子交换凝胶 1g 干胶约用 100ml 0.5mol/L HCl 溶液处理,20min 后,布氏漏斗过滤,漏斗上充分水洗,再用同量 0.5mol/L NaCl 溶液处理约 20min 后,水洗至中性,如此反复处理 2～3 次,阳离子交换凝胶可把酸和碱的次序颠倒过来,临用时用缓冲液平衡,然后用上述 G 类凝胶的方法装柱。

4. 应用举例

（1）脱盐

a. 原理：含盐蛋白质溶液在用凝胶过滤时，低分子量的盐类因进入凝胶颗粒，所以移动减慢，而大分子量的蛋白质则随洗脱液前部较快地通过胶粒而获得分离。

b. 操作：为使 100ml 蛋白质溶液脱盐，需 25g 葡聚糖凝胶 G-25。脱盐的蛋白质溶液体积应为柱床体积的 1/5，将固体葡聚糖凝胶搅入 0.05mol/L Tris 缓冲液（pH 7.2）中。沉降后，倾去上层液（混浊的），直至上层液变清。打开柱的出口，让缓冲液流出，直至液面与凝胶床面相平，将蛋白质溶液通过此柱，无盐部分的蛋白质可用分光光度计在波长 280nm 处进行光密度的测定。

（2）浓缩

a. 原理：强亲水性的固体葡聚糖凝胶从待浓缩的溶液中吸取水分，而溶解的大分子量蛋白质就被浓缩在留下来的溶液中。

b. 操作：将固体葡聚糖凝胶 G-25（粗）加到待浓缩的溶液中，充分混合，放置 10min 后，离心或过滤。葡聚糖凝胶 G-25 的吸水量约为 2.5ml/g 干凝胶。滤纸或上清液因此而得以浓缩，但溶液的 pH 和离子强度实际不变。

（3）酶解产物在葡聚糖凝胶 G-50 柱上的预分级分离：一种普通分子量的蛋白质如果通过一些特异酶或化学方法进行降解，则会生成相当复杂的肽混合物。为了进行结构研究，必须分离和纯化"粗"水解产物中构成多肽链的所有肽，这是件非常复杂的工作。因此，"粗"水解产物必须进行预分离，凝胶过滤最适于此种目的。

将凝胶与 4 份 0.01mol/L 氨水溶液在室温搅拌 30min，然后沉降，倾去细颗粒的上层液。沉降的葡聚糖凝胶 G-50 再与约 3 份 0.01mol/L 氨水溶液混合并倒入柱中，柱用 5 倍于床体积的 0.01mol/L 氨水溶液洗涤。将 200mg 被分离物质溶于 3~5ml 0.01mol/L 氨水溶液中，让样品慢慢吸入凝胶柱中，用 0.01mol/L 氨水溶液洗脱，流速 250~300ml/h，收集各管在紫外 280nm 处吸收的洗脱液，合并，冷冻干燥。也可以用分光光度分析法来检测肽键特征的 O.D.$_{220}$ 或茚三酮反应等检测方法。

（4）纯化青霉素：青霉素致敏原因据认为是由于产品中存在一些高分子杂质，如青霉素聚合物，或青霉素降解产物青霉烯酸与蛋白质相结合而形成的青霉噻唑蛋白是具有强烈致敏性的全抗原。这种高分子杂质可用凝胶色谱法分离，方法如下：取葡聚糖凝胶 G-25，粒度为 20~80μm。色谱柱直径 1.7cm，高 37cm，带有冷却夹套，冷却水温度为 8~10℃。展开剂采用 pH 7.0，0.1mol/L 磷酸盐缓冲液。样品加入量为凝胶床体积的 4%~10%。青霉素浓度为 1∶1.2 或 1∶1.5（即 1g 青霉素溶于 1.2，1.5ml 缓冲液中），流速 1ml/3min，每 5ml 收集 1 管洗脱液。分出的高分子杂质有噻唑基反应，估计有噻唑蛋白与聚合物。

（四）亲和色谱法

1. 基本原理 亲和色谱法是应用生物高分子物质能与相应专一配基分子可逆结合的原理，将配基通过共价键牢固地结合于固相载体上制得亲和吸附系统。伴有杂质的高分子分离目的物在一定条件下，能以某种次级键与已固定化的配基结合，而杂质则不被吸附。分去杂质后更换条件，又可使高分子物质重新解离，因而获得纯化。

亲和色谱法更适用于从某些组织匀浆或发酵液中，分离杂质与纯化目的物质间的溶解度、分子大小、电荷分布等物化性质差异较小,相对含量低、其他经典手段分离有困难的高分子物质。因亲和层析专一性高,操作简便,时间短,得率高,故对分离某些不稳定的高分子物质,更具优越性。

图 2-99 中圆球表示载体,球上黑色箭头表示配基。当各种不同功能的高分子物质(分别以方块、半圆和三角缺口来表示配基结合部位)通过时,只有带三角缺口配基结合部位的高分子物质能与固定相上的配基专一结合,其他高分子物质则不受阻碍地流出(图 2-99a)然后改变洗脱条件使分离目的物解离而洗脱下来(图 2-99b)。

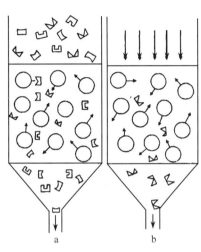

图 2-99 亲和色谱分离示意图

2. 载体

(1)对载体的要求

a. 非专一吸附要小、高度亲水、惰性。

b. 具有大量可供活化和配基结合的化学基团。稀松的网状结构使大分子能自由进入。

c. 有较好的化学稳定性和对酶及微生物侵蚀稳定,有良好的机械性能,颗粒均匀。

(2)载体简介

a. 多孔玻璃载体:玻璃对酸碱、有机溶剂及生物侵蚀非常稳定,并且本身又特别坚硬,易于化学键合安装分子臂,是一极为理想的载体。但由于目前价格昂贵,而且有时呈现 SiOH 基的非特异性吸附,这是最大的缺点。由于其应用上极大优点,克服缺点方面的研究正在进行中。

b. 聚丙烯酰胺凝胶载体:丙烯酰胺和 N,N-甲叉双丙烯酰胺的共聚物是一良好载体。具有三向网状结构和碳氢骨架,而它的大量酰胺基支链非但使凝胶具有亲水性,且可供活化。其缺点是在配基耦联后网块缩小不利于亲和层析。

c. 纤维素载体:多糖类载体目前应用最广,纤维素是其中最经济的一种可作为固相载体的物质。但纤维素作为亲和层析载体尚有许多缺点,首先活化后会产生带电荷的离子而物理结构又较紧密。虽然较小的配基能引入纤维素,但是蛋白和核酸的通透性则受空间位阻所阻碍。因此高度取代的配基并不能保证高容量的吸附,特别是配基和吸附物都是蛋白时更是如此。

d. 葡聚糖凝胶载体:葡聚糖凝胶商品名 Sephadex,是用环氧氯丙烷作为交联剂,把多聚葡萄糖交联而成的珠状凝胶。其化学性能及物理稳定性都较好,但多孔性能较差。最松散的结构是 SephadexG-200,也只能让分子量 $6×10^5$ 的球蛋白通过。配基耦联上后,凝胶膨胀度将进一步缩减,故其应用范围和纤维素载体相同,都有一定的局限性。葡聚糖凝胶只适合与小配基制成亲水吸附剂以及免疫吸附系统,由于用在这方面容量和通透性的要求都不高,一般较常用。

e. 琼脂糖凝胶和交联琼脂糖凝胶载体:琼脂糖凝胶是由 D-半乳糖和 3,6-脱水-半乳糖结合的链状多糖,珠状商品名为 Sepharose。高度亲水,具有极松散网状结构,可让上百万分子量的大分子通过。物理和化学性能稳定。通过溴化氰及环氧乙烷类活化,引入活性基团,在极温和条件下连接上较多配基,吸附量较大。在非专一吸附方面,如果缓冲液离子浓度不太高,它对蛋白质几乎没有吸附作用。Sepharose 在室温用 1mol/L 强酸或强碱处理 2～3 小时并不引起颗粒性质的变化。用较浓的尿素或盐酸胍长期处理,亦不引起吸附性能的减弱,即使用蛋白变性剂彻底洗脱大分子物质亦不致引起破坏,这就保证了吸附剂可反复使用。琼脂糖凝胶的缺点是它不能像葡聚糖凝胶一样进行干燥和冻干,经不起有机溶剂处理,会引起凝胶严重不可逆碎裂。人们用类似葡聚糖凝胶的交联方法发展出另一更为理想的交联琼脂糖凝胶,它具有凝胶的优点而减少其缺点。

交联琼脂糖凝胶是将琼脂或琼脂糖用环氧氯丙烷,α,β-卤代醇(α,β-halogenated alcohols),双环氧乙烷类(bisoxirane)或双乙烯砜(divinylsulfone,CH_2=CH—SO_2—CH=CH_2)作为交联剂交联起来,从而使上述琼脂糖凝胶的缺点得以消除。交联琼脂糖的结构及形状模拟图见图 2-100a 及图 2-101。交联的琼脂糖可以在 1～2mol/L NaOH 中加压处理或在氢氧化钠中用硼氢化钠处理,载体的结构不致破坏,说明化学稳定性极好,处理后可使琼脂糖凝胶上的大部分硫酸基除去,见图 2-100b。交联琼脂糖凝胶在 pH 3～14 稳定,可用有机溶剂处理。糖基自然断裂亦随之消失。该载体符合理想载体要求,最适合于亲和层析应用。

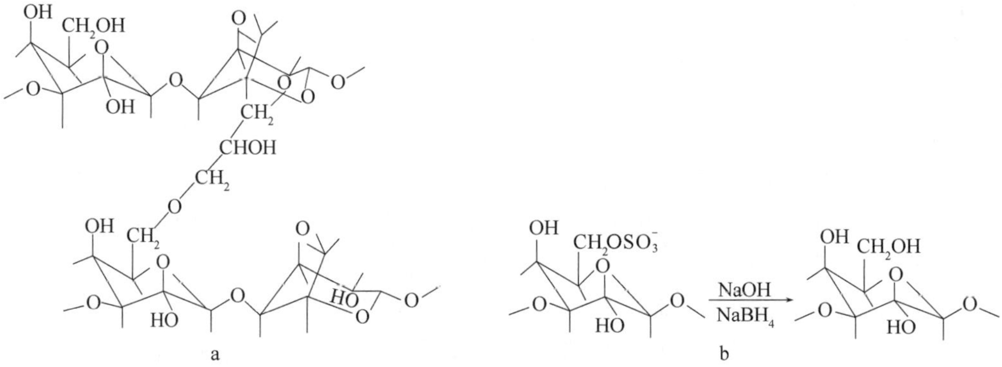

图 2-100 交联琼脂糖的结构

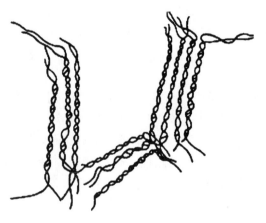

图 2-101 交联琼脂糖的形状模拟图

3. 配基 生物学中存在着很多的配对系统,每个系统中的一方都可作为天然伙伴的配基。亲和色谱中用到的配基有酶底物和底物类似物、抑制剂、效应剂、辅因子、核酸、核苷酸、植物激素、甾体、抗生素及疏水性配基等。

配基不但要与分离对象具有特有的亲和力,还应有与载体作用的化学基团。一般地说,配基经固定化后不应影响其亲和活力。但有的配基具有两个或两个以上的可用化学基团。例如核苷酸配基,当它用磷酸根与载体耦联时得吸附剂 I,用嘌呤或嘧啶碱基耦联时得吸附剂 II。如果配基是腺嘌呤核苷酸、甘油激酶和 3-磷酸甘油醛脱氢酶都是它的互补蛋白,但这三者中前两种只

被吸附剂 I 吸附,后一种则被吸附剂 II 吸附。两种吸附剂的结构如图 2-102 所示。

配基中有一类能与纯化对象形成共价饱和,可专一地与互补蛋白活性基团生成共价化合物,如含巯基的配基可与某些蛋白的活泼巯基生成二硫键。解吸时需要使这种共价键破裂。

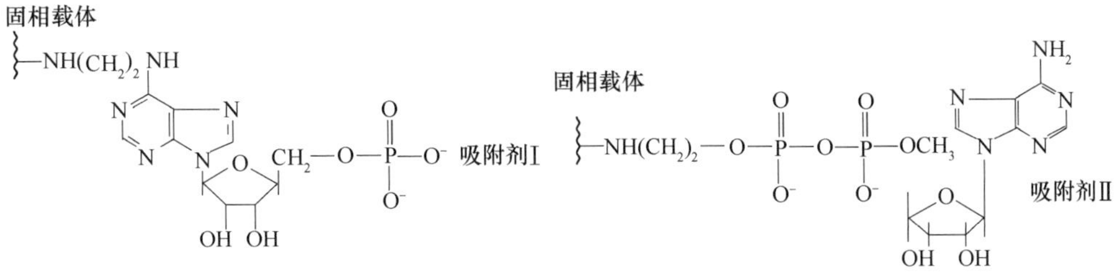

图 2-102 以核苷酸为配基的两种吸附剂

4. 载体活化及耦联 配基与载体耦联才能成为亲和吸附剂。载体不同,活化和耦联方法也不同。首先是载体的活化,活化后的载体便于耦联配基。多糖类载体活化最常用的是溴化氰法。溴化氰与多糖在碱性条件下反应,当有连位羟基时便形成活泼的亚氨碳酸盐。亚氨碳酸盐对化合物的氨基的亲和反应十分敏感,生成取代异脲、N-取代亚氨硫酸酯和 N-取代氨基甲酸酯等衍生物。

配基的耦联可有多种方式。大分子的配基可以直接耦联到载体上,如图 2-103 中的第一种方式。但小分子的配基由于位阻关系往往不能直接连于载体,严重时完全没有亲和力,补救方法是在配基和载体间引入一个"手臂"。对于那些亲和力较弱的体系,"手臂"的作用更显得重要。用作"手臂"的大都是二胺类化合物 $NH_2(CH_2)_nNH_2$,式中 n 可为 $2 \sim 12$,"手臂"也可以是末端氨基的羧酸,如 ε-氨基酸 $NH_2(CH_2)_5COOH$。先将"手臂"引到载体表面上,再将配基耦联于"手臂"末端,如图 2-101 中的第二种方式。如需要一个较长的"手臂",可在二胺基化合物上接琥珀酸酐,最后连接带氨基的配基,如图 2-104 中的第三种方式。

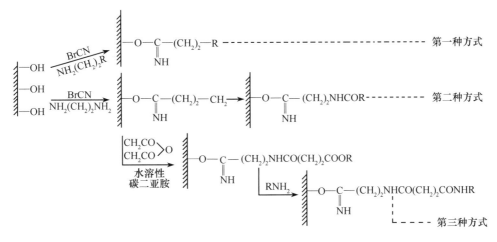

图 2-103 配基与多糖类载体的连接方式(R 是配基)

聚丙烯酰胺、多孔玻璃的活化及与配基的耦联各有自己的方式。

(1)多糖类载体活化:多糖类载体特别是琼脂糖载体用途最广,有必要对其活化耦联详加探讨。一般多糖在其糖基上有相邻的羟基,活化反应就在羟基上进行。

溴化氰活化法:到目前为止这一方法最常用,但用时必须注意溴化氰(CNBr)的剧烈毒性,它在室温易升华且具催泪作用,所有操作应在通风柜中进行。另一方面该化合物在室温放置 1 月,能产生爆炸物质,宜低温保存。活化反应后的反应液中尚有大量 CN⁻ 离子,需注意勿使遇到酸性物质。具体操作是先量取沉积的琼脂糖凝胶,置于垂直砂芯漏斗中,用冷无离子水充分抽滤洗涤,抽至凝胶表面无水,移入反应瓶中,另称取溴化氰(按每毫升凝胶用 CNBr 50 ~ 100mg 计算)溶于 10 倍水中,一次与凝胶混合,在不断振摇下从滴定管迅速滴入 2mol/L NaOH 保持 pH 11,温度控制 20℃ 左右,必要时可加入碎冰块,反应时间 8 ~ 12min。当 CNBr 逐渐溶解,NaOH 的消耗速率逐渐降低,则反应趋向完成。凝胶移入垂直砂芯漏斗中,用 10 ~ 12 倍体积的冷无离子水洗涤,所得溴化氰活化琼脂糖凝胶,加入少许右旋糖酐及乳糖作保护剂,即可冻成干粉,在 8℃ 隔绝空气可保存 18 个月。

配基耦合溴化氰活化琼脂糖凝胶干粉 1g 用 1mol/L HCl 在垂熔砂芯漏斗中膨胀洗涤,每克干粉可膨胀为 3.5ml 的凝胶。然后以 0.1mol/L NaCl-NaHCO₃ pH 8.3 缓冲液洗涤。每毫升膨胀的活化凝胶可耦合 5 ~ 10mg 蛋白质。按此计算称取蛋白质 18 ~ 35mg,溶于 0.1mol/L NaHCO₃ pH 8.3 并含有 0.5mol/L NaCl 的缓冲液中。将蛋白质溶液和凝胶悬浮液一次混合置于振荡器或旋转鼓上 (转速 10 ~ 13r/min),温度约 4℃,混合过夜。室温 20 ~ 25℃ 时,混合 2h 后反应已能完成。耦合后在凝胶上未作用的活性残基必须除去,可用 1mol/L 乙醇胺在 pH 9 浸 2h 或悬浮于 Tris 缓冲液 (pH 8) 中 2h。然后将有配基耦合的凝胶装柱,依次用 0.1mol/L NaHCO₃,pH 9 缓冲液、0.1mol/L 硼酸-硼酸钠-1mol/L NaCl pH 8.5 缓冲液、0.1mol/L 醋酸-醋酸钠-1mol/L NaCl pH 4.1 缓冲液串流洗涤,直至洗出液的 A₂₈₀ₙₘ 值小于 0.02 为止,每种缓冲液约需 10 ~ 20 倍的柱床体积。最后以 10 倍柱床体积的 1mol/L NaHCO₃ pH 8.3 缓冲液平衡洗涤后备用。

溴化氰活化的琼脂糖凝胶与大分子蛋白质配基耦合(图 2-104)时会在同一个大分子上与几个—NH₂基耦合(图 2-104),所以比较牢固,无断裂现象。因此,CNBr 活化的凝胶适用于直接耦联大分子配基。但是,每当与小分子配基耦合,配基上只有单个—NH₂基,只能以单个键合于配基上。由于异脲基的不稳定性,O—C 键能被缓慢水解或氨解而引起断裂现象。

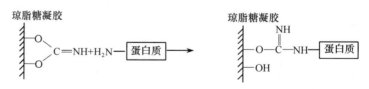

图 2-104　琼脂糖凝胶与蛋白质配基耦合反应

(2) 多孔玻璃载体耦合:在耦合前分子臂的引入 1g 氨烷基活化多孔玻璃载体,加 10ml 已调节到 pH 6 的 1% 琥珀酸酐水溶液。反应混合物保持 pH 6 ~ 7,直到 pH 不变动,继续在室温反应 1h,羧基化的产物用水洗并在 120℃ 干燥 2h。这一羧基化产物又可与氯化亚砜反应制成酰氯。

1g 羧基化产品(Ⅱ)加 10ml 10% 氯化亚砜的干燥氯仿溶液,反应混合物回流 4h,倾出,以干燥氯仿洗数次,在真空烘箱中干燥 30min。所得酰氯产物(Ⅲ)可以在干燥器中保存一个时期,或直接用于下一步配基缩合,见图 2-105。

蛋白质配基 10 ～ 100mg 溶于水或缓冲液中与酰氯活化的玻璃载体混合,用氢氧化钠调节至 pH 8 ～ 9,反应在室温持续约 1h,或在冰箱中过夜。倾去上层水或缓冲液,再用相同溶液洗数次即可得多孔玻璃-分子臂-配基的亲和色谱吸附系统,如图 2-106 所示。

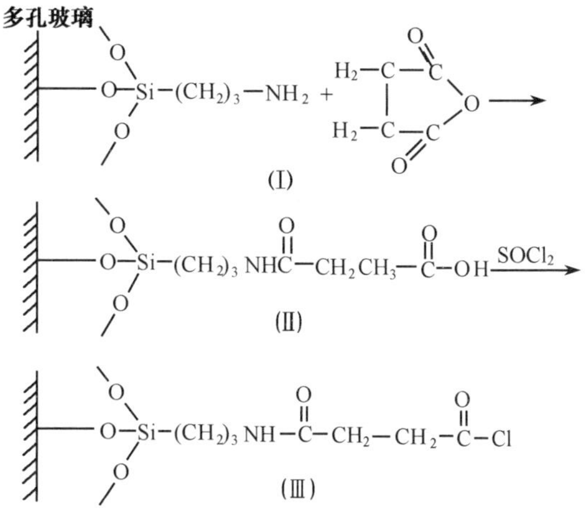

(3)亲和吸附洗脱:纯化蛋白质的亲和色谱最好用柱法。在上柱时应选择配基和目的物之间作用最强的离子强度和 pH 组成,使最有利于形成亲和络合物。一般则选取中性 pH 作为吸附条件。上柱样品应溶于亲和色谱柱的平衡缓冲液中,或对该缓冲液进行透析。上柱速度尽可能慢,温度以 4℃ 为宜。图 2-107 表示亲和色谱的洗脱分离。

图 2-105　多孔玻璃载体耦合反应

如图 2-107 所示,样品上柱后分离目的物先紧密地吸附在亲和柱上,迅速用平衡缓冲液洗涤时色谱图上出现第一个杂蛋白的峰。继续用大量平衡缓冲液充分洗涤,必要时用不同缓冲液洗涤,以除去非专一吸附的杂质,使柱上只留下专一吸附的目的物。然后改变缓冲液,要求选择能减弱纯化目的物与亲和吸附剂之间吸附力的条件,使络合物解离洗出,图谱上出现第二个峰。一般洗脱方法是改变缓冲液的 pH,改变离子强度或同时改变两者。洗脱蛋白质大多数用 0.1mol/L 稀醋酸或 0.01mol/L 稀盐酸,如果目的物要被酸破坏,可试用 0.1mol/L 氢氧化铵洗脱。蛋白质洗出后应立刻中和、稀释、透析、重折叠为天然结构恢复蛋白质活力。

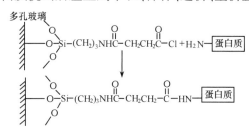

图 2-106　多孔玻璃载体与蛋白质配基耦合反应

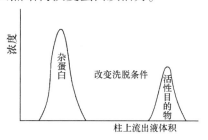

图 2-107　亲和色谱洗脱图

除改变缓冲液 pH 作为洗脱方法以外,尚有用可溶性配基作竞争性洗脱。例如用较高浓度的抑制剂、辅酶或底物,竞争洗脱酶。用各种糖或低聚糖苷从固定化的植物凝集素亲和吸附系统上洗脱专一吸附的糖蛋白目的物。这类洗脱剂的优点在于它又一次地利用了生物专一性。但这种洗脱方法所得蛋白质溶液往往较稀,并含有可溶性洗脱剂,可以用透析和凝胶过滤法除去。有些抗原和抗体结合力特别强,上述方法有时尚不能洗脱,则可用盐酸胍、尿素等蛋白促溶剂作为洗脱剂,洗脱的蛋白在适当处理后能恢复活力者才适用。当分离目的物洗脱下来后可连续使用大量洗脱液洗涤亲和柱,再用平衡缓冲液使亲和柱充分平衡。经过这样处理,亲和柱就可以再生重新应用。

(五) 薄层色谱法

薄层色谱法(thin-layer chromatography, TLC)是一种将固定相在固体上铺成薄层进行色谱的方法。1938 年,苏联学者在研究植物提取物的分析时,首先提出了这一方法的基本原理,当时及随后多年并没有引起人们注意。一直到 1956 年,联邦德国学者欺塔尔在研究植物细胞的分析工作中,比较完整地发展了这个方法,才日益引起人们的重视和研究,目前它已是色谱法中的一个重要分支,其发展方兴未艾。

薄层色谱与经典柱色谱、纸色谱和将要介绍的高相液相色谱相比较,它具有下列特点:

(1) 设备简单,操作方便。只需一块玻璃板和一个层析缸,即可以进行复杂混合物的定性与定量分析,既可用于有机物分析也可用于无机物分析。其分析原理与经典柱色谱相同,但在敞开的薄层上操作,在检查混合物的成分是否分开以及在显色时都比较方便。只要把薄层放在荧光灯下或把显色剂直接喷上即可观察。

(2) 快速、展开时间短。薄层色谱法的实验操作(如点样、展开及显色等)与纸色谱相同,但是它比纸色谱快速。纸色谱需要几小时至几十小时,薄层色谱只需十几分钟至几十分钟。

(3) 由于广泛采用无机物作吸附剂,薄层色谱可以采用腐蚀性的显色剂,如浓硫酸、浓盐酸和浓磷酸等。对于特别难以检出的化合物,可以喷以浓硫酸,然后小心加热,使有机物炭化,显出棕色斑点。而同样情况下,纸上色谱则无法检出。

(4) 薄层色谱可以广泛选用各种固定相,比纸上色谱有显著的灵活性。它又可以广泛选用各种移动相,这比气相色谱有利。

(5) 纸色谱由于纤维的性质引起斑点的扩散作用较严重,降低了单位面积中样品的浓度,从而降低了检出的灵敏度。薄层色谱的扩散作用较少,斑点比较密集,检出灵敏度较高。

(6) 薄层色谱既适于分析小量样品(一般几到几十微克,甚至可小到 10^{-11} g),也适用于大型制备色谱。例如,把薄层的宽度加大到 30 ~ 40cm,样品溶液点成一条线,把薄层的厚度加厚到 2 ~ 3mm,分离的量可达到几毫克至几百毫克。

(7) 技术的多样化,一方面有多种展开方式:例如,双向展开,多次展开,分步展开,连续展开,浓度梯度展开等;另一方面,可应用不同的物理化学原理,例如,吸附色谱,分配色谱,离子交换,电泳,等电点聚焦法等。对于复杂的混合物不能用简单的薄层色谱法解决时,可采用两种方法相配合来进行。

(8) 与气相色谱比较,薄层色谱法更适于分析热不稳定、难于挥发的样品。但它不适于分析挥发性样品。目前 TLC 的自动化程度不及气相色谱法和高效液相色谱法,而且分离效果也不及后两者,因此成分太复杂的混合物样品,用薄层色谱法分离或分析还是有困难的。

近年来薄层色谱法又有新的发展,例如,固定液的浸渍薄层、化学键合固定相薄层、多孔有机高分子小球薄层等,特别是极细粒度(微米数量级)的吸附剂薄层板,为提高速度(十几秒钟可分离几个组分)和灵敏度开辟了新方向。在定量方面的双光束薄层扫描仪已有商品出售,为薄层色谱法自动化精确定量提供了方向。

用于吸附色谱法中的吸附剂都可用于薄层色谱法中,其中最常用的吸附剂是硅胶和氧化铝。硅胶略带酸性,适用于酸性和中性物质的分离;碱性物质则能与硅胶作用,不易展开,或发生拖尾的斑点,不好分离。反之氧化铝略带碱性,适用于碱性和中性物质的分离而不适于分离酸性物质。不过,也可以在铺层时用稀碱液制备硅胶薄层,用稀酸液制备氧化铝薄层以改变它们原来的酸碱性。

应该根据化合物的极性大小来选择吸附活性适合的吸附剂。为了避免试样在吸附剂上被吸附太牢,展不开,不好分离,对极性小的试样可选择吸附活性较高的吸附剂,对极性大的试样,选择活性较低的吸附剂。组分的展开过程涉及吸附剂、被分离化合物和溶剂三者之间相互竞争。三角形图解法可作为一个初步估计,如图 2-108 所示,实线三角形是可以旋转的,假设分离烃类物质,则将三角形的一个角旋向被分离物质中亲脂性位置上,即转成虚线三角形的位置。此时,其余两只角便指出所要求的展开剂(非极性)和吸附剂的活性级(Ⅰ～Ⅱ级),这是一种粗略的选择原则,有一定的参考价值。

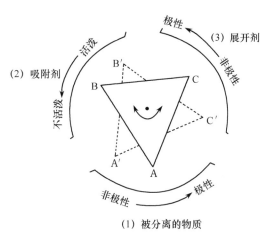

图 2-108　化合物的极性、吸附剂和展开剂的关系图解

选择展开剂有两个原则:①展开剂对被分离物质应有一定的解吸能力,但又不能太大。在一般情况下,展开剂的极性应该比被分离物质略小。②展开剂对被分离物质应有一定的溶解度。

表 2-20 列出了一些常见溶剂的洗脱能力顺序,作为一般参考。在实际工作中常用两种或三种溶剂混合物作展开剂,这样分离的效果往往比单一的溶剂要好。一些二元混合溶剂的洗脱顺序,参见附录。

表 2-20　在硅胶薄层上展开剂洗脱能力顺序

溶剂	洗脱能力递增									
	戊烷	四氯化碳	苯	氯仿	二氯甲烷	乙醚	乙酸乙酯	丙酮	二氧六环	乙腈
溶剂强度参数	0.00	0.11	0.25	0.26	0.32	0.38	0.38	0.47	0.49	0.50

硅胶和氧化铝可用活化的方式或者掺入不同比例的硅藻土来调节其吸附活度。要注意,碱性氧化铝用作吸附剂时,有时能对被吸附的物质产生不良的反应,例如,引起醛、酮的缩合,酯和内酯的水解,醇羟基的脱水,乙酰糖的脱乙酰基,维生素 A 和 K 的破坏等。因此有时需要把碱性氧化铝先转变成中性或酸性氧化铝后应用。

硅胶对于样品的副反应较少,但也发现萜类中的烃、甘油酯在硅胶薄层上发生异构化,邻羟基黄酮类的氧化,甾醇在含卤素的溶剂存在下在硅胶板上异构化等副反应。

除了硅胶和氧化铝以外还可用纤维素粉,聚酰胺粉等作吸附剂。

1. 硬板的制备　薄层板通常是用玻璃板作基板,上面涂布吸附剂薄层制成,有 5cm×20cm 和 2cm×10cm、10cm×20cm 或 10cm×10cm、20cm×20cm 等规格。有时可用小的玻板,如显微镜上的 2.5cm×7.5cm 的玻璃载片制成薄层板。玻璃板事先要洗涤干净,最好用洗液洗过。目前国内已有预制成的硅胶薄层色谱板和烧结薄层板出售,后者可在使用后,洗去斑点,烘干处理,再继续使用。

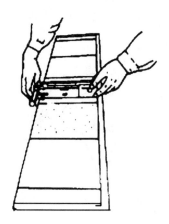

图 2-109　薄层板涂铺器

硬板的制备又称湿法铺层法,是把吸附剂、黏合剂(有时不加)和水或其他溶液(或溶剂)先调成糊状再铺层。铺板时可用手缓缓转动玻板,或轻敲玻板使表面平坦光滑。也可用刮刀推移法制取。但预制 20cm×20cm 的大薄层板时最好用涂铺器。商品涂铺器如图 2-109 所示,能调节薄层厚度,便于一次制备好几块板。薄层铺好后,先在室温晾干,然后置烘箱活化,活化条件可根据需要选择。如 120℃加热 2h;80℃加热 3h 等。湿法制成的薄层的优点是比较牢固,展开后便于保存,它可以用颗粒很细的吸附剂,制成的薄层颗粒间空隙较小,毛细管作用小,展开后斑点较集中、较小,所以分离效果较好。

常用的黏合剂有煅石膏、羧甲基纤维素钠(CMC)和淀粉,通常煅石膏的用量为吸附剂的 10%～20%,CMC 为 0.5%～1%,淀粉为 5%。用煅石膏为黏合剂时,可与吸附剂混合,加一定量的水后不必加热,调成均匀的糊状物铺层。用 CMC 时,把 0.5～1g CMC 溶于 100ml 水中,再加适量的吸附剂调成稠度适中均匀的糊状物铺层。用淀粉(可溶性淀粉、米粉)时,把吸附剂和淀粉加水调匀后在 85℃水浴或用直接火加热数分钟,使淀粉变得有黏性后再铺层。

煅石膏($CaSO_4 \cdot 1/2H_2O$)是把市售的生石膏($CaSO_4 \cdot 2H_2O$)在 120～140℃烤 2h,烤好后过 150～220 目筛。也可自制:把 10% 氯化钙溶液(分析纯)过滤后,倒入适量的 10% H_2SO_4(分析纯),用玻棒搅拌,出现絮状沉淀后,放置过夜。然后用布氏漏斗过滤,用蒸馏水洗涤沉淀物至滤液无氯离子。把沉淀物铺开,于 140℃干燥 48h,密塞备用。如存放过久,仍需 140℃重新干燥,否则将出现粗颗粒。

加石膏为黏合剂制成的薄层能耐受腐蚀性显色剂的作用,但仍不够牢固,易剥落,不能用铅笔在上面做记号。用 CMC 或淀粉作黏合剂,则薄层较牢固,可用铅笔写字,但在显色时不宜用腐蚀性很强的显色剂,并且淀粉和 CMC 中的成分有时对于鉴定某些有机物有干扰。

用湿法铺层时,纤维素中不必加黏合剂,制成的薄层就相当牢固。硅藻土和氧化铝加或不加黏合剂都可铺层,但不加黏合剂的薄层板在展开时应采取水平式展开。硅胶要加黏合剂。在一般情况下,加入黏合剂的量不太多时,对吸附剂的吸附性能和分离效果没有影响。

各种吸附剂薄层的湿法制备见表 2-21。

表 2-21　湿法铺层方法

薄层的类别	吸附剂:水的用量	活　化
氧化铝 G	1:2	250℃4h,活度Ⅱ级 150℃4h,活度Ⅲ、Ⅳ级
氧化铝淀粉	1:2	105℃ 0.5h
硅胶 G	1:2 或 1:3	110℃ 0.5h
硅胶 CMC	1:2(用 0.7% CMC 溶液)	110℃ 0.5h
硅胶	1:2	105℃ 0.5h
硅藻土	1:2	110℃ 0.5h
硅藻土 G	1:2	110℃ 0.5h
纤维素	1:5	105℃ 0.5h
聚酰胺	溶于 85% 甲酸+70% 乙醇	80℃ 15min

聚酰胺用于湿法铺层较困难,因聚酰胺粉跟着玻棒滑动。可按下法制板:聚酰胺粉1g溶于85%甲酸6ml中,加乙醇(70%)3ml,调匀,用量筒量取一定量液体。用徒手倾倒法铺层。倒在板上的溶液不宜太多,否则薄层太厚,干后会裂开。薄层铺好后,水平地放在一个盛水的盘子的水面上(不能浸入水中,但要使盘中的水蒸气能熏湿薄层,最好盘中盛温水),盘子用大玻璃板盖上。制好的薄层原来是透明的,放在盘中约1h后,变成不透明的乳白色。放置数小时后,取出薄层用自来水漂洗两遍,再用蒸馏水漂洗一次,以洗去甲酸,晾干,以80℃烘15min。也可直接用锦纶丝1g,按上法溶于85%甲酸溶液和70%乙醇溶液中铺层制板。这样制成的薄层板分离有机酸化合物效果很好。

2. 软板的制备　软板制备又称干法铺层法。氧化铝、硅胶可用干法铺层。干法铺层比较简便,但是制成的薄层板展开后不能保存,喷显色剂时容易吹散,并且吸附剂的颗粒间空隙大,展开时毛细管作用较大,所以展开速度较快,斑点一般较为扩散。干法铺层法是两手握着两端带有套圈的玻棒(直径约为1.5cm),把吸附剂均匀地铺在玻板上。套圈可以用胶布、塑料薄膜、塑料管或橡胶管等,其厚度为薄层厚度、薄层厚度可根据需要选择,一般用于鉴定或分析的厚度为0.25~0.5mm,用于小量制备时的厚度约1~3mm。两端环的内侧边的距离,比玻板的宽度小1cm,这样两边空出0.5cm,以避免端效应,即避免玻板边缘引起不正常的色带移动(图2-110)。

用此法铺层时两手用力要均匀,否则薄层厚度不一致。吸附剂的颗粒以150~200目较好,如颗粒太细,则玻棒推动时颗粒随玻棒一起移动,无法铺成均匀的薄层。

3. 点样、展开和显迹

(1) 点样:薄层色谱法中根据不同要求,点样方式,方法也不同。

做定性分析时,点样量不需要准确,可采用玻璃毛细管点样。做定量分析时,因取样量需要准确,一般采用微量注射器,做制备色谱时,需要用较大量试样溶液在大块(20cm×20cm)薄层板的起始线上连续点成一条直的横线。

样品溶于氯仿、丙酮、甲醇等挥发性有机溶剂中。用毛细管或微量注射器将样品滴加到薄

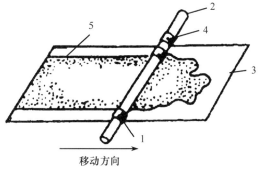

图2-110　软板的制备
1. 调节厚度的塑料杯　2. 均匀直径的玻璃棒　3. 玻璃板
4. 防止玻璃滑动的杯　5. 薄层吸附剂

层上。点的直径一般不大于2~3cm,点与点之间的距离一般为1.5~2cm。样品点在距薄层一端1.5cm的起始线上,展开剂浸没薄层的一端约0.5cm。

点样原点的大小对最后斑点面积的影响较大,故必须严格控制,对于定量分析时尤其如此,对于较稀的样品溶液须进行多次滴加时,更需注意。最好采用下法:将样品溶液点2~3cm直径的小圆孔滤纸上,点样时将滤纸固定在插在软木塞的小针上,同时在薄层起始线上也制成相同直径的小圆穴(圆穴及滤纸片均可用适当大小的木塞打孔器印出),圆穴中必要时可放入少许淀粉糊,将已点样并除去溶剂后的圆形滤纸片小心放在薄层圆穴中粘住,然后展开。用这种方法,样品溶液体积大至1~2ml也能方便地点样,并能保证原点形状的一致。

在干法制成的薄层上点样经常把点样处的吸附剂滴成一孔,则必须在点样完毕后用小针头

拨动孔旁的吸附剂把此孔填补起来,否则展开后斑点形状不规则,影响分离效果。

在制备薄层色谱法中,可将样品点成长条。如需样量更大,则可将吸附剂吸去一条,将样品溶液与吸附剂搅匀,干燥后再把它仔细地填充在原来的沟槽内,再行展开。

(2) 展开:展开方式可分为下列各类。

a. 上行展开和下行展开:最常用的展开法是上行法,就是使展开剂从下往上爬行展开:将滴加样品后的薄层,置入盛有适当展开剂的标本缸、大量筒或方形玻缸中,使展开剂浸入薄层的高度约为 0.5cm。下行法是使展开剂由上向下流动,下行法由于展开剂受重力的作用而移动较快,展开时间比上行法快些。具体操作是将展开剂放在上位槽中,借滤纸的毛细管作用转移到薄层上,从而达到分离的效果。色谱展开缸空间最好先用展开剂蒸汽饱和。为了加速饱和,先在缸内悬浸有展开剂的滤纸。但也有人认为在不饱和缸中展开,槽中展开剂蒸汽的浓度由下到上呈梯度增加,吸附剂自空间吸附蒸汽的量也相似增加,从而使薄层不同部位上吸附的展开剂具有梯度变化,改善了分离效果。

b. 单次展开和多次展开:用展开剂对薄层展开一次,称为单次展开。若展开分离效果不好时,可把薄层板自缸中取出,吹去展开剂,重新放入盛有另种展开剂的缸中进行第二次展开。有时使薄层的顶端与外界相通。这样,当展开剂展开到薄层的顶端尽头处,就连续不断地向外界挥发去,而使展开可连续进行,以利于 R_f 值很小的组分得以分离。连续下行展升比较方便,是用滤纸条把展开剂引到薄层的顶端使其向下流动,当流到薄层的下端尽头后,再滴到缸的底部而贮积起来。

c. 单向展开和双向展开:上述的都是单向展开,也可如纸色谱法双向展开一样,取方形薄层板进行双向展开。常用的展开容器多为生物标本缸,采取垂直上行展开方式时用的(图2-111 b);如用上行水平展开方式时,则采用玻璃制成长条盒附磨口盖的展开槽,如图2-111a 所示。

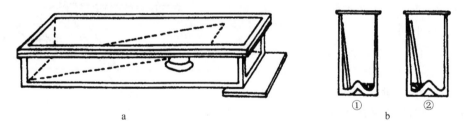

① ② b

图 2-111 色谱展开缸

(3) 显迹:显迹之前最好将展开剂挥发除尽,显迹方法有下列三种。

a. 物理显迹法:有些化合物本身发荧光,则展开后一旦溶剂挥发即可在紫外灯光下观察荧光斑点,用铅笔在薄层上画出记号。有的化合物需在留有少许溶剂的情况下方能显出荧光;有的化合物本来荧光不显,但在碘蒸气中熏一下再观察其荧光,灵敏度有所提高;有的需要与试剂作用以后才显荧光。如果样品的斑点本身在紫外光下不显荧光,则可采用荧光薄层法检出,即在吸附剂中加入荧光物质或在制好的薄层上喷光物质,如 0.5% 硫酸奎宁溶液等。这样在紫外光下,薄层本身显荧光。而样品的斑点却不显荧光。

b. 化学显迹法:蒸气显色:利用一些物质的蒸气与样品作用的显色,例如,固体碘、浓氨水、液体溴等挥发物质放在密闭容器内(标本缸、玻璃筒),然后将挥发除展开剂的薄层放入其中显色,显色时间与灵敏度随样品不同而异,多数有机物遇碘蒸气能显黄至黄棕色斑点。显色作用或是碘溶解于被测样品,或发生加成作用,但多数是样品对碘的吸附作用。因此显色后在空气中放置,碘挥发逸去,斑点即退色。碘是一种非破坏性的显色性,可将样品刮下做进一步处理,特别有利于制备色谱。

喷雾显色:将显色剂配成一定浓度的溶液,用喷雾的方法均匀喷洒在薄层上。浓喷雾器如图 2-112 所示。喷雾时可用嘴或用压缩空气喷。喷雾器与薄层相距最好 $0.5 \sim 0.8\text{cm}$,对于未加黏合剂的薄层,应趁展开剂未干前喷雾显色,以免吸附剂吹散。目前已有盛在塑料瓶中,充在压缩惰性气体的显色剂溶液出售,拿来揿住瓶口针形阀,即有雾状试剂喷出,十分方便。

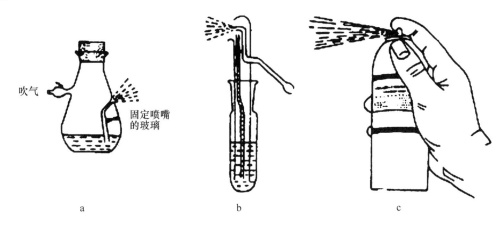

图 2-112　常见显色喷雾器

c. 生物显迹法:抗生素等生物活性物质就可以用生物显迹法进行,取一张滤纸,用适当缓冲液润湿,覆盖在板层上,上面用另一块玻璃压住,$10 \sim 15\text{min}$ 后取出滤纸,然后立即覆盖接有试验菌种的琼脂平板上,在适当温度下,经一定时间培养后,即可显出抑菌圈。

d. 双光束薄层色谱扫描仪:为了直接在薄层上进行斑点所代表成分的含量分析,用一定波长(可见紫外光)、一定强度的光束照射薄层上斑点,用光度计测量透射光或反射光强度的变化,从而测定化合物含量。测量的方式有两种:透射法与反射法。薄层色谱扫描仪结构示意图见图 2-113。工作时,在被分析物质的最大吸收波长处进行扫描,薄层板以一定速度顺着从起始线到展开剂前沿的方向移动,当斑点经

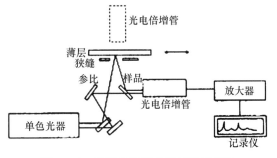

图 2-113　薄层色谱扫描仪结构示意图

过狭缝时即开始记录其光密度。扫描出吸收曲线峰,每个峰代表一个斑点组分,由峰高和峰面积即可测知该组分含量。

透射法的灵敏度大于反射法,透射法测量结果对于薄层厚度的均匀性比较敏感。薄层厚度不均匀,会使空白值不稳定,仪器基线漂移比较大,造成测量误差。双光束薄层扫描仪同时用两个波长和强度相等的光束扫描薄层,其中一个光束扫描斑点,另一个扫描邻近的空白薄层作为空白值,记录的是两个测量的差值。选用的波长,一个是斑点中化合物最大吸收峰的波长;另一

个是不被化合物所吸收的光的波长,一般选择化合物吸收曲线的吸收峰邻近基线处的波长。所以,后者所测得的值即薄层的空白吸收,记录的是两者的差值。双光束薄层扫描仪由于测量中减去了薄层本身的空白吸收,所以在一定程度上消除了薄层不均匀的影响,使测定准确度得到改进。用反射法测量,薄层厚度不均匀的影响较小,而薄层表面的光洁度均匀性却影响较大。透射法和反射法示意图见 2-114。

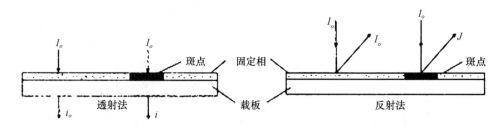

图 2-114　透射法和反射法示意图

(六) 纸色谱

1. 基本原理　纸色谱(paper chromatography)主要用于分离和鉴定有机物中多官能团或高极性化合物如糖、氨基酸等的分离。它属于分配色谱的一种。它的分离作用不是靠滤纸的吸附作用,而是以滤纸作为惰性载体,以吸附在滤纸上的水或有机溶剂作为固定相,流动相是被水饱和过的有机溶剂或水(展开剂)。利用样品中各组分在两相中分配系数的不同达到分离的目的。

它的优点是操作简单,价格便宜,所得到的色谱图可以长期保存。缺点是展开时间较长,因为在展开过程中,溶剂的上升速度随着高度增加而减慢。

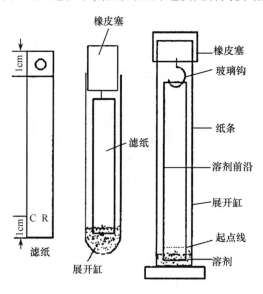

图 2-115　纸色谱装置

2. 纸色谱的装置　图 2-115 给出了 2 种不同的纸色谱装置,这 2 种装置是由展开缸、橡皮塞、钩子组成的。钩子被固定在橡皮塞上,展开时将滤纸挂在钩子上。滤纸上的 c、g 是点样点。

3. 操作步骤　纸色谱操作过程与薄层色谱一样,所不同的是薄层色谱需要吸附剂作为固定相,而纸色谱只用一张滤纸,或在滤纸上吸附相应的溶剂作为固定相。在操作和选择滤纸、固定相、展开剂过程中应注意以下几点。

(1) 所选用滤纸的薄厚应均匀,无折痕,滤纸纤维松紧适宜。通常作定性实验时,可采用国产 1 号展开滤纸,滤纸大小可自行选择,一般为 3 cm×20 cm、5 cm×30 cm、8 cm×50 cm 等。

(2) 在展开过程中,将滤纸挂在展开缸内,展开剂液面高度不能超过样品点 c、g 的高度。

（3）流动相（展开剂）与固定相的选择，根据被分离物质性质而定。一般规律如下：

a. 对于易溶于水的化合物　可直接以吸附在滤纸上的水作为固定相（即直接用滤纸），以能与水混溶的有机溶剂作流动相，如低级醇类。

b. 对于难溶于水的极性化合物　应选择非水性极性溶剂作为固定相，如甲酰胺、$N,N-$二甲基甲酰胺等；以不能与固定相相混合的非极性溶剂作为流动相，如环己烷、苯、四氯化碳、氯仿等。

c. 对于不溶于水的非极性化合物　应以非极性溶剂作为固定相，如液状石蜡等；以极性溶剂作为流动相，如水、含水的乙醇、含水的酸等。

当一种溶剂不能将样品全部展开时，可选择混合溶剂。常用的混合溶剂有：正丁醇-水，一般用饱和的正丁醇；正丁醇-醋酸-水，可按4∶1∶5的比例配制，混合均匀，充分振荡，放置分层后，取出上层溶液作为展开剂。

（七）旋转薄层色谱法

离心薄层色谱仪又称离心液相色谱仪，简称CLC，是1979年由美国Harrison首创的一种新型制备型分离纯化有机化合物的薄层色谱仪，相继日本也设计了CLC-5型离心制备型液体色谱仪，由于分离过程是薄层处于旋转过程中获得被分离的纯品，因而又可称为旋转薄层色谱仪。

离心薄层色谱仪（图2-116）是薄层层析的基础上引进了离心力的原理，进行吸附层析和分配层析，也就是使涂有吸附剂薄层的转子在旋转过程中，在离心力的作用下，使溶剂在洗脱过程中，将样品在吸附层被分离形成同心谱带，使R_f值的差异加大，达到良好的分离效果，同时也加速了分离速度，依次将不同组分的化合物，从转子边缘分离而出。

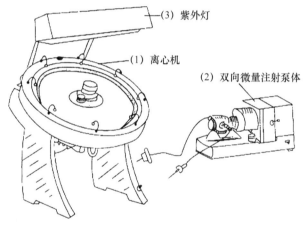

（3）紫外灯

（1）离心机

（2）双向微量注射泵体

图2-116　离心薄层色谱仪外形图

1. 离心薄层色谱仪工作原理　欲分离的样品由双向微量注射泵通过"注入系统"注入涂有吸附剂薄层的转子靠近中心部位，涂有吸附剂薄层的玻璃盘转子被固定在离心主机的法兰盘上，用紧固螺钉旋紧。当样品和溶剂依次送入，在溶剂的洗脱过程中，在离心机的作用下，产生离心力，样品即在吸附层上被分离形成同心谱带，并依次同洗脱剂一起从转子边缘分离而流向外围，被分离的样品要经过82mm的吸附层不断分离，从而达到高效的分离目的。加速度越大，离心力也越大，分离效果也就越好。离心力大小也取决于转速的平方关系，增加转速比增大半径容易增加离心力，因此，直径小而转速大的转子所产生的离心力比直径大而转速小的转子为大。Harrison设计的离心薄层色谱仪其转速固定为760r/min。

表 2-22　常用吸附剂配方			
吸附层厚度(mm)	1	2	4
1 硅胶 G-石膏			
硅胶 G(g)	30	40	80
$CaSO_4 \cdot 1/2 H_2O$(g)	1.2	1.6	3.2
H_2O(ml)	70	90	180
烘干时间 70~90℃(h)	3	3	12
2 硅胶 CP-石膏			
硅胶 GF254(g)	30	40	80
$CaSO_4 \cdot 1/2 H_2O$(g)	1.2	1.6	3.2
H_2O(ml)	70	90	180
烘干时间 70~90℃(h)	3	3	12
3 硅胶 G-CMC			
硅胶 G(g)	20	40	80
0.7% CMC(ml)	50	96	190
烘干时间 70~90℃(h)	2	3	12

2. 吸附剂与吸附层

(1) 吸附剂的种类和配方：吸附剂大多采用硅胶 GF，硅胶 GH，硅胶 HF，以及氧化铝 GF 等，黏合剂大多采用石膏，也有用 0.7% CMC 或淀粉等，常用吸附剂配方列于表 2-22。

(2) 吸附层的制备：分离效果的好坏与硅胶层的制作和存放有密切关系，因此制作硅胶板是很重要的。制作方法见图 2-117：

a. 把转子固定在转轴上如图 2-117a，然后水平放置如图 2-117b。

b. 把所需要的吸附剂和黏合剂放在一个锥形烧瓶内，进行搅拌，加水混合或在玻璃乳钵内研细研匀如图 2-117c，以下操作必须在 5min 内完成。

c. 转动转子连续倾倒出吸附剂，覆盖在轴的中心附近如图 2-117d，当大部分转子被覆盖后将向外流出直至平复为止如图 2-117e；不时地振动转子，其目的是释放出气体使组织紧密如图 2-117f。

d. 铺好后要慢慢干燥，可在转子四周放四个 250ml 三角瓶，上面架一块 35cm 方形玻璃板，以减少空气的流动，如果干燥太快，易产生裂纹。在空气中至少干燥 24h，再放烘箱中 70~90℃ 干燥活化 2~3h。

e. 刮制吸附层及存放烘干的转子，完全冷却后就可以刮制，刮制时使刮板以轻微的压力由浅入深，连续转动，直到玻璃处，然后清除刮板除去边缘和中心部分的硅胶，除去残留的硅胶，经整形后的转子应是光滑的平整的表面，一般应存放在干燥器密闭贮藏保存为宜。

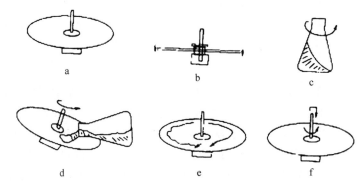

图 2-117　薄层制备过程

(3) 溶剂的选择：离心薄层色谱分析是薄层型的，与通常的薄层色谱法相似，因此，可以根据薄层条件找出能提供 R_f 值在 0.2~0.6 范围内的溶剂系统。

混合物与硅胶的相互作用会使谱带有后沿，当溶剂只要含有弱的或中等极性成分，如乙烷和二氯甲烷时，大多数混合物将会出现这种效应，加入少量极性溶剂如 0.1% 甲醇，可使谱带清晰度显著提高。

溶解度低的试样,用己烷和极性溶剂混合的混合溶剂,如己烷-醋酸乙酯,往往难于溶解,为了提高溶解度,可以用二氯甲烷取代部分己烷和减小极性溶剂的比例以便保持适当的 R_f 值。

对于大多数的色谱分离。一般采用梯度洗脱法有较好的分离效果。梯度洗脱即分批地添加极性溶剂,使洗脱液的极性递增。必须注意的是,由于仪器空间的蒸汽很快趋于平衡,使梯度部分地变为平滑。此时只需改变二三个梯度来提高极性,比柱层色谱法提高极性速度快得多。梯度变化的时间过长,则分离效果反而更差。

如果采用紫外吸收原理进行检验,则可供选择的溶剂有己烷、石油醚、乙醚、乙醇、二氯甲烷、甲醇等,但易吸收紫外的丙酮则不宜采用。

(八) 高效液相色谱法

高压液相色谱(high pressure liquid chromatography,HPLC),又名高速液相色谱(high speed liquid chromatography,HSLC)、高效液相色谱(high performance liquid chromatography)、高分辨液相色谱(high resolution liquid chromatography),是在 20 世纪 70 年代前期发展起来的快速高效的分离分析技术。它是在经典液相柱色谱基础上引入气相色谱的理论并在技术上采用了高压泵、高效固定相和高灵敏度检测器等发展起来的,在柱效、速度和灵敏度方面大大超过了经典液相色谱并弥补了气相色谱法的许多不足。目前,高效液相色谱已成为医药、化工、环保、生化等领域中十分重要的分离分析技术和不可缺少的工具。

HPLC 具有如下特点:

(1) 高压:供液压力和进样压力都很高,一般是 $150 \sim 300 kg/cm^2$,有的甚至到 $700 kg/cm^2$ 以上。色谱柱的压降在 $75 kg/cm^2$ 以上,因为液体不同于气体,内部势能较低,不易被压缩,所以在这里使用高压没有爆炸的危险性。

(2) 高速:截液在色谱柱内的流速较之经典液相色谱高得多,可达 $1 \sim 10 ml/min$,个别可高达 $100 ml/min$ 以上,分离速度快,一般可在 1h 内完成多组分的分离。

(3) 高灵敏度:采用了基于光学原理的检测器,如紫外检测器灵敏度可达 $5 \sim 10^{-10} mg/L$ 的数量级;荧光检测器的灵敏度可达 $10^{-11} g$。高灵敏度还表现在所需试样很少,微升数量级的样品就足以进行全分析。

(4) 高效:新型固定相的出现,具有高的分离效果和高分辨本领,理论塔板数每米柱子可达 60000 塔板以上,甚至高达 10 万塔板。有时一根柱子可以分离 100 个以上的组分。

(5) 适用范围广:通常在室温下工作,对于无法用气相色谱分离的高沸点或不能气化的物质,热不稳定或加热后易裂解、变质的物质,生理活性物质以及分子量在 400 以上的有机物质(占有机物质总数的 80%~85%)都可以采用高效液相色谱法进行分离分析。

1. 高效液相色谱分离方法和原理　高效液相的四种色谱分离方法原理见图 2-118 所示模型。图中箭头方向画出一个方向的传质过程,实际上在动态平衡状态下这个过程是可逆的。

(1) 液-固吸附色谱的分离机制(LSC):液-固色谱是以液体作为流动相,活性吸附剂作固定相。图 2-118b 中,被分析的样品分子在吸附剂表面的活性中心产生吸附与洗脱过程,被分析样品不进入吸附剂内。与薄层色谱在分离机制上有很大的类似性。主要按样品的性能,因极性的大小顺序而分离,非极性溶质先流出层析柱,极性溶质在柱内停留时间长。

（2）液-液分配色谱的分离机制（LLC）：液-液分配色谱是以液体作为流动相，把另一种液体涂渍在载体上作为固定相，图 2-118a 中，从理论上说流动相与固定相之间应互不相溶，两者之间有一个明显的分界面。样品溶于流动相后，在色谱柱内经过分界面进入到固定相中，这种分配现象与液-液萃取的机制相似，样品各组分借助于在两相间的分配系数的差异而获得分离。

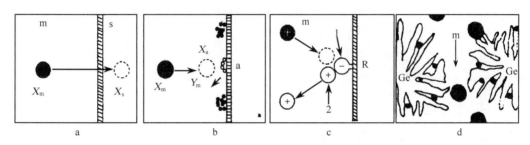

图 2-118　四种色谱分离方法原理模型

a. 分配色谱　b. 吸附色谱　c. 离子交换色谱　d. 凝胶色谱

（3）离子交换色谱的分离机制（IEC）：以液体作为流动相，以人工合成的离子交换树脂作为固定相，图 2-118c 中，用来分析那些能在溶液中离解成正或负的带电离子的样品，固定相是惰性网状结构，其上带固定电荷，溶剂中被溶解的样品如具有与反向缓冲离子相同的电荷便可完成分离。由于不同的物质在溶剂中离解后，对离子交换中心具有不同的亲和力，因此就产生了相当于有不同的分配系数，亲和力高的在柱中的保留时间也就愈长。

（4）凝胶色谱的分离机制（EC）：以液体作为流动相，以不同孔穴的凝胶作为固定相。图 2-118d 中，固定相通常是化学惰性空间栅格网状结构，它近于分子筛效应。当样品随流动相进入时在凝胶外部间隙以及凝胶孔穴旁流过，大尺寸的分子没有渗透作用，较早地被冲洗出来，较小的分子由于渗透进凝胶孔内，因有一个平衡过程而较晚被冲洗出来。这样，样品分子基本上是按其分子大小排斥先后由柱中流出，完成分离和纯化的任务。

2. 分离方法选择的依据　分离方法一般视样品分子量大小，极性及化学结构来选择。对于分子量比 2000 大的高分子化合物，一般说来，凝胶色谱是首选的。样品如果是水溶液的，那么采用水溶性液体作为流动相进行凝胶色谱分离效果较好。

对于分子量小于 2000 的样品，可按下列步骤选择分离方法，将样品溶解后，分水溶性与非水溶性两种情况。

（1）水溶性

a. 分子量较大的：用小孔度的 Sephadex Biogel 进行分离。

b. 分子量较小的。

离子型：对碱性化合物用阳离子树脂 Dowex-50，对酸性化合物用阴离子树脂 Dowx-1，Aminex-4。

非离子型：用 PermaphaseODS 等作反相色谱。

（2）非水溶性

a. 分子量较大的用小孔度的 Poragel、Porasit 作凝胶透析。

b. 分子量较小的。

稳定化合物:异构体分离用 Zorbax,Corasil 作液固吸附层析。

不稳定化合物:极性化合物用正相分配;非极性化合物用异卅烷固定相反相色谱。

3. 高效液相色谱的固定相

（1）液-固色谱固定相:液-固色谱法所用固定相,最常用的是硅胶和氧化铝,另外还有聚酰胺。

a. 硅胶:硅胶分为薄壳玻珠、无定形全多孔硅胶、球形全多孔硅胶及堆积硅珠等类型,薄壳玻珠因柱效低,载样量少,已不多用。

无定形全多孔硅胶:虽为无定形,但近似球形,粒径一般为 $5\sim10\mu m$,理论塔板数达5万/m,比表面约 $300m^2/g$,载样量大,可作为分析型与制备型柱的固定相,也可作为载体使用。优点是价格低、柱效高及载样量大;缺点是涡流扩散项大及柱渗透性差。

球形全多孔硅胶:外形为球形,常用粒径为 $3\sim10\mu m$。该硅胶除具有无定形全多孔硅胶的优点外,还具有涡流扩散项小和渗透性好等优点,是化学键合相理想的材料。

堆积硅珠:堆积硅珠是二氧化硅溶胶与凝聚剂凝结而成。全多孔型,具有球形全多孔硅胶的所有优点。粒径为 $3\sim5\mu m$,理论塔板数达每米8万以上,传质抗阻小,载样量大,是较理想的高效填料。

b. 氧化铝:氧化铝分为球形和无定形两种,粒径均 $5\sim10\mu m$。氧化铝对不饱和的碳氢化物和含卤素化合物分离较好,在硅胶上吸附太强的化合物可使用氧化铝。氧化铝还可在较高的 pH 范围内使用,而硅胶在此条件下会溶解。

c. 多孔聚合物:多孔聚合物以聚苯乙烯胶体为代表(进口商品有日立胶 3010),pH 1~14 中稳定。特点是选择性好、峰形好,但硬度不高。目前多在硅胶表面涂一层聚合物,在硬质凝胶上键合十八烷基硅烷,商品名 AsahipakODP,它既有硅胶较高的机械强度,又可在 pH 2~13 的范围内使用,是一种优良的固定相,适合分离生物碱、肽等成分。

（2）液-液色谱固定相:流动相极性小于固定相的分配色谱法称正相(normal phase,NP)色谱法。以含水硅胶为固定相,烷烃为流动相的色谱法是正相液-液分配色谱法的代表。因固定液易流失,而被正相键合相色谱法代替。由于固定相是极性填料,流动相是非极性溶剂,所以在做正相洗脱时,样品中极性小的组分先出柱,极性大的后出柱。这是因为极性小的组分在固定相中的溶解度小,容量因子小的原因。正相色谱主要靠组分的极性差别分离,适用于含有不同官能团物质的分离。

流动相极性大于固定相极性的分配色谱法称反相(reversed phase,RP)色谱法。最早的例子是以正辛烷为固定相,水为流动相,进行液状石蜡的液-液色谱分离。在进行反相洗脱时,样品中极性大的组分先出柱,极性小的组分后出柱,主要分离对象是极性小的物质。由于反相洗脱固定液更易流失,已被化学键合相取代。

化学键合相色谱法是应用最广的色谱法。将固定液的官能团键合在载体上形成的固定相称为化学键合相,其特点是不流失,一般认为有分配与吸附两种功能。其分离机制既不是全部吸附过程,也不是典型的液-液分配过程,而是双重机制兼而有之,只是按键合量的多少各有侧重。根据在硅胶表面(具有 Si—OH 基团)的化学反应不同,键合的相可分为 Si—O—C;Si—C;Si—N 及 Si—O—Si—C 键型四种类型。前三种由于稳定性差或制备困难,已被逐渐淘汰,只有 Si—O—Si—C 键型键合相稳定性好,易制备,是目前占绝对优势的键合相类型。

Si—O—Si—C 键型键合相,按极性分为非极性、极性和中等极性 3 类。中等极性键合相较少应用,就前两种类型,现分述如下。

a. 非极性键合相:非极性键合相又称反相键合相,其表面基团为非极性烃基,如十八烷基、辛烷基、乙基、甲基和苯基键合相。代表产品是十八烷基硅烷键合硅胶(ODS 或 ^{18}C),是最常用的非极性键合相。将十八烷基氯硅烷试剂与硅胶表面的硅醇基经多步反应脱 HCl 生成 ODS 键合相。键合反应如下:

$$\equiv Si-OH + Cl-\underset{\underset{R_2}{|}}{\overset{\overset{R_1}{|}}{Si}}-C_{18}H_{37} \longrightarrow Si-O-\underset{\underset{R_2}{|}}{\overset{\overset{R_1}{|}}{Si}}-C_{18}H_{37} + HCl$$

这种键合相的性能主要表现在它的碳含量,覆盖度及碳键的长度上。有几种不同的类型 Partisil 固定相性能,如表 2-23 所示。

表 2-23 几种不同的 Partisil 固定相性能

固定相	粒度(μm)	表面积(m²/A)	孔径(A)	碳含量(W/W)	覆盖度(%)
Partisil—5ODS	5	400	50～60	10	98
Partisil—10ODS	10	400	55～60	5	50
Partisil—10ODS-2	10	400	55～60	16	65

Partisil-10 ODS 的覆盖度为 50%,表示有 50% 的羟基留在表面。在分离过程中既有反相的分配过程,又有吸附过程,大多数情况,反相比吸附法优越,Partisil-5ODS 覆盖度高达 98%,是一种最优良的反相固定相。

碳链的长度,有 ^{1}C～^{18}C,还有苯基和环己烷等,碳链的长度与溶质的保留值大小有关。

反相键合相色谱法是应用最广的色谱法,主要用于分离非极性至中等极性的各类分子型化合物,因键合相表面的官能团不易流失,溶剂的极性可在较大范围内调整,因此,应用范围较广,加之由它派生的反相离子对色谱、反相离子抑制色谱又可分离有机酸、碱及盐等离子型化合物,几乎可解决绝大部分的液相色谱课题。键合相优点为:①使用过程不流失,增加了色谱柱的稳定性和寿命;②表面无液坑,比一般液体固定相传质快得多;③热稳定性好;④适于做梯度洗脱;⑤表面改性灵活,能灵活地改变选择性。流动相常用甲醇-水或乙腈-水,主要分离对象是非极性或弱极性化合物。

b. 极性键合相:极性键合相指键合有机分子中含有某些极性基团,与空白硅胶比其极性键合相表面能量分布均匀,是一种改性的硅胶,常用的极性键合相有氨基、氰基等,可用作正相色谱的固定相。氨基键合相是分离糖类最常用的固定相,常用乙腈-水为流动相。

氰基氨基化学键合相是正相色谱常用的固定相,流动相与吸附色谱法的流动相一致,也用烷烃加适量极性调整剂。氰基键合相的分离选择性与硅胶类似,但极性小于硅胶。若用相同的流动相时,同一组分的保留时间将小于硅胶。氨基键合相与硅胶的性质有较大差异,前者为碱性,后者为酸性,在做正相洗脱时,表现出不同的选择性。氨基键合相主要用于分离糖类,是分析糖类的专用色谱柱。

(3)离子交换固定相:离子交换色谱早期都采用离子交换树脂作固定相。因具膨胀性、不耐压以及表面的微孔型结构影响传质速率,现已被离子型键合相取代。

在化学键合的有机硅烷分子中带上固定的离子交换基团,即成离子键合相。若带上磺酸基($-SO_3H$),即为阳离子键合相。若带上强碱性季铵盐($-NR_3Cl$),即为阴离子键合相。

交换容量　离子交换键合相的交换容量与固定相的表面积直接有关。全多孔微粒型固定相的交换容量,一般在毫摩尔的水平;薄壳型由于表面积小,一般只在微摩尔水平。当其他条件固定时,交换容量大,保留时间长。

样品容量与流动相的 pH:薄壳型离子键合相的柱效及样品容量都小,无定形全多孔硅胶所键合的离子键合相柱效高,样品容量大,具有较高的耐压性、化学和热稳定性,这种键合相可以高压匀浆装柱,但它对 pH 的适用范围只能在 pH 0~8。pH>9 硅胶容易溶解。

常用的离子型键合相:国产的离子型键合相有:YWG-SO_3H;YSG-R_3NCl;YSG-SO_3Na 及 YSG=R_3NCl。进口的有 Zipax-SAX(薄壳载体强阴离子键合相)、LichrosorbSil00SCX(全多孔无定形强阳离子键合相)、Zipax-SCX(薄壳型强阳离子键合固定相)、Zipax-WAX 及 ZipasxWCX(分别为薄壳载体弱阴离子及弱阳离子键合固定相。)注:A-阴离子,X-交换,C-阳离子,S-强,W-弱。

(4)凝胶色谱固定相:常用的凝胶色谱固定相分为软质、半硬质及硬质三种。凝胶是含有大量液体柔软而富有弹性的物质,是一种经过交联而具有立体网状结构的多聚体。

a. 软质凝胶:软质凝胶如葡聚糖凝胶、琼脂凝胶等,适用于水为流动相。葡聚糖凝胶是由葡聚糖(右旋糖酐)和甘油基通过醚桥($-O-CH_2-CHOH-CH_2-O-$)相交联而成的多孔网状结构,在水中可膨胀成凝胶粒子。葡聚糖凝胶孔径的大小,可由添加不同比例的交联剂来控制,交联度大的孔隙小,吸水少,膨胀也少,适用于相对分子质量较小的物质的分离。交联度小的孔隙大,吸水膨胀的程度也大,适用于相对分子质量较大的物质的分离。软质凝胶在压强 1 kg/cm^2 左右即压坏,因此这类凝胶只能用于常压凝胶色谱法。

b. 半硬质凝胶:半硬质凝胶如苯乙烯-二乙烯基苯共聚凝胶,适用于非水溶剂流动相,可耐较高压力,柱效高。

c. 硬质凝胶:硬质凝胶如多孔硅胶、多孔玻珠等。可控孔径玻璃珠是近年受到重视的一种固定相。具有恒定的孔径和较窄的粒度分布,因此色谱柱易于填充均匀,对流动相溶剂体系、压力、流速、pH 或离子强度等都影响较小,适用于高流速下操作。

4. 高效液相色谱的流动相　高效液相色谱和气相色谱不同之处,在于流动相参与实际的分配过程。在制定一个高效液相色谱方法时,选择适宜的流动相是很重要的。选择流动相溶剂时,要考虑几点:①溶剂的物理性质,如沸点、黏度、紫外吸收波长范围;②溶剂对所要分离样品的容量因子,这样又可把溶剂的范围缩小了许多;③溶剂要有分离能力,虽然分离能力主要由色谱柱起作用,但流动相也有不可忽视的作用。

(1)高效液相色谱流动相溶剂的物理性质:用作高效液相色谱流动相溶剂,首先要满足几点:①容易得到;②适合于所用的检测器;③纯净、有一定的惰性;④无毒、使用安全;⑤对所分离的样品有一定的溶解性。

一般来说选择较低沸点和较低黏度的溶剂是有利的,应选择纯净、价格低廉的溶剂,常用溶剂列于表 2-24。

表 2-24　高效液相色谱中常用溶剂的性质

溶剂	UV 波长极限(nm)	折光率	沸点(℃)	黏度	溶剂极性参数(P')	溶剂强度参数(ε')	Xe	Xd	Xn	选择性组别
异辛烷	197	1.389	99	0.47	0.1	0.01	—	—	—	
n-己烷	190	1.372	69	0.30	0.1	0.01	—	—	—	
苯	278	1.501	81	0.65	2.7	0.23	0.23	0.32	0.45	Ⅶ
二氯甲烷	233	1.421	40	0.41	3.1	0.42	0.29	0.18	0.53	Ⅴ
四氢呋喃	212	1.405	66	0.46	4.0	0.82	0.38	0.20	0.42	Ⅲ
乙酸乙酯	256	1.370	77	0.43	4.4	0.58	0.34	0.23	0.43	Ⅵ
氯仿	245	1.443	61	0.53	4.1	0.40	0.25	0.41	0.33	Ⅷ
二氧六环	215	1.420	101	1.2	4.8	0.56	0.36	0.24	0.40	Ⅵ
丙酮	330	1.356	56	0.3	5.1	0.56	0.35	0.23	0.42	Ⅵ
乙醇	210	1.359	78	1.08	4.3	0.88	0.52	0.19	0.29	Ⅱ
醋酸	—	1.370	118	1.1	6.0	大	0.39	0.31	0.30	Ⅳ
乙腈	190	1.34l	82	0.34	5.8	0.65	0.31	0.27	0.42	Ⅵ
甲醇	205	1.326	65	0.54	5.1	0.95	0.48	0.22	0.31	Ⅱ
水	190	1.333	100	0.89	10.2	很大	0.37	0.37	0.25	Ⅷ
n-癸烷	200	1.412	174	0.92	0.4	0.04	—	—	—	
环己烷	200	1.426	g1	1.0	0.2	0.04	—	—	—	
二硫化碳	380	1.628	46	0.37	0.3	0.15	0.27			
四氯化碳	265	1.465	77	0.97	1.6	0.18	0.25	—	—	
二甲苯	290	1.50	140	0.81	2.5	0.26	0.23	0.28	0.45	Ⅶ
甲苯	285	1.497	111	0.59	2.4	0.29	0.35	0.28	0.47	Ⅶ
氯苯	290	1.525	132	0.80	2.7	0.30	0.32	0.33	0.44	Ⅶ
甲乙酮	330	1.379	80	0.4	4.7	0.51	0.41	0.22	0.43	Ⅵ
苯胺	—	1.586	184	4.4	6.3	0.62	0.55	0.32	0.36	Ⅵ
吡啶	305	1.610	115	0.94	5.3	0.71	0.56	0.30	0.36	Ⅲ
异丙醇	210	1.377	82	2.3	3.9	0.82		0.19	0.27	Ⅱ
正丙醇	210	1.386	97	2.3	4.0	0.82		0.20	0.24	Ⅱ

表中 ε' 是液-固色谱中溶剂强度参数,它表示溶剂的洗脱强度。定义为溶剂分子在单位吸附表面积上的吸附自由能,反映了溶剂分子对吸附剂的亲和程度,其值越大,溶剂与吸附剂的亲和力越强,即对溶质的洗脱力越强,从而使溶质的容量因子越小。根据经验 ε',减少 0.05,k 增加 1~3 倍。极性参数 P',既表示每种溶剂的洗脱强度的大小,又能反映每种溶剂的选择性。在液-液分配色谱中,样品组分在两相中的溶解度是决定容量因子的关键。极性参数 P' 可作为判定溶剂洗脱强度的依据。在正相分配色谱中,溶剂的 P' 值越大,其洗脱强度也越大,被洗脱溶质的 k 越小;在反相分配色谱中,溶剂的 P' 值越大,洗脱强度越小,被洗脱溶质的 k 越大。因此可通过改变洗脱溶剂的 P' 值,改变被分离组分的选择性。一般的经验 P' 值改变 2 个单位,容量因子就改变 10 倍。

(2) 溶剂对检测器的适应性:高效液相色谱多使用紫外检测器,所以必须考虑所用溶剂在紫外区的吸收。若用间接紫外波长进行检测,应选用吸收强烈的溶剂。若用示差折光检测器,要考虑溶剂的折光率,因此示差折光检测器的灵敏度与流动相和样品折光率的差值成正比。

（3）溶剂的活性：有许多溶剂能与样品发生反应，或在某些固定相的存在下发生聚合，它们不能作为流动相。所以在高效液相色谱中几乎不用醛、烯和含硫化合物作溶剂。

（4）溶剂的沸点和黏度：溶剂的沸点和黏度密切相关，通常溶剂的沸点低其黏度也低。一般选用沸点高于柱温 20～50℃、黏度不大于 $5×10^{-4}Pa·s$ 的流动相。低沸点的溶剂难以使用往复泵，因它在泵中易形成气泡而影响泵的精度，同时由低沸点溶剂组成的混合流动相又因蒸发而改变组成。若选用黏度大的溶剂，可加入稀释剂。

（九）离子交换分离法

离子交换树脂法系利用合成的离子交换树脂作为吸着剂，将溶液中的物质，依靠库仑力吸着在树脂上，然后在适宜的条件下洗脱下来，这样能使体积缩小到几十分之一，达到分离、浓缩、提纯的目的。离子交换法的特点是树脂无毒性且可反复再生使用，少用或不用有机溶剂，因而具有设备简单、操作方便、劳动条件较好的优点，成为提取生物活性物质等药物的主要方法之一，例如链霉素、卡那霉素、庆大霉素、新霉素等均在生产中使用。

1. 离子交换树脂的基本概念 离子交换树脂是一种不溶于酸、碱和有机溶剂的，具有网状立体结构的固态高分子化合物。它的化学稳定性良好，且具有离子交换能力，其高分子活性基团一般是多元酸或多元碱。其巨大的分子可分成两部分：一部分是不能移动的、多价的高分子，构成树脂的骨架，使树脂具有上述溶解度和化学稳定的性质（通常以 R 表示），惰性不溶的网络骨架和活性基[如—SO_3^-、—$N(CH_3)_3^+$]是连成一体的，不能自由移动；另一部分是可移动的离子，称为活性离子（即可交换离子，如 H^+、OH^-），它在树脂骨架中进进出出，就发生离子交换现象，这种交换是等当量进行的。高分子的惰性骨架和单分子的活性离子，带有相反的电荷，而共处于离子交换树脂中。从电化学的观点来看，离子交换树脂是一种不溶性的多价离子，其四周包围着可移动的带有相反电荷的离子。从胶体化学观点看，离子交换树脂是一种均匀的弹性亲液凝胶。亦可以把离子交换树脂看作固体的酸和固体的碱。高分子活性基团是决定离子交换树脂主要性能的因素。如果活性基释放的是阳离子，称为阳离子交换树脂；活性离子是阴离子，则称为阴离子交换树脂。离子交换树脂的构造模型和交换过程示意图见图 2-119、图 2-120。

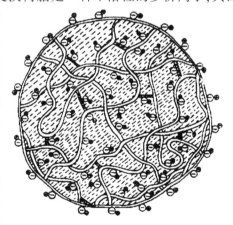

图 2-119　聚苯乙烯型离子交换树脂示意图
⊖ 固定阴离子交换基 SO_3^- 等　▩▩ 二乙烯苯交联
● 可交换离子　∴∴∴ 水合水　⌒ 苯乙烯链

2. 离子交换树脂的分类 离子交换树脂有多种分类方法，主要有四种。第一种系按树脂骨架的主要成分分类，如聚苯乙烯型树脂（001×7）、聚丙烯酸型树脂（112×4）、环氧氯丙烷型多烯多胺型树脂（330）、酚-醛型树脂（122）等。第二种系按聚合的化学反应分为共聚型树脂（001×7）和缩聚型树脂（122）。第三种系按骨架的物理结构分类，可分为凝胶型树脂（201×7）亦称微孔树脂、大网格树脂（D201）亦称大孔树脂，以及均孔树脂（亦称等孔树脂如 Zeolitep）。第四种系按活性基团分类，分为含酸性基团的阳离子交换树脂和含碱性基团的阴离子交换树脂。由于活性基团的电离程度强弱不同又可分为强酸性和弱酸性阳离子交换树脂及强碱性和弱碱性阴离子交换树脂。此外还有含其他功能基团的螯合树脂,氧化还原树脂以及两性树脂等。下面按第四种分类方法讨论各种树脂的功能。

(1) 强酸性阳离子交换树脂:这类树脂的活性基团有磺酸基团($-SO_3H$)和次甲基磺酸基团($-CH_2SO_3H$)。它们都是强酸性基团,其电离程度大而不受溶液 pH 变化的影响,在 pH1～14 范围内均能进行离子交换反应。

(2) 弱酸性阳离子交换树脂:活性基有羧基$-COOH$、氧乙酸基团$-OCH_2COOH$、酚羟基C_6H_5OH 及 β-双酮基$-COCH_2COCH_3$等。它们都是弱酸性基因,其电离程度受溶液 pH 的变化影响很大,在酸性溶液中几乎不发生变换反应,其交换能力随溶液 pH 的下降而减少,随 pH 的升高而递增。

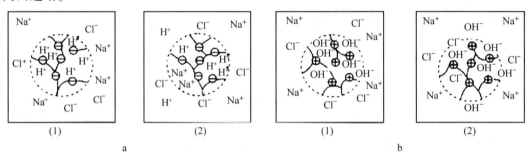

图 2-120 离子交换树脂的交换过程示意图

a. 氨型阳离子交换树脂与 Na^+ 的交换   b. 羟型阴离子交换树脂与 Cl^- 的交换

(1) 交换前   (2) 交换后

因此羧酸阳离子树脂必须在 pH>7 的溶液中才能正常工作,对酸性更弱的酚羟基树脂,则应在 pH>9 的溶液中才能进行反应。

(3) 强碱性阴离子交换树脂:活性基是季铵基团,有三甲胺基 $RN^+(CH_3)_3OH^-$(强碱I型)和二甲基-β-羟基乙基胺基 $RN^+(CH_3)_2(C_2H_5OH)OH^-$(强碱II型)。和强酸离子交换相似,其活性基团电离程度较强不受溶液 pH 变化的影响,在 pH 1～14 范围内均可使用,其交换反应有:

(4) 弱碱性阴离子交换树脂:活性基团有伯胺基$-NH_2$,仲胺$-NHR$ 和叔胺$-N(R)_2$以及吡啶C_5H_5N等基团。基团的电离程度弱,和弱酸阳离子树脂一样交换能力受溶液 pH 的变化影响很大,pH 越低,交换能力越高,反之则小,故在 pH<7 的溶液中使用。

此外,还有一些特殊结构的树脂,如两性树脂、等孔树脂和螯合树脂等,分别应用于某些场合:

a. 两性树脂(包括热再生树脂、蛇笼树脂):同时含有酸、碱两种基团的树脂叫两性树脂,有强碱-弱酸和弱碱-弱酸两种类型,其相反电荷的活性基团可以在同一分子链上,亦可以在两条互相接近的大分子链上。有人研究了弱酸-弱碱合体的两性树脂在室温下能吸着 NaCl 等盐类。在 70～80℃时盐型树脂的分解反应达到初步脱盐而不用酸碱再生剂的这种树脂叫热再生树脂。主要用于苦咸水的淡化及废水处理。

b. 均孔树脂(isoporous resin,等孔树脂):大部分离子交换树脂,在水处理中易被有机物所污染,原因之一是树脂内部的孔道大小不均匀,存在缠结区,有机物被阻流在内部导致解吸不下来。英国人用线型聚合物 Friedel-Crafts 反应生成次甲基桥交链合成孔径大小比较均匀的树脂,称为均孔树脂。其交链反应式如下:

抗有机物污染能力强,据报道用于水处理效果较好。

c. 螯合树脂(chelate resin):螯合树脂含有螯合能力基团,对某些离子具有特殊选择力。因为它既有生成离子链,又有形成配位键的能力,在螯合物形成后,结构有点像螃蟹,故形象叫螯合树脂。以胺基羧酸和胺基磷酸螯合树脂为例,其合成反应式如下:

氨基羧酸树脂螯合 Ca^{2+} 的反应如下(类似 EDTA),用盐酸可进行再生。

3. 离子交换树脂的理化性能　离子交换树脂是一种不溶于水及一般酸、碱溶液和有机溶剂,并有良好化学稳定性的高分子聚合物。有使用价值的离子交换树脂必须具备一定要求的理化性能作为选用时的依据:

(1)外观和粒度(颗粒度):除因合成方法限制或因特殊用途而制成无定形、膜状、棒状、粉末状的形状外,大多数树脂一般成球形,其直径为 0.2 ~ 1.2mm(16 ~ 70 目)。球形的优点是增大比表面、提高机械强度和减少流体阻力。普通凝胶型树脂是透明珠球,大孔树脂呈不透明雾状珠球。树脂的色泽随合成原料、工艺条件不同而异,一般有白、黄、黄褐及红棕等几种色泽。为便于观察交换过程中色带的分布情况,以选用浅色树脂为宜。抗生素提取一般使用粒度为16 ~ 60 目中 90% 以上的球形树脂,这是因为料液黏度较大、夹杂物较多的缘故。粒度小,理论塔板数大,但堆积密度大,容易产生阻塞。粒度过大,分离效果差,强度下降,装填量少,内扩散时间延长,不利于有机大分子的交换与分离。

(2)交换容量(交换当量):交换容量是表征树脂活性基数量-交换有价离子能力的重要参数,它用单位重量干树脂或单位体积湿树脂能吸附一价离子的毫摩尔数来表示,有重量交换容量[mmol/(L·g)干树脂]和体积交换容量[mmol/(L·ml)树脂]两种,后一种表示法较直观和可以反映实际生产设备的能力,并关系到产品质量、收率高低和设计投资额大小的可靠性。

工作交换容量:或叫实用交换量即在漏出点时表现出来的交换量,交换基团未完全利用。树脂失效后就要再生才能重新使用。出于经济原因,一般并不再生完全。因此,再生剂用量对工作交换容量影响很大,在指定的再生剂用量条件下的交换容量就称再生交换容量。一般情况下,交换容量、工作交换容量和再生交换容量三者的关系为:再生交换容量=0.5~1.0倍交换容量;工作交换容量=0.3~0.9倍再生交换容量。工作交换容量与再生交换容量之比称为离子交换树脂利用率(%)。离子交换树脂的交换容量和交联度有关。将苯乙烯二乙烯类树脂交联度减小,则单位重量的活性基增多,重量交换量增大,反之则减小;对体积交换容量的影响,则比较复杂,参见图2-121。

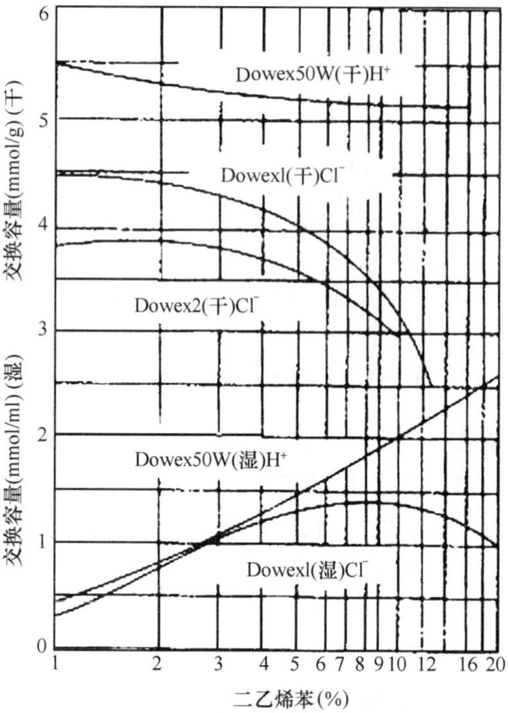

图 2-121　典型树脂的交联度与交换量的关系

（3）机械强度（不破损率%）:测定机械强度的方法一般是将离子交换树脂先经过酸、碱溶液处理后,将一定量的树脂置于球磨机或震荡筛机中撞击、磨损,一定时间后取出过筛,以完好树脂的重量百分率来表示。商品树脂的机械强度通常规定在 90% 以上,在药品分离中一般要求在 95% 以上。

（4）膨胀度（视膨胀率）:干树脂在水或有机溶剂中溶胀,湿树脂在功能基离子转型或再生后水洗涤时亦有溶胀现象,这是由于是极性功能基强烈吸水或高分子骨架非极性部分吸着有机溶剂所致的体积变化。当树脂浸在水溶液中时,活性离子因热运动可在树脂空隙的一定距离内运动,由于内部和外部溶液的浓度差(通常是内部浓度较高),存在着渗透压。这种压力使外部水分渗入内部促使树脂内架变形,空隙扩大而使树脂体积膨胀,反之则缩小。当树脂骨架的内、外部渗透压达到平衡时,体积便停止变化,此时的膨胀度最大。测定树脂从一种型转变成另一种型时体积增大的百分率,即可算出膨胀率。如果渗透压超过树脂骨架的强度极限,大分子链发生断裂,树脂就会出现裂纹甚至破碎。

4. 大网格离子交换树脂　20 世纪 60 年代,在凝胶型树脂(gel- type resins)基础上开发了一种新品种,大网格离子交换树脂(macroreticular resin)亦称大孔离子交换树脂(macroporous resin),它的发明和应用大大拓展了离子交换技术。大孔离子交换树脂(以下简称大孔树脂)和大孔吸着剂(macroporous adsorbent)具有相同的骨架,在合成大孔吸着剂后再引入化学功能基便可制成大孔离子交换树脂。

普通凝胶树脂具亲水性,含有水分,呈溶胀状态,分子链间距拉开;形成"孔隙",这种"孔隙"孔径很小,一般在 2~4nm 左右,称为微孔。它随外界条件而变化,且失水后,孔隙闭合而消失,由于是非长久性、不稳定性的,所以称为"暂时孔"。因此凝胶树脂在干裂或非水介质中没有交换能力,这就限制了离子交换技术的应用。在水介质中,凝胶树脂吸着有机大分子比较困难,而且有时吸着后亦不容易洗脱,产生不可逆的"有机污染"使交换能力下降。降低交联度,使"孔隙"增大,交换能力和抗有机污染有所改善,但交联度下降,机械强度相应降低,造成树脂破碎,严重的根本无法使用。使用大孔树脂可避免或减轻上述缺点。

大孔树脂的基本性能和凝胶树脂相似,但其"孔隙"是在合成时由于加入惰性的致孔剂,待网络骨架固化和链结构单元形成后,用溶剂萃取或水洗蒸馏将致孔剂去掉,就留下了不受外界条件影响的孔隙,因此叫"永久孔",其孔径远大于 2~4nm,可达到 100nm 甚至可达 1000nm 以上,故称"大孔"。由于大孔对光线的漫反射,从外观上看大孔树脂呈不透明状,而凝胶树脂则呈透明状。

和凝胶树脂比较,大孔树脂有以下特点:①交联度高、溶胀度小,有较好的理化稳定性;②有较大的孔度、孔径和比表面,给离子交换提供良好的接触条件,交换速度快,有较好的抗有机污染性能;其永久性孔隙在水化作用时起缓冲作用,而胀缩不易破碎;③适于吸着有机大分子和非水体系中的交换,容易进行功能基反应,在有机反应中可作催化剂;④流体阻力小,工艺参数比较稳定。

大孔吸附树脂色谱:

(1) 性能及原理:大孔吸附树脂(macroporous adsorption resin)是一种不含交换基团的、具有大孔结构的高分子吸附剂,也是一种亲脂性物质。一般为白色颗粒状,粒度多为 20~60 目,其化学性质稳定,不溶于酸、碱及有机溶剂,不受无机盐存在的影响。大孔吸附树脂在水溶液中对有机物吸附力(范德华力、氢键)强,吸附容量大。

大孔吸附树脂通常可分为极性、中等极性和非极性三类,为吸附性与分子筛性相结合的分离材料。欲分离组分依其分子体积的大小及吸附力的强弱,以适当的溶剂洗脱而分开。

(2) 影响分离的因素:吸附物的分子量和体积加大,吸附量增加;能与树脂形成氢键的化合物易被吸附;吸附剂的表面积越大,吸附量越高;非极性化合物在水中易被非极性树脂吸附,极性树脂在水中易吸附极性化合物;物质在溶剂中的溶解度大,吸附弱;分子量小、极性小的化合物与非极性大孔树脂的吸附作用强;酸性化合物在适当酸性溶液中可被充分吸附,碱性化合物在碱性溶液中可被充分吸附,中性化合物在中性环境下吸附较好。

(3) 应用:大孔吸附树脂主要用于水溶性化合物的分离纯化(因其在有机溶剂中的吸附力极小),近年多用于皂苷、苷类及生物碱盐的分离。例如用非极性大孔吸附树脂对生物碱的0.5% 盐酸溶液进行吸附,其吸附作用很弱,极易被水洗脱下来,生物碱回收率很高。又如,甜菊苷的分离。将甜叶菊干叶用热水提取三次,合并提取液,调 pH 至弱碱性,过滤后将滤液通过DIOl 型大孔吸附树脂柱,先用碱液冲洗再用水冲洗以除杂质,最后用 95% 乙醇洗脱得到甜菊苷醇液,脱色处理后回收乙醇,用甲醇重结晶可得较纯的甜菊苷。根据大孔吸附树脂的结构及性能,如能选择到合适的树脂与分离条件,适用范围会相应扩大。对脂溶性化合物如果改变条件使其溶解在水中,依其吸附规律灵活掌握分离条件,也可达到满意效果。

(4) 操作

a. 树脂柱的清洗:采用乙醇湿法装柱,乙醇清洗,至流出液与水混合不出现白色乳浊,然后用大量蒸馏水冲洗,洗去乙醇。

b. 上柱:柱子水洗至无乙醇后,将样品以水溶液上柱,依次以水、不同浓度含水甲醇或乙醇冲洗,直至纯的甲醇、乙醇,乃至丙酮、乙酸乙酯。对非极性大孔树脂,洗脱溶剂极性越小,洗脱能力越强;对中等极性大孔树脂和极性较大的化合物,选用极性较大的溶剂进行洗脱。

c. 树脂柱的再生:层析完毕后,用甲醇或乙醇浸泡洗涤大孔树脂,必要时以 1(mol/L)盐酸或氢氧化钠溶液依次浸泡,蒸馏水洗涤至中性,甲醇或乙醇浸泡备用。

大孔树脂有装填密度小、体积交换量小、洗脱剂占用量多以及价格高和一次性投资较大等缺点,因此,并非可以全部取代凝胶树脂。

(十)膜分离法

膜分离技术已被国际上公认为 20 世纪末至 21 世纪中期最有发展前途,甚至会导致一次工业革命的重大生产技术。所以可称为前沿技术,成为世界各国研究的热点。研制和开发的分离膜及应用技术如图 2-122。

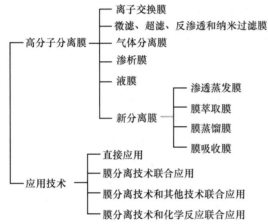

由于膜分离技术在分离物质过程中不涉及相变、无二次污染,又由于分离中具有生物膜浓缩富集的功能,同时它操作方便、结构紧凑、维修费用低,易于自动化,因而它是现代分离技术中一种效率较高的分离手段,可以取代传统的过滤、吸附、冷凝、重结晶、蒸馏和萃取等分离技术,所以膜分离技术在分离工程中具有重要作用。当然,它也存在有一定的问题如:①在操作中膜面会发生污染,使膜性能降低,故有必要采用与工艺相适应的膜面清洗方法;②从目前获得的膜性能来看,其对耐药性、耐热性、耐溶剂是

图 2-122 研制和开发的分离膜及应用技术

有限的,故应用范围受限制;③单采用膜分离技术效果有限,因此往往都将膜分离工艺与其他分离工艺组合起来用。

1. 膜分离技术的类型和定义 膜分离过程的实质是物质透过或被截留于膜的过程,近似于筛分过程,依据滤膜孔径的大小而达到物质分离的目的。故而可按分离粒子或分子大小给以分类,共有六种膜分离过程,其中以压力为推动力的有四种,具体分类见图 2-123。

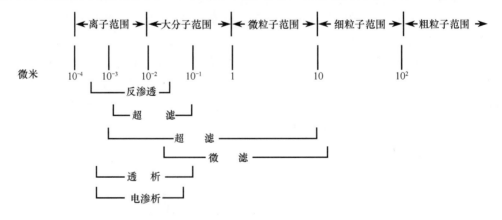

图 2-123 六种膜分离过程分离的粒子大小范围

（1）各种膜分离过程的定义

a. 透析：在渗透中既有溶剂产生流动，又有溶质产生流动的过程称为透析。

b. 电渗析：一种以电位差为推动力，利用离子交换膜的选择透过性，从溶液中脱除或富集电解质的膜分离操作。

c. 微过滤：以多孔细小薄膜为过滤介质，压力为推动力，使不溶物浓缩过滤的操作。

d. 超滤：一种以压力差为推动力，按粒径选择分离溶液中所含的微粒和大分子的膜分离操作。

e. 反渗透：又称逆渗透，一种以压力差为推动力，从溶液中分离出溶剂的膜分离操作。

f. 纳米过滤：一种以压力差为推动力，介于超滤和反渗透之间，从溶液中分离出 300~1000 小分子量物质的膜分离过程。

上述过程中渗透与透析在工业上的应用很少，电渗析是以电位差为推动力，除用于海水淡化、苦咸水淡化及水处理除盐工艺以外，还广泛用于化工生产的提纯、分离、合成以及综合利用、废水处理等方面。关于微滤、超滤、纳米过滤和反渗透这四种过程互有联系，但并无根本上的区别，实际上四种膜可用相同的方法制得，它们的分离范围从图 2-123 中可见，相互间有一定程度的重叠。

（2）分离对象粒子的大小：在生物技术中，分离对象主要是发酵液或酶反应液，它们是含有生物体、可溶性大分子和不同电解质等成分的复杂混合物，其主要组成的尺寸大小列于表 2-25。

表 2-25 生物技术中的分离分离对象

组分	分子量	尺寸大小（μm）	组分	分子量	尺寸大小（μm）
酵母和真菌		$1 \sim 10$	酶	$10^4 \sim 10^6$	$2 \times 10^{-3} \sim 10^{-2}$
细菌		$3 \times 10^{-1} \sim 10$	抗体	$300 \sim 10^3$	$6 \times 10^{-4} \sim 1.2 \times 10^{-3}$
胶体		$10^{-1} \sim 1$	单糖	$200 \sim 400$	$8 \times 10^{-4} \sim 1.0 \times 10^{-2}$
病毒		$3 \times 10^{-2} \sim 3 \times 10^{-1}$	有机酸	$100 \sim 500$	$4 \times 10^{-4} \sim 8 \times 10^{-4}$
蛋白质	$10^4 \sim 10^6$	$2 \times 10^{-3} \sim 10^{-2}$	无机离子	$10 \sim 100$	$2 \times 10^{-4} \sim 4 \times 10^{-4}$
多糖	$10^4 \sim 10^6$	$2 \times 10^{-3} \sim 10^{-2}$			

膜分离过程及其膜的孔径选用应根据被分离对象的大小来决定，不仅如此，从发酵液中分离、提取出纯的物质，往往必须采取多种分离手段和方法才能达到。

2. 膜及其组件 各种新材料是发展先进科学技术的必要物质基础，膜科学技术的发展亦是如此，各种新型膜材料的开发，推动了膜科学技术的纵深发展。故有必要着重介绍一下膜及其组件的情况：

（1）膜的定义和分类：在一种流体相间有一薄层凝聚相物质，把流体相分隔开来成为两部分，这一薄层物质称为膜。膜本身是均匀的一相或是由两相以上凝聚物质所构成的复合体，被膜分隔开的流体相物质是液体或气体。膜的厚度应在 0.5mm 以下，否则就不称为膜。同时不管膜本身薄到何等程度，至少要具有两个界面，通过它们分别与被膜分隔的两侧的流体相物质接触，膜可以是完全可透过性的，也可以是半透性的，但不应该完全不透性的，它的面积可以很大，独立地存在于流体相间，也可以非常微小而附着于支撑体或载体的微孔隙上，膜还必须具有高度的渗透选择性，作为一种有效的分离技术，膜传递某物质的速度必须比传递其他物质快。

膜可分以下几类：

a. 按膜孔径大小分为：微滤膜（MF）0.025~14μm；超滤膜（UF）0.001~0.02μm（10~200

目);反渗透膜(RO)0.0001~0.001μm(1~10目);纳米过滤膜,平均直径2nm。

b. 按膜结构分为:对称性膜,不对称膜、复合膜等。

c. 按材料分为:合成聚合物膜,无机材料膜等。

(2)膜材料的特性:在实际应用中,面对不同分离对象必须采用相应的膜材料,但对膜的基本要求是共同的,主要有:①耐压,要达到有效的分离,各种功能分离膜的微孔是很小的,为提高各种膜的流量和渗透性,就必须施加压力,例如渗透膜可实现5~15nm微粒分离,所需压差为1380~1890kPa,这就要求膜在一定压力下,不被压破或击穿。②耐温:分离和提纯物质过程的温度范围为0~82℃,清洗和蒸汽消毒系统,温度≥110℃。③耐酸碱性:待处理液的偏酸、偏碱严重影响膜的寿命,例醋酸纤维膜使用pH 2~8,如偏碱纤维素会水解。④化学相容性:要求膜材料能耐各种化学物质的侵蚀而不致产生膜性能的改变。⑤生物相容性:高分子材料对生物体来说是一个异物,因此必须要求它不使蛋白质和酶发生变性,无抗原性等。⑥低成本。各种膜材料用于制备高分子膜的材料主要有以下几类:①纤维素酯类;②缩合系聚合物(聚砜类);③聚烯烃及其共聚物;④脂肪族或芳香族聚酰胺类聚合物;⑤全氟磺酸共聚物和全氟羧酸共聚物,聚碳酸酯。

3. 膜过滤的基本概念 超滤和反渗透的目的,都是将溶质通过一层具有选择性的薄膜,从溶液中分离出来。分离时的推动力都是压强。由于被分离物质的分子量和直径大小差别及膜孔结构不同,其采用的压强大小就不同。超滤和反渗透过程都是用一种半透膜把两种不同浓度的溶液隔开(如淡水和盐水)因此都存在着渗透压(图2-124),渗透压的大小取决于溶液的种类、浓度和温度。一般来说,无机小分子物质的渗透压要比有机大溶质分子的渗透压高得多。何谓渗透? 指纯溶剂分子通过半透膜,向由同一溶剂和某种不能透过半透膜的溶质所组成的溶液中移动。或稀溶液中的溶剂分子通过半透膜向浓溶液中移动的过程。

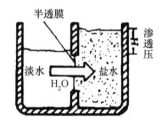

图2-124 渗透平衡

渗透的推动力是膜两侧的化学位的差异(溶液的化学位小于纯溶剂的化学位)。因此要进行物质的分离和浓缩就必须外加一个压力,对于超滤和反渗透是不一样的(图2-125)。

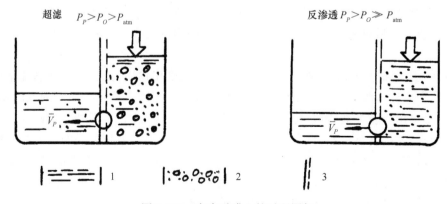

图2-125 在半透膜上的过程图解

P_P.操作压力 P_O.渗透压 P_{atm}.大气压

1.溶剂 2.溶液 3.半透膜 ◐.高分子化合物 •.低分子化合物

为了实现超滤必须在容器中放置溶液的那部分增加流体的静压力即 $P_P>P_o>P_{atm}$,(操作压力>渗透压>大气压),结果改变了天然过程的方向,发生了含有低分子化合物的溶剂流通过膜过滤,这时的推动力是流体静压力和渗透压的差别(由于大分子溶质的存在渗透压较小,有时甚至可忽略),超滤的另一特点是具有相当大的强制溶剂流,溶剂和低分子化合物从溶液中分离出来,而高分子化合物可在"温和条件"($0\sim5℃$以下)下被浓缩。

反渗透过程的进行类似于超滤,这时纯溶剂通过膜,低分子化合物被膜截留,在容器上受到比超滤大得多的操作压力 $P_P>P_o\gg P_{atm}$。

超滤和反渗透的速度都正比于膜两侧的压力差。可见它们与化学工艺的传统参数——压差有关。基于这点,超滤和反渗透可以被称为"强制膜分离过程"。

4. 膜分离过程在生物工程中的应用及其发展

(1)膜分离在生物工程中的应用:由于膜分离技术具有防止杂菌污染和热敏性物质失活等优点,所以在生物工程中应用极为广泛,见表2-26。

表2-26 膜分离技术在生物工程中的应用

过程	膜	应用对象	示例
微滤	对称微孔膜($0.05\sim10\mu m$)	清毒、澄清收集细胞	培养悬浮液除菌体,产品消毒,细胞收集
超滤	不对称微孔膜($1\sim2nm$)	大分子物质分离	酶及蛋白质的分离、浓缩、纯化血浆分离、脱盐去热源、膜反应器
纳米过滤	不对称微孔薄膜(平均$2nm$)	小分子物质分离	糖、二价盐、游离酸的分离
反渗透	带皮层的不对称膜	小分子溶质浓缩	单价盐,非游离酸的浓缩
透析	对称的或不对称膜	小分子有机物和无机离子	脱除小分子有机物或无机离子

(2)我国膜分离技术发展水平和动向:我国开发膜分离技术研究的特点是时间早、队伍大、领域广,但技术水平低,具体表现在膜品种少,质量差,设备加工粗糙,大型化程度差,系统控制落后等方面。

近年来的研究注重于:①微滤、超滤、反渗透等技术的开发方面取得重大进展,已形成初具规模的生产部门约60多家,产品用于各领域,有些已在引进生产线中替代进口产品使用;②氢气分离系统开发取得重大成绩,已工业化;③进行富氧膜的研究开发也取得成效,上两项主要由大连化物所膜工程中心完成;④进行渗透蒸发研究,主要对象为含水乙醇的分离;⑤开始无机膜材料的研究。

但与发达国家相比,尚有很大差距,所以希望能够创造一个良好的研究开发环境,背靠大企业和大企业集团,注重向纵深开发,(开发项目见图2-126)使我国的膜分离技术有所突破,逐步赶上和超

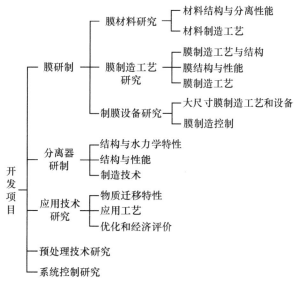

图2-126 膜分离技术纵深开发主要项目

过世界水平。

5. 径向膜色谱法 20 世纪 80 年代中期,国际上出现了一种被称为径向色谱法(radial flow chromatography)的新技术,其解决了传统色谱技术存在的问题。此法现在主要应用在膜分离技术上,即径向膜色谱法。

径向膜色谱柱的结构原理如图 2-127 所示。径向膜色谱柱采用螺旋卷式膜组件结构、径向流动原理,样品和流动相是从色谱柱的圆周流向柱的圆心。径向色谱柱与传统的轴向柱相比,其流向的截面积大,在大流速时,压力降仍很低;另外,当保持柱径不变只增加柱长时,可以线性增加样品的处理量,而分离条件与时间没有明显变化。通过理论研究和实验证明,径向膜色谱柱具有以下特点:

a. 速度快、处理量大、压降小:膜介质与流动相接触面积大,而流动相流程短,比同体积的凝胶轴向柱快 4 ~ 5 倍,因而效率高。

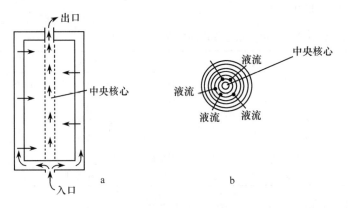

b. 易放大生产:可以按实际生产需要进行线性放大而不影响分离性能,而且可进行多柱串联或并联来提高分离性能和处理量。因此,径向膜色谱柱非常适合大体积原料如基因工程、发酵工程产生的大体积低浓度的蛋白质、核酸等生物大分子的富集纯化。

c. 成本低、使用寿命长、易于再生:纤维素价廉,来源充足,

图 2-127 径向色谱柱结构示意图

而且经化学改性后,在可供偶联配基的活性基团大大增多的同时,也改善了纤维素的物理化学性能,增强了纤维素膜的强度,使其使用寿命更长。较高的分离速度可大大缩短分离时间,避免或减少不稳定蛋白质或酶在分离过程中的降解或失活,提高回收率,从而降低成本。膜色谱柱可原位再生,无须重新装柱,既省时省力,又可避免重新装柱造成的介质流失的损失。

膜色谱柱主要应用:①血浆制品的分离;②单克隆抗体的纯化;③酶的分离纯化等。

十五、波谱分析技术简介

(一) 紫外-可见吸收光谱

利用这种光谱进行物质结构分析的方法,相应称为紫外-可见吸收光谱法(ultraviolet-visible absorption spectroscopy)。

紫外-可见吸收光谱可直接提供分子中有无芳香结构和共轭体系存在的信息,这些信息常常很强($\varepsilon \geq 10^4$),因而紫外-可见吸收光谱法可用于微量和痕量组分的分析,测定灵敏度达 $10^{-4} \sim 10^{-7}$ g/ml 或更低范围。

1. 基本原理 如图 2-128 所示,一束平行单色光(光强 I_0)辐射穿过一低浓度被测物溶液时,光强减弱(I),光强减弱程度与被测物质的浓度(C)和液层厚度(L)成正比,具体表示为

$$A = -\lg T = KCL$$

该式称为朗伯-比尔(Lambert-Beer)定律。式中,A 为吸收度,T 为透光率($T = I/I_0$),它们均可用于表示光被物质吸收的程度。K 为吸收系数,其物理意义是被测物有1 个单位浓度、液层厚度为 1 cm 时,溶液的吸收度值。当浓度以 mol/L 或 g/100ml 为单位时,K 分别记为 ε 或 $E_{1cm}^{1\%}$。

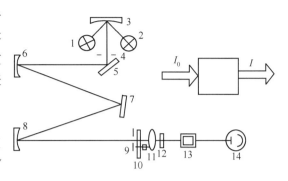

图 2-128 单光束紫外-可见分光光度计光路示意图
1. 溴钨灯 2. 氘灯 3. 凹面镜 4. 入射狭缝 5. 平面镜
6,8. 准直镜 7. 光栅 9. 出射狭缝 10. 调制器 11. 聚光镜
12. 滤色片 13. 样品室 14. 光电倍增管

2. 吸收度的测量

(1) 仪器概况:图 2-129 系一单光束紫外-可见分光光度计光路示意图。由图可见,紫外-可见分光光度计主要由光源、单色器、样品室(又称吸收池、比色池等)、检测器、信号处理及显示器几个部分组成。不同型号的商品仪器,功能及质量差别悬殊,但基本组成相似。

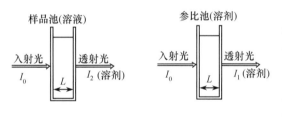

图 2-129 空白对比法原理

(2) 吸收池与空白对比:吸收池应选择在测定波长范围内没有吸收的材质制成。玻璃池适用于 370nm 以上的可见光区;石英池适用于紫外-可见光区,但由于价格较贵,通常在可见光区使用玻璃池。吸收度的测量实际上是透光率的测量。由于光强的减弱不仅是被测物吸收所致,还与溶剂和容器的吸收、光的散射和界面反射等有关,因此测量须用空白对比法排除干扰。空白对比法原理如图 2-129 所示。设辐射透过装有待测物比色池(样品池)的光强为 I_2,透过装有溶剂的比色池(参比池)的光强为 I_1,则

$$I_2/I_1 = T$$

实际操作中,将配制溶液用溶剂注入与样品池相同的参比池里,置入光路之中,调节仪器,使吸光度为 0 或透光率为 100%,然后将样品池移入光路之中,即可测出待测物质的吸收度。由于样品池与参比池完全相同是不可能的,因此需在测量前进行配对处理。

(3) 样品溶液的配制

1) 溶剂选择:溶剂应能充分溶解样品,与样品分子无相互作用,挥发性小且在测定波长范围内无吸收或吸收很弱。表 2-27 列出了一些常见溶剂可使用的最短波长(又称波长极限),低于此波长,溶剂将有吸收。

表 2-27 溶剂的紫外吸收波长极限

溶剂	$\lambda(nm)$	溶剂	$\lambda(nm)$
乙醚	210	2,2,4-三甲戊烷	220
环己烷	210	甘油	230
正丁醇	210	1,2-二氯乙烷	233
水	210	二氯甲烷	235
异丙醇	210	氯仿	245
甲醇	210	乙酸正丁酯	260
甲基环己烷	210	乙酸乙酯	260
96% 硫酸	210	甲酸甲酯	260
乙腈	210	甲苯	285
乙醇	215	吡啶	305
1,4-二氧六环	220	丙酮	330
环己烷	220	二硫化碳	380

2）浓度选择:溶液的吸收度在 0.3~0.7 范围内时,仪器的测量精度较好,因此应根据物质的吸收系数,将样品配制在最适宜浓度。

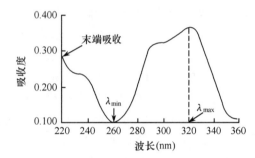

图 2-130 血凝酸胺的吸收光谱
0.3mol/L 溶液、吸收池厚度为 1cm

3. 紫外-可见吸收光谱与分子结构 将各种波长的紫外-可见光依次辐射通过盛有一定浓度合成止血药血凝酸胺的吸收池,记录吸收度 A 随波长的变化,即可得到血凝酸胺的吸收光谱,如图 2-130 所示,横坐标为波长,纵坐标为吸收度。谱图的主要特征有最大吸收波长(λ_{max})及相应的吸收系数(ε_{max} 或 $E_{1cm}^{1\%}$);最小吸收波长 λ_{min};末端吸收(吸收在短波末端增大但未成峰形)等。

物质吸收紫外-可见光能,发生价电子由基态向激发态的跃迁,紫外-可见吸收光谱因而又称为电子光谱。电子跃迁所需能量与光的波长(λ)存在如下关系

$$E_{激} - E_{基} = \Delta E$$

$$= \frac{hc}{\lambda}$$

ΔE 越大,分子吸收光的波长越短。不同电子的跃迁对应的吸收光区域不同,产生的吸收带位置及吸收强度亦不同,据此可进行物质分子的定性分析。表 2-28 列出了各种电子跃迁类型、产生吸收带及结构基元之间的关系,便于对特定结构分子产生的紫外吸收情况有一大致了解。

物质分子中存在的、可在紫外-可见光区产生吸收的结构基团称生色团,如共轭基团、芳环等。含未用电子对、本身无吸收但与生色团相连后可使吸收向长波方向位移的基团(如 OH,NH_2 等)称助色团。由于助色团引入或溶剂效应等使 λ_{max} 向长波方向移动的现象称深色移动(或红移);共轭效应消失或溶剂效应使 λ_{max}。向短波方向位移的现象称浅色移动(或蓝移)。

由表 2-28 可见,紫外-可见吸收光谱可反映共轭体系、芳环等生色团存在的信息,当无共轭体系的强吸收干扰时,物质分子的 n→π* 跃迁吸收带也可被观测到。含杂原子的溶剂在 200nm

表 2-28 电子跃迁与吸收带

跃迁类型	吸收带	特点	相应的结构基元
$\sigma \rightarrow \sigma^*$	$\lambda_{max} < 200nm$	普通的紫外-可见分光光度计测不出	含 σ 键
$n \rightarrow \sigma^*$	λ_{max} 常在 200nm 附近（含 S,I 等原子时例外）	弱~中等吸收	含有杂原子 Y
$\pi \rightarrow \pi^*$	E 带 $\lambda_{max} < 210nm$	弱~中等吸收,与不饱和基团共轭时,与 K 带合并	含苯环
	B 带 $\lambda_{max} 230 \sim 270nm$	中等强度吸收($\varepsilon_{max} 200 \sim 1000$)	含苯环
	K 带 $\lambda_{max} > 210nm$	强吸收($\varepsilon_{max} \geq 10^4$)	含共轭烯、烯酮及共轭芳环
$n \rightarrow \pi^*$	R 带 $\lambda_{max} 250 \sim 500nm$	弱吸收($\varepsilon_{max} < 100$)	含 $X=Y$

附近常有强吸收,且仪器在短波末端测定不太稳定,致使在该区域产生吸收的物质分子的 $n \rightarrow \sigma^*$ 跃迁、孤立双键的 $n \rightarrow \pi^*$ 跃迁特征性不强。

4. 紫外-可见分光光度法在药物定性分析中的应用

（1）官能团及大致结构的探求

1）一个化合物如果在 215~760nm 波长区域没有吸收带,它就不可能含共轭链烯、α,β-不饱和羰基、苯环等生色基团,很可能是脂肪族或环状烃、胺类、醇类等化合物。

2）在 210~250nm 波长区有强吸收(ε_{max} 10^4 左右）,很可能有含两个双键的共轭体系存在,如共轭二烯类和 α,β-不饱和羰基化合物。

3）如果在 260nm、300 nm 或 330nm 附近有强吸收带,则相当于化合物有三个、四个、五个共轭双键。一般有色化合物共轭双键应在五个以上。

4）如果在 230~270nm 波长区有中等强度吸收带(ε_{max} 200~1000）,则可能有苯环。苯环若被取代,当取代基与其形成共轭体系时,吸收峰将红移,吸收强度可显著增加(ε_{max} 10^4）。

5）200~500 nm 波长区无主要吸收,但在 275~340nm 波长范围有低强度吸收带（ε_{max} 10~100）,通常表明是 $n \rightarrow \pi^*$ 跃迁产生的吸收,可能基团为孤立的 C=O、C=N、N=N 等。

（2）药物鉴别:同一物质在相同的条件下,测得的紫外-可见吸收光谱应具有完全相同的特征性,据此可进行药物的鉴别。常用方法有:①比较吸收光谱的一致性。②对比吸收光谱特征数据。③比较吸收度比值的一致性。

（3）杂质检查:化合物与其杂质的吸收光谱有差别,且杂质吸收较强时,可以利用紫外-可见分光光度法作为杂质限量检查的手段。

例:肾上腺素与其中间体肾上腺酮在 HCl 酸性溶液中的紫外-可见光谱显著不同,前者在 310nm 无吸收,而后者吸收很强,因此测定肾上腺素 0.05mol/L HCl 溶液在 310 nm 处的吸收度值,即可控制杂质肾上腺酮的含量。若规定 A 值不得超过 0.05,则以肾上腺酮 $E_{1cm}^{1\%} 435$ 计算,含酮体不超过 0.06%。

5. 紫外-可见分光光度法在药物定量分析中的应用 Lambert-Beer 定律表明,一定波长及液层厚度条件下,物质的吸收度与浓度呈线性关系。因此选择适宜的波长,测定相应物质溶液的吸光度,即可进行待测物质的定量分析。紫外-可见分光光度法用于物质的定量分析,具有简便、快速、灵敏度高、重现性好和可测范围广等特点,已成为仪器分析中广泛应用的方法之一。

（1）测定波长选择：定量测定时选用 361nm 显然最为合适。维生素 B_{12} 醋酸-醋酸钠溶液也有 3 个吸收峰 267nm，444nm，375nm，它们的百分吸收系数 $E_{1cm}^{1\%}$ 大小顺序为 $E_{267}>E_{444}>E_{375}$，测定时选用 444 nm 而非 267 nm，原因是前者吸收峰较宽，而后者较窄，因而用 444nm 测定时，对仪器的单色光纯度要求不高，尽管测定的灵敏度较 267 nm 处小，但测定结果的准确度却有了更大的保障。

（2）常用定量方法：不同的定量分析方法，对仪器要求有所不同。

1）吸收系数法：选用适当的介质配制待测物溶液，在规定波长处测定其吸收度，再以下式计算样品浓度，这种方式称吸收系数法。

$$C=\frac{A}{LE_{1cm}^{1\%}}$$

用 $E_{1cm}^{1\%}$ 进行样品浓度分析时，测定仪器须进行严格校正，以保证测定波长及吸收度的准确性。

2）对照品比较法：分别配制样品及对照品溶液，对照品溶液中所含被测成分的量应为供试品溶液中被测成分量的 100±10%，所用溶剂也应完全相同。在规定波长处分别测定吸收度后，按下式计算样品中被测物浓度。

$$C_{样}=(A_{样}/A_{对})C_{对}$$

只要测定成分符合 $A=KCL$，且 K 为一常数，上述计算公式即成立。这使对测定仪器的要求大为降低，操作也更简便。即使单色光不纯，只要固定一台仪器测定，用对照品比较法也可测出样品的含量。

3）标准曲线法：借鉴对照品比较法的思路，在特定仪器及操作条件下，当 L 为一定值时，$A\propto KC$。因此，测定系列浓度的标准溶液在相同的条件下 A 值，即可得到 $A\sim C$ 直线，称标准曲线。如将曲线用方程表示，则该方程即为标准曲线方程。

实际工作中应用标准曲线方程可对大批量样品的浓度进行分析。由标准曲线的吸收度值，可以很快得知对应样品中待测成分含量，因而给样品的批量和重复分析带来了方便。

多组分混合物的紫外-可见分光光度分析是基于单组分物质性质而进行的。当吸收光谱不完全重叠时，可选择各自特征吸收峰进行测定、计算。若吸收有相互干扰，则由吸光度加和性可知，混合物在任一波长处的吸收等于产生吸收的各组分吸收度之和。

$$A_{\lambda_i}=A_{1\lambda_i}+A_{2\lambda_i}+\cdots+A_{n\lambda_i}$$

选择 n 或大于 n 个点的波长作为测定波长，可构成相应于波长点数的吸收度值 A 方程组，解联立方程，原则上可求出混合物中 n 个有紫外-可见吸收组分的浓度。

（二）红外吸收光谱法

分子按各自固有的频率振动着。当波长连续变化的红外线依次照射分子时，与分子固有振动频率相同的红外光被吸收，从而产生相应分子的红外吸收光谱。利用红外光谱确定分子结构的方法称为红外吸收光谱法（infrared absorption spectroscopy，IR）。

与紫外吸收光谱不同，除光学异构体外，每种化合物都有自己的红外吸收光谱，且光谱所含吸收峰多,特征性强(图2-131),因此,红外吸收光谱法被广泛地用于药物鉴别、化学结构确定、化学反应产物的检查、异构体的区分、纯度检查等。对于复杂分子结构的最终确定,红外光谱法尚存在一定的困难,结合使用紫外-可见分光光度法、核磁共振光谱法、质谱法等可弥补这一不足。

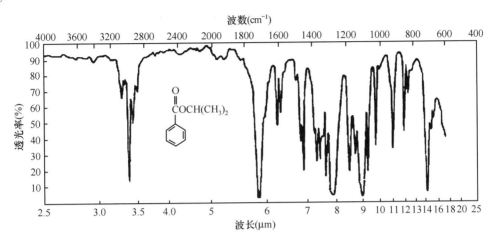

图2-131　苯甲酸异丙酯的红外吸收光谱

1. 红外吸收光谱的测定

(1) 仪器概况:红外分光光度计种类很多,图2-132为一光栅红外分光光度计光路图。它主要由光源、样品室、单色器、检测器及数据记录、显示装置组成。

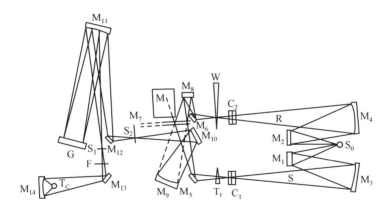

图2-132　WDF-TG光栅红外分光光度计光路图

S_0:光源　$M_1 \sim M_4$球面镜　R:参考光束　S:样品光束　C_1:样品池　C_2:空白池　T_r:小光楔(100%调节钮)

W:大光楔(梳状光栏)　M_5、M_6、M_8、M_{10}、M_{12}、M_{13}:反光镜　M_7:斩光器(扇面镜)　M_{14}:椭圆镜

S_1:入射狭缝　S_2:出射狭缝　G:光栅　M_{11}:准直镜　F:滤光片　T_C:热电偶

(2) 样品的制备

1) 液膜法:液膜法适用于难挥发性的液体样品(沸点约为80℃以上),测定非常简单,所以是最常用的方法,有时也用于低挥发性的浓溶液。可拆式液体池的结构如图2-133所示。在窗片上加1~2滴样品,盖上另一窗片,用框固定后进行测定,液膜的厚度通常为

0.02mm 以下,测定烃类等低吸收系数的样品时,加入垫片(0.05 ~ 0.1 mm 厚)以增加膜的厚度(表 2-29)。

表 2-29　测定液体样品时所需膜的厚度

样品	膜厚(mm)
脂肪烃类	0.15
芳香烃及其卤化物	0.05
含氧、氮化合物	0.03
醚、酯、酰胺类	0.01 ~ 0.02
含硅、氟的化合物	0.01 以下

使用液膜法进行样品测定的注意事项如下:①窗片盖合时应注意样品膜中不要有气泡。②过分压紧会损伤窗片。③测定完毕立即把池拆开,用含有 $CHCl_3$,CH_3COCH_3 的脱脂棉擦掉窗片上的样品,不用时应保存在干燥器中。④不能测定易挥发物以及在空气、潮湿气中不稳定的物质;不能进行定量分析。进行这些测定时应使用溶液法。

2)溶液法:测定液体或用溶剂溶解的固体样品时使用固定池。进行定量分析常用此方法,固定池的构造如图 2-134 所示,它是由若干个零件组装在一起的,使用时不拆开。样品液体用注射器通过框板上的小孔注入窗片之间。测定不同样品时可利用适当的垫片(有 0.03 mm、0.1 mm、1.0 mm、2.0mm 等几种)调节液膜的厚度(表 2-30)。

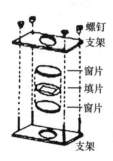

图 2-133　可拆式液体池结构示意图

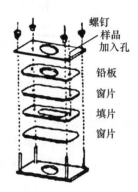

图 2-134　固定池结构示意图

表 2-30　溶液浓度与适宜的垫片厚度

浓度(%)	垫片厚(mm)
5 ~ 25	0.1
1 以下	2.0

样品浓度一般以 10%(重量)为宜,用于测定弱吸收的样品应提高浓度。对于有氢键的 0.01 mol/L 以下的低浓度样品,以增加液膜厚度进行测定为宜。①用普通的窗片不能测定水溶液,测定水溶液时可以使用特殊的窗片,也可以使用聚乙烯膜。②可以直接用分析纯试剂作溶剂,但必须充分脱水。③测定完毕,认真清洗样品池,用注射器将样品溶液吸出后,用溶剂清洗两次,再用 CH_3Cl、CH_2Cl_2 等低沸点溶剂清洗 2 ~ 3 次,用除尘的干燥空气吹干。

IR 测定时使用的溶剂一般需要满足下列条件:①应能很好地溶解样品。②应是非极性物质,不与样品产生氢键等反应。③溶剂的吸收不应与样品的吸收重叠。

使用溶剂时由于同时将溶剂放到参比池中进行测定,所以可以基本抵消溶剂的吸收,但是因溶液中溶剂的吸收位置与强度会有些差异,所以不可能完全抵消。表 2-31 列出了测定红外光谱的常用溶剂。

表 2-31 红外光谱测定的常用溶剂

溶剂	红外透明区域(cm^{-1})	典型的光程(mm)
二硫化碳	中红外区,不包括 $2200 \sim 2100$ 和 $1600 \sim 1400$	0.5
四氯化碳	中红外区,不包括 $850 \sim 700$	0.5
氯仿	中红外区,不包括 $1250 \sim 1175$ 和 <820	0.5
三溴甲烷	中红外区,不包括 <700,$1175 \sim 1100$ 和 $3050 \sim 3000$	0.25 0.5
四氯乙烯	中红外区,不包括 $950 \sim 750$	0.5
二氯甲烷	中红外区,不包括 <820,$1300 \sim 1200$	0.2
苯	中红外区,不包括 <750,$3100 \sim 3000$	0.1
丙酮	2800-1850,<1100	0.1
乙腈	中红外区,不包括 $2300 \sim 2200$ 和 $1600 \sim 1300$	0.1
环己烷	<2600	0.1
N,N-二甲基甲酰胺	$2750 \sim 1750$,<1050	0.05
乙醚	中红外区,不包括 $3000 \sim 2700$ 和 $1200 \sim 1050$	0.05
庚烷、己烷	中红外区,不包括 $3000 \sim 2800$ 和 $1500 \sim 1400$	0.2
二甲亚砜	中红外区,不包括 $1100 \sim 900$	0.05

CCl_4、CS_2 是最常见的溶剂,CCl_4 适于高波数 $[(4000 \sim 1350)cm^{-1}]$ 测定,CS_2 适于低波数 $[(1350 \sim 600)cm^{-1}]$ 测定。有的样品也使用 $CHCl_3$、CH_2Cl_2、CH_3COCH_3 以及 C_6H_6 等溶剂。

3) 糊剂法:这是一种把固体粉末与液状石蜡或全卤代烃(全氟煤油、全氟庚烷或六氯代丁二烯)混合研成糊状物进行测定的方法,使用简单。将样品(5 ~ 10 mg)放在研钵里充分研碎,滴加 2 ~ 3 滴液状石蜡,充分混合,然后放入可拆式液体池中进行测定。为得到适宜的吸收强度,可调整样品浓度或者用衰减器调节参比光路的衰减。

使用糊剂法进行样品测定的注意事项如下:①当样品粉碎与混合不充分时,得不到好的光谱。②不适于坚硬或不易粉碎的样品。③液状石蜡适用于 $(1300 \sim 400)cm^{-1}$ 光区,全氟代烃适用于 $(4000 \sim 1300)cm^{-1}$ 光区,两者配合可以完成整个红外光区的测定。

4) KBr 压片法:样品与 KBr 粉末均匀混合,加压成透明的圆片进行测定的方法叫 KBr 压片法,经常用于固体粉末和结晶样品的分析,是固体样品最常用的测定方法。

2 ~ 4mg 样品在研钵中充分粉碎,将 200mg KBr 分 3 次加入研钵中,继续研磨 5 min 左右。由于 KBr 有吸湿性,很容易吸收大气中的水分,所以粉碎操作应迅速,避免吸湿,也可以在操作箱里进行。

粉碎后的样品在成型器(图 2-135)加压成圆片。测定时把样品片固定在样品架里,在参比光路一侧放入用 KBr 制成的压片。

KBr 压片法的注意事项如下:①用纯净且完全干燥的 KBr 时,在全部波长范围内只会出现样品的吸收。②用研钵研磨时,必须把样品均匀地分散在 KBr 中,尽量将它们研细,颗粒越细,散射光越少,吸收度越大,可以得到很尖锐的吸收峰。③不透明或有气泡的样品片不能得到好的谱图,应重新压片,压出透明的锭片。

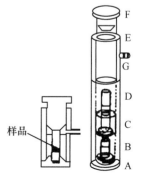

图 2-135 锭片成型器

上述各种测定方法及特点列于表 2-32 中。

表 2-32　常见红外光谱测定方法

测定方法	使用的工具	样品	特点
液膜法	可拆式液体池	低挥发性(沸点约为 8012 以上)的液体及浓溶液	可简单地进行定性分析
溶液法	固定池	溶液易挥发(沸点约为 80℃以下)的液体	膜厚不变,可密封也可用于定量分析
糊剂法	可拆式池	固体(粉碎)	用于固体样品的简单测定
KBr 法	压片机及支架	固体(粉碎)	标准的固体样品测定法

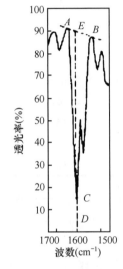

图 2-136　红外光谱吸收
位置和吸收强度

无论样品以何种方式、何种状态测定,样品厚度或浓度选择对于获得高分辨的红外光谱图十分重要。一般控制吸收带透光率处于 20% ~ 60%(吸收度 0.7~0.2)范围,最强吸收谱带透光率为 0~20%。

样品的测定方法不同,对测得的红外光谱亦有一定的影响。同一物质固态测得的红外光谱与液态测得的红外光谱常常有差异。对于那些含有易形成氢键基团的分子尤其如此,应予以注意。

2. 红外吸收光谱

(1)谱图描述

1)纵坐标与横坐标:红外光谱的纵坐标为百分透光率($T\%$),横坐标为波数或波长,以波数用得较多。波数即为波长的倒数,单位为 cm^{-1},它的数值大小与频率成正比。

2)吸收位置:用图 2-136 所示的吸收带的透光率最低点相应的波数表示。

3)吸收强度:过 A、B 点作一直线,以此为近似基线(基线是样品无吸收时的基准线,理论上应为一直线。实际上经常发生偏离而成为曲线),过 C 点引垂线交 AB 线于 E,交横轴为 D,则吸收强度可用下式求算:

$$A = \lg(ED/CD)$$

(2)吸收与结构:红外吸收是由于键的伸缩振动(stretching vibration,以 υ 表示),与弯曲振动(bending vibration,以 δ 表示)产生的。

1)伸缩振动:化学键的振动可设想成两个球体中间由弹簧连接在一起的振动。球体越小,弹簧越紧,振动就越快。C—H 键在 3000cm^{-1},C—C 键在 1000cm^{-1},C—X(卤素)键在 600cm^{-1} 附近有吸收。键数增加,相当于弹簧变紧,所以— C≡C —吸收在 1650cm^{-1},—C≡C 吸收在 2200cm^{-1}。N 和 O 基本上是与 C 具有同样大小的原子,因而具有类似性质,键的吸收峰位也很接近。一些重要类型键的吸收区域如图 2-137 所示。

同一原子上或同一基团上的两个相同键,伸缩振动有对称性(symmetric)与不对称性(asymmetric)两种吸收,记为 υ_s 与 υ_{as}。通常 υ_{as} 出现在较高波数,吸收强度亦大于 υ_s。

2)弯曲振动:振动过程中,化学键的键角发生了变化,有面内(in plane)弯曲与面外(out of plane)弯曲两种类型。

弯曲振动在 1600cm^{-1} 以下的低波数区域内出现吸收,在这一波数范围内,C、N、O 等原子间的键的伸缩振动形成平滑的吸收峰。亦有弱吸收,包括倍频吸收(overtone absorption)、组频吸

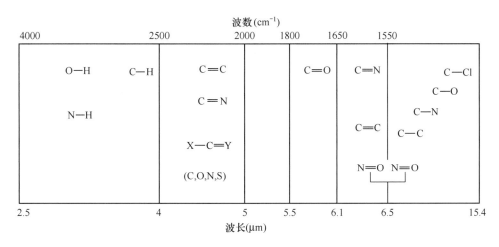

图 2-137 重要的化学键吸收峰位置

收(combination absorption)。这些吸收重合在一起,一般难以判断各自的归属。

3)红外活性振动:振动过程中发生偶极矩变化的振动称红外活性振动。偶极矩变化程度越大,活性越大,吸收峰的强度也越强。C—O 因在振动中偶极矩变化很大,因而吸收带很强,常为整个光谱中最强峰。振动中无偶极矩变化的振动,称红外非活性振动。红外非活性振动无吸收峰。

(3)官能团区、指纹区、基团特征频率与相关峰

1)官能团区:红外光谱中(4000~1300)cm⁻¹区域称为官能团区。该区域的吸收峰仅与产生峰的基团或化学键有关,而受分子中其他部分的影响较小,峰位恒定。此外,因区域内峰相对稀疏,吸收峰也易于辨认、归属。

2)指纹区:光谱中位于(1300~400)cm⁻¹的区域称为指纹区。如前所述,该区域谱峰密集,相互影响很大。但对于特定的化合物而言,它具有特征性,如同人的指纹,因而在化合物鉴定方面很有意义。

3)基团特征频率:与一定结构单元相联系的振动频率或波数称为基团特征频率。因此有相同化学键或官能团的化合物有近似的吸收峰。

4)相关峰:一个基团常有数种振动形式,每种红外活性振动通常相应的有一个吸收峰。这些吸收峰因某种特定基团存在而存在,相互依存又相互佐证,因而称为相关峰。例如—COOH 的相关峰有:(3400~2400)cm⁻¹区间的强、宽吸收峰(OH 伸缩振动产生,记为 ν_{OH}),1710cm⁻¹附近的强吸收峰($\nu_{C=O}$)及 1260cm⁻¹附近的中强吸收峰($\nu_{C=O}$)。进行基团鉴别时,必须找到该基团的一组相关峰。有时,由于其他峰的重叠或峰强太弱,并非每个相关峰都能观测到,但必须找到其主要相关峰才能确认某官能团的存在。

3. 红外吸收光谱在药物定性分析中的应用

(1)分子结构的鉴定:用红外光谱法鉴定化合物,具有简便、迅速、可靠的特点,同时样品用量少,且可回收,对样品也无特殊要求,在气、液、固态下均可检测。

1)分子结构异构体的鉴别:如果两个样品在相同的条件下,测定的红外光谱完全一致,则在排除同系物或旋光异构体存在的可能情况下,认为它们是同一化合物。同系物仅是因构成键的单元数不同而造成结构上的差异,因而它们的液、固相红外光谱差异均较小,可以通过比较某

些峰相对强度的不同加以识别。

值得注意的是,下列两种情况下,同一分子的不同样品,存在红外光谱不同的现象:①同质异晶体。由于分子在晶形不同的晶格中排列方式不一样,因此对光的散射、折射不同,造成同质异晶体的固相红外光谱有差异。如 α-联苯双酯的方片状晶体(熔点 158℃)和棱柱状晶体(熔点 178℃)的固相红外光谱有差异,此时可选用适当溶剂(如 CHCl₃),配成相同浓度溶液,测其液相红外光谱,结果表明两者吸收光谱相同(图 2-138)。②由于来源、精制方法不同,使样品中所含微量杂质类型不一样,对样品的红外吸收影响亦不同。提高样品纯度,可以使这些差

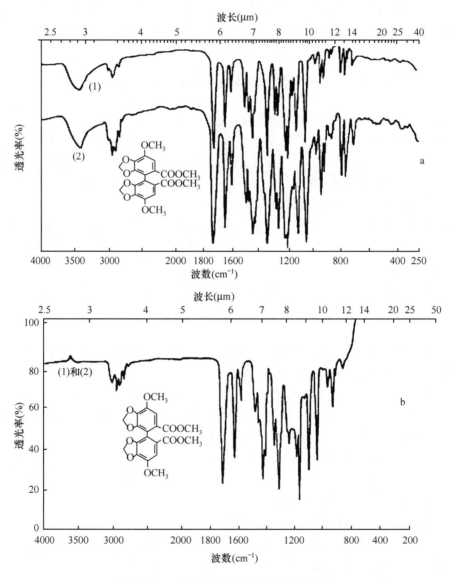

图 2-138　α-联苯双酯两种晶型的红外光谱

a. α-联苯双酯同质异晶体固相光谱(KBr 压片)　b. α-联苯双酯同质异晶体液相光谱(氯仿溶液)

(1)为低熔点方片壮结晶体　(2)高熔点棱柱状晶体

异缩小。物质红外光谱因而可用于指导样品精制的次数和判别精制的效果。

2）分子几何异构体鉴别：含双键的对称或不对称分子，其反式异构体对称性比顺式异构体好，因而双键的伸缩振动吸收峰前者弱（甚至消失），后者则较强。如二氯丙烯的顺式、反式两种异构体的双键峰位很接近，无法区分，但吸收强度顺式异构体远比反式异构体强，因此测定两者在相同浓度下 IR 谱，可以加以区分。

（2）研究化学反应中的有关问题：在化学反应过程中，可直接用反应液或粗品进行检测。根据原料和产物特征峰的减弱或增强，对反应历程、反应速度及反应时间与收率的关系等问题及时做出判断。例如，南瓜子酸与次溴酸钠反应，经红外光谱跟踪考察发现：粗品无羰基峰，仅有 $1645 cm^{-1}$ 的 $C=N$ 弱峰；放置过夜后，粗品在 $1757 cm^{-1}$ 出现极强的五元环酮特征峰。由此获知，反应历程是先生成不稳定的亚胺中间体，再进一步产生所需产物。

（3）未知化合物结构解析

1）基团的搜索：在着手分析一个未知物的红外光谱时，应把注意力集中在确定几种主要基团是否存在上。 $C=O$、$O-H$、$N-H$、$C-O$、$C=C$、$C\equiv C$、$C\equiv N$、苯环 和 $-NO_2$ 峰是最引人注意的，如果存在即可给出结构信息，结合计算分子的不饱和度所提供的情况，即可有把握地确定分子中是否存在上述基团。在解析步骤上宜"先粗后细"，例如分析羰基化合物时，先找到 $\nu_{C=O}$ 峰，再确定该化合物是属于醛、酮、酰胺、羧酸等哪一类。分析芳香族化合物时，先确定苯环骨架，再确定取代位置。分析羟基化合物时先找到羟基的吸收峰，再确定该化合物是酚类或醇类，如果是醇类再确定属于伯、仲、叔醇中哪一类。下面是分析一红外光谱特征的基本步骤。

C=O 是否存在？C=O 在 $(1820\sim1660) cm^{-1}(5.5\sim6.1\mu m)$ 区间产生一个强吸收。这个峰常是光谱中最强的，中等宽度，绝对不能漏掉（图 2-139）。

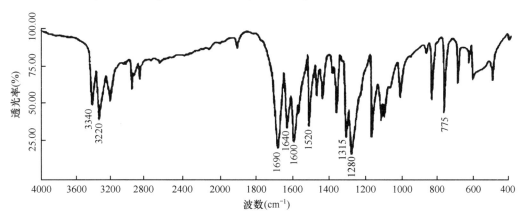

图 2-139　未知药物的红外光谱图（KBr 压片）

2）谱图解析：某化合物分子试为 $C_9H_{10}O_2N$，根据红外光谱信息推断其结构式。

a. 未知物不饱和度（Ω）

$$\Omega=\frac{9\times2+2+1-11}{2}=5（可能有苯环存在）$$

b. 红外吸收峰归属(表2-33)

表 2-33 红外吸收峰的归属

吸收峰位(cm^{-1})	振动形式	归属基团
3340,3220	ν_{NH_2}	
1640	δ_{NH_2}	—NH_2
1690(强)	$\nu_{C=O}$	
1315,1280(强)	ν_{C-C}	—$\overset{O}{\overset{\|}{C}}$—O (共轭)
1600(强)1520	苯环骨架振动	
775	$\delta_{\phi-H}$(O.O.P)	⬡—(共轭)

由于 $\nu_{C=O}$ 较正常酯羰基峰向低波数方向移动,且苯环的 $\nu_{C=C}$ 吸收强度明显增大,表明 C=O 及 ⬡ 均处于共轭状态。由不饱和度看,只能是这两种基团相互共轭。此外,分子式信息表明:除已知基团,分子中还有两个碳原子、5 个氢原子,它们可构成:

$$—C_2H_5 \text{ 或 } —CH_3,—CH_2—$$

因此,该药物的分子结构式可能为:

$$H_2N—⬡—\overset{O}{\overset{\|}{C}}OC_2H_5 \quad \text{或} \quad H_2NCH_2—⬡—\overset{O}{\overset{\|}{C}}OCH_3$$

(A)   (B)

与标准图谱比较或借助于其他分析手段(如核磁共振氢谱),可确证该化合物为 A,非 B。

查阅药物的标准红外光谱图集,确证在分子式为 $C_9H_{10}O_2N$ 时,苯佐卡因的 IR 谱与实验所得谱图完全一致,故确定该未知药物具有 A 结构。

(三) 核磁共振光谱法

置于强磁场中的磁性原子核,吸收射频电磁波而产生的吸收光谱,称为核磁共振光谱(nuclear megnetic resonance spectra)。应用核磁共振光谱技术,进行物质的结构及成分分析的方法,相应称为核磁共振光谱法(nuclear magnetic resonance spectorscopy,NMRS)。有机化学及药物研究中,广为应用的是 ^1H-核磁共振光谱法(简称 ^1H-NMR)及 ^{13}C-核磁共振光谱法(简称 ^{13}C-NMR)。它们可提供分子中氢原子所处化学环境,相对数目及分子中碳"骨架"的信息,这些信息对于有机化合物及药物分子结构的研究是十分重要和必不可少的。

1. 基本原理 ^1H 和 ^{13}C 的原子核均有 $+\frac{1}{2}$ 和 $-\frac{1}{2}$ 两种自旋状态,它们在外磁场为 0(H_o = 0)、外磁场很强(H_o = 1 ~ 15T)以及强外场+射频电磁波(λ = 1 ~ 10 m)共存这三种条件下,所处的能级分布截然不同(图2-140)。

图中"○"代表自旋态为 $+\frac{1}{2}$ 的核,"●"代表自旋态为 $-\frac{1}{2}$ 的核。当 H_o = 0 时,两种自旋态的核均分布于同一能级上,它们的能量相同;H_o = 1 ~ 15 T 时,核的能级裂分为高、低两种状态,高能态上分布着 $-\frac{1}{2}$ 核,低能态上分布着 $+\frac{1}{2}$ 核。热平衡状态时,$+\frac{1}{2}$ 核的数目略多于$-\frac{1}{2}$核。当以能量等于高、低能级之差的电磁波($E_光=h\nu$，ν为光的频率，h为planck常数)照射这些核时，$+\frac{1}{2}$核吸收光能由低能态跃迁到高能态，直到高、低能态核的数目相等，这种现象称核磁共振，共振频率等于光的频率。相应产生的吸收信号称共振峰。

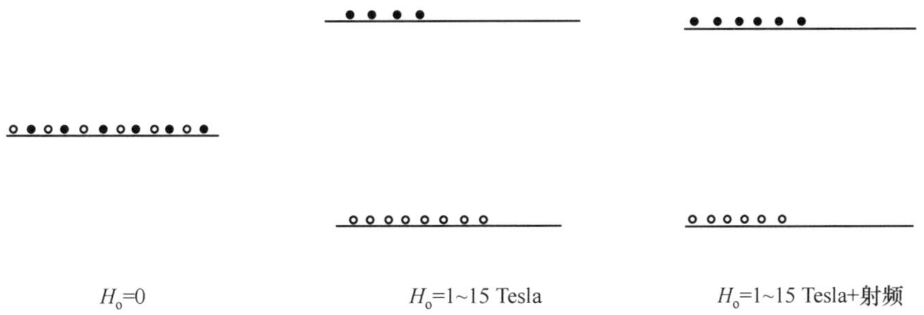

$H_o=0$ $H_o=1\sim15$ Tesla $H_o=1\sim15$ Tesla+射频

图2-140 三种条件下核的能级分布

同一种核(如^{1}H核)，产生共振所需光的频率，会因该原子核周围的化学环境不同而不同。这是由于核周围的电子或邻近核产生的小磁场影响了外磁场，使核实际感受的外磁场强度增加或减弱所致。通常可通过改变辐射光的频率或改变外磁场强度，使不同环境的同种核产生共振信号，由此引起的频率或磁场差异用化学位移来表示。选择含有特定环境核的物质作为标准物(又称基准物)，则某待测核的化学位移可用下式计算

$$\delta = \frac{H_标 - H_样}{H_标}\times10^6 = \frac{\nu_样 - \nu_标}{\nu_标}\times10^6$$

式中，δ表示化学位移；$H_标$(或$\nu_标$)、$H_样$(或$\nu_样$)分别代表标准物中核及样品中待测核磁共振所需外磁场强度(或光的频率)。

2. 吸收光谱的测定

(1) NMR仪器简介：早期，用于测定的仪器为连续波扫描核磁共振仪(CW-NMR)。该仪器存在一严重不足，即单频发射、单频接收，单位时间内获得的信息量很少。^{13}C-NMR信号强度低，一次CW-NMR信号常为噪声所淹没，因而需要通过信号累加平均技术来测定。但一张满意的^{13}C-NMR谱需累加数千次，测定时间长达几小时，严重制约了^{13}C-NMR法的实际应用。20世纪70年代后，随着计算机技术的引入，脉冲傅里叶变换(PFT)技术被用于NMR仪中，PFT-NMR测定使^{13}C-NMR谱测定时间大大缩短，^{13}C-NMR法因而也成为各种化合物结构测定的可用方法。

(2) 溶剂与基准物

1) 溶剂：应具备下列条件：①不干扰样品的信号；②对样品溶解能力强；③不与样品发生反应。常用溶剂的共振峰化学位移及峰形列于表2-34中。其中6H与6C分别代表^{1}H、^{13}C核的共振峰化学位移。丙酮-d$_6$表示丙酮中6个^{1}H核被氢的同位素氘取代(氘代)。测定^{1}H-NMR时，溶剂氘代可排除溶剂中^{1}H的吸收对样品的干扰。^{13}C-NMR中，用氘代溶剂，主要是利用氘的信号作锁场信号。

表 2-34 NMR 用溶剂及其 NMR 行为

溶剂	δ_H(裂分峰数)	δ_C(裂分峰数)	$H_2O^{③}$杂质 aH
氯仿-d	7.24(1)	77.03(3)	1.5~1.7(1)
丙酮-d_6	2.04(5)	29.8(7),206.0(宽)	3.2(1)
苯-d_6	7.15(宽)^{①}	128.0(3)	0.5(1)
重水-d_2	4.63^{②}		3.4(1)
二甲亚砜-d_6	2.49(5)	39.5(7)	
乙腈-d_3	1.93(5)	1.3(7),118.2(宽)	
吡啶-d_5	8.71(宽),7.55(宽),7.19(宽)	149.9(3),135.5(3),123.5(3)	
甲醇-d_4	4.78(1),3.30(5)	49.07(7)	
乙醇-d_6	5.19(1),3.55(宽),1.11(多)^{①}	56.8(5),17.2(7)	
三氟醋酸-d	11.50(1)	164.2(4),116.6(4)	

注:①宽,多分别代表宽峰与多个峰;②以三甲基硅丙烷磺酸钠(DSS)为基准物,其他均以 TMS 为基准物;③氘代剂的氘代度一般只有 99.5%,且常含有微量水,水也将产生吸收峰。

2)基准物:样品的信号位置是根据它与基准物质的信号位置差求出的,因此基准物在 NMR 谱测定中必不可少。一般测定多用四甲基硅烷(简称 TMS)作基准物。该物质信号呈单一峰,信号位置出现在几乎比所有含氢化合物都高的磁场强度处,因而不干扰化合物的测定。此外,它很易溶解在有机溶剂中。

(3)测定浓度:样品如是液体,黏度与水相近时可直接测定,高黏度液体或固体样品只需用氘代溶剂制备成溶液状态测定。测定 ^{1}H-NMR 谱时,浓度宜在 5%~20%(W/V);测定 ^{13}C-NMR 时,浓度越大越好。与其他仪器分析方法相比,NMR 所需样品量较多,但优点是测定后可回收再使用。

3. ^{1}H-NMR 谱

(1)谱图特征:图 2-141 为对溴苯甲酸乙酯的 ^{1}H-NMR 谱(60 MHz,CCl_4),其特征可用以下几个参量表示:

1)共振峰位:常用化学位移(δ)表示,其值大小可提供核的化学环境信息。

2)峰的裂分:裂分峰的数目及裂分峰间的距离可提供相邻核的数目和成键情况的信息。

3)峰面积:用图上积分线高度比代表各共振峰的相对峰面积比,这一比值与产生信号的质子数比一致。若已知某共振峰对应质子数目,则用积分线高度比可求出其他信号处相应质子数目。如图 2-141,若已知最右边共振峰系 3 个质子产生的信号,则由积分线高度比可知,该峰左边两峰分别由 4 个质子及 2 个质子产生。

4)峰的形状:通常情况下,共振峰如图 2-141 所示为尖锐峰,当分子中氢原子与氮原子等原子相连时,随氮原子所处环境不同,共振峰宽度亦不同。酰胺上质子在多数情况下以平、宽峰出现共振信号,据此可以确定酰胺基团的存在[图 2-142,N-乙酰-2-苯基乙胺的 ^{1}H-NMR 谱(60MHz,CCl_3)]。

(2)化学位移与分子结构:与红外吸收光谱中一定结构单元相应存在着一定的基团特征频率类似,^{1}H-NMR 谱中、各种基团上质子的化学位移也对应着特定的化学位移区域。由物质的已知结构,结合表 2-35,可以推测出质子的共振峰峰位,从而可预测已知结构化合物的 ^{1}H-NMR谱。

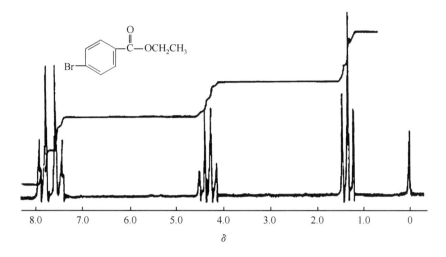

图 2-141 对溴苯甲酸乙酯的^{1}H-NMR 谱(60MHz. CCl$_4$)

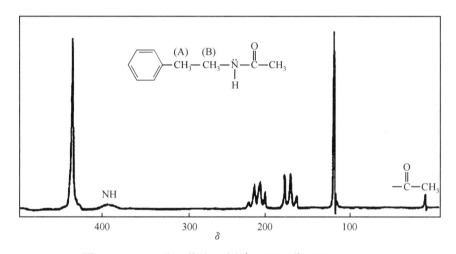

图 2-142 N-乙酰-2-苯基乙胺的^{1}H-NMR 谱(60MHz. CCl$_3$)

例:

H(a)

H(c)

由表 2-35 可知:H$_a$ 醛质子应在 $\delta_{10\sim9}$ 出现共振峰,H$_b$ 酚羟基质子应在 $\delta_{16\sim10.5}$ 区域产生共振峰,H$_c$ 芳环质子应在 $\delta_{9.6\sim6.0}$ 区域有信号。实测结果证明这一推测是正确的,H$_a\delta_{9.80}$,H$_b$ $\delta_{10.98}$,H$_c\delta_{6.9\sim7.5}$。

表 2-35　常见各类质子的化学位移

结构特征	δ	结构特征	δ
R—C—H	0 ~ 1.8	$\underset{\diagup}{\overset{H}{\diagdown}}C=C\underset{\diagdown}{\diagup}$	4.5 ~ 7.5
—O—C—H		芳环或芳杂环—H	6.0 ~ 9.5
X—C—H(X = 卤素)		—CO—H	9.0 ~ 10.0
N—C—H	1.5 ~ 5.0	R—O—H	0.5 ~ 5.5[①]
		Ar—O—H	3.5 ~ 7.7[①]
C=C—C—H		$R-\underset{\underset{O-H\cdots\ O}{\mid}}{C}=CH-\overset{\mid}{C}-R$	10.5 ~ 16
—C≡C—C—H		—COOH	10.5 ~ 13
—CO—		R—NH	0.3 ~ 2.2
—C≡C—H	1.8 ~ 3.0	Ar—NH	2.6 ~ 5.0
		—CO—NH—	5.0 ~ 8.5
		R—S—H	1.2 ~ 1.6
		Ar—S—H	3.6

注:①稀释时,渐小

（3）自旋耦合裂分与结构:对溴苯甲酸乙酯(Br—⟨苯环⟩—COOC$_2$H$_5$)的甲基 3 个氢原子处于完全相同的化学环境之中,它们显示相同的共振频率,应只有一个吸收信号。但图 2-151 中,对应峰位处却是一个三重峰,产生这一现象的原因是相邻亚甲基(CH$_2$)上 2 个氢原子存在有三种自旋状态,使甲基氢感受到的外磁场强度有三种所致。这种因相邻有多种自旋状态核存在,而使共振信号裂分的现象,称自旋耦合裂分。裂分是相互的,CH$_3$ 存在也使 CH$_2$ 共振峰裂分四重峰(图 2-151)。自旋耦合作用的强度用裂分峰间距表示,称耦合常数 J,单位为 Hz。裂分峰的数目、峰分布随相互耦合核的共振频率及耦合常数之比不同而存在不同的规律性。

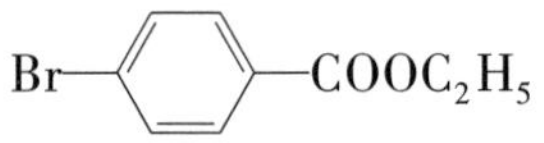

1）一级耦合系统:耦合核的共振频率之差 $\Delta\nu$ 与耦合常数 J 之比大于 10 的系统。该系统中耦合裂分作用的结果是峰数、峰强分布很有规律,如表 2-36 所示:

表 2-36　对溴苯甲酸乙酯峰数、峰强分布

相邻等价核的数目(n)	裂分峰数目($n+1$)	裂分峰强度比
0	单峰(s)	1
1	双峰(d)	1:1
2	三重峰(t)	1:2:1
3	四重峰(q)	1:3:3:1
4	五重峰(q)	1:4:6:4:1
⋮	⋮	⋮
⋮	⋮	⋮

可见,裂分峰强度分布符合杨辉三角规则。

2）高级耦合系统:耦合核的共振频率之差 $\Delta\nu$ 与耦合常数 J 之比小于 10 的自旋耦合系统。该系统中,耦合裂分作用的结果,裂分峰数、峰强分布规律性不强且随相互作用核所处环境而异,此处不多作介绍。

耦合常数的大小在一些情况下可用于取代形式及异构体的判断。表 2-37 列出了一些氢核之间耦合作用的数值。

表 2-37 一些氢核之间的耦合常数(Hz)

键的形式	耦合常数	键的形式		耦合常数
CH—CH	4.2 ~ 7.8	$H\!-\!\!\bigcirc\!\!-\!H$	o^-	6.6 ~ 9.6
			m^-	0 ~ 3.5
			p^-	0 ~ 1.5
CH=CH 反式	14.5 ~ 16.5	环己烷	ax–ax	7.1 ~ 14.1
顺式	9.1 ~ 12.2		ax–ep	1.2 ~ 6.7
$C=C\binom{H}{H}$	0 ~ 3.1		eq–eq	2.0 ~ 3.0
		CH—OH		4.6 ~ 8.5
		CH—O—CH		0
CH—C=C—H	0.8 ~ 1.6	C=CH—O—CH		0.5
C=CH—CH	5 ~ 11.4	HC—CH (O上)		0.8 ~ 3.0
CH=C—CH	0 ~ 2.5	CH—NH		3.8 ~ 9.0
C=CH—CH=C	10.4 ~ 12.5	CH—SH		5.8 ~ 12.0

(4)^{1}H-NMR 在药物结构分析中的应用:^{1}H-NMR 可用于物质的鉴别、结构解析等。

例 1:前述分子式为 $C_9H_{10}O_2$ 的化合物,其可能结构为

$$H_2N\!-\!\!\bigcirc\!\!-\!\overset{O}{\underset{\|}{C}}OC_2H_5 \quad 或 \quad H_2NCH_2\!-\!\!\bigcirc\!\!-\!\overset{O}{\underset{\|}{C}}OCH_3$$

(A) (B)

利用 ^{1}H-NMR 谱,可以确定其确切结构。若谱图中,饱和质子的共振信号均有裂分且分别为三重、四重峰时,该物质必为 A 非 B。而若这两信号均是以单一峰形式出现,则该物质应为 B 而非 A。

例 2:一药物的分子式为 $C_{13}H_{18}O_2$,红外光谱表明分子中有羧基存在,试根据下面的 ^{1}H-NMR谱(300MHz,CDCl$_3$)(图 2-143)判断其分子结构。

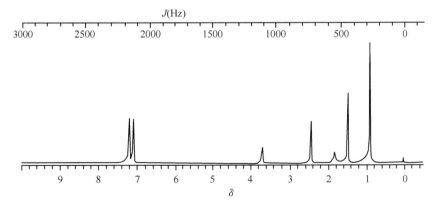

图 2-143 未知药物的 ^{1}H-NMR 谱图

解：

（1）不饱和度计算：$\Omega = \dfrac{13 \times 2 + 2 - 18}{2} = 5$（可能有苯环存在）。

（2）^{1}H-NMR 信号归属（表 2-38）。

表 2-38　^{1}H-NMR 信号峰的归属

峰位(δ)	峰形	质子数	归属基团
7.15	四重峰	4	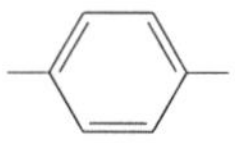
3.75	四重峰	1	X_1
1.48	二重峰	3	$CH_3CH{-}X_2$
2.43	二重峰	2	$(CH_3)_2CHCH_2{-}X_3$
1.84	多重峰	1	
0.89	二重峰	6	

注：X_1 指有一定电负性的原子或基团，非烷基。

（3）剩余结构单元：扣除已知基团或结构单元，剩余结构单元含有 1 个碳原子、2 个氧原子和 1 个氢原子，恰与有—COOH 存在相吻合。因此分子中的基团及结构单元为

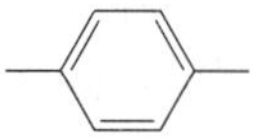

， $CH_3\overset{\displaystyle|}{CH}{-}$， $(CH_3)_2CHCH_2$　　COOH

符合共振峰峰位及耦合裂分的连接方式只有一种

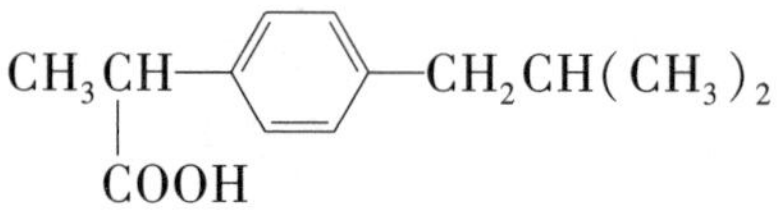

该化合物为布洛芬。

分子的构型、构象等立体结构信息，也可用 ^{1}H-NMR 谱来获取，并用于区分。

（4）^{1}H-NMR 信号的特殊判断法

1）重水交换：连接在杂原子（O、N、S）上的质子是活性的，它们常发生分子间质子交换或与溶剂质子交换反应。此外，这类质子还常常形成氢键。这使它们的共振峰位随样品的浓度、温度而异，难以辨认。采用重水交换法可以帮助判断这些峰的存在。具体做法是：向测定用样品溶液中加入几滴重水，振摇，在同样条件下再测一张氢谱。比较加重水前后谱图中峰的变化，即可确定有无活泼质子存在，以及有几种活性质子存在。当测定样品含有—OH、—COOH、—NH$_2$、—SH 等基团时，加重水后，这些基团的原共振峰消失，而在 δ 4.7 左右出现 HOD 的单峰，消失的峰数及相应的 δ 可提供对应基团类型的信息。

2）高频核磁共振光谱：低频率仪器（如 60MHz）上测得耦合裂分相互重叠的化合物图谱，改由高频率仪器（如 500MHz）上测定，则变得分辨程度良好，图 2-144 所示为丙烯腈在不同频率 NMR 仪上测得的 ^{1}H-NMR 谱，即为一个典型实例。

3）化学位移试剂：利用 Eu、Pr 等镧系顺磁性稀土金属的有机配合物与路易斯碱性化合物（醇、胺、酮、酯、醚等）形成配合物，使化学位移发生改变而耦合常数不变。

4）自旋去耦法：用与欲消除氢核（干扰核）共振频率相同的强电磁波照射样品，使干扰核强

烈共振而达饱和状态,它与相邻质子之间的自旋耦合裂分现象消失,从而使谱图简化。这种NMR 测定方式称自旋去耦法。

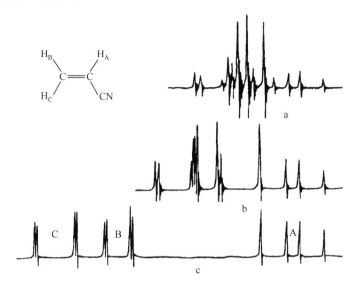

图 2-144　丙烯腈的^{1}H-NMR 谱

a 60MHz　b 100MHz　c 220 MHz

4. ^{13}C-NMR 谱　碳谱的灵敏度远低于氢谱(仅为 1/5700)。^{13}C-NMR 中,^{13}C 与相连、相邻^{1}H之间均存在着相互耦合关系,这使原本就不强的吸收信号多重裂分、峰形相互变叉,且信号强度大大减弱,一些峰甚至淹没在噪声之中。这种谱图的识别、解析显然十分困难。实际测定中,使用质子宽带去耦(broad band decoupling)或偏共振去耦(off resonance decoupling)技术使谱图简化。质子宽带去耦谱仅有^{13}C 的吸收信号单峰,偏共振去耦谱则部分保留了^{13}C 与^{1}H 的相互耦合信息,但峰的裂分程度减弱。

(1)谱图特征

1)化学位移:^{1}H 常在$\delta_{0\sim10}$范围内出现信号,^{13}C 却常在$\delta_{0\sim250}$范围内有吸收峰,因此质子宽带去耦谱中,各种^{13}C 信号很少重叠。

2)峰面积:由于使用了去耦技术,^{13}C-NMR 谱在一般测定条件下,信号强度不与产生信号的碳的数目成正比。通常,随碳的类型不同,相同碳数目的^{13}C 信号强度(S)有如下顺序

$$S_仲 \geqslant S_叔 \geqslant S_伯 > S_季$$

3)峰裂分:偏共振去耦谱中,自旋耦合只是^{13}C 与其相连^{1}H 之间的相互作用所致,因此由裂分峰数可以确定相应碳的类型

$$CH_3—四重峰,\quad —\overset{|}{C}H_2\ 三重峰,$$

$$—\overset{|}{\underset{|}{C}}—H\ 二重峰,\quad —\overset{|}{\underset{|}{C}}—\ 单峰$$

宽带去耦及偏共振去耦技术均是针对^{1}H 核的,因此,当样品中存在有其他自旋状态数多于1 的核(如^{2}H、^{19}F、^{31}p)时,谱图中仍可观测到它们与^{13}C 之间的相互作用。氘(^{2}H 或 D)代溶剂

亦将在谱图中产生吸收峰,但强度小且峰裂分遵守 $2n+1$ 规则(n 为 D 原子数目)。

(2)化学位移与分子结构:各类有机化合物官能团的 ^{13}C 化学位移 δ 均有一定的特征范围。表 2-39 为以 TMS 为标准的各类官能团的 ^{13}C 化学位移。

表 2-39　各类官能团的 ^{13}C 化学位移(δ_c)

类型/化合物		δc	类型/化合物		δc
烷烃	环丙烷	$0 \sim 8$	不饱和烃	炔烯芳环	$75 \sim 95$
	环烷烃	$5 \sim 25$			$100 \sim 143$
	RCH_3	$5 \sim 25$			$110 \sim 113$
	R_2CH_2	$22 \sim 45$			
	R_3CH	$30 \sim 58$			
	R_4C	$28 \sim 50$			
卤代烷	CH_3X	$5 \sim 25$	羰基	$RCOOR$	$160 \sim 177$
	RCH_2X	$5 \sim 38$		$RCONHR$	$158 \sim 180$
	R_2CHX	$20 \sim 62$		$RCOOH$	$160 \sim 185$
	R_3CX	$35 \sim 75$		$RCHO$	$185 \sim 205$
				$RCOR$	$190 \sim 220$
胺	CH_3NH_2	$10 \sim 45$	其他	$RC{\equiv}N$	$110 \sim 130$
	RCH_2NH_2	$45 \sim 55$		$Ar{-}X$	$120 \sim 160$
	R_2CHNH_2	$50 \sim 70$		$Ar{-}O$	$130 \sim 160$
	R_3CNH_2	$60 \sim 75$		$Ar{-}N$	$130 \sim 150$
醚	CH_3OR	$45 \sim 60$		RCH_2S	$22 \sim 42$
	RCH_2OR	$42 \sim 70$		RCH_2P	$10 \sim 25$
	R_2CHOR	$65 \sim 77$			
	R_3COR	$70 \sim 83$			

取代基影响 ^{13}C 化学位移,但特点是通常对化学位移的贡献有加和性,因此在 ^{13}C-NMR 光谱解析中,可利用一些经验规则或数据对不同环境的 ^{13}C 的化学位移进行估算。

(3) ^{13}C-NMR 在药物定性分析中的应用:^{13}C-NMR 谱中信号的数目常可提供关于分子大小的信息,若已知待测样品的分子式,则信号数目还可以用于分子对称性的判断。对各种共振信号化学位移的分析,可以推测出相应碳的类型、官能团等。偏共振去耦图谱中裂分峰的情况,可进一步反映出各种碳的基元单位。

例:一分子式为 $C_8H_8O_2$ 化合物,其质子宽带去耦谱及偏共振去耦谱(25 MHz,CCl_3)见图 2-145,请推导出该化合物的分子结构式。

解:(1)不饱和度计算

$$\Omega = \frac{8 \times 2 + 2 - 8}{2} = 5 (可能有苯环存在)$$

(2)质子宽带去偶谱信息:①分子中有 8 个碳,而谱中仅有 6 种信息,表明分子有一定的对称性。② $\delta > 100$ 的碳信号有 5 种,表示分子中有 5 种不饱和碳存在,而仅有一种是饱和碳,该饱和碳峰位表明该碳与一电负性大的原子或基团相连。③ δ_{190} 的碳信号归属于 $-\overset{O}{\underset{\|}{C}}-$ 或 $-\overset{O}{\underset{\|}{C}}H$ 中碳

剩余四种不饱和碳,从不饱和度看,应系芳环碳产生,这四种碳的强度分布进一步表明,苯环可能是对双取代。

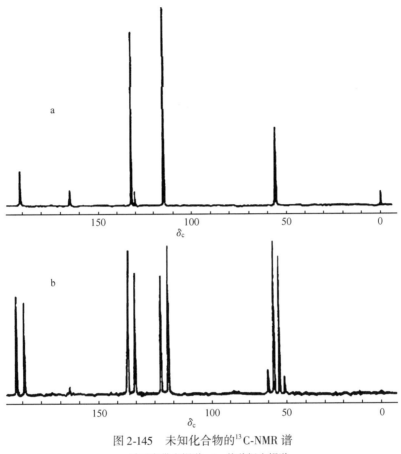

图 2-145　未知化合物的 ^{13}C-NMR 谱

a. 质子宽带去耦谱　b. 偏共振去耦谱

（3）偏共振去耦谱信息:①δ_{190}峰处呈现一双重峰,这表明分子中有 $-\overset{\overset{\displaystyle O}{\|}}{C}H$ 存在。② $\delta_{170\sim100}$ 范围的 4 个碳信息的偏共振去耦峰呈单、双、单、双分布,证实了有对取代芳环存在。③δ_{53}峰呈四重峰,表明该基团为—CH$_3$。

（4）综上所述,可推测出结构基团及单元为

$-\!\!\left\langle\!\!\bigcirc\!\!\right\rangle\!\!-$,CHO,CH$_3$—O—

由—CH$_3$的峰位可知,O 应与—CH$_3$相连,即分子应具有如下结构式

CH$_3$O—$\left\langle\!\!\bigcirc\!\!\right\rangle$—CHO

（四）质谱法

质谱法(mass spectrometry,MS)是在真空系统中,通过对样品所生成的离子的质量及强度的测定,而进行的成分和结构分析方法。质谱法是一种微量分析方法,通常仅需微克甚至更少

的样品即可得到很好的图谱,且分析速度快(几秒甚至不到1s),因而在有机化学和药物研究的各个领域得到了广泛应用。

1. 基本原理　以单聚焦质谱仪为例(图 2-146)。受高能电子束($-70eV$)轰击而产生的样品分子离子及其碎片,被加速进入扇形磁场并在其中作圆周运动。运动轨迹的半径(r)与磁场强度(H)、加速电压(V)及离子的质量(m)与电荷(z)之比(简称质荷比,用 m/z 表示)存在如下关系

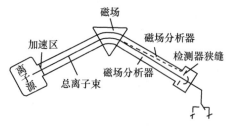

图 2-146　单聚焦质谱仪原理

$$m/z = \frac{r^2 H^2}{2V}$$

可见,固定 r,V 不变而逐渐改变 H,则不同 m/z 离子将依次流出磁场,到达检测器。记录各种 m/z 离子的强度分布,即可得到相应化合物的质谱图。

2. 质谱图

(1)谱图的表达:质谱是以质荷比(m/z)为横坐标,以相对强度为纵坐标的谱图(图 2-147)。选择谱图中最强峰(例 m/z 64 峰)为基峰,其他峰相对于基峰的峰强百分比,即为其相对强度(例 m/z 49,相对强度为 26%)。

除以图表示外,质谱还可以用元素丰度来表示。该方式主要用于高分辨 MS 中,它不仅可反映各种离子的 m/z、相对强度,还可以给出各种离子可能的元素组成信息,因而给图谱解析带来了方便。

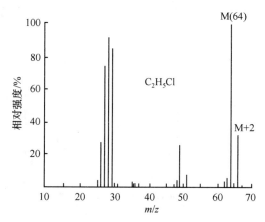

图 2-147　氯乙烷质谱(EI)

(2)各种离子峰

1)分子离子峰:分子失去一个电子形成的离子称分子离子(用 M 表示),在 MS 谱上产生的相应峰称分子离子峰(图 2-144 中 M 峰)。需要特别指出的是:由于 C、N、O 等元素常常存在一种以上同位素,因而构成的分子在准确质量上有一定差异,通常将各种元素最轻同位素所构成分子形成的 MS 峰称分子离子峰。分子离子是所有其他碎片离子的终极前体,其识别对于了解分子的大小、分子中是否存在共轭体系等稳定结构单元以及分子的元素组成等有着十分重要意义。

2)同位素峰:由同位素贡献而产生的相应质谱峰称为同位素峰(图 2-144 中 m/z 51、m/z 49,即为同位素峰)。由于元素的各种同位素在自然界的分布是一恒定值(表 2-40),因而各种同位素对同位素峰强的贡献是有规律可循的。借助这一点,可以从分子离子峰及其同位素峰的强度比,推测出未知物质的分子组成。这是低分辨 MS 的一个重要应用方面。有些元素(如 Cl,Br 等),其重同位素天然丰度较大,因而对同位素峰强度的贡献也大,一旦存在,很容易被识别出来(图 2-148),对于这类元素的鉴别非常有利,这一点构成了 MS 有别于其他光谱方法又一应用特色。

表 2-40 常见元素的天然同位素丰度

元素	A		A+1		A+2		元素类型
	质量	天然丰度(%)	质量	天然丰度(%)	质量	天然丰度(%)	
H	1	100	2	0.0015			"A"
C	12	100	13	1.08			"A+1"
N	14	100	15	0.37	18	0.20	"A+1"
O	16	100	17	0.04			"A+2"
F	19	100			30	3.4	"A"
Si	28	100	29	5.1			"A+2"
P	31	100			34	4.4	"A"
S	32	100	33	0.78	37	32.5	"A+2"
Cl	35	100					"A+2"
Br	79	100			81	98.0	"A+2"
I	127	100					"A"

3）碎片离子峰：有机化合物的电离能为 7～13eV，而 MS 中常用电离电压为 70eV，过剩能量会切断分子中某些化学键而使分子裂解成碎片离子，产生碎片离子峰。

同样，质谱仪一般由专业人员操作，本实验主要训练学生对 MS 谱的解析技能。

3. 有机化合物 MS 分析

（1）分子式的确定

例：某未知物其 MS 谱表明，分子离子峰峰位在 m/z 151，相应峰强为 100%，其他的同位素系列峰（用 $m+1$、$m+2$、$m+3$ 表示）峰强分别为 P_{m+1}（152）10.4%，P_{m+2}（153）32.1%，P_{m+3}（154）2.89%，试推测其分子组成。

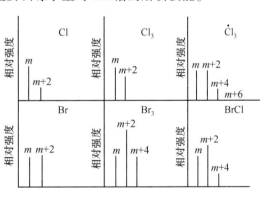

图 2-148 氯、溴原子对同位素峰相对强度的贡献

解：由 $m+2$ 同位素峰强可知分子中存在一个 Cl 原子，扣除该原子对分子离子质量、同位素峰强的贡献，分子的剩余质量为 116，P_{m+2}% 近似为 0。在质量为 116 的各种可能组成的式子中选出 P_{m+1}% 接近 10.4 的分子式子如下：

考虑到分子离子的质量为 151（奇数），分子中应含有奇数个 N 原子，故 C_8H_6N 组成合理，即分子组成应为 C_8H_6NCl。

组成	P_{m+1}%
C_8H_4O	8.75
C_8H_6N	9.12
C_9H_8	9.85

（2）未知物的结构解析：对于 MS 谱特征很强的化合物而言，利用 MS 法可以解析其结构。

例：某一含 C、H、O 三元素的化合物，其质谱图如图 2-149 所示，请据此推测其分子结构。

解：（1）分子离子峰（m/z 136）强度较大，表明此分子离子较稳定。

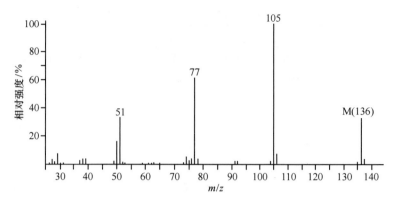

图 2-149　未知化合物的 MS 谱

（2）根据 Beynon 表，找出质量是 136 的只含 C、H、O 元素的离子组成：①$C_7H_4O_3$；②C_8H_8O；③$C_9H_{12}O$；④$C_5H_{12}O_4$

（3）计算各离子的不饱和度①$C_7H_4O_3$，$\Omega=6$；②$C_9H_{12}O$，$\Omega=4$；③$C_8H_8O_2$，$\Omega=5$；④$C_5H_{12}O_4$，$\Omega=0$

（3）由 MS 谱中存在系列峰 m/z 38，39，50，51，77，105，可知分子中有 ⌬—C═O 存在，这一稳定共轭结构单元存在构成了 m/z 105 强峰（基峰）。

（4）组成为 $C_7H_4O_3$ 及 $C_8H_8O_2$ 分子的 n 均与分子中有 ⌬—C═O 结构单元这一特征相符合，但 $C_7H_4O_3$ 中 H 原子数目太少，显然不合理，故该分子组成为 $C_8H_8O_2$。

（5）由已知结构单元及分子式，进一步推出剩余结构单元为 CH_3O，对应于该单元的各元素连接方式有两种：CH_2OH 及 CH_3O。因此，该化合物的分子结构式可能为

⌬—COCH₃　或　⌬—CCH₂OH

（A）　　　　　（B）

若该物质的 IR 谱中有 ν_{OH} 峰，则该物质必为 B 非 A，反之必为 A。

下 篇

第三章 基础实验

第一节 基本技术

实验 1 玻璃仪器的认知与简单玻璃工的操作

(一) 实验目的

(1) 了解常用的实验仪器、名称及清洗方法。

(2) 熟悉简单玻璃工操作。

(二) 实验内容

1. 仪器的认知

(1) 认知实验化学常用仪器,并且清点,检查有无破损。

(2) 清洗仪器

1) 试管、烧杯、量筒等普通玻璃仪器,可在容器内先注入 1/3 左右的自来水,选用大小合适的刷子蘸取去污粉刷洗。如果用水冲洗后,仪器内壁能均匀地被水润湿而不黏附水珠,证实洗涤干净。如果有水珠黏附容器内壁说明仍有油脂或其他垢迹污染,应重新洗涤以去除油污。必要时再用蒸馏水冲洗 2~3 次。

2) 在进行精确定量实验时,一些容量仪器的洗净程度要求较高,而且这些仪器形状又特殊,不宜用刷子刷洗,因此常用洗液进行洗涤,再用自来水冲洗干净,最后用蒸馏水冲洗 2~3 次。把洗净的仪器倒置片刻,整齐地放在实验柜内,柜内铺上白纸,洗净的烧杯、蒸发皿、漏斗等倒置在纸上,试管、离心试管、小量筒等倒置在试管架上晾干。

(3) 注意事项

1) 洗液有强腐蚀性,使用时要小心,最初洗水因有酸,应倒入废物缸,不要倒进水槽。

2) 使用酒精灯时应注意:

A. 装酒精必须在熄灯时用漏斗倒入,而且酒精量不超过灯身容积的 3/4。

B. 点燃酒精灯时,必须用火柴点,不许用酒精灯点燃酒精灯,以免发生火灾或其他事故。

C. 不用时或用完后,要随时盖上灯罩,以免酒精蒸发。具体操作是盖熄后再打开片刻,然后盖上。熄灯时,不可用嘴吹。

D. 调节火焰,应先熄灯,用镊子夹住灯芯进行调节,灯芯不能塞得太紧,发现灯口破裂即不能使用,以免发生火灾、爆炸。

2. 简单玻璃工操作　酒精喷灯有座式(图 3-1)和挂式(图 3-2)两种。

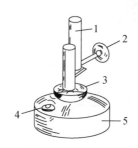

图 3-1　座式喷灯
1. 灯管　2. 空气调节器　3. 预热盆
4. 铜帽　5. 酒精壶

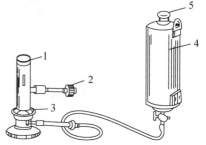

图 3-2　挂式喷灯
1. 灯管　2. 空气调节器　3. 预热盆
4. 酒精储罐　5. 盖子

酒精喷灯的使用方法:

(1) 装酒精:在酒精储罐中,用漏斗加入 2/3 容积的酒精。

(2) 预热:点燃预热槽中酒精。

(3) 点燃:当预热盆中的酒精接近燃完时,可自行喷出火焰。如果只有气体喷出而无火焰时,可用火柴点燃。

(4) 调节:调节灯上开关的螺旋,可控制火焰的大小。

(5) 熄灭:用石棉网盖住灯管 2s,即可使灯焰熄灭。

玻璃工操作是有机化学实验中的重要操作之一。因为测熔点、薄板层析、减压蒸馏所用的毛细管、点样管、蒸馏时用的弯管、气体吸收装置、水蒸气蒸馏装置以及滴管、玻璃钉、搅拌棒等常需自己动手制作。在玻璃工操作中最基本的操作是拉玻璃管(又称拉丝)和弯玻璃管。

1) 玻璃管的洁净和切割:所加工的玻璃管(棒)应清洁和干燥。加工后的玻璃管(棒)视实验要求可用自来水或蒸馏水清洗。制备熔点管的玻璃管则要先用洗涤剂(或硝酸、盐酸等)洗涤,再用自来水,最后用蒸馏水清洗、干燥,然后进行加工。

玻璃管(棒)的切割是用三角锉刀的边棱或用小砂轮在需要割断的地方朝一个方向锉一稍深的痕,不可来回乱锉,否则不但锉痕多,而且易使锉刀或小砂轮变钝。然后用两手握住玻璃管,以大拇指顶住锉痕背面的两边,轻轻向前推,同时朝两边拉,玻璃管即平整地断开(图 3-3a)。

为了安全,折时应尽可能离眼睛远些,或在锉痕的两边包上布后再折。也可用玻璃棒拉细的一端在煤气灯焰上加强热,软化后紧按在锉痕处,玻璃管即沿锉痕的方向裂开。若裂痕未扩展成一整圈,可以逐次用烧热的玻璃棒压触在裂痕稍前处,直至玻璃管完全断开。此法特别适用于接近玻璃管端处的截断。裂开的玻璃管边沿很锋利,必须在火中烧熔使之光滑(熔光),即将玻璃管呈 45°角度在氧化焰边沿处一边烧,一边来回转动直至平滑即可。不应烧得太久,以免管口缩小。

2) 拉玻璃管:将玻璃管外围用干布擦净,先用小火烘,然后再加大火焰(防止发生爆裂,每次加热玻璃管、棒时都应如此)并不断转动。一般习惯用左手握玻璃管转动,右手托住,如图 3-3b 所示。转动时玻璃管不要上下前后移动。在玻璃管略微变软时,托玻璃管的右手也要以大致相同的速度将玻璃管作同方向(同轴)转动,以免玻璃管绞曲。当玻璃管发黄变软后,即可从火焰中取出,若玻璃管烧得较软时,从火焰中取出后,稍停片刻,再拉成需要的细度。在拉玻璃管时两手的握法和加热时相同,让玻璃管呈倾斜,右手稍高,两手作同方向旋转,边拉边转动。拉好后两手不能马上松开,尚需继续转动,直至完全变硬后,由一手垂直提置,另一手在上端拉细的适当地方折断,粗端烫手,置于石棉网上(切不可直接放在实验台上!),另一端也如上法处理,然后再将细管割断。拉出来的细管子要求和原来的玻璃管在同一轴上,不能歪斜,否则要重新拉。这种工作又称拉丝。通过拉丝能熟练已熔融玻璃管的转动操作和掌握玻璃管熔融的"火候"。这两点是做好玻璃工操作的关键。应用这一操作能顺利地将玻璃管制成合格的滴管。如果转动时玻璃管上下移动,这样由于受热不均匀,拉成的滴管不会对称于中心轴。另外,在拉玻璃管时两手也要做同方向旋转,不然加热虽然均匀,由于拉时用力不当,也不会是非常均匀的,如图 3-3c 所示。

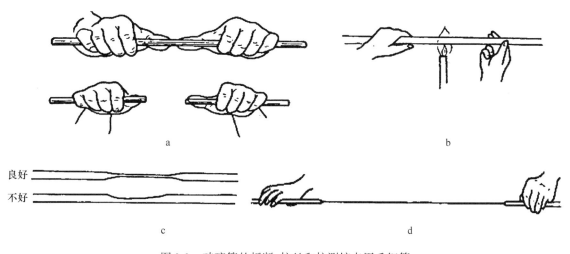

图 3-3　玻璃管的折断、拉丝和拉测熔点用毛细管
a. 玻璃管折断　b. 加热操作　c. 拉玻璃丝　d. 拉熔点器

　　3)拉制熔点管、沸点管、点样管及玻璃沸石:取一根清洁干燥的、直径为 1cm、壁厚 1mm 左右的玻璃管,放在灯焰上加热。火焰由小到大,不断转动玻璃管,当烧至发黄变软,然后从火中取出,此时两手改为同时握玻璃管作同方向来回旋转,水平地向两边拉开,见图 3-3d。开始拉时要慢些,然后再较快地拉长,使之成内径为 1mm 左右的毛细管。如果烧得软、拉得均匀,就可以截取很长一段所需内径的毛细管。然后将内径 1mm 左右的毛细管截成长为 15cm 左右的小段,两端都用小火封闭(封口时将毛细管呈 45°角度在小火的边沿处一边转动,一边加热,制点样管时,无须封口),冷却后放在试管内,准备以后测熔点用。使用时只要将毛细管从中间割断,即得两根熔点管。

　　用上法拉成内径 3~4mm 的毛细管、截成长 7~8cm,一端用小火封闭,作为沸点管的外管。另将内径约 1mm 的毛细管在中间部位封闭,自封闭处一端截取约 5mm(作为沸点管内管的下端),另一端约长 8cm,总长度约 9cm,作为内管。由此两根粗细不同的毛细管即构成沸点管,见图 3-4。

　　将不合格的毛细管(或玻璃管、玻璃棒)在火焰中反复熔拉(拉长后再对叠在一起,造成空

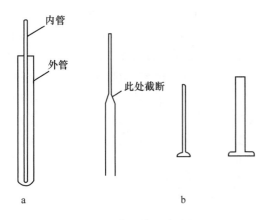

图 3-4 沸点管及玻璃钉
a. 微量沸点管 b. 玻璃钉

隙,保留空气)几十次后,再熔拉成 1 ~ 2mm 粗细。冷却后截成长约 1cm 的小段,装在小试管中,以后蒸馏时作玻璃沸石用。

4)玻璃钉的制备:方法同拉玻璃管的操作。将一段玻璃棒在煤气灯焰上加热,火焰由小到大,且不断均匀转动,到发黄变软时取出拉成 2 ~ 3mm 粗细的玻璃棒。自较粗的一端开始,截取长约 6cm 的一段,将粗的一端在氧化焰的边沿烧红软化后在石棉网上按一下,即成一玻璃钉(图 3-4)供玻璃钉漏斗过滤时用。

另取一段玻璃棒,将其一端在氧化焰的边沿烧红软化后在石棉网上按成直径约 1.5cm 的玻璃钉(如果一次不能按成要求的大小,可重复几次按)。截成 6cm 左右,然后在火焰上熔光,此玻璃钉可供研磨样品和抽滤时挤压产品之用。

5)弯玻璃管:将一段玻璃管在鱼尾灯头上加热(玻璃管受热的长度可达 5 ~ 8cm),一边加热,一边慢慢转动使玻璃管受热均匀。当玻璃管软化后即从火中取出(不可在火焰中弯玻璃管)两手水平持着,玻璃管中间一段已软化,在重力作用下向下弯曲,两手再轻轻地向中心施力,使弯曲至所需的角度。绝对不要用力过大,否则在弯的地方玻璃管要瘪陷或纠结起来。如果玻璃管要弯成较小的角度,则常需要分几次弯。每次弯一定的角度,重复操作(每次加热的中心应稍有偏移),用积累的方式达到所需的角度。弯好的玻璃管应在同一平面上。在无鱼尾灯的情况下,可将玻璃管一端用橡皮乳头套上(或拉丝后封闭也可),斜放在煤气灯焰上加热至玻璃管发黄变软,再从火焰中取出弯成所需的角度。在弯曲的同时应在玻璃管开口的一端吹气,使玻璃管的弯曲部分保持原来粗细。在鱼尾灯加热的情况下最好也能吹气,否则虽然加热面很大,但弯曲后管径仍要相应地缩小一些。另外如将玻璃管在弱火上烘,两手托住玻璃管两端,在火中来回摆动,玻璃管在两手轻微地向中心施力及本身重力的作用下,受热部分渐渐软化而弯曲下来。这样的弯管虽然不吹气,由于火弱而且受热面大,弯管的部分较原来玻璃管的直径虽要细些,但相应缩小不显著,可符合一般要求。加工后的玻璃管(棒)均应随即经退火处理,即再在弱火焰中加热一会儿,然后将玻璃管慢慢移离火焰,再放在石棉网上冷却至室温。否则,玻璃管(棒)因急速冷却,内部产生很大的应力,即使不立即开裂,过后也有破裂的可能。

实验 2 分析天平的性能检查和称量练习

(一) 实验目的

(1) 了解天平的构造、性能及根据称样要求合理选择天平精度。

(2) 熟悉分析天平灵敏度、分度值及示值变动性的测量方法。

(3) 掌握直接称量和减重称量的方法,并能根据实际要求合理选用。

(二) 实验仪器

天平是用于物质质量计量的仪器,了解天平的种类,合理选择天平,正确的称量是做分析化学实验的基本保证。天平的分类目前尚无统一规定,若按天平的结构分类,分为等臂天平和不等臂天平;若按天平的用途和称量范围分类,则有标准天平、分析天平、微量天平、热天平、压力天平、气体密度天平等;若按天平的精度分类,又有"万分之一天平","十万分之一天平"之说。化学实验室的天平一般有三类:第一类是准确度为0.1g的架盘天平(又称粗天平);第二类是准确度达0.0001g精密分析天平;第三类是准确度介于架盘天平和分析天平之间的扭力天平。架盘天平常用来进行试样的粗称或浓度精度要求不高溶液配制中的称量;分析天平按结构可分为等臂、不等臂电光天平及电子天平等几种类型。其工作原理各不相同。但其最大称量量一般为100~200g,分度值在0.1mg,常在定量分析中使用。以下对此作简单介绍。

1. 分析天平的计量性能　天平性能通常以灵敏性,准确性,稳定性和示值变动性四方面来衡量。

(1) 灵敏性:天平的灵敏性通常用灵敏度(E)或感量(S)来表示。电光天平灵敏度(E)通常是指在天平一盘中增加10mg砝码时,天平指针偏移的程度,常以格/mg表示。显然指针偏移程度越大,天平越灵敏。

天平感量指使天平指针偏移一个分度需要称量物的质量,也称分度值,以mg/格表示。它与E的关系是互为倒数关系

$$S = 1/E \quad (1/格)$$

影响天平灵敏度的因素很多,首先是天平三个玛瑙刀口的锐利程度;其次天平梁的重量W,梁的重心位置,天平臂的长度L以及天平的负载状态都影响到天平的灵敏度。天平臂愈长,天平梁愈轻,其重心愈高则愈灵敏。在一定的条件下,可通过调节重心螺母的位置改变天平灵敏度。但应注意,过高的调节重心,会引起天平臂的摆动而降低天平的稳定性。一般常量电光分析天平的灵敏度为10格/mg,或分度值$S = 0.1mg/格$。

(2) 准确性:天平的准确性是指天平横梁两臂长度相等的程度,通常用不等臂性表示。由天平的不等臂性引起的称量误差,是仪器本身的系统误差。当天平两臂长分别为L和$L + \Delta L$时,若天平处中心平衡位置,则根据杠杆原理,所称物质质量必不相等,分别有$W + \Delta W$和W,因此有

$$L(W + \Delta W) = (L + \Delta L)W$$

变换后有　　　　　　　　　　$\Delta W/W = \Delta L/L \ 或 \ \Delta W = \Delta LW/L$

由上式可知,天平不等臂性越显著,称量结果偏差越大,而且随称量的量增大,此偏差ΔW随之增大,当天平全负载时,ΔW达最大值。

通常可采用以下方法消除由天平不等臂性造成的称量误差:①在称量量较小时,由于量小,引起的不等臂性偏差很小,当它小于天平自身的感量时,此偏差自然可以忽略不计;也可采用在一个实验项目的整个称量中,使用同一天平来抵消这种误差;②在较大量的称量中,采用替代称量法或交换称量法消除该系统误差。所谓替代称量法是在同臂同盘中通过称量物与砝码相互替代称量。当天平平衡时,称盘中同盘所移出的砝码质量即为称量物之质量。因为称量只在一盘进行,另一盘中质量只为平衡用,所以抵消由不等臂性引起的误差。此法

雷同于单盘不等臂天平工作原理,通过减去等量砝码来获取称量物质量,不存在不等臂性引起的系统误差。

(3) 稳定性:天平的稳定性是指天平在其平衡状态被扰动后,仍能自动恢复原位的性能。分析天平的稳定性主要与天平梁重心到支点的距离 d 以及天平梁上支点刀和两个承重刀刃在平面上的距离有关。在一般情况下,天平的稳定性可通过改变天平的重心(调节重心螺丝)来调节,重心离支点愈远,天平愈稳定。可是天平的稳定性和灵敏性是互相矛盾的两种性质,必须兼顾两者,才能使天平处于最佳状态。对天平稳定性没有具体的数值要求,它可以包括在示值变动性中。

(4) 示值变动性:示值变动性是指在不改变天平的负载状态下多次开关天平,天平平衡位置的重复性。或者说,在同一载荷下比较多次平衡点的差异。示值变动性与天平的稳定性有密切的关系,但不是同一概念。天平稳定性主要与天平梁的重心有关;而示值变动性除了与稳定性有关外,还与天平的结构及称量时的环境等因素有关。天平检定规程规定示值变动性不得大于天平的感量,只有这样才能实现准确称量。

$$示值变动性(mg) = (L_{max} - L_{min})S$$

式中,L_{max}、L_{min} 为天平平衡点的最大、最小示值。

2. 分析天平的操作 以双盘机械加码电光分析大平为例,操作步骤如下:

(1) 取下防尘罩,折好后放在天平箱上。

(2) 天平外观检查:检查项目包括:天平是否处于水平状态,各部件位置是否正确,两盘是否洁净,加码器读数是否都在"0"位置。

(3) 零点调节:接通电源,开启升降枢纽,此时可见标尺的投影在屏幕上移动,当标尺静止后,如果屏幕中央的标线与标尺上的"0"线不重合,可拨动调零杆,移动屏幕位置,使屏幕中标线恰好与标尺的"0"线重合即可;若调节拨杆无法调好零点,则需要通过调节天平梁上的平衡螺丝来完成零点调节(首次调节应在教师指导下进行)。

(4) 称量:先将被称物放在天平盘中心,根据预先粗称的数据在天平盘另一侧放上相应的砝码,关闭天平门,轻巧转动加码器,按"从大到小,折半减少"的原则,通过标尺移动的方向判断所加砝码的多少(标尺向重的一侧方向移动)并随之减增砝码,直至标尺数显示在屏幕上(每次加减砝码都应关闭天平;在试加砝码时,不要将天平完全开启,辨清两盘轻重后,随即关闭天平)。

(5) 读数:等投影标尺停稳后即可读取称量值,被称量物质量 = 砝码总质量(砝码数+标尺读数)。

(6) 关闭天平:记录数据后,随即关闭天平,将砝码复位(同时核对记录的称量数值),取出被称物,关闭两侧天平门,切断电源,罩上防尘罩,在使用登记本上登记。

(三) 实验内容

(1) 分别在架盘天平、扭力天平、电光分析天平和电子天平上称量同一物体,比较称量结果。

(2) 测量分析天平灵敏度、分度值及示值变动性,并根据测量结果对所用天平性能进行评价。

（3）直接称量和减重称量练习

1）递减称样法（减重称样法）：递减称样常用的称量器皿是称量瓶（为带有磨口塞的小玻璃瓶），将试样或基准物质装入称量瓶内，直接放在天平盘上称量。因为带有磨口塞，可以防止瓶中的试样吸收空气中的水分和 CO_2 等，因此称量瓶适合称量易吸潮的试样。

使用称量瓶时，不能直接用手拿取，应该用洁净的纸条将其套住，再用手捏住纸条（见图 3-5），以防手的温度高或沾有汗污等影响称量的准确度。其操作方法如下：

将装入试样的称量瓶放入天平盘，准确称出称量瓶加试样重，记为 $W_1(g)$，先在加码器读数上退掉所需称质量的砝码，然后取出称量瓶，倾斜在接收容器的上方，用称量瓶盖轻敲瓶口上部，使试样慢慢落入容器中（见图 3-6）；当倾出的试样已接近所需要的重量时，慢慢将瓶竖起，再用称量瓶盖轻敲瓶口上部，使粘在瓶口的试样落入称量瓶中，然后盖好瓶盖（上述操作都应在容器上方进行，防止试样撒在容器外部），将称量瓶再次放回天平盘，称得重量，记为 $W_2(g)$，由此获得第一份取出的试样质量；如此继续进行，可称取多份试样。

第一份样重 $= W_1 - W_2(g)$　　　第二份样重 $= W_2 - W_3(g)$

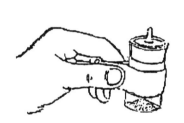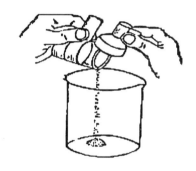

图 3-5　称量瓶的拿取方法　　　　图 3-6　试样敲击的方法

应注意的是：如果一次倾出的试样不足所需的质量范围时，可按上述的操作继续倾出；但如超出所需要范围，不准将倾出的试样再倒回称量瓶中，此时只能弃去倾出的试样，洗净容器，重新称量。

2）固定重量称样法：此时常以表面皿、称量铲或称量纸作称量器皿，其称量方法如下：

先准确称出称量器皿的重量；

在一边秤盘上加相当于试样重量的砝码，在另一盘的称量器皿中加入略少于欲称量重量的试样，然后轻轻振动牛角勺逐渐往称量器皿中增加试样。使平衡点达到所需数值。

这种方法要求试样性质稳定；操作者要技术熟，尽量减少增减试样的次数，才能保证称量准确、快速。称量完毕，须将所称取的试样完全转移至实验容器中。

（四）注意事项

（1）称量前应先检查天平是否处于水平状态，砝码是否缺少，盘上有无污垢，如有用软毛刷拭去，并检查和调整天平的零点（空盘时天平的平衡点）。

（2）不能称量过冷或过热的物体，被称物温度应与天平箱内的温度一致，试样应盛在洁净的器皿中，必要时须加盖密闭，以防样品吸湿或腐蚀性气体的逸出。取放称量器皿时要用纸条，要始终保证容器外部干燥、洁净,以防玷污天平。

(3) 开启升降枢纽时应缓慢小心,轻开轻关。取放物体、加减砝码时,都必须把天平梁托起(即关闭天平,使天平处于休止状态),以免损坏玛瑙刀口。

(4) 天平载重不能超过最大称量值,称量前要先在架盘天平上粗称。

(5) 砝码严禁用手拿,砝码应放在秤盘的中央处;电光天平自动加减砝码时要轻缓,不要过快转动加码器,避免砝码跳落或变位。加减砝码的原则一般是"由大到小,折半减少"。

(6) 称量的数据及时写在记录本上,不得记在纸片或其他地方。

(7) 称量完毕后,关闭天平(托起天平梁),取出被称物,砝码归位(加码器示数为零)。

实验 3　溶液的配制

(一) 实验目的

(1) 掌握溶液浓度的计算方法及常见溶液的配制方法。

(2) 熟悉天平、量筒的使用方法,熟悉移液管、容量瓶的使用方法。

(3) 掌握溶液的定量转移及稀释操作。

(二) 实验原理

溶液的配制是药学工作的基本内容之一。在配制溶液时,首先应根据所提供的药品计算出溶质及溶剂的用量,然后按照配制的要求决定采用的仪器。在计算固体物质用量时,如果物质含结晶水,则应将其计算在内。稀释浓溶液时,计算需要掌握的一个原则就是:稀释前后溶质物质的量不变。如果对溶液浓度的精度要求不高,可采用台秤、量筒等仪器进行配制;若要求溶液的浓度比较准确,则应采用分析天平、移液管、容量瓶等仪器进行配制。

配制溶液的操作程序一般是:

1. 称量(量取)　用台秤或扭力天平、分析天平称取固体试剂,用量筒或移液管量取液体试剂。

2. 溶解(稀释)　凡是易溶于水且不易水解的固体均可用适量的水在烧杯中溶解(必要时加热)。易水解的固体试剂(如 $SnCl_2$、Na_2S 等),必须先以少量浓酸(碱)使之溶解,然后加水稀释至所需浓度。

3. 定量转移　将溶液从烧杯向量筒或容量瓶中转移后,应注意用少量水荡洗烧杯 2～3 次,并将荡洗液全部转移到量筒或容量瓶中,再定容到所示刻度。

有些物质易发生氧化还原反应或见光受热易分解,在配制和保存这类溶液时必须采用正确的方法。

(三) 仪器和试剂

仪器:量筒(10ml、50ml、100ml),烧杯(50ml、100ml),移液管(25ml),容量瓶(50ml),天平。

试剂:浓 H_2SO_4,0.2000mol/L HAc 标准溶液,NaCl(固)。

(四) 实验内容

1. 由浓 H_2SO_4 配制稀 H_2SO_4　计算出配制 25ml 3 mol/L H_2SO_4溶液所需浓 H_2SO_4(质量分

数 98%，相对密度 1.84g/ml）的体积。在一洁净的 25ml 烧杯中加入 10ml 左右水，然后将用量筒量取的浓 H_2SO_4 缓缓倒入烧杯中，并不断搅拌，待溶液冷却后再转移至 50ml 量筒内，稀释所用的烧杯和玻璃棒用 2～3ml 蒸馏水荡洗 2～3 次，并将荡洗液全部转移至量筒中，最后滴加蒸馏水稀释至 25ml 刻度。配制好的溶液倒入实验室统一的回收瓶内。

2. 由固体试剂配制溶液 生理盐水的配制：计算出配制生理盐水 100ml 所需 NaCl 的用量，并在台秤上称量。将称得的 NaCl 置于 100ml 洁净烧杯内，用适量水溶解，然后转移至 100ml 量筒内，溶解所用的烧杯和玻璃棒用 3～5ml 蒸馏水荡洗 2～3 次，并将荡洗液全部转移至量筒中，最后滴加蒸馏水稀释至刻度。配制好的溶液统一回收。

3. 将标准浓度的溶液稀释 用洁净的 25ml 移液管吸取 3～5ml 0.2000mol/L HAc 溶液荡洗 2～3 次，然后准确移取 25ml HAc 溶液于 50ml 洁净的容量瓶中，加水稀释至刻度摇匀。配制好的溶液统一回收。

（五）思考题

（1）能否在量筒、容量瓶中直接溶解固体试剂？为什么？

（2）移液管洗净后还须用待移取液润洗，容量瓶也需要吗？为什么？

（3）稀释浓 H_2SO_4 时，应注意什么？

（4）在配制生理盐水时，若用台秤称取 NaCl，而用容量瓶定容，此操作是否合理？为什么？

（5）在配制和保存 $BiCl_3$、$FeSO_4$、$AgNO_3$ 溶液时应注意什么？为什么？

第二节　物质的分离方法

实验 1　普通蒸馏分离乙醇

将液体加热至沸，使液体变为蒸气，然后使蒸气冷却再冷凝为液体，这两个过程的联合操作称为蒸馏，它不仅是提纯物质和分离混合物的一种方法，通过它还可以测出化合物的沸点。所以蒸馏对鉴定纯粹的液体有机化合物也具有一定的意义。

（一）实验目的

（1）学习普通蒸馏的基本原理。

（2）掌握普通蒸馏的实验操作方法。

（二）实验原理

实验原理的具体内容见第二章第十五节"普通蒸馏"。

（三）仪器与试剂

普通蒸馏磨口玻璃仪器全套、磁力加热仪、95% 工业乙醇。

（四）实验内容

普通蒸馏装置见图 3-7。

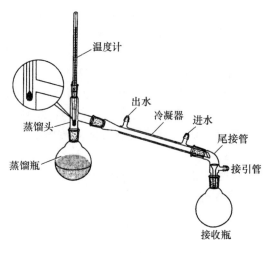

图 3-7　普通蒸馏装置图

（1）加料：加液体原料时，取下温度计和温度计套管，在蒸馏头上口放一长颈漏斗，注意长颈漏斗下口处的斜面应超过蒸馏头支管，慢慢地将20ml乙醇倒入蒸馏瓶中。

（2）加沸石：为了防止液体暴沸，应加入1粒沸石。沸石为多孔性物质，当加热液体时，孔内的小气泡形成气化中心，使液体平稳地沸腾。如加热中断，再加热时应重新加入沸石，因原来沸石上的小孔已被液体充满，不能再起气化中心的作用。

（3）加热：开通冷凝水，开始加热时，电压可调得略高些，一旦液体沸腾，水银球部位出现液滴，开始控制调压器电压，以蒸馏速度每秒1～2滴为宜。蒸馏时，温度计水银球上应始终保持有液滴存在，如果没有液滴说明可能有两种情况：一是温度低于沸点，体系内气-液相没有达到平衡，此时，应将电压调高；二是温度过高，出现过热现象，此时，温度已超过沸点，应将电压调低。

（4）馏分的收集：前馏分蒸完，温度稳定后，换一个经过称量并干燥好的容器来接收正馏分，当温度超过沸程范围时，停止接收。液体的沸程常可代表它的纯度，沸程越小，蒸出的物质越纯。纯粹液体的沸程一般不超过1～2℃。对于合成实验的产品，因大部分是从混合物中采用蒸馏法提纯，且简单蒸馏方法的分离能力有限，故在普通的有机化学实验中收集的沸程较大。

（5）停止蒸馏：馏分蒸完后，如不需要接收第二组分，可停止蒸馏。应先停止加热，取下电热套。待稍冷却后馏出物不再继续流出时，取下接收瓶保存好产物，关掉冷凝水，拆除仪器（与安装仪器顺序相反）并清洗。

（6）根据蒸馏过程的温度与馏分的体积做出蒸馏曲线图。

（五）注意事项

在安装仪器时，温度计水银球上沿与蒸馏头支管下沿在同一水平线上，常压蒸馏装置均不需密封。

（六）思考题

（1）蒸馏过程中应注意哪些问题？

（2）沸石在蒸馏中的作用是什么？忘记加沸石时，应如何补加？

（3）蒸馏时瓶中加入的液体为什么要控制在其容积的2/3和1/3之间？

实验 2　应用分馏分离丙酮

分馏主要用于分离两种或两种以上沸点相近且混溶的有机溶液。分馏在实验室和工业生产中广泛应用，工业上常称为精馏。

(一) 实验目的

(1) 学习分馏的基本原理。
(2) 掌握分馏的实验操作方法。

(二) 实验原理

简单蒸馏只能使液体混合物得到初步的分离。为了获得高纯度的产品,理论上可以采用多次部分气化和多次部分冷凝的方法,即将简单的蒸馏得到的馏出液,再次部分气化和冷凝,以得到纯度更高的馏出液。而将简单蒸馏剩余的混合液再次部分气化,则得到易挥发组分更低、难挥发组分更高的混合液。只要上面的这一过程足够多,就可以将两种沸点相差很近的有机溶液分离成纯度很高的单一组分。简言之,分馏即为反复多次的简单蒸馏。在实验室常采用分馏柱来实现,而工业上采用精馏塔。

(三) 仪器与试剂

分馏柱和普通蒸馏仪器、升降台、丙酮。

(四) 实验原理

实验原理的具体内容见第二章第十五节"分馏"。

(五) 实验内容

按图3-8装好分馏装置。

在分馏装置的圆底烧瓶中,加入15ml丙酮和15ml蒸馏水,投入2粒沸石,固定好整个装置。缓慢加热,当混合物沸腾时,仔细调节加热温度,控制分馏速度为60滴/min左右。分别收集由前馏分至基本分馏完各温度段馏分的体积。移去热源,拆除装置。将实验结果绘制成分馏曲线图。

(六) 注意事项

(1) 分馏一定要缓慢进行,要控制好恒定的蒸馏速度。

(2) 要保持有相当量的液体自分馏柱流回烧瓶中,即要选择合适的回流比。所谓回流比,是指冷凝液流回蒸馏瓶的速度与柱顶蒸气通过冷凝管流出速度的比值。回流比越大,分离效果越好。一般将回流比控制在4:1。

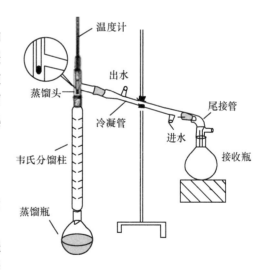

图3-8 分馏装置

(3) 使用管式分馏柱时,如果填料装得太紧或不均匀,会造成分馏柱内回流液体的聚集,出现这种情况时需要重新装柱。

(4) 不管使用何种分馏柱,都要防止回流液体在分馏柱内聚集,否则会减少液体和上升蒸气的接触面积,或者上升的蒸气把回流液体冲入冷凝管中造成"液泛",达不到分馏的目的。为了避免这种情况,通常在分馏柱外包裹一定厚度的保温材料(石棉绳、石棉布等),以减少分馏柱内的热量散失和波动,提高分馏效率。

(5)有时因柱效不足,收集的各馏分需再蒸馏,方法如下:将第一馏分倒入圆底烧瓶中,加沸石进行蒸馏,收集某组分沸点的馏分,剩余在瓶中的馏分再将第二馏分加入,加沸石继续蒸馏,收集另一组分的馏分,这样依次进行。

(七)思考题

(1)为什么分馏时柱身的保温十分重要?
(2)为什么分馏时加热要平稳并控制好回流比?
(3)分馏与简单蒸馏有什么区别?
(4)为什么加热速度慢,会出现液泛现象?

实验3 水蒸气蒸馏分离肉桂醛

(一)实验目的

学习并掌握水蒸气蒸馏的原理和操作方法。

(二)实验原理

实验原理的具体内容见第二章第十五节"水蒸气蒸馏"。

(三)仪器与试剂

磁力加热仪、水蒸气蒸馏玻璃仪器全套、分液漏斗、肉桂粉、乙酸乙酯、托伦试剂。

(四)实验内容

水蒸气蒸馏装置由水蒸气发生器和简单蒸馏装置组成,图3-9给出了实验室常用的水蒸气蒸馏装置。

A是磁力搅拌器,B是水蒸气发生器,通常其盛水量以其容积的3/4为宜。如果太满,沸腾时水将冲至烧瓶。C是安全管,管的下端接近蒸汽发生器的底部。当容器内气压太大时,水可沿着玻璃管上升,以调节内压。如果系统发生阻塞,水便会从管的上口冲出,此时应检查圆底烧瓶内的蒸汽导管下口是否阻塞。D是蒸馏瓶,通常采用长颈圆底烧瓶。为了防止瓶中液体因飞溅而冲入冷凝管内,在组装时应倾斜45°角,瓶内液体不宜

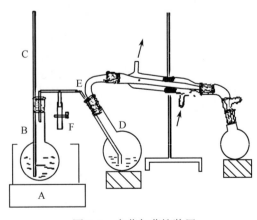

图3-9 水蒸气蒸馏装置

超过容积的1/3。为了使蒸汽不至在D中冷凝而积聚过多,可在D下用酒精灯加热,但要控制

加热速度以使蒸馏出来的馏分能在冷凝管中完全冷凝下来。E是蒸汽导入管。F是T形管下端胶皮管上的螺旋夹,以便及时除去冷凝下来的水滴。接收瓶前面一般加冷却水冷却。

水蒸气蒸馏分离肉桂醛。本实验约需4~6h。

(1)在水蒸气发生器中加3/4的水,2~3粒沸石,在圆底烧瓶中加入5g肉桂粉,然后照图3-9安装仪器(冷凝管用30cm直形冷凝管),打开螺旋夹,开启冷凝水,加热水蒸气发生器至水沸腾。

(2)当有水蒸气从T形管的支管冲出时,旋紧夹子,让蒸汽进入烧瓶中。调节冷凝水,防止在冷凝管中有固体析出,使馏分保持液态。必须注意:当重新通入冷凝水时,要小心而缓慢,以免冷凝管因骤冷而破裂。控制馏出液速度在每秒2~3滴。

(3)当馏出液澄清透明不再含有有机物油滴时(在通冷却水的情况下),可停止蒸馏。先打开螺旋夹,通大气,然后方可停止加热,否则烧瓶中液体将会倒吸到水蒸气发生器中。

(4)用托伦试剂对肉桂醛进行鉴定,必要时对馏出物进一步分离。

(5)将分离得到的馏出液倒入分液漏斗中,用乙酸乙酯萃取三次,合并萃取液,蒸馏回收乙酸乙酯,收集肉桂醛并计算产率。

(五)注意事项

在蒸馏时要随时注意安全管的水柱是否发生不正常的上升现象以及烧瓶中的液体发生倒吸现象,一旦发生这种现象,应立即打开夹子,移去火源,排除故障后,方可继续蒸馏。在蒸馏过程中要随时放掉T形管中已积满的水。

(六)思考题

(1)水蒸气蒸馏时,如何判断有机物已完全蒸出?

(2)水蒸气蒸馏时,随着蒸汽的导入,蒸馏瓶中液体越积越多,以致有时液体冲入冷凝器中,如何避免这一现象?

(3)今有硝基苯、苯胺混合液体,能否利用化学方法及水蒸气蒸馏的方法将两者分离?

实验4 升华纯化樟脑

升华是固体化合物提纯的一种方法。由于不是所有的固体化合物都有升华的性质,因此,它只适用于以下情况:①被提纯的固体化合物具有较高的蒸汽压,在低于熔点时,就可以产生足够的蒸汽,使固体不经过熔融状态直接变为气体,从而达到分离的目的;②固体化合物中杂质的蒸汽压较低,有利于分离。

升华的操作比重结晶简便,纯化后产品的纯度较高。但是产品损失较大,时间较长,一般不适合大量产品的提纯。

(一)实验目的

了解升华的原理,掌握升华的操作技术。

（二）实验原理

升华是利用固体混合物的蒸气压或挥发度不同,将不纯净的固体化合物在熔点温度以下加热,利用产物蒸气压高,杂质蒸气压低的特点,使产物不经液体过程而直接气化,遇冷后固化(杂质则不能)来达到分离固体混合物的目的。

（三）仪器与试剂

蒸发皿、减压泵、磁力加热仪、樟脑。

（四）升华操作

1. 常压升华　常用的常压升华装置如图 3-10 所示。

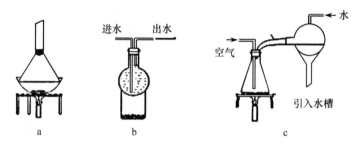

图 3-10　常压升华装置

图 3-10a 是实验室常用的常压升华装置。将被升华的固体化合物烘干,放入蒸发皿中,铺匀。取一大小合适的锥形漏斗,将颈口处用少量棉花堵住,以免蒸气外逸,造成产品损失。选一张略大于漏斗底口的滤纸,盖在蒸发皿上,用漏斗盖住。将蒸发皿放在沙浴上,用电炉、煤气灯或电热套加热,在加热过程中应注意控制温度在熔点以下,慢慢升华。当蒸汽开始通过滤纸上升至漏斗中时,可以看到滤纸和漏斗壁上有晶体析出。如晶体不能及时析出,可在漏斗外面用湿布冷却。当升华量较大时,可换用装置 b 分批进行升华,通水进行冷却以使晶体析出。当需要通入空气或惰性气体进行升华时,可换用装置 c。

2. 减压升华　减压升华装置如图 3-11 所示。将样品放入吸滤管 a 或瓶 b 中,在吸滤管中放入"指形冷凝器"(又称冷凝指),接通冷凝水,抽气口与水泵连接好,打开水泵,关闭安全瓶上

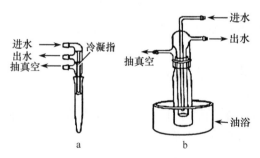

图 3-11　减压升华装置

的放气阀,进行抽气。将此装置放入电热套或水浴中加热,使固体在一定压力下升华。冷凝后的固体将凝聚在"指形冷凝器"的底部。

（五）实验内容

1. 樟脑的常压升华　称取 0.5g 粗樟脑,用常压升华装置 a 进行升华。缓慢加热控温在

80℃以下,数分钟后,可轻轻地取下漏斗,小心翻起滤纸。如发现下面已挂满了樟脑,则可将其移入干燥的样品瓶中,并立即重复上述操作,直到樟脑升华完毕为止,使杂质留在蒸发皿底部。

2. 樟脑的减压升华 称取 0.5g 粗樟脑,置于直径 2.5cm 的抽滤管中(有支管的试管),且使樟脑尽量摊匀,然后照图 3-11b 装一直径为 1.5cm 的"冷凝指","冷凝指"内通冷凝水,利用水泵或油泵对抽滤管进行减压。将吸滤管置于 80℃以下水浴中加热,使樟脑升华,待"冷凝指"底部挂足升华的樟脑时,即可慢慢停止减压,小心取下"冷凝指",将樟脑收集到干燥的表面皿中。反复进行上述操作,直到樟脑升华完毕为止。

本实验约需 4~6 h。

(六) 注意事项

(1) 升华温度一定要控制在固体化合物熔点以下。

(2) 被升华的固体化合物一定要干燥,如有溶剂将会影响升华后固体的凝结。

(3) 滤纸上的孔应尽量大一些,以便蒸气上升时顺利通过滤纸,在滤纸的上面和漏斗中结晶,否则将会影响晶体的析出。

(4) 减压升华时,停止抽滤一定要先打开安全瓶上的放空阀,再关泵。否则循环泵内的水会倒吸入吸滤管中,造成实验失败。

(七) 思考题

升华操作时,为什么要缓缓加热?

实验5 液-液萃取分离对甲苯胺的混合物

(一) 实验目的

(1) 学习萃取的基本原理。
(2) 掌握萃取的操作方法。

(二) 实验原理

利用化合物在两种互不相溶(或微溶)的溶剂中溶解度或分配系数的不同,使某一化合物从一种溶剂部分地分配到另一溶剂中,经过若干这样的过程,把绝大部分的该化合物提取出来。

(三) 仪器与试剂

分液漏斗、对甲苯胺、乙醚、苯甲酸、萘。

(四) 萃取操作

液-液萃取:萃取常用的仪器是分液漏斗。使用前应先检查下口活塞和上口塞子是否有漏液现象。在活塞处涂少量凡士林,旋转几圈将凡士林涂均匀。在分液漏斗中加入一定量的水,将上口塞子盖好,上下摇动分液漏斗中的水,检查是否漏水。确定不漏后再使用。

　　将待萃取的原溶液倒入分液漏斗中,再加入萃取剂(如果是洗涤应先将水溶液分离后,再加入洗涤溶液),将塞子塞紧,用右手的拇指和中指拿住分液漏斗,示指压住上口塞子,左手的示指和中指压住下口管,同时,示指和拇指控制活塞。如图 3-12,然后将漏斗放平,前后摇动或做圆周运动,使液体振动起来,两相充分接触。在振动过程中应注意不断放气以免萃取或洗涤时,内部压力过大,造成漏斗的塞子被顶开,使液体喷出,严重时会造成漏斗爆炸,造成伤人事故。放气时,将漏斗的下口向上倾斜,使液体集中在漏斗的上部,用控制活塞的拇指和示指打开活塞放气,注意不要对着人,一般振动两三次就放一次气。经几次摇动放气后,将漏斗放在铁架台的铁圈上,将塞子上的小槽对准漏斗上的通气孔,静止 3 ~ 5 min。待液体分层后分离有机相和水相再加入新萃取剂继续萃取。重复以上操作过程,萃取完后,合并萃取剂,再加入干燥剂进行干燥。干燥后,先将低沸点的物质和萃取剂用简单蒸馏的方法蒸出,然后视产品的性质选择合适的纯化手段。

　　当被萃取的原溶液量很少时,可采取微量萃取技术进行萃取。取一支离心分液管放入原溶液和萃取剂,盖好盖子,用手摇动分液管或用滴管向液体中鼓气,使液体充分接触,并注意随时放气。静止分层后,用滴管将萃取相吸出,在萃取相中加入新的萃取剂继续萃取(图 3-13)。以后的操作如前所述。

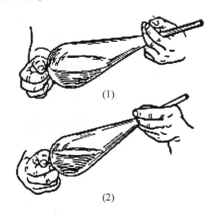

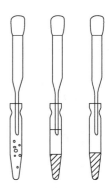

图 3-12　分馏漏斗的振摇　　　　　　图 3-13　微量萃取法

液-液萃取操作中应注意以下几个问题。

(1) 分液漏斗中的液体不宜太多,以免摇动时影响液体接触而使萃取效果降低。

(2) 液体分层后,上层液体由上口倒出,下层液体由下口经活塞放出,以免污染产品。

(3) 溶液呈碱性时,常产生乳化现象。有时由于存在少量轻质沉淀,两液相密度接近,两液相部分互溶等都会引起分层不明显或不分层。此时,静止时间应长一些,或加入一些食盐,增加水相的密度,使絮状物溶于水中,迫使有机物溶于萃取剂中;或加入几滴酸、碱、醇等,以破坏乳化现象。如上述方法不能将絮状物破坏,在分液时,应将絮状物与萃余相(水层)一起放出。

(4) 液体分层后应正确判断有机相和水相,一般根据两相的密度来确定,密度大的在下面,密度小的在上面。如果一时判断不清,应将两相分别保存起来,待弄清后,再弃掉不要的液体。

(五) 实验内容

　　用萃取法分离苯甲酸、对甲苯胺和萘的混合物。本实验约需 4 ~ 6h。

需要分离的这三种物质都是有机物,它们都能溶于乙醚,在水中的溶解度都很小。对甲苯胺具有碱性,苯甲酸具有酸性,萘既不显酸性也不显碱性。因此,可先将三种物质的固体溶于乙醚,然后分别用盐酸萃取对甲苯胺,用氢氧化钠的水溶液萃取苯甲酸,而萘留在乙醚中。

反应式

首先,分别称取对甲苯胺、苯甲酸、萘各 3g,置于 125ml 圆底烧瓶中,加入 60ml 乙醚,圆底烧瓶上安装球形冷凝器,加热回流,使固体溶解。待固体完全溶解后,冷却。将此乙醚液倒入 250ml 的分液漏斗中,然后依次用 20ml 5% HCl 萃取对甲苯胺三次,合并萃取酸液。将其置于 125ml 的分液漏斗中,分别用 15ml 乙醚萃取其中的苯甲酸和萘两次,萃取的醚溶液移入前分液漏斗中与醚溶液合并,萃取所得的酸液在小烧杯中慢慢加入 NaOH 中和至碱性,抽滤得对甲苯胺。

上面的醚溶液分别用 20ml 5% NaOH 萃取三次,合并碱萃取液,将其倒入 125 ml 的分液漏斗中,分别用 15ml 乙醚萃取碱液中的萘两次,将所得的醚液与上面的醚液合并。所得的碱液,用浓盐酸中和至酸性,抽滤得苯甲酸。

所得到的醚溶液,分别用 20ml 饱和食盐水洗涤两次,然后用蒸馏水洗至中性。将醚液移入 250ml 烧瓶中,蒸出大部分乙醚,有固体萘析出,取出自然晾干。

所得到的对甲苯胺、苯甲酸、萘分别进行重结晶。测其熔点。

(六) 注意事项

(1) 由于水在乙醚中有一定的溶解度,因此,第一次可适当多加些 5% HCl。
(2) 酸的水溶液总是溶解一些苯甲酸和萘,故用乙醚萃取酸液。如省去此步,则损失少量的苯甲酸和萘。

(七) 思考题

(1) 用分液漏斗萃取时,为什么要放气?
(2) 用分液漏斗分离两相液体时,应如何分离? 为什么?

实验 6 重结晶法纯化粗乙酰苯胺

(一) 实验目的

(1) 熟悉利用重结晶技术纯化固体有机化合物的原理。
(2) 掌握重结晶的一般操作程序。
(3) 掌握减压抽滤的操作方法。

(二) 实验原理

利用溶剂对被提纯物质及杂质的溶解度不同,使被提纯物质从过饱和溶液中析出。让杂质全部或绝大部分留在溶液中(若低温和高温时杂质在溶剂中的溶解度均较小,则可将被提纯物制成热饱和溶液后,将其滤除),从而达到提纯的目的。

(三) 仪器与试剂

粗乙酰苯胺、活性炭、水、布氏漏斗、抽滤瓶、烧杯、玻璃棒、滤纸、表面皿、酒精灯、电炉、循环水、真空泵。

(四) 实验内容

称取 2g 工业用乙酰苯胺粗品放入 100ml 烧杯中,加入 55ml 水,将烧杯放在石棉网上加热,使溶液温度升至 80～90℃,期间用玻璃棒不断搅拌直至乙酰苯胺全溶。

向上述溶液中补加 15ml 水,使溶剂过量 20%～30%(这样可避免热过滤时,晶体在漏斗上或漏斗颈中析出造成损失),维持溶液温度在 90℃左右。

移去热源,待溶液稍微冷却后,加入少量活性炭(用量约为固体量的 1%～5%),加热煮沸 5min。此时可以剪好滤纸,并将布氏漏斗和抽滤瓶在沸水浴中预热。

放置好已预热的抽滤装置,在布氏漏斗里放入剪好的滤纸,用热水润湿,开动抽气泵使滤纸紧贴漏斗底部,维持抽气,将热溶液(90℃左右)趁热缓缓倒入漏斗中。整个抽滤过程中,应保持溶液温度不要下降。待所有溶液滤完后,用少量沸水洗涤烧杯并将洗涤液倒入漏斗中抽滤。合并滤液并尽快转移至干净烧杯中,室温放置冷却结晶。若抽滤过程中,抽滤瓶中已有晶体析出,可将滤液和晶体一起转入烧杯后继续加热,使晶体全溶后再冷却结晶。

待结晶完全后,再次进行抽滤,并用玻璃棒轻轻挤压晶体以充分除去母液,用 1～2ml 冷水洗涤晶体,重新抽干后再次重复此操作 1～2 次。取出晶体,放在表面皿上晾干,称重,计算回收率。

不同温度下乙酰苯胺在水中的溶解度

T(℃)	20	25	50	80	100
g/100ml	0.45	0.56	0.84	3.45	5.50

(五) 注意事项

(1) 是否脱色应视粗品情况而定,若无有色物质可不进行脱色处理,直接趁热抽滤,除去粗乙酰苯胺中难溶性的杂质。

(2) 溶解过程中会出现油状物,此油状物不是杂质。乙酰苯胺的熔点为 114℃,但当重结晶时,往往于 83℃就熔化为液体,故油状物是未溶于水而已熔化了的乙酰苯胺。所以应继续加入适量溶剂,直至全溶。

(3) 活性炭不能在液体沸腾或邻近沸腾时加入,否则将引起爆沸,溶液溢出烧杯,引发事故。

(六) 思考题

(1) 使用活性炭脱色的时候,活性炭的用量是否是越多越好?

(2) 当被纯化物质的溶解度未知时,如何制备热饱和溶液?

（3）减压抽滤结束时,应当是先拔去抽滤瓶抽气口处的橡胶管,还是应该先关闭水泵？为什么？

实验7 纸色谱法分离氨基酸

（一）实验目的

（1）了解纸色谱法在混合物分离鉴定中的应用。
（2）熟悉纸色谱法的操作方法。
（3）掌握纸色谱法分离鉴定的原理。

（二）实验原理

纸色谱法属于分配色谱,固定相是滤纸纤维(载体)上吸附的水,流动相是与水不相混溶的有机溶剂,由于各种氨基酸在结构上存在差异,因此,它们在水中和有机溶剂中溶解度各不相同。极性大的氨基酸在水中溶解度较大,在有机溶剂中溶解度较小,因而有较大的分配系数(K)和较小的比移值(R_f);极性小的氨基酸则正好相反,因而有较小的分配系数(K)和较大的比移值(R_f),因此达到分离。通过茚三酮显色,确定各氨基酸的R_f值,并同时进行标准对照,便可对它们进行定性鉴别。

（三）仪器和试剂

仪器:层析缸(用$\phi15cm$培养皿代替)、新华色谱滤纸(中速)、毛细管、电吹风、喷雾器、铅笔、直尺。
试剂:标准品溶液(0.5mg/ml):乙氨酸、丙氨酸、蛋氨酸。样品溶液:三种氨基酸混合液。
展开剂:正丁醇:冰醋酸:水(4:1:2)。
显色剂:0.2%茚三酮正丁醇溶液。

（四）实验内容

1. 点样 取平整,无折痕的色谱滤纸一张,在中心用铅笔画一直径为1.5cm圆,对其四等分,作好点样标记。用毛细管分别点上样品溶液和对照溶液,各点2~3次。

2. 展开 将滤纸平铺在盛有展开剂(15~20ml)的层析缸上,饱和半小时,穿好纸芯,垂直浸入展开剂中,加盖,自然展开。展开距离约为5cm时,取出,用铅笔画好前沿线,晾干。

3. 显色 喷洒显色剂,电吹风吹干后加热至出现紫色斑点,测量并计算各斑点的R_f值。

（五）注意事项

（1）点样时,必须挥干溶剂才可点第二次。否则点样斑点较大,不利于分离。
（2）茚三酮溶液对汗液(含氨基酸)能显色,在拿取滤纸时,应保持滤纸清洁。
（3）喷洒显色剂的量不要过多,避免显色剂溶液在滤纸上流淌。
（4）展开剂中正丁醇有害有毒,应回收,保护环境。

（六）思考题

（1）本实验的三种氨基酸 R_f 值大小顺序是什么？为什么有这样的排列顺序？

（2）为什么纸色谱法用的展开剂多数含有水？

（3）影响纸色谱 R_f 值的因素有哪些？操作中应注意哪些问题？

实验 8　氧化铝活度测定法（柱色谱法）

（一）实验目的

（1）通过定级测定了解吸附柱层析的一般操作方法。

（2）熟悉用柱色谱测定氧化铝活度的方法。

（3）掌握吸附柱的制备方法。

（二）实验原理

（1）氧化铝的吸附能力等级测定方法较常用布罗克曼（Brockmann）法，通过观察对多种偶氮染料的吸附情况衡量氧化铝的活度。所采用的染料按吸附性递增的排列顺序为：偶氮苯（1 号）<对甲基偶氮苯（2 号）<苏丹黄（3 号）<苏丹红（4 号）<对氨基偶氮苯（5 号）<对羟基偶氮苯（6 号）。

（2）根据上述染料的吸附情况，可将氧化铝的活度分为五级，吸附性能越小，活度级别越大（表 3-1）。

表 3-1　氧化铝活度的柱色谱定级法

染料位置　　活度级别	I	II	III	IV	V
柱上层	2	3	4	5	6
柱下层	1	2	3	4	5
流出液			2	3	4

（三）仪器和试剂

仪器：色谱柱（长 10cm，内径 1.5cm）2 根；带橡皮套的玻璃棒 1 根；小漏斗 1 个；10ml 量筒 2 个；精制棉及圆形滤纸若干。

试剂：

（1）六种染料溶液：偶氮苯、对甲氧基偶氮苯、苏丹黄、苏丹红、对氨基偶氮苯、对羟基偶氮苯各 20mg，分别溶于 10ml 无水苯中，加入适量石油醚使成 50ml。

（2）苯和石油醚混合液（1∶4）。

（3）氧化铝（活度待定）。

（四）实验内容

1. 色谱柱的制备　准备 2 根洁净干燥的高 10cm、内径 1.5cm 的色谱管，于管底垫一层精制棉(不要太紧),垂直夹在滴定台上,然后把待测氧化铝通过一干燥小漏斗,仔细装入色谱管中至高达约6cm处(约6g),用一带橡皮套的玻璃棒轻轻地敲打至氧化铝的高度达约5cm处,然后在其表面覆盖一圆形滤纸即得。

2. 氧化铝活度得测定 ①打开活塞,于1号色谱柱中加入1、2号染料溶液各2ml(预先混匀),等溶液全部通过后,立即以干燥得苯和石油醚混合液(1∶4)20ml淋洗色谱柱,控制流速为20~30滴/min。②于2号色谱柱中加入2、3号染料溶液各2ml(预先混匀),进行同样实验。③观察和记录各色谱柱中染料的颜色和位置,判断氧化铝的活度级别。

(五) 注意事项

(1) 用于配制染料溶液的石油醚及苯必须是无水的(可用无水硫酸铜检查)。若市售商品含水量太多,则需预先处理,否则影响结果的准确性。

(2) 精制棉用量要少,要平整,但不要塞得太紧,以免流速过慢。

(3) 色谱柱必须具有均匀的紧密度,表面应力求水平,染料溶液应小心地加入,勿使氧化铝表面受到扰动。

(4) 倒入染料时,注意先把活塞打开,以利空气排出。

(5) 流出液用小烧杯收集,倒入回收瓶中。

(6) 整个实验必须无水。

(7) 定级所用的染料编号、名称及其溶液颜色如下:

1号偶氮苯	淡黄色	4号苏丹红	紫红色
2号对甲基偶氮苯	淡黄色	5对氨基偶氮苯	黄色
3号苏丹黄	橙色	6对羟基偶氮苯	黄色

(8) 为了节约药品和时间,可以先做1号、2号、3号染料,如已确定氧化铝的活度级别,则其余可不必再做。

(六) 思考题

(1) 根据各染料的结构,说明极性递增或递减的顺序。

(2) 如1号色谱管流出液为淡黄色,柱下层为淡黄色;2号色谱管流出液为无色,柱下层为淡黄色。此氧化铝为几级?

第三节 物质的制备方法

实验 1 硫酸亚铁铵的制备

实验操作

(一) 实验目的

(1) 了解硫酸亚铁铵的制备方法。

(2) 掌握加热(水浴加热)、溶解、过滤(减压过滤)、蒸发、浓缩、结晶、干燥等基本操作。

（二）实验原理

铁溶于稀硫酸后生成硫酸亚铁。

$$Fe + H_2SO_4 \Longrightarrow FeSO_4 + H_2 \uparrow$$

若在硫酸亚铁溶液中加入等物质的量的硫酸铵,能生成硫酸亚铁铵,其溶解度较硫酸亚铁小,蒸发浓缩所得溶液,可制取浅绿色硫酸亚铁铵晶体。

$$FeSO_4 + (NH_4)_2SO_4 + 6H_2O \Longrightarrow (NH_4)_2SO_4 \cdot FeSO_4 \cdot 6H_2O$$

一般亚铁盐在空气中易被氧化,但形成复盐硫酸亚铁铵后却比较稳定,在空气中不易被氧化。此晶体叫摩尔(Mohr)盐,在定量分析中常用来配制亚铁离子的标准溶液。

（三）仪器和试剂

1. 仪器 锥形瓶(150ml);烧杯(50ml,800ml 各一只);酒精灯;石棉网;量筒(10ml);漏斗;漏斗架;玻璃棒;布氏漏斗;吸滤瓶;温度计;蒸发皿;天平;滤纸;水浴锅(可用 800ml 烧杯代替)。

2. 试剂 酸:3mol/L H_2SO_4(或浓 H_2SO_4);盐:$(NH_4)_2SO_4$(固体)。

3. 其他 铁屑,95% C_2H_5OH。

（四）实验内容

(1)硫酸亚铁的制备:称 2.0g 铁屑,放入锥形瓶中,再加入 3 mol/L H_2SO_4 10ml 溶液,水浴加热(温度低于 80℃)至不再有气体冒出为止。反应过程中要适当补充些水,以保持原体积。趁热过滤。滤液滤在清洁的蒸发皿中,用 2~3ml 热水洗涤锥形瓶及漏斗上的残渣。

(2)硫酸亚铁铵的制备:根据加入的 H_2SO_4 量,计算所需 $(NH_4)_2SO_4$ 的量,称取 $(NH_4)_2SO_4$,并参照表 3-2 不同温度下 $(NH_4)_2SO_4$ 的溶解度数据将其配成饱和溶液,将此溶液倒入上面制得的 $FeSO_4$ 溶液中,并保持混合溶液呈微酸性。蒸发、浓缩至溶液表面刚有结晶膜出现,放置让其慢慢冷却,即有硫酸亚铁铵晶体析出。观察晶体颜色。用布氏漏斗减压过滤,尽可能使母液与晶体分离完全;再用少量乙醇洗去晶体表面的水分(继续减压过滤)。将晶体取出,摊在两张干净的滤纸之间,并轻轻吸干母液。用天平称重,计算理论产量和产率。

表 3-2 不同温度时硫酸铵的溶解度

温度/℃	溶解度/(g/100g 水)	温度/℃	溶解度/(g/100g 水)
10	70.6	40	81.0
20	73.0	60	88.0
30	75.4	80	95.3
40	78.0	100	103.3

（五）注意事项

(1)铁屑与稀硫酸在水浴下反应时,产生大量的气泡,水浴温度不要高于 80℃,否则大量的气泡会从瓶口冲出影响产率,此时应注意一旦有泡沫冲出要补充少量水。

(2)铁与稀硫酸反应生成的气体中,大量的是氢气,还有少量有毒的 H_2S、PH_3 等气体,应注意打开排气扇或通风。

（六）思考题

（1）在反应过程中,铁和硫酸哪一种应过量,为什么？反应为什么必须通风？

（2）混合溶液为什么要呈微酸性？

（3）浓硫酸的浓度是多少？用浓硫酸配制 3mol/L H_2SO_4 溶液 40ml 时,应如何配制？在配制过程中应注意些什么？

实验 2　葡萄糖酸锌的制备与含量测定

一、葡萄糖酸锌的制备

（一）实验目的

了解由葡萄糖酸和氧化锌制备葡萄糖酸锌的方法。

（二）实验原理

葡萄糖酸锌由葡萄糖酸直接与锌的氧化物或盐制得。

方法一　葡萄糖酸钙与硫酸锌直接反应：

$$[CH_2OH(CHOH)_4COO]_2Ca+ZnSO_4 \rightarrow [CH_2OH(CHOH)_4COO]_2Zn+CaSO_4$$

方法二　葡萄糖酸和氧化锌反应：

$$2CH_2OH(CHOH)_4COOH+ZnO \rightarrow [CH_2OH(CHOH)_4COO]_2Zn+H_2O$$

方法三　葡萄糖酸钙用酸处理,再与氧化锌作用得葡萄糖酸锌。本实验采取第 3 种方法。

（三）仪器和试剂

葡萄糖酸钙(1 结晶水)工业品、氧化锌 C. P 含量99% 。

（四）实验内容

100ml 四口瓶配有温度计、回流冷凝器和搅拌器,将8% 的硫酸 77.5g(0.063mol)加入,在90℃水浴加热下不断搅拌,分次加入葡萄糖酸钙粉 25g(0.056mol),反应 1 h,趁热抽滤,滤瓶用少量去离子水洗涤,滤液与洗液合并,依次过 732H 型阳离子交换树脂柱(20g)和 7170H 型阴离子交换树脂柱(20g),得纯葡萄糖酸溶液。分次加入化学纯氧化锌 4.5g(0.055mol),加完后 pH 6.0~6.2。趁热通过活性炭层脱色,得澄清溶液。经蒸发少量水分后即析出结晶,离心,于75℃干燥脱水,得产品 22~22.5g,产率86%~93% 。

（五）思考题

（1）用活性炭脱色应如何操作？

（2）为什么用去离子水洗滤饼？

二、葡萄糖酸锌的质量分析

（一）实验目的

（1）了解葡萄糖酸锌的质量分析方法。

（2）熟悉比色法、比浊法在药品纯度检查中的应用。

（3）掌握在药品质量分析中的滴定分析方法。

（二）实验原理

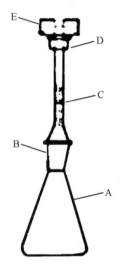

图 3-14　砷测定瓶

利用所学的化学知识对葡萄糖酸锌进行质量分析。

1. 杂质检查　利用杂质和试剂进行化学反应，根据产物的浊度或颜色强度，与葡萄糖酸锌对照品进行比较，以检查葡萄糖酸锌作为药品纯度是否是 97.0%～102%〔《中国药典》(2020 版)〕。

2. 含量测定　利用配位滴定法，根据 EDTA 与锌的配位反应，由 EDTA 标准溶液消耗的体积计算葡萄糖酸锌的含量。

（三）仪器与试剂

（1）仪器:酸式滴定管（50ml）、锥形瓶（250ml）、容量瓶（250ml）、胖肚移液管（25ml）、分析天平、砷测定瓶。

图 3-14 是古蔡氏法仪器（砷测定瓶）装置图　A 为 100ml 标准磨口锥形瓶;B 为中空的标准磨口塞,上连导气管 C（外径 8.0mm,内径 6.0mm）,全长 180mm;D 为具孔的有机玻璃塞,其上部为圆形平面,中央有一圆孔,孔径与导气管 C 的内径一致,其下部孔径与导气管 C 的外径相适应,将导气管 C 的顶端套入旋塞下部孔内,并使管壁与旋塞的圆孔相吻合,黏合固定;E 为中央具有圆孔（孔径6.0mm）的有机玻璃旋塞盖,与 D 紧密吻合。

测试时,于导气管 C 中装入乙酸铅棉花 60mg（装管高度为 60～80mm）,再于旋塞 D 的顶端平面上放一片溴化汞试纸（试纸大小以能覆盖孔径而不露出平面外为宜）,盖上旋塞盖 E 并旋紧,即得。

（2）试剂:①EDTA-2Na（化学纯或分析纯）;②ZnO（优级纯或分析纯）;③铬黑 T 指示剂:取铬黑 T 0.1g 与磨细的干燥 NaCl 10g 研匀,配成固体合剂,保存在干燥器中,用时挑取少许即可;④甲基红指示剂:甲基红（0.025→100）的乙醇溶液;⑤氨试液;⑥氨-氯化铵缓冲溶液;⑦盐酸溶液（3mol/L）;⑧碘化钾试液;⑨酸性氯化亚锡试液;⑩标准氯化钠溶液;⑪标准硫酸钾溶液;⑫标准铅溶液;⑬标准砷溶液;⑭碱式枸橼酸铜试液;⑮碘滴定液（0.05mol/L）;⑯ 硫代硫酸钠滴定液（0.1mol/L）。

（四）实验内容

1. 杂质检查

（1）氯化物检查:取本品 0.10g,加水溶解使成 25ml（溶液如显碱性,可滴加硝酸使成中性),再加稀硝酸 10ml;溶液如不澄清,应滤过;置 50ml 纳氏比色管中,加水使成约 40ml,摇匀,即得供试溶液。另取标准氯化钠溶液 5.0ml,置 50ml 纳氏比色管中,加稀硝酸 10ml,加水使成 40ml,摇匀,即得对照溶液。于供试溶液与对照溶液中,分别加入硝酸银试液 1.0ml,用水稀释使成 50ml,摇匀,在暗处放置 5min,同置黑色背景上,从比色管上方向下观察、比较,如发生浑浊,与标准氯化钠溶液制成的对照液比较,不得更浓(0.05%)。

标准氯化钠溶液的制备:称取氯化钠 0.165g 置 1000ml 量瓶中,加水适量使溶解并稀释至刻度,摇匀,作为储备液。临用前,精密量取储备液 10ml,置 100ml 量瓶中,加水稀释至刻度,摇匀,即得(每毫升相当于 $10\mu g$ 的 Cl)。

(2) 硫酸盐检查:取本品 1.0g,加水溶解使成约 40ml(溶液如显碱性,可滴加盐酸使成中性);溶液如不澄清,应滤过;置 50ml 纳氏比色管中,加稀盐酸 2ml,摇匀,即得供试溶液。另取标准硫酸钾溶液 5.0ml,置 50ml 纳氏比色管中,加水使成约 40ml,加稀盐酸 2ml,摇匀,即得对照溶液。于供试溶液与对照溶液中,分别加入 25% 氯化钡溶液 5ml,用水稀释至 50ml,充分摇匀,放置 10min,同置黑色背景上,从比色管上方向下观察、比较,如发生浑浊,与标准硫酸钾溶液制成的对照液比较,不得更浓(0.05%)。

标准硫酸钾溶液的制备:称取硫酸钾 0.181g,置 1000ml 量瓶中,加水适量使溶解并稀释至刻度,即得(每毫升相当于 $100\mu g$ 的 SO_4)。

(3) 还原物质检查:取本品 1.0g,置具塞锥形瓶中,加水 10ml 溶解后,加碱式枸橼酸铜试液 25ml,准确微沸 5min 后,立即冷却至室温,加 0.6mol/L 醋酸溶液 25ml,精密加碘滴定液(0.05mol/L)10ml,加 3mol/L 盐酸溶液 10ml,用硫代硫酸钠滴定液(0.1mol/L)滴定,至近终点时,加淀粉指示液 3ml,继续滴定至蓝色消失,并将滴定的结果用空白试验校正[每毫升碘滴定液(0.05mol/L)相当于 2.7mg 还原物质(右旋糖)]。含还原物质不得过 1.0%。

(4) 铅盐检查:取本品 1.0g,加水 5ml 溶解后,加氰化钾试液 10ml,摇匀,放置,待溶液澄清后,加硫化钠试液 5 滴,静置 2min,如显色,与标准铅溶液 1.0ml 用同法制成的对照液比较,不得更深(0.001%)。

(5) 砷盐检查(采用古蔡氏法):取本品 1.0g,加水 23ml 使溶解,加盐酸 5ml,置 A 瓶中,再加碘化钾试液 5ml 与酸性氯化亚锡试液 5 滴,在室温放置 10min 后,加锌粒 2g,立即将导气管 C 密塞装妥于 A 瓶上,并将 A 瓶置 25～40℃ 水浴中,反应 45min,取出溴化汞试纸,将生成的砷斑与标准砷斑比较,不得更深(0.0002%)。

标准砷溶液的制备:称取三氧化二砷 0.132g,置 1000ml 量瓶中,加 20% 氢氧化钠溶液 5ml 溶解后,用适量的稀硫酸中和,再加稀硫酸 10ml,用水稀释至刻度,摇匀,作为储备液。

临用前,精密量取储备液 10ml,置 1000ml 量瓶中,加稀硫酸 10ml,用水稀释至刻度,摇匀,即得(每毫升相当于 $1\mu g$ 的 As)。

标准砷斑的制备:精密量取标准砷溶液 2ml,置 A 瓶中,加盐酸 5ml 与水 21ml,再加碘化钾试液 5ml 与酸性氯化亚锡试液 5 滴,在室温放置 10min 后,加锌粒 2g,立即装妥导气管 C,并将 A 瓶置 25～40℃ 水浴中,反应 45min,取出溴化汞试纸,即得标准砷斑。

2. 含量测定

(1) EDTA 标准溶液的配制和标定

1) 0.05mol/L EDTA 标准溶液的配制:取 EDTA-2Na·2H₂O 约 9.5g,加蒸馏水 500ml,使溶

解,摇匀,储存在硬质玻璃瓶中。

2）0.05mol/L EDTA 标准溶液的标定:精密称取于 800℃灼烧至恒重的基准 ZnO 约 0.12g,加稀盐酸 3ml 使溶解,加蒸馏水 25ml,加 0.025% 甲基红的乙醇溶液 1 滴,滴加氨试液至溶液呈微黄色,加蒸馏水 25ml 与 NH_3-NH_4Cl 缓冲液(pH 10.0)10ml,再加铬黑 T 指示剂少量,用 EDTA 标准溶液滴定至溶液自紫色转变为纯蓝色,即为终点。并将滴定的结果用空白实验校正。平行测定三份。

（2）葡萄糖酸锌的含量测定:取本品 0.7g,精密测定,加水 100ml,微热使溶解,加氨-氯化铵缓冲液(pH 10.0)5ml 与铬黑 T 指示剂少许,用 EDTA 标准溶液(0.05mol/L)滴定至溶液自紫红色转变为纯蓝色,每毫升 EDTA 标准溶液(0.05mol/L)相当于 22.78mg 的 $C_{12}H_{22}O_{14}Zn$。平行测定三份。

（五）注意事项

（1）在杂质检查试验中,要注意纳氏比色管对照管和样品管的配对;两管的操作要平行进行,受光照的程度要一致,光线应从正面照入,置白色背景（黑色浑浊）或黑色背景（白色浑浊）上,自上而下地观察。

（2）砷测定瓶在使用中注意手拿的位置,移动时手要握住锥形瓶,不能只抓住导气管;否则锥形瓶易脱落破损。

（六）思考题

（1）杂质检查项下各检查内容之后括号内的数字表示什么意义？

（2）0.05mol/L EDTA 标准溶液相当于 22.78mg 的 $C_{12}H_{22}O_{14}Zn$,该滴定度是如何计算的？实验中 EDTA 标准溶液实际浓度不等于 0.05000 mol/L ,该如何换算？

（3）葡萄糖酸锌含量测定结果若不符合规定,可能由哪些原因引起？

实验 3 药用氯化钠的制备

实验操作

（一）实验目的

（1）掌握药用氯化钠的制备方法。

（2）巩固并掌握称量、溶解、沉淀、过滤、蒸发、浓缩等基本操作。

（二）实验原理

粗盐中除了含有泥沙等不溶性杂质外,还含有 K^+、Ca^{2+}、Mg^{2+}、Fe^{3+} 和 SO_4^{2-} 等相应盐类的可溶性杂质。不溶性的杂质可以用过滤的方法除去,Ca^{2+}、Mg^{2+}、Fe^{3+} 和 SO_4^{2-} 离子则要用化学方法处理才能除去。由于氯化钠的溶解度随温度的变化不大,不能用重结晶的方法进行提纯。

化学方法是先加入稍过量的 $BaCl_2$ 溶液,使 SO_4^{2-} 转化为难溶的 $BaSO_4$ 沉淀而除去

$$Ba^{2+}+SO_4^{2-}=\!=\!=BaSO_4\downarrow$$

再向除去 $BaSO_4$ 沉淀后的溶液中加入饱和 H_2S 溶液、$NaOH$ 和 Na_2CO_3 的混合溶液,使 Pb^{2+} 等重金属离子、Ca^{2+}、Mg^{2+}、Fe^{3+} 及过量的 Ba^{2+} 离子都生成沉淀

$$Pb^{2+}+H_2S=\!=\!=PbS\downarrow+2H^+$$

$$Ca^{2+}+CO_3^{2-}=\!=\!=CaCO_3\downarrow$$

$$Ba^{2+}+CO_3^{2-}=\!=\!=BaCO_3\downarrow$$

$$2Mg^{2+}+2OH^-+CO_3^{2-}=\!=\!=Mg_2(OH)_2CO_3\downarrow$$

$$2Fe^{3+}+3CO_3^{2-}+3H_2O=\!=\!=2Fe(OH)_3\downarrow+3CO_2\uparrow$$

过滤后,原溶液中的 Ca^{2+}、Mg^{2+}、Fe^{3+} 和 Ba^{2+} 重金属离子都已除去,但又引进了过量的 CO_3^{2-} 和 OH^- 离子,最后加入纯盐酸将溶液调至弱酸性,加热除去 CO_3^{2-} 和 OH^- 离子

$$CO_3^{2-}+2H^+=\!=\!=CO_2\uparrow+H_2O$$

$$OH^-+H^+=\!=\!=H_2O$$

对于存在的少量 KCl 等杂质,由于它们的含量少,溶解度又随温度升高增大得快,而 $NaCl$ 的溶解度随温度升高增加得缓慢。因此,在最后的浓缩结晶中,趁热抽滤,KCl 仍留在母液中,而与氯化钠分离。

(三) 仪器和试剂

1. 仪器 托盘天平、烧杯、量筒、布氏漏斗、吸滤瓶、蒸发皿、电炉、石棉网、玻璃棒等。

2. 试剂 ①酸:饱和 H_2S 溶液,2 mol/L HCl;②碱:0.1mol/L NaOH;③盐:粗食盐、25% $BaCl_2$ 溶液、饱和 Na_2CO_3。

(四) 实验内容

称取粗食盐 30g,置蒸发皿中在电炉上炒至无爆裂声(或由实验室炒好粗盐备用)。转移至烧杯中,加水 100ml 加热搅拌至粗盐完全溶解,趁热用倾泻法过滤,滤渣弃去。将所得滤液加热近沸,滴加 25% $BaCl_2$ 溶液,边加边搅拌,直至不再有沉淀生成为止(大约需 10ml)。加热至沸,为了检验 SO_4^{2-} 是否沉淀完全,将烧杯从石棉网上取下,停止搅拌,待沉淀沉降后,沿烧杯壁滴加数滴 $BaCl_2$ 溶液,应无沉淀生成。待沉淀完全后,继续加热煮沸数分钟,过滤,弃去沉淀。

将所得滤液移至另一干净的烧杯中,加入饱和 H_2S 溶液数滴,若无沉淀,不必再多加 H_2S 溶液。逐滴加入 $NaOH$ 和饱和 Na_2CO_3 所组成的混合溶液(其体积比为1:1)将溶液的 pH 调至 11 左右,加热至沸,使反应完全,减压过滤,弃去沉淀。将滤液移入蒸发皿中,滴加 2mol/L HCl,调溶液的 pH 4~5,缓慢加热蒸发,将滤液蒸发浓缩至糊状稠液为止(停止搅拌)。

趁热用布氏漏斗抽滤。将所得 $NaCl$ 晶体用滤纸吸干后,放在托盘天平上进行称量,计算产率。

(五) 思考题

(1) 为什么不能用重结晶法提纯氯化钠?为什么最后的氯化钠溶液不能蒸干?

(2) 除去 SO_4^{2-}、Mg^{2+}、Ca^{2+} 离子的先后顺序是否可以倒置过来?如先除 Ca^{2+} 和 Mg^{2+},再除

SO_4^{2-},有何不同?

(3)粗盐中不溶性杂质和可溶性杂质如何除去?

实验操作

实验4　药用氯化钠的性质和杂质限度检查

(一)实验目的

初步了解药典对药用氯化钠的质量及杂质的检查方法。

(二)实验原理

(1)鉴别试验是被检药品组成或离子的特征试验,即氯化钠的组成离子 Na^+ 和 Cl^-。

(2)钡盐、钾盐、钙盐、镁盐、铁盐及硫酸盐的限度检验,是根据沉淀反应的原理,样品管和标准管在相同条件下进行比浊试验,样品管不得比标准管更深。

(3)重金属是指 Pb、Bi、Cu、Hg、Sb、Sn、Co、Zn 等金属离子,它们在一定条件下能与硫代乙酰胺或 Na_2S 作用而显色。中国药典规定是在弱酸条件下进行,用醋酸盐缓冲液(pH = 3.5)调节。实验证明,在 pH = 3 时,PbS 沉淀最完全。

重金属的检查,是在相同条件下进行比色试验。

(三)仪器和试剂

1. 仪器　蒸发皿、烧杯、漏斗、抽滤瓶、奈氏比色管、离心机。

2. 试剂　①酸:饱和 H_2S 溶液,0.1 mol/L 和 2 mol/L HCl,0.5 mol/L H_2SO_4,0.1 mol/L 和 3 mol/L HAc。②碱:氨试液。③盐:粗食盐,25% $BaCl_2$,饱和 Na_2CO_3,0.1 mol/L $AgNO_3$,0.1 mol/L $KMnO_4$,淀粉 KI 试纸,氯仿,0.1 mol/L KI,0.1mol/L KBr,Cl_2 水,0.1mol/L $(NH_4)_2S_2O_8$,0.1 mol/L NH_4SCN,四苯硼钠溶液,0.1 mol/L Na_2HPO_4,0.1 mol/L $(NH_4)_2C_2O_4$,0.1 mol/L $CaCl_2$,0.1mol/L $MgCl_2$,标准硫酸钾溶液,标准铁盐溶液,标准铅盐溶液。

(四)实验内容

1. 氯化物的鉴别反应

(1)生成氯化银沉淀:取本品少许溶解,加 0.1 mol/L 硝酸银溶液,即生成白色凝乳状沉淀,加氨试液沉淀溶解,加 6mol/L 硝酸,沉淀又从新出现。

$$Cl^- + Ag^+ \Longrightarrow AgCl \downarrow$$

(2)还原性试验:取本品少许,加水溶解后,加 0.1mol/L $KMnO_4$ 与 2mol/L 稀 H_2SO_4 加热,即产生氯气,遇淀粉-KI 试纸即显蓝色。

$$10Cl^- + 2MnO_4^- + 16H^+ \Longrightarrow 5Cl_2 + 2Mn^{2+} + 8H_2O$$

2. 碘化物与溴化物　取本品 2g,加蒸馏水 6ml 溶解后,加氯仿 1ml,滴加氯水试液,随滴随振摇,氯仿层不得显紫红色、黄色或橙色。

对照试验:分别取 0.1 mol/L 碘化钾和溴化钾溶液各 1ml,分置于 2 只试管内,各加氯仿 1ml,并滴加氯试液,振摇。两试管中分别显示紫红色、黄色或红棕色。

$$2Br^- + Cl_2 \Longrightarrow Br_2 + 2Cl^-$$

$$2I^- + Cl_2 \xrightarrow{\hspace{1cm}} I_2 + 2Cl^-$$

3. 钡盐 取本品 4g,用蒸馏水 20ml 溶解,过滤,滤液分为两等份,一份中加稀 H_2SO_4 2ml,一份加蒸馏水 2ml,静置 2h,两滤液应同样透明。

4. 钾盐 取本品 5g,加水 20ml 溶解后,加稀乙酸 2 滴,加四苯硼钠溶液(取四苯硼钠 1.5g 置乳钵中,加水 10ml 后研磨,再加水 40ml,研匀,用质密的滤纸过滤,即得)2ml,加水使成 50ml,如显浑浊,与标准硫酸钾溶液 12.30ml(精密移取)用同一方法制成的对照液比较,不得更浓(0.02%),反应式为:

$$K^+ + B(C_6H_5)_4^- \xrightarrow{\hspace{1cm}} KB(C_6H_5)_4 \downarrow (白色)$$

标准硫酸钾溶液的制备:精密称取在 105℃ 干燥至恒重的硫酸钾 0.181g,溶解后转移至 1000ml 容量瓶中,加水适量使溶解并稀释至刻度,摇匀、即得(每毫升相当于 81.1μg 的钾)。

5. 硫酸盐 取 50ml 奈氏比色管两支,甲管中加标准硫酸钾溶液 1.00ml(每毫升标准硫酸钾溶液相当于 100μg 的 SO_4^{2-}),加蒸馏水稀释至约 25ml 后,加 0.1mol/L HCl 1ml,置 30~35℃ 水浴中,保温 10min,加 25% $BaCl_2$ 溶液 3ml,加适量水使成 50ml,摇匀,放置 10min。

取本品 5g 加水溶解至约 25ml,溶液应透明,如不透明可过滤,滤液转移至乙管,于滤液中加 0.1 mol/L HCl 1ml,置 30~35℃ 水浴中,保温 10min。加 25% $BaCl_2$ 溶液 3ml,用蒸馏水稀释,使成 50ml,摇匀,放置 10min。

甲乙两管放置 10min 后,置比色架上,在光线明亮处双眼由上而下透视,比较两管的浑浊度,乙管的浑浊度不得高于甲管(0.002%)。

6. 钙盐与镁盐 取本品 4g,加水 20ml 溶解后,加氨试液 2ml 摇匀,分成两等份。一份加 0.1 mol/L 草酸铵试液 1ml,另一份加 0.1 mol/L 磷酸氢二钠试液 1ml,5min 内均不得发生浑浊。

对比试验:

(1)取 0.1 mol/L 氯化钙溶液 1ml,加 0.1 mol/L 草酸铵试液 1ml,滴加氨试液至显微碱性,溶液有白色结晶析出。反应式为

$$Ca^{2+} + C_2O_4^{2-} \xrightarrow{\hspace{1cm}} CaC_2O_4 \downarrow (白色)$$

(2)取 0.1 mol/L 氯化镁溶液 1ml,加 0.1mol/L 磷酸氢二钠 1ml,加氨试液 10 滴,有白色结晶析出。反应式为

$$Mg^{2+} + HPO_4^{2-} + NH_3 H_2O \xrightarrow{\hspace{1cm}} MgNH_4PO_4 \downarrow (白色) + H_2O$$

7. 铁盐 取本品 5g,加蒸馏水 35ml 溶解,转移至 50ml 奈氏比色管中,加 0.1mol/L HCl 5ml,新配 0.1mol/L 过硫酸铵几滴,再加硫氰化铵试液 5ml,加适量蒸馏水至 50ml,摇匀。如显色与标准铁盐溶液 1.50ml 用同法处理后制得的标准管颜色比较,不得更深(0.0003%)。反应式为

$$Fe^{3+} + n\,SCN^- \xrightarrow{\hspace{1cm}} [\,Fe(SCN)n\,]^{3-n} \qquad (血红色)$$

标准铁盐溶液的制备:精确称取未风化的硫酸铁铵 0.8630g,溶解后转入 1000ml 容量瓶中,加硫酸 2.5ml,加水稀释至刻度,摇匀。临用时精确量取 10ml,置于 100ml 的量瓶中,加水稀释至刻度、摇匀,即得每毫升。相当于 10μg 的 Fe。

8. 重金属 取 50ml 比色管两支,于第一支中加标准铅溶液(10μg/ml)1ml,加稀乙酸 2ml,加水稀释至 25ml。取样品 5g,加水 20ml 溶解后转移至第二支比色管中,加稀乙酸 2ml 与水适量使成 25ml。两管中分别加硫化氢试液各 10ml,摇匀,在暗处放置 10min,同置白纸上,自上面透视,第二管中显出的颜色与第一管比较,不得更深(含重金属不得超过 0.0002%)。

铅储备液的制备:精确称取在105℃干燥至恒重的硝酸铅0.1598g,加硝酸5ml与水50ml,溶解后,按规定配制成1000ml,摇匀,即得(每毫升相当于100μg的Pb)。

标准铅溶液的制备:精确量取铅储备液10ml,置100ml容量瓶中,加水稀释至刻度,摇匀,即得(每毫升相当于10μg的Pb)。

标准铅溶液应新鲜配制。配制与存用的玻璃容器均不得含有铅。

(五) 思考题

(1) 本实验中鉴别反应的原理是什么?

(2) 何种离子的检验可选用比色试验? 何种分析方法称为限量分析?

实验操作

实验 5 三草酸合铁(Ⅲ)酸钾的制备和性质

(一) 实验目的

(1) 掌握水溶液中制备无机物的一般方法。

(2) 熟悉三草酸合铁(Ⅲ)酸钾的制备方法。

(3) 理解制备过程中化学平衡原理的应用。

(二) 实验原理

三草酸合铁(Ⅲ)酸钾为翠绿色单斜晶系晶体,易溶于水(20℃,4.7g/100g 水;100℃,117.7g/100g 水),难溶于醇、醚、酮等有机溶剂。因其具有光敏活性,早期用于工程晒图材料。常用的制备原料多是铁(Ⅱ)盐,可经两种不同路径制得产物。一法首先经氧化、沉淀反应得到 $Fe(OH)_3$ 沉淀,再与草酸、氢氧化钾反应生成三草酸合铁(Ⅲ)酸钾配合物;二法是先通过沉淀反应得到草酸亚铁,再经过氧化还原、配位反应等步骤制得目标产物。

本制备实验采用第二法:以硫酸亚铁铵为原料,先与草酸作用制备出草酸亚铁,再在草酸与草酸钾存在下,以过氧化氢为氧化剂,得到三草酸合铁(Ⅲ)酸钾配合物。改变溶剂极性并加少量盐析剂后,即可得到目标产物晶体。

主要反应为

$$(NH_4)_2Fe(SO_4)_2 + H_2C_2O_4 + 2H_2O \Longrightarrow FeC_2O_4 \cdot 2H_2O\downarrow(黄色) + (NH_4)_2SO_4 + H_2SO_4$$

$$2FeC_2O_4 \cdot 2H_2O + 3K_2C_2O_4 + H_2O_2 + H_2C_2O_4 \Longrightarrow 2K_3[Fe(C_2O_4)_3] \cdot 3H_2O\downarrow$$

目标化合物极易感光,室温下光照变黄色,发生下列光化学反应

$$2[Fe(C_2O_4)_3]^{3-} \longrightarrow 2FeC_2O_4 + 3C_2O_4{}^{2-} + 2CO_2(g)$$

因它在日光直射或强光下分解生成的草酸亚铁遇六氰合铁(Ⅲ)酸钾生成滕氏蓝,反应为

$$3FeC_2O_4 + 2K_3[Fe(CN)_6] \Longrightarrow Fe_3[Fe(CN)_6]_2 + 3K_2C_2O_4$$

因此,在实验室中可制成感光纸,进行感光实验。另外由于它的光化学活性,在光化学研究上常作为光量子效率的试剂。

(三) 仪器和试剂

1. 仪器 烧杯(200ml),量筒(10ml、100ml),试管,玻璃棒,漏斗,抽滤瓶,布氏漏斗,表面

皿,酒精灯,托盘天平或电子天平,水浴锅,定量滤纸,硫酸纸,晒图纸。

2. 试剂 H_2SO_4(3mol/L),$H_2C_2O_4$(饱和溶液),H_2O_2(3%),KNO_3(3mol/L),$K_2C_2O_4$(饱和溶液),$K_3[Fe(CN)_6]$(5%),$(NH_4)_2Fe(SO_4)_2 \cdot 6H_2O$(s),乙醇(95%),丙酮。

(四) 实验内容

1. 草酸亚铁沉淀的制备 称取 5.0g 摩尔盐(或等摩尔数的氯化亚铁或硫酸亚铁)于 200ml 烧杯中,加入 15ml 水和几滴 3mol/L 的 H_2SO_4 溶液,加热溶解后再加入 25ml 饱和 $H_2C_2O_4$ 溶液,加热至沸腾,搅拌,停止加热,静置,析出黄色草酸亚铁沉淀。用倾泻法弃去上层清液,加入 25ml 水,搅拌并温热,静置,弃去上层清液。

2. 三草酸合铁(Ⅲ)酸钾的制备 在上述草酸亚铁沉淀中,加入 10ml 饱和 $K_2C_2O_4$ 溶液,水浴加热至 40℃。恒温,向其中缓慢滴加 20ml 3% 的 H_2O_2(3%)溶液,边加边搅拌,加完后将溶液加热至沸,慢慢加入 8ml 饱和 $H_2C_2O_4$ 溶液,趁热过滤,滤液中加入 10ml 乙醇(95%),混匀后冷却,观察是否有翠绿色晶体析出。若无晶体析出,可向其中滴加 KNO_3 溶液至有大量晶体出现。晶体析出完全后减压抽滤(最好覆以黑纸避光),然后用乙醇-丙酮混合液($V:V=1:1$)10ml 淋洗滤饼,尽量抽干,将产品倒在表面皿上用滤纸吸干,称重,置于暗处。

3. 光化学活性实验

(1) 将少许产品放在表面皿上,在日光下观察晶体颜色变化,与放在暗处的晶体比较。

(2) 在一张 6cm×6cm 的硫酸纸上,用碳素笔描画一些图形,待墨干备用。另取上述产品三草酸合铁(Ⅲ)酸钾加水 5ml 配成 1% 溶液,将其涂在与硫酸纸同样大小的描图纸(或复印纸)上,置暗处稍干,与硫酸纸叠放在一起,移至汞灯光源下曝光 5min(也可在太阳光下直晒,但时间较长),然后用 5% 铁氰化钾溶液涂刷在曝光过的晒图纸上,观察现象,写出相应的反应方程式。

(3) 制感光纸:按三草酸合铁(Ⅲ)酸钾 0.3g,铁氰化钾 0.4g 加水 5ml 的比例配成溶液,图在纸上即成感光纸(黄色)。附上图案,在日光直照下(数秒钟)或汞灯下照射数分钟,曝光部分呈深蓝色,被遮盖没有曝光部分即显影出图案来。

(五) 注意事项

(1) 此产品制备需要避光,干燥,所得成品也要放到暗处。

(2) 三草酸合铁(Ⅲ)酸钾见光变黄色,应为草酸亚铁与碱式草酸铁的混合物。

(六) 思考题

(1) 如何证明所制得的产品不是单盐而是配合物?

(2) 三草酸合铁(Ⅲ)酸钾见光易分解,应如何保存?

(3) 写出各步反应现象和反应方程式,并根据摩尔盐的量计算产率。

实验6 阿司匹林的合成及杂质检查

(一) 实验目的

(1) 学习乙酰水杨酸的制备原理和方法。

（2）熟悉并掌握重结晶等基本操作。

（二）实验原理

本实验用乙酸酐与水杨酸的酚羟基进行酰基化制备乙酰水杨酸,即阿司匹林。在生成乙酰水杨酸的同时,水杨酸分子间可以发生缩合反应,生成少量聚合物,因此反应温度不可过高,以减少聚合物的生成。

主反应

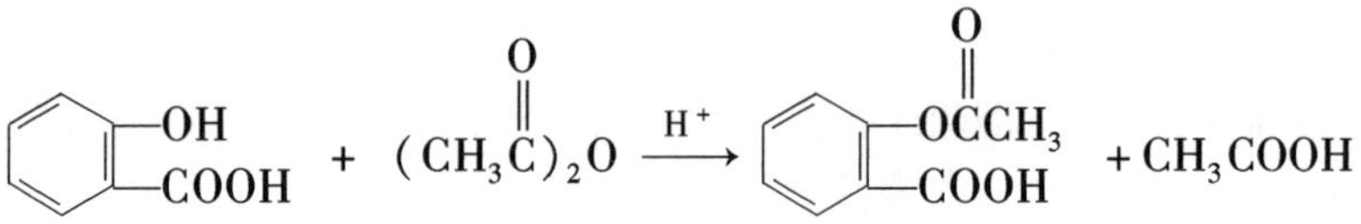

副反应

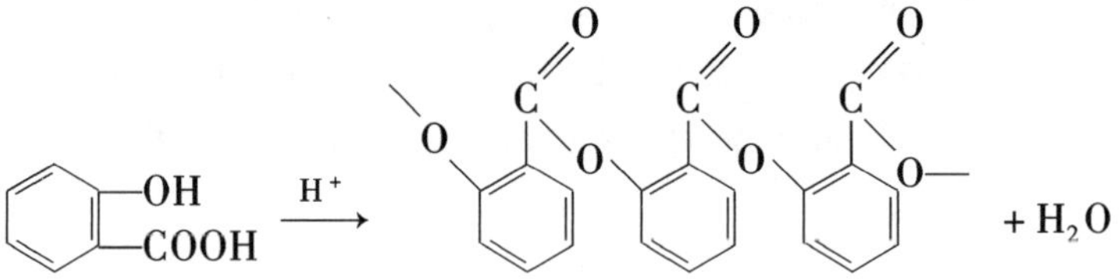

（三）仪器和试剂

仪器:磁力搅拌器、回流装置。

试剂:水杨酸 2g(0.014mol),乙酸酐 4.5g(5.0ml,0.053mol),浓 H_2SO_4,饱和碳酸氢钠溶液,浓盐酸,1% 三氯化铁溶液。

（四）实验内容

在干燥的 50ml 锥形瓶中加入 3g 干燥的水杨酸、4.5g 乙酸酐和 5 滴浓硫酸,充分摇动,使水杨酸全部溶解,加上冷凝管,在水浴上加热 20min,控制浴温在 80～85℃,并时时振摇。稍冷,在不断搅拌下将反应物倒入 50ml 水中,并用冷水冷却。抽滤,用适量的冷水洗涤。

将抽滤后的粗产物转入 100ml 烧杯中,在搅拌下加入 25ml 饱和碳酸氢钠水溶液,加完后继续搅拌几分钟,直至无二氧化碳产生。抽滤,滤出副产物聚合物,并用 5～10ml 水冲洗漏斗,合并滤液,倒入预先盛有 5ml 浓盐酸和 15ml 水的烧杯中,搅拌均匀,即有乙酰水杨酸晶体析出,将烧杯用冷水冷却,使结晶完全。抽滤,用冷水洗涤结晶。将结晶转移至表面皿,干燥后称重约 2.5～2.8g,产率 63%～71%。

将所得粗品放入锥形瓶中,加 7ml 95% 的乙醇于 50℃ 左右温水中加热溶解,取出后加入 40～50℃ 温水至刚好浑浊,再放 50℃ 左右温水中使其溶解,然后使混合液冷至 5℃ 左右使充分结晶,抽滤,用冰水洗涤两次得到精品,干燥,称重。可用乙酸乙酯进行重结晶。

杂质限量检查:精确称取 0.10g 粗、精品各 1 份放入干净的试管中。分别加入 1ml 95% 乙醇溶液溶解后。用蒸馏水稀释至 10ml,摇匀后加 1% $FeCl_3$ 1 滴,颜色不得深于标准品。

纯乙酰水杨酸为白色针状结晶,熔点 135～136℃。其红外光谱图见图 3-15,核磁共振谱图见图 3-16。

本实验约需 4h。

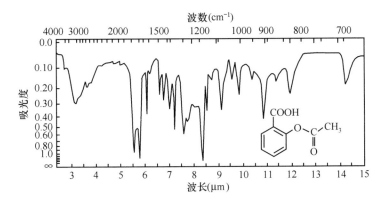

图 3-15 乙酰水杨酸在 CHCl₃中的红外光谱图

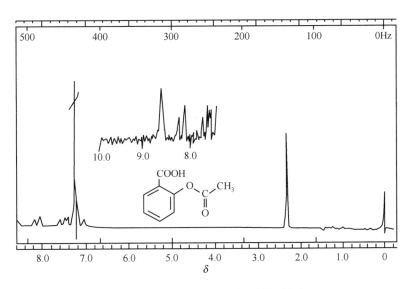

图 3-16 乙酰水杨酸的核磁共振谱图

（五）注意事项

（1）乙酸酐应是新蒸的。

（2）乙酰水杨酸与碳酸氢钠反应生成水溶性钠盐,而副产物聚合物则不能溶于碳酸氢钠水溶液。

（3）乙酰水杨酸受热易分解,因此熔点不很明显,它的分解点为 128～135℃,测定熔点时,应先将传温液加热至 120℃左右,然后再放样品测定。

（六）思考题

（1）浓硫酸在反应中起什么作用?

（2）反应中有哪些副产物？如何除去？

（3）怎样由水杨酸制备水杨酸甲酯？

实验7 苯甲酸的合成

（一）实验目的

（1）掌握由甲苯氧化制备苯甲酸的方法。

（2）熟悉重结晶方法。

（3）了解产物表征方法。

（二）实验原理

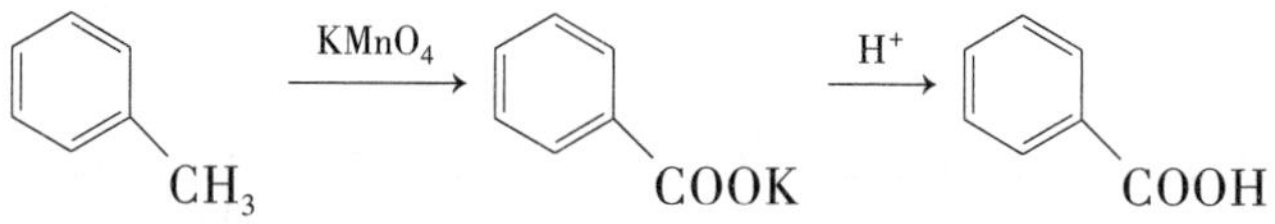

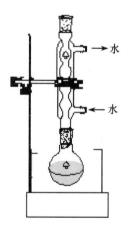

（三）仪器和试剂

磁力搅拌器、熔点仪、红外光谱仪。

甲苯 2.7ml（2.3g，0.025mol）；高锰酸钾 8.5g（0.054mol）；浓盐酸。

（四）实验内容

在 250ml 圆底烧瓶中，加入 2.7ml 甲苯和 80ml 水，装上回流冷凝管（图3-17），在石棉网上加热至沸，由冷凝管上端分批将 8.5g 高锰酸钾加入瓶内，并加入 1 ml 10% 的 NaOH，用 40ml 水将沾在冷凝管壁的高锰酸钾冲入瓶内。不断振摇回流反应至甲苯层消失为止（约 2h）。

将反应物趁热减压过滤，用少量热水洗二氧化锰。合并滤液，放冰水中冷却，用浓盐酸酸化，使苯甲酸全部析出 pH＝2，放置 30min。

图 3-17 回流装置

抽滤收集苯甲酸，用少量水洗产品，抽滤。必要时可在热水中重结晶。纯的苯甲酸是白色针状晶体，熔点 121.7℃。产率 60%。苯甲酸的红外光谱图见图 3-18。

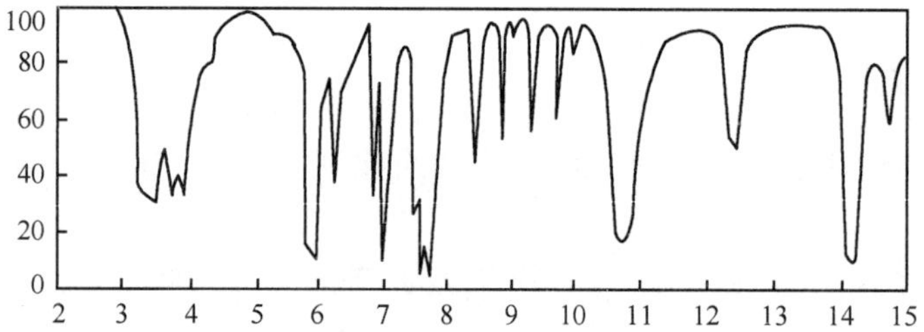

图 3-18 苯甲酸的红外光谱图

（五）注意事项

（1）反应液如呈红色，可加少量亚硫酸氢钠退去。

（2）苯甲酸在水中的溶解度（100ml 水）：4℃：0.1g，18℃：0.27g，75℃：2.1g。

（六）思考题

（1）KMnO$_4$为什么分批加入？

（2）红外光谱图 3-19 中，苯环、羰基和羟基归属位置如何？

实验 8　苯甲酸乙酯的制备

（一）实验目的

（1）掌握酯化反应的原理及提高产物产率的途径。

（2）了解分水器的原理和使用方法。

（3）掌握减压蒸馏纯化化合物的方法。

（二）实验原理

羧酸酯是一类在工业和商业上用途广泛的化合物，可由羧酸和醇在催化剂存在下直接酯化来进行制备，或采用酰氯、酸酐和腈的醇解，有时也可利用羧酸盐与卤代烷或硫酸酯的反应来合成。酸催化的直接酯化是工业和实验室制备羧酸酯最重要的方法，常用的催化剂有硫酸、盐酸和对甲苯磺酸等。

$$R{-}\underset{\overset{\|}{O}}{C}{-}OH + HOR' \underset{}{\overset{H^+}{\rightleftharpoons}} R{-}\underset{\overset{\|}{O}}{C}{-}OR' + H_2O$$

酸的作用是使羰基质子化从而提高羰基的反应活性。

$$R{-}\underset{\overset{\|}{O}}{C}{-}OH \overset{H^+}{\rightleftharpoons} R{-}\underset{\overset{\|}{\overset{+}{O}H}}{C}{-}OH \overset{R'OH}{\rightleftharpoons} R{-}\underset{\underset{OH\ H}{|}}{\overset{|}{\underset{|}{C}}}\overset{OH}{\underset{}{}}{-}\overset{+}{O}{-}R'$$

$$R{-}\underset{\overset{\|}{O}}{C}{-}OR' \underset{}{\overset{-H^+}{\rightleftharpoons}} R{-}\underset{\overset{\|}{\overset{+}{O}H}}{C}{-}OR' + H_2O \rightleftharpoons R{-}\underset{\underset{+\ OH_2}{|}}{\overset{\overset{OH}{|}}{C}}{-}OR'$$

整个反应是可逆的，为了使反应向有利于生成酯的方向移动，通常采用过量的羧酸或醇，或者除去反应中生成的酯或水，或者二者同时采用。在某些酯化反应中，向反应体系中加入能与水、醇形成恒沸物的第三组分，如苯、甲苯、四氯化碳等以除去反应中不断生成的水，达到提高酯产量的目的，称为共沸酯化。

分水器的原理是一种有机溶剂与水在室温下不互溶，但是可以形成共沸物，其密度比水小，当分水器（上端装冷凝管）内充满了溶剂（可以事先加一部分，也可以不加，不加的话，反应体系中要多加分水器容积的溶剂），溶剂与水在分水器中分层，水处在分水器下部，溶剂反流到反应体系里去。分水器通过不断分出水相促使反应向正方向进行。

本实验中,制备苯甲酸乙酯的反应式为:

$$\underset{\text{COOH}}{\bigcirc} + C_2H_5OH \underset{}{\overset{H_2SO_4}{\rightleftharpoons}} \underset{\text{COOC}_2H_5}{\bigcirc} + H_2O$$

本实验加入环己烷,使水、醇和环己烷三者形成共沸物,利用分水器不断除去反应生成的水,以提高反应产率。

(三) 仪器和试剂

苯甲酸、环己烷、浓硫酸、乙醚、碳酸钠、无水氯化钙、加热磁力搅拌器、旋转蒸发仪、旋片式真空泵、圆底烧瓶、回流冷凝管、分水器、分液漏斗、直型冷凝管、蒸馏头、尾接管、量筒、烧杯、锥形瓶。

(四) 实验内容

在 50ml 圆底烧瓶中,加入搅拌子,再加入 8.0g(65.5mmol)苯甲酸,20ml 无水乙醇,15ml 环己烷和 3ml 浓硫酸,从分水器上端小心加水至分水器支管口,然后放去 15ml,分水器上端接回流冷凝管,如图 3-19 所示。将烧瓶加热回流,开始时回流速度要慢,随着回流的进行,分水器中出现了上、中、下三层液体,且中层越来越多,约 1h 后,反应结束。放出分水器支管中的液体,计算出反应大体产生的水量。继续加热,使多余的乙醇和环己烷蒸发至分水器中。

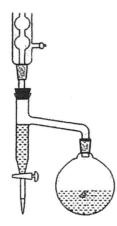

将瓶中残液倒入盛有 60ml 冷水的烧杯中,在搅拌下分批加入碳酸钠粉末至无二氧化碳气体产生(用 pH 试纸检验至呈中性)。用分液漏斗分去粗产物。每次用 20ml 乙醚萃取水层,萃取两次。合并粗产物和萃取液,用无水氯化钙干燥。水层倒入公用的回收瓶,回收未反应的苯甲酸。干燥后的溶液倒入 100ml 圆底烧瓶中,用旋转蒸发仪蒸去乙醚。搭蒸馏装置,进行减压蒸馏,收集馏分,记录真空度以及对应的蒸馏出产品的温度。产量为 7~8g。

(五) 注意事项

(1)常用的分水剂有苯、甲苯等。为减少环境污染以及有毒试剂的使用,用环己烷作为分水剂,反应约 1h 达到平衡。

图 3-19 酯化反应装置

(2)加浓硫酸之前先将其他反应物加入,再慢慢滴加浓硫酸,且边加边摇,以免局部过浓而使反应物炭化。

(3)安装冷凝管时,应将其管端斜口正对分水器的侧管,这样可使滴下的液体距分水器的侧口最远而有效地分层,而不是滴在侧口附近,来不及分层使溢流到反应瓶中而影响分水效果。

(4)由反应瓶中蒸出的馏液为环己烷、乙醇和水形成三元共沸物,沸点是 62.1℃,即在此温度下水、乙醇、环己烷以 7.0%、17.0%、76.0%的比例成为蒸气逸出。共沸物在分水器中分为上中两层。上层为有机层含量较大的共沸物,中层为含有部分有机层的水层,下层即为原来加入的水。

（5）加入碳酸钠的目的是除去硫酸及未作用的苯甲酸,要研细后分批加入,否则会产生大量泡沫而使液体溢出。

（6）若粗产物中含有絮状物难以分层,则可直接用30ml乙醚萃取。

（7）可用盐酸小心酸化用碳酸钠中和后分出的水溶液,至溶液的pH试纸呈酸性,抽滤析出的苯甲酸沉淀,并用少量冷水洗涤后干燥。

（8）苯甲酸乙酯的沸点为213℃。

（六）思考题

（1）本实验应用什么原理和措施来提高该平衡反应的产率?

（2）为什么粗产物中絮状物越多,收率就越低?

实验9　2,4-二羟基苯乙酮的合成

（一）实验目的

（1）熟悉傅-克酰化反应。

（2）熟悉酰化反应的实验操作。

（3）了解2,4-二羟基苯乙酮的性质和应用。

（二）实验原理

2,4-二羟基苯乙酮的合成是以间苯二酚为原料,在催化剂氯化锌的存在下与冰乙酸反应而得。此反应是一种改进的弗瑞德-克来福兹酰基化反应。正常的弗-克酰化反应,一般是采用路易斯酸催化剂无水三氯化铝的催化下芳环与酰氯或酸酐反应,反应中有酰基正离子 $R\!-\!C^+\!\!=\!\!O$ 中间体的存在。

但在芳环上若有斥电子基存在时,则环上电子云密度增加使芳环高度活化,弗-克酰基化反应易于进行,不需要在无水氯化铝催化下与酰氯或酸酐反应,在较弱的条件下也可反应,如2,4-二羟基苯乙酮的合成反应中,芳环被间苯二酚上的两个羟基所活化,以致使它可以在弱催化剂氯化锌存在下与冰乙酸进行反应即可,其反应机制仍属芳香族亲电取代反应,但没有完整的酰基正离子存在。其反应式如下

（三）仪器和试剂

16g无水或熔融过的氯化锌,18ml冰乙酸,11g间苯二酚,25ml浓HCl,50ml 6mol/L HCl,200ml 10% HCl,20ml乙醇。1%（W/V）的下列正离子溶液:氯化铁,硫酸亚铁,氯化铜,二氯化锰,氯化钴,氯化镍,搅拌器,IR仪,减压抽滤装置。

（四）实验内容

1. 2,4-二羟基苯乙酮的合成　将 16ml 冰乙酸加入到盛有 16g 粉末状无水或熔融过的氯化锌的 100ml 三口烧瓶中,加热,使液温控制在约 100℃,使氯化锌溶解,当氯化锌全部溶解后,此时,温度控制在 130~135℃左右,在不断地振摇下,将 11g 间苯二酚分批地加入,在数分钟内全部加完,在沸点(145~150℃)继续将该溶液加热 25min,并不时搅拌或振摇(注意温度不能低于 140℃,又不能高于 155℃),反应结束后,加入 25ml 水。然后,在搅拌下慢慢地加入 25ml 浓盐酸,溶液用冰浴冷至 10℃,如果出现红色黏稠物,可再加 25ml/6mol 盐酸,并冷至 10℃。将混合物真空过滤,在布氏漏斗上,用 50ml 冷的 6mol/L 盐酸洗涤所得晶体。

将此晶体放入 250ml 的烧杯中,用 200ml 10% 盐酸重结晶。晶体溶解后,该热溶液经真空过滤,除去焦油状杂质。滤液用冰浴冷却使产物结晶,抽滤,晶体用 5℃的冰水洗涤 3 次,每次约 25ml。将呈红棕色产物置于表面皿上,在 85~100℃下干燥。

2. 2,4-二羟基苯乙酮的鉴定

（1）测 2,4-二羟基苯乙酮的熔点:文献值熔点为 142~144℃。

（2）测红外光谱:用溴化钾压片法测定 2,4-二羟基苯乙酮红外光谱(图 3-20)。将得到的 2,4-二羟基苯乙酮的谱图与 2,4-二羟基苯乙酮的实际谱图进行比较,检出合成 2,4-二羟基苯乙酮重要的吸收峰。

3. 2,4-二羟基苯乙酮作为无机阳离子的检测试剂的分析　在 50ml 烧杯中放置 0.1g 2,4-二羟基苯乙酮,用 20ml 乙醇将它溶解。取 0.5ml(10 滴)下列各种 1%（W/V）的试验离子溶液,分别置于试管中,氯化铁(Fe^{3+}),氯化锰(Mn^{2+}),硫酸亚铁(Fe^{2+}),氯化钴,氯化铜(Cu^{2+}),氯化镍。在上述各种试验的阳离子溶液中加入 1ml 2,4-二羟基苯乙酮-乙醇溶液,记录每一种离子的颜色反应。

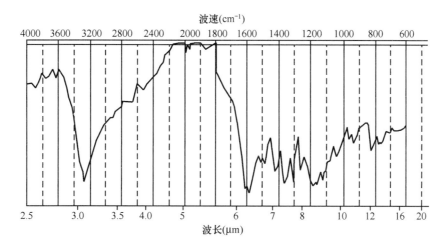

图 3-20 2,4-二羟基苯乙酮在 KBr 压片中的红外光谱

（五）思考题

（1）在上述被检验的金属离子中 2,4-二羟基苯乙酮是哪些金属离子的检测试剂？为什么？

（2）为什么 2,4-二羟基苯乙酮可以在比正常的弗瑞德-克来福特酰基化反应较温和的条件下合成？

（3）对化合物 $H_3C—\langle\!\!\!\bigcirc\!\!\!\rangle—\overset{\overset{O}{\|}}{C}—CH_3$ 设计一合成程序。

实验 10 樟脑还原制备异龙脑

（一）实验目的

（1）了解羰基的 $NaBH_4$ 还原原理。

（2）熟悉樟脑还原反应的操作。

（3）了解产物的表征。

（二）实验原理

龙脑（borneol）有左旋和右旋两种旋光异构体及一种外消体（熔点 206~207℃）。同样异龙脑（isoborneol）也有左旋体、右旋体及一种外消旋体（熔点 212℃）。将外消旋樟脑用 $LiAlH_4$ 或 $NaBH_4$ 进行还原时，由于 C^7 上甲基的空间阻碍，H^- 比较容易发生内侧（endo）进攻生成以异龙脑为主和龙脑为辅的外消旋体混合物。

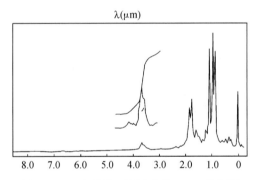

	LiAlH$_4$	NaBH$_4$
(龙脑)	9.5%	17%
(异龙脑)	84.5%	83%

（三）仪器与试剂

反应釜（大剂量）、减压蒸馏、熔点仪、升华装置、NMR 仪、NaBH$_4$、樟脑。

（四）实验内容

（1）在 25ml 锥形瓶中,将 1g 外消旋合成樟脑（分子量 152.4）溶于 10ml 甲醇中,小心地分批加入 0.6g NaBH$_4$ 于上述溶液中,必要时将反应瓶放置在冰浴中冷却。当添加 NaBH$_4$ 完毕后,将反应瓶置于 60~70℃ 水浴中,继续加热搅拌反应 20 分钟。将热反应液放置片刻后倾入放有约 20g 碎冰的烧杯中,当冰融化后,有白色固体析出。抽滤出固体,冷水洗数次,充分干燥。然后将固体移至 100ml 干燥的锥形瓶中,加 25ml 乙醚使其溶解,随后加入 1~2 g 无水 Na$_2$SO$_4$ 或无水 MgSO$_4$,干燥 5~10min。滤除不溶物和干燥剂,蒸除乙醚收集白色固体物,用无水乙醇重结晶,产量约 0.6g。熔点 210~212 ℃。

（2）产物鉴别:取薄层板,分别用冰片、异冰片、樟脑和樟脑还原产物的乙醚溶液点样,置层析缸中展开,取出薄层板,待薄层板尚存少量展开剂时,立即用另一均匀涂有浓硫酸的玻片盖严便可显色,量其 R_f 值与已知品对照,证明樟脑的还原产物的存在,可用红外光谱（图 3-22）和核磁共振波谱（图 3-21,图 3-23）证明。

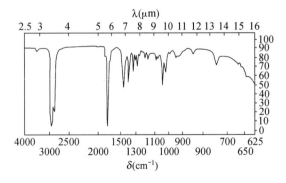

图 3-21　硼氢化物还原产物的 NMR 的谱图

图 3-22　*dl*-樟脑的红外光谱图（石蜡糊）

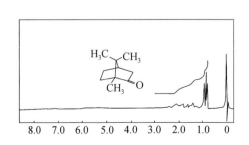

图 3-23　*dl*-樟脑的核磁共振谱图

（五）注意事项

（1）$NaBH_4$ 易吸水变质，失去还原作用。

（2）乙醚易燃，不得接近明火。

（3）薄层板可自制。

（4）展开剂：$CHCl_3$：苯 = 2：1 V/V

（5）由于樟脑和冰片均能升华，所以升华时应控制温度。

（六）思考题

（1）樟脑除用 $NaBH_4$ 还原，其他方法是否可用？

（2）还原产物分子中会有几个手性碳原子？

实验 11　苯亚甲基苯乙酮的合成

（一）实验目的

掌握以交叉羟醛缩合反应制备苯亚甲基苯乙酮。

（二）实验原理

碱性条件下，含有 α-H 的苯乙酮与不含 α-H 的苯甲醛发生交叉缩合反应，生成苯亚甲基苯乙酮。后者易溶于乙醚、氯仿等，微溶于醇，难溶于石油醚，有刺激性，在医药工业中有重要用途。

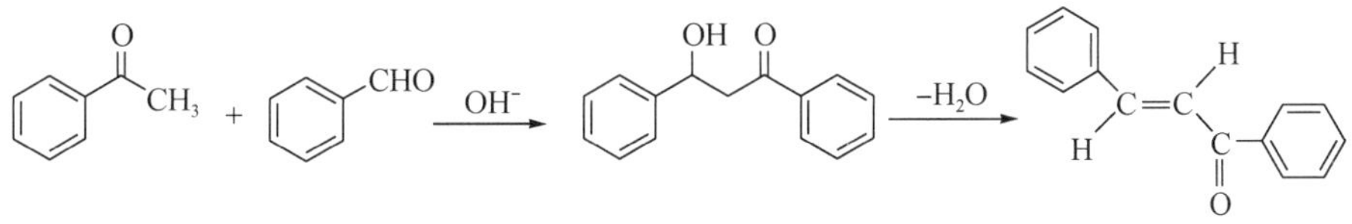

（三）仪器和试剂

苯甲醛、氢氧化钠、乙醇、碎冰、圆底烧瓶、布氏漏斗、抽滤瓶、磁力加热器

（四）实验内容

在 50 mL 圆底烧瓶中，加入 5 ml 氢氧化钠水溶液（约 2.5 mol/L）和 5 ml 95% 的乙醇，加入 1.30g 苯乙酮，在 20℃搅拌下，慢慢加入 1.18g 苯甲醛，温度保持在 20~25℃。滴加完毕，继续搅拌 45min，将反应液在冰浴中冷却，析出晶体，待结晶完全，减压抽滤，用少量水洗涤产品至中性。粗品用 95% 的乙醇重结晶。纯品为淡黄色晶体，重约 2.00g，产率 87.3%，熔点 55~57℃。

（五）注意事项

（1）反应液温度通常不能高于 30℃，不低于 15℃，温度偏高副产物较多，偏低则产物发黏，维持在 20～25℃时最为适宜。

(2) 苯甲醛需新蒸馏过再使用,通常室温搅拌反应 1h 后即有晶体析出。

(3) 由于产物的熔点较低,重结晶加热回流时产品呈现熔融状,需要适量添加溶剂使其呈均相。本品可能会引起某些人皮肤过敏,故操作时应慎勿触及皮肤。

(4) 纯净的苯亚甲基苯乙酮有几种不同的晶型,α-型为片状晶体,熔点为 58～59℃;β-型为棱状或针状晶体,熔点为 56～57℃;γ-型熔点为 48℃。通常得到的是 α-型片状晶体。

(六) 思考题

(1) 本实验中可能会有哪些副反应? 采取什么措施可以尽量避免副产物的生成?

(2) 本实验中,苯甲醛和苯乙酮的加成产物为什么不稳定会立即失水?

实验 12　安息香辅酶缩合

(一) 实验目的

(1) 学习安息香缩合反应的原理和应用维生素 B_1,为催化剂进行反应的实验方法。

(2) 进一步熟悉回流、重结晶等基本操作。

(3) 了解超声合成及微波合成方法。

(二) 实验原理

在一定条件下,一些芳醛可以缩合生成安息香,通常把这种生成安息香的反应称为安息香缩合反应。反应式:

$$2\ \text{PhCHO} \xrightarrow{\text{维生素 } B_1,OH^-} \text{Ph-}\underset{O}{\overset{}{C}}\text{-}\underset{OH}{\overset{}{CH}}\text{-Ph}$$

早些时候用的催化剂是氰化钠,其性剧毒,本实验用维生素 B_1 作催化剂,材料易得,操作安全,效果良好。反应历程如下:

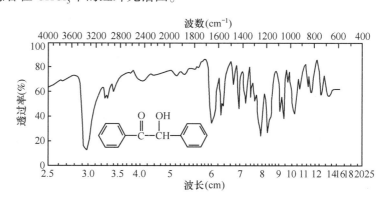

（三）仪器和试剂

仪器：微波炉（450 W）、IR 仪、数字熔点仪、超声清洗仪或超声-微波合成仪、光学分析仪。

试剂：苯甲醛、维生素 B_1、$NaHCO_3$、Na_2CO_3、KOH、硼酸、95% 乙醇溶液、10% 氢氧化钠溶液。

（四）实验内容

1. 安息香的液相合成法 在 50ml 圆底烧瓶中，加入 0.9g 维生素 B_1、3ml 水和 7.5ml 乙醇，将烧瓶置于冰浴中冷却。同时取 2.5ml 10% 氢氧化钠溶液于一支试管中也置于冰浴中冷却。然后在冰浴冷却下，将氢氧化钠溶液滴加到反应液中，并不断摇荡，此时溶液呈黄色。去掉冰水浴，加入 5ml 新蒸的苯甲醛，装上回流冷凝管，加入搅拌子，将混合物置于水浴上，温度保持在 60~75℃ 温热 1h。升温至 80℃ 反应 30min，切勿将混合物加热至剧烈沸腾，此时反应混合物呈橘黄或橘红色均相溶液。将反应混合物冷至室温，析出浅黄色结晶。将烧瓶置于冰浴中冷却使结晶完全。若产物呈油状物析出，应重新加热使成均相，再慢慢冷却重新结晶。必要时可用玻璃摩擦瓶壁或投入晶种。抽滤，用 25ml 冷水分两次洗涤结晶。粗产物用 95% 乙醇溶液重结晶。若产物呈黄色，可加入少量活性炭脱色。纯安息香为白色针状结晶，产量 2~3g，熔点 134~136℃。图 3-24 为安息香在 $CHCl_3$ 中的红外光谱图。

2. 安息香的固体研磨合成（室温） 取 5ml 新蒸的苯甲醛，0.9g 维生素 B_1，和研细的 NaOH 0.2g 混合后，置研钵中研磨反应 40min，放置 20min，（30℃）。向反应混合物加 95% 乙醇溶液 20ml，令其溶解（如不溶可加热），冷却混合物析出结晶，抽滤取固体，水洗两次，再用 95% 乙醇溶液重结晶一次，干燥，称重，测熔点。

图 3-24 安息香在 $CHCl_3$ 中的红外光谱

3. 安息香的固体研磨微波合成 取 5ml 新蒸的苯甲醛，0.9g 维生素 B_1，和 NaOH 0.2 g 混合物研细后，置微波炉（450 W）辐射反应 10 min，取出按 2 项方法处理。

4. 安息香的固体研磨超声合成 基本同 3 项，只是用超声清洗仪进行反应。按照方法一的投料完成后,在超声合成仪中加热至 60℃、超声频率 40kHz、反应 30min,取出冷却即有大量浅黄色晶体析出,用冰水冷却 5min,抽滤、洗涤收集产品,再按方法一进行重结晶。产量 3～4g。本方法可大大减少反应时间,降低反应温度,节省能源。

5. 正交设计法研究安息香液相合成　正交设计法,也称正交设计试验,是研究多因素同时变化对反应的影响的较为理想方法,所谓正交设计是把实验中涉及的诸因素和不可忽略的交互作用合理地安排到正交表中,在进行表头设计前,应首先通过实验摸索和利用专业知识确定本实验要考虑的主要因素,以便在同型正交表中选择较前者,减少实验次数,在因素的水平数确定后,选择其一。

（五）注意事项

（1）苯甲醛中不能含有苯甲酸,用前最好经 5% 碳酸氢钠溶液洗涤,而后减压蒸馏,并避光保存。

（2）维生素 B_1 又称硫胺素、硫胺、噻胺,市售品以其盐酸盐的形式储存。维生素 B_1 在酸性条件下是稳定的,但易吸水,在水溶液中易被氧化失效,光及铜、铁、锰等金属离子均可加速氧化;在氢氧化钠溶液中噻唑环易开环失效。因此,反应前维生素 B_1 溶液及氢氧化钠溶液必须用冰水冷透。

（3）安息香在沸腾的 95% 乙醇中的溶解度为每 100 毫升 12～14g。

（六）思考题

为什么加入苯甲醛后,反应混合物的 pH 要保持在 9～10？溶液 pH 过小有什么影响？

实验 13　安息香氧化反应

（一）实验目的

（1）了解安息香氧化制备二苯基乙二酮的氧化剂的选择。
（2）掌握回流、重结晶等基本实验操作。

（二）实验原理

安息香属于 α-羟基酮,结构中的醇羟基为仲醇,在氧化剂的作用下能被氧化成羰基,最终得 α-二酮。

（三）仪器和试剂

安息香、六水合三氯化铁、冰醋酸、乙醇、石油醚、乙酸乙酯、圆底烧瓶、球形冷凝管、布氏漏斗、抽滤瓶、硅胶板、紫外灯、循环水真空泵、磁力加热器。

（四）实验内容

在 100 ml 圆底烧瓶中加入 10 ml 冰醋酸、5 ml 水及 9.00 g 的 $FeCl_3 \cdot 6H_2O$，装上球形冷凝管，小火加热至沸腾，并不时振荡。停止加热，待沸腾平息后，加入 2.12 g 安息香，继续加热回流 60 min。加入 5 ml 水再煮沸后，冷却反应液有黄色固体析出。减压抽滤固体，并用少量冷水洗涤固体 3 次。粗品重约 2.00 g，产率约 95%。

粗品用 75% 的乙醇重结晶得淡黄色晶体，产品重约 1.72 g，产率 82%，熔点 94~95℃。

（五）注意事项

（1）有条件的情况下，可以采用硅胶板薄层层析监测反应进程（石油醚/乙酸乙酯体积比 8:1）展开，紫外灯下观察原料点和产物点的变化，当原料点基本消失时，表示氧化反应可以结束。

（2）溶解 $FeCl_3 \cdot 6H_2O$ 于醋酸溶液时，由于溶质较多，可以研细后一边慢慢加热一边加入固体。

（3）在冷却析出粗产品时，可以适当搅拌，防止析出的产品结块包裹杂质。

（六）思考题

（1）除本实验用到的 $FeCl_3$ 外，还有哪些氧化剂可以用来氧化安息香生成二苯基乙二酮？这些氧化剂有哪些优缺点？

（2）本实验中，加入冰醋酸的目的是什么？

（3）反应时加入水与冰醋酸形成混合溶液，以及反应结束后加入水的目的是什么？

实验 14　3-硝基苯甲醛的制备

（一）实验目的

（1）了解苯环硝化的方法。

（2）熟悉混酸为硝化试剂时的反应原理。

（3）掌握冰浴、滴加、重结晶等基本操作。

（二）实验原理

3-硝基苯甲醛是制备尼群地平、尼莫地平等药物的中间体。冰浴冷却，以苯甲醛为原料，使用浓硝酸和浓硫酸混合液为硝化试剂，可在醛基的间位引入硝基。

（三）仪器和试剂

苯甲醛、浓硫酸、浓硝酸、甲苯、石油醚、圆底烧瓶、烧杯、滴液漏斗、温度计、滤纸、球形冷凝管、磁力加热器、循环水真空泵、碎冰。

（四）实验内容

在 50ml 圆底烧瓶中加入 11.0ml 浓 H_2SO_4，冰浴冷却至 0 ~ 5℃，搅拌下向其中滴加 4.5ml 浓 HNO_3。继续搅拌，通过滴液漏斗向上述混合液中缓慢滴加新蒸苯甲醛 5ml，滴加过程中控制反应液温度不超过 10℃，约 15min 加完后，继续冰浴搅拌反应 1h。

在烧杯中加入 50g 碎冰和少量水，慢慢将反应液倾入烧杯中，搅拌 10 ~ 20min，析出大量黄色固体，减压过滤，并用冰水洗涤固体至中性，抽干，干燥，粗产品重 6.0g，产率约 79%。

粗品用石油醚-甲苯混合溶剂（体积比 3∶2）重结晶得浅黄色针状晶体。纯净的 3-硝基苯甲醛熔点 57 ~ 58℃。

（五）注意事项

（1）反应的全过程均需冰浴冷却，冰浴中应保持冰多水少状态。
（2）加试剂时要注意滴加速率，以使反应液的温度始终不超过 10℃。
（3）苯甲醛不宜过量太多，否则粗产品与过量的苯甲醛裹挟在一起，难以在冰水中析出固体。

（六）思考题

（1）反应中能否将浓硫酸往浓硝酸中滴加？为什么？
（2）反应中为什么需要冰浴充分冷却？温度高了会如何？

实验 15　Suzuki- Miyaura 偶联反应

（一）实验目的

（1）熟悉钯催化有机硼化合物与有机卤化物的交叉偶联反应。
（2）了解 Suzuki- Miyaura 偶联反应的反应机制。

（二）实验原理

Suzuki-Miyaura 偶联反应由 Akira Suzuki 教授在 1979 年首先报道，凭借此贡献与 Richard F. Heck、Ei-ichi Negishi 共同获得 2010 年诺贝尔化学奖。在钯配合物催化下，芳基或烯基的硼酸或硼酸酯与氯、溴、碘代芳烃或烯烃发生交叉偶联,反应条件温和,具有很强的底物适应性及官能团耐受性,在有机合成领域具有广泛应用。反应的催化循环过程经历了氧化加成、金属转移化和还原消除三个阶段。

$$Ar\text{-}B(OH)_2 \quad + \quad Ar'\text{-}X \quad \xrightarrow[Na_2CO_3]{Pd(PPh_3)_4} \quad Ar\text{-}Ar'$$

$$X = Cl, Br, I$$

Suzuki-Miyaura 偶联反应中最常用的碱是碳酸钠、碳酸铯、醋酸钾、磷酸钾等,广泛使用的催化剂为 Pd(PPh₃)₄。然而,大多数 Pd 配体不仅对空气和水敏感,而且相对比较难合成或者相当昂贵,因此发展无配体钯催化的 Suzuki-Miyaura 偶联反应引起了化学家们的广泛关注并在近年来取得了一些研究进展。通过对碱、溶剂等反应条件的探索,这些 Pd 催化的无配体反应不仅可以顺利进行,而且具有成本低廉、反应条件温和、操作简单(在空气中反应即可)、产率高、反应时间短等优点。

本实验以醋酸钯为催化剂,以水和丙酮为混合溶剂,对溴甲苯和苯硼酸发生 Suzuki 偶联反应。该反应不需要惰性气体保护,在空气中就可以进行。

(三) 仪器与试剂

碳酸钠、醋酸钯、对溴甲苯、苯硼酸、无水硫酸镁、海砂、200～300 目硅胶、丙酮、去离子水、乙醚、石油醚、乙酸乙酯、搅拌器、旋转蒸发仪、薄层层析板、展缸、层析柱、圆底烧瓶、分液漏斗、锥形瓶。

(四) 实验内容

在 25 ml 圆底烧瓶中依次加入碳酸钠(212mg,2.0mmol),醋酸钯(2.3mg,1mol%),对溴甲苯(171mg,123μl,1.0mmol),苯硼酸(183mg,1.5mmol),去离子水 3.5ml,丙酮 3.0ml,室温搅拌 30 分钟。薄层层析监测反应进程(乙酸乙酯/石油醚＝1/50)。

反应结束后,向反应体系中加入 3.0ml 水稀释,然后将混合溶液倒入分液漏斗中,乙醚萃取(3×15ml),合并有机相,无水硫酸镁干燥,过滤、滤液中加入 2g 硅胶,旋干,使粗产品均匀地吸附在硅胶表面。采用干法上样,柱层析得到纯的产品,称重,计算产率。

(五)思考题

查阅相关文献,写出此次实验(二价钯催化的 Suzuki-Miyaura 偶联反应)的反应机理。

实验 16 苯频哪醇的合成

(一)实验目的

学习光化学合成基本原理,了解光化学还原制备苯频哪醇的原理和方法。

(二)实验原理

二苯酮的光化学还原是研究得较清楚的光化学反应之一。若将二苯酮溶于一种"质子给予体"的溶剂中,如异丙醇,并将其暴露在紫外光中时,会形成一种不溶性的二聚体——苯频哪醇。

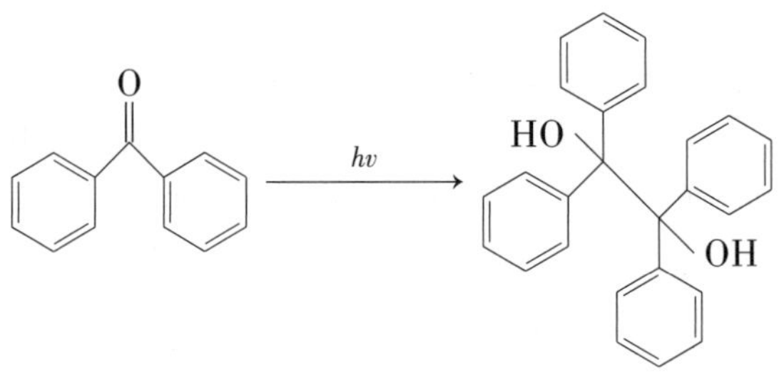

还原过程是一个包含自由基中间体的单电子反应:

苯频哪醇也可由二苯酮在镁汞齐或金属镁与碘的混合物(二碘化镁)作用下发生双还原反应制备。

(三)仪器和试剂

二苯酮(化学纯):沸点 305℃,熔点 49 ℃,不溶于水,溶于乙醇、乙醚和氯仿。能升华,本品对眼睛、呼吸系统及皮肤有刺激性。

苯频哪醇:熔点 189℃。易溶于沸腾冰乙酸,溶于沸苯,在乙醚、二硫化碳、氯仿中溶解度极大。

(四)实验内容

在 25ml 圆底烧瓶(或大试管)中加入 2.8g(0.015mol)二苯酮和 20ml 异丙醇,在水浴上温热使二苯酮溶解。向溶液中加入 1 滴冰醋酸,再用异丙醇将烧瓶充满,用磨口塞或干净的橡皮塞将瓶塞紧,尽可能排除瓶内的空气,必要时可补充少量异丙醇,并用细棉绳将塞子系在瓶颈上扎牢或用橡皮带将塞子套在瓶底上。将烧瓶倒置在烧杯中,写上自己的姓名,放在向阳的窗台或平台上,光照 1 ~ 2 周。由于反应生成的苯频哪醇在溶剂中溶解度很小,随着反应的进行,苯频哪醇晶体从溶液中析出。待反应完成后,在冰浴中冷却使结晶完全。真空抽滤,并用少量异丙醇洗涤结晶。干燥后得到漂亮的小的无色结晶,产量 2 ~ 2.5g,产率 36% ~ 45%,熔点 187 ~ 189℃。

本实验约需 2 ~ 3 h(不包括照射时间)。

(五) 注意事项

(1) 光化学反应一般需在石英器皿中进行,因为需要透过比普通波长更短的紫外光的照射。而二苯酮激发的 *n-n* 跃迁所需要的照射约为 350 nm,这是易透过普通玻璃的波长。

(2) 加入冰醋酸的目的,是为了中和普通玻璃器皿中微量的碱。碱催化下苯频哪醇易裂解生成二苯甲酮和二苯甲醇,对反应不利。

(3) 二苯甲酮在发生光化学反应时有自由基产生,而空气中的氧会消耗自由基,使反应速度减慢。

(4) 反应进行的程度取决于光照情况。如阳光充足直射下 4 天即可完成反应;如天气阴冷,则需一周或更长的时间,但时间长短并不影响反应的最终结果。如用日光灯照射,反应时间可明显缩短,3 ~ 4 天即可完成。

(六) 思考题

(1) 二苯酮和二苯甲醇的混合物在紫外光照射下能否生成苯频哪醇? 写出其反应机制。

(2) 试写出在氢氧化钠存在下,苯频哪醇分解为二苯酮和二苯甲醇的反应机制。

(3) 反应前,如果没有滴加冰醋酸,这会对实验结果有何影响? 试写出有关反应式。

实验 17 配合物的制备、性质与应用

(一) 实验目的

(1) 了解几种不同类型的配合物的生成,比较配合物与简单化合物和复盐的区别。

(2) 掌握影响配合平衡移动的因素。

(3) 了解螯合物的形成条件。

(4) 熟悉过滤和试管的使用等基本操作。

(二) 实验原理

由中心离子(或原子)和一定数目的中性分子或阴离子通过形成配位共价键相结合而成的复杂结构单元称配合单元,凡是由配合单元组成的化合物称配位化合物。在配合物中,中心离子已体现不出其游离存在时的性质。而在简单化合物或复盐的溶液中,各种离子都能体现出游离离子的性质。由此,可以区分出有无配合物存在。

配合物在水溶液中存在下列配合平衡:

$$M^{n+} + aL \underset{解离}{\overset{形成}{\rightleftharpoons}} ML_a^{n-a}$$

配合物的稳定性可用平衡常数 $K_{稳}^{\ominus}$ 来衡量。根据化学平衡的知识可知,增加配体或金属离

子浓度有利于配合物的形成,而降低配体或金属离子的浓度则有利于配合物的解离。因此,弱酸或弱碱作为配体时,溶液酸碱性的改变会导致配合物的解离。若有沉淀剂能与中心离子形成沉淀反应,则会减少中心离子的浓度,使配合平衡朝离解的方向移动,最终导致配合物的解离。若另加入一种配体,能与中心离子形成稳定性更好的配合物,则又可能使沉淀溶解。总之,配合平衡与沉淀平衡的关系是朝着生成更难解离或更难溶解的物质的方向移动。

中心离子与配体结合形成配合物后,由于中心离子的浓度发生了改变,因此电极电势值也改变,从而改变了中心离子的氧化还原能力。

中心离子与多基配体反应可生成具有环状结构的稳定性很好的螯合物。很多金属螯合物具有特征颜色,且难溶于水而易溶于有机溶剂。有些特征反应常用来作为金属离子的鉴定反应。

(三) 仪器和试剂

1. 仪器 试管、试管架、离心试管、漏斗、漏斗架、白瓷点滴板、离心机、滤纸。

2. 试剂 ①酸:2mol/L H_2SO_4;②碱:2mol/L 氨水,6mol/L 氨水,0.1mol/L NaOH,2mol/L NaOH;③盐:0.1mol/L $CuSO_4$,0.1mol/L $HgCl_2$,0.1mol/L KI,0.1mol/L $BaCl_2$,0.1mol/L 铁氰化钾,0.1mol/L 硫酸铁铵,0.1mol/L $FeCl_3$,0.1mol/L KSCN,2mol/L NH_4F,饱和 $(NH_4)_2C_2O_4$,0.1mol/L $AgNO_3$,0.1mol/L NaCl,0.1mol/L KBr,0.1mol/L $Na_2S_2O_3$,0.1mol/L Na_2S,饱和 $Na_2S_2O_3$,0.1mol/L $FeSO_4$,0.1mol/L $NiSO_4$,0.1mol/L EDTA;④其他:乙醇(95%),CCl_4,0.25% 邻菲罗啉,1% 二乙酰二肟,乙醚。

(四) 实验内容

1. 配合物的制备

(1) 含正配离子的配合物:往试管中加入 2ml 0.1mol/L $CuSO_4$ 溶液,逐滴加入 2mol/L 氨水溶液,至产生沉淀后仍继续滴加氨水,直至变为深蓝色溶液为止;然后加约 4ml 乙醇,振荡试管,观察现象。过滤,所得晶体为何物? 在漏斗颈下端放一支试管,直接在滤纸上逐滴加入 2mol/L 氨水溶液(约 2ml)使晶体溶解(保留此溶液供下面实验用)。写出离子反应方程式。

(2) 含负配离子的配合物:往试管中加入 3 滴 0.1mol/L $HgCl_2$ 溶液,逐滴加入 0.1mol/L KI 溶液,注意最初有沉淀生成,后来变为配合物而溶解(保留此溶液供下面实验用)。写出离子反应方程式。

2. 配位化合物与简单化合物、复盐的区别

(1) 把实验所得的硫酸四氨合铜溶液分成两份,往第一支试管中滴入 2 滴 0.1mol/L NaOH 溶液,第二支试管中滴入 3 滴 0.1mol/L $BaCl_2$ 溶液。观察现象,写出离子反应方程式。

另取两支试管各加 5 滴 0.1mol/L $CuSO_4$ 溶液,然后在一支试管中滴入 2 滴 0.1mol/L NaOH 溶液,另一支试管中滴入 3 滴 0.1mol/L $BaCl_2$ 溶液。比较两次实验结果,并简单解释之。

(2) 向实验所得的四碘合汞酸钾溶液中滴入 2 滴 0.1mol/L NaOH 溶液,观察现象。

另取一支试管,加 2 滴 0.1mol/L $HgCl_2$,再加 2 滴 0.1mol/L NaOH 溶液,比较两次实验的结果,并简单解释之。

(3) 用实验证明铁氰化钾是配合物,硫酸铁铵是复盐,写出实验步骤并进行实验。

3. 配合平衡的移动

（1）配合物的取代反应：取 1ml 0.1mol/L $FeCl_3$ 溶液于试管中，滴加 2 滴 0.1 mol/L KSCN 溶液，溶液呈何颜色？然后滴加 2 mol/L NH_4F 溶液至溶液变为无色，再滴加饱和（NH_4）$_2C_2O_4$ 溶液，至溶液变为黄绿色。写出离子反应方程式并解释。

（2）配合平衡与沉淀溶解平衡：在一支离心试管中加 3 滴 0.1mol/L $AgNO_3$ 溶液，然后按下列次序进行实验，并写出每一步骤的反应方程式。

1）滴加 1 滴 0.1mol/L NaCl 溶液至刚生成沉淀。

2）加入 6mol/L 氨水溶液至沉淀刚溶解。

3）加入 0.1mol/L KBr 溶液至刚生成沉淀。

4）加入 0.1mol/L $Na_2S_2O_3$ 溶液，边滴边剧烈摇荡至沉淀刚溶解。

5）加入 0.1mol/L KI 溶液至刚生成沉淀。

6）加入饱和 $Na_2S_2O_3$ 溶液至沉淀刚溶解。

7）加入 0.1 mol/L Na_2S 溶液至刚生成沉淀。

试从几种沉淀的溶度积和几种配离子的稳定常数的大小加以解释。

（3）配合平衡与氧化还原反应的关系：取两支试管，加入 5 滴 0.1 mol/L $FeCl_3$ 溶液及 10 滴 CCl_4。然后在一支试管中加 5 滴 0.1 mol/L KI 溶液，另一支试管中滴加 2 mol/L NH_4F 溶液至溶液变为无色，再加入 5 滴 0.1 mol/L KI 溶液。比较两试管中 CCl_4 层的颜色，解释现象并写出有关的离子反应方程式。

（4）配合平衡和酸碱反应

1）在自制的硫酸四氨合铜（Ⅱ）溶液中，逐滴加入稀硫酸溶液，直至溶液呈酸性，观察现象，写出反应式。

2）在自制的 $K_3[Fe(SCN)_6]$ 溶液中，逐滴加入数滴 0.1 mol/L NaOH 溶液，观察现象，写出反应式。

4. 螯合物的形成

（1）取两支试管，分别加入 10 滴自制的 $[Fe(SCN)_6]^{3-}$ 和 10 滴自制的 $[Cu(NH_3)_4]^{2+}$，然后分别滴加 0.1 mol/L EDTA 溶液，观察现象并解释。

（2）Fe^{2+} 离子与邻菲罗啉在微酸性溶液中反应，生成橘红色的配离子。

在白瓷点滴板上滴一滴 0.1 mol/L $FeSO_4$ 溶液和 3 滴 0.25% 邻菲罗啉溶液，观察现象。此反应可作为 Fe^{2+} 离子的鉴定反应。

（3）Ni^{2+} 离子与二乙酰二肟反应生成鲜红色的内配盐沉淀。

在试管中加入 2 滴 0.1mol/L $NiSO_4$ 溶液及 20 滴蒸馏水，再加入 1 滴 2mol/L 氨水和 2 滴 1% 二乙酰二肟溶液，观察现象。然后再加入 1ml 乙醚，摇荡，观察现象。此反应可作为 Ni^{2+} 离子的鉴定反应。

$$Ni^{2+}+2 \begin{array}{c} CH_3-C=NOH \\ | \\ CH_3-C=NOH \end{array} \longrightarrow \text{[络合物结构]} \downarrow +2H^+$$

（五）注意事项

（1）$HgCl_2$ 毒性很大，使用时要注意安全。切勿使其入口或与伤口接触，用完试剂后必须洗手，剩余的废液不能随便倒入下水道。

（2）在实验操作中，要注意凡是生成沉淀的步骤，沉淀量要少，即到刚生成沉淀为宜；凡是使沉淀溶解的步骤，加入溶液量越少越好，即使沉淀刚溶解为宜。因此，溶液必须逐滴加入，且边滴边摇，若试管中溶液量太多，可在生成沉淀后，倒去大部分，再继续进行实验。

（六）思考题

（1）通过本实验中所观察到的现象总结出影响配合平衡的因素有哪些？

（2）配合物与复盐的主要区别是什么？

（3）为什么硫化钠溶液不能使亚铁氰化钾溶液产生硫化亚铁沉淀，而饱和的硫化氢溶液能使铜氨配合物的溶液产生硫化铜沉淀？

（4）实验中所用 EDTA 是什么物质？它与单基配体有何区别？

第四节　物质性质与化学鉴定方法

实验 1　电解质溶液

实验操作

（一）实验目的

（1）掌握强弱电解质电离的差别及同离子效应。

（2）掌握缓冲溶液的配制及其性质。

（3）熟悉盐类的水解反应及抑制水解的方法。

（4）掌握难溶电解质的沉淀溶解平衡及溶度积原理的应用。

（二）实验原理

1. 弱电解质的电离平衡及同离子效应　若 AB 为弱酸或弱碱，则在水溶液中存在下列平衡

$$AB \Longrightarrow A^+ + B^-$$

达到平衡时，各物质浓度关系满足 $K^{\ominus} = C_{eq}(A^+) \cdot C_{eq}(B^-)/C_{eq}(AB)$，$K^{\ominus}$ 为电离平衡常数。在此平衡体系中，如加入含有相同离子的强电解质，即增加 A^+ 或 B^- 离子的浓度，则平衡向

生成 AB 分子的方向移动,使弱电解质的电离度降低,这种效应叫作同离子效应。

2. 缓冲溶液　弱酸及其盐(例如 HAc 和 NaAc)或弱碱及其盐(例如 $NH_3 \cdot H_2O$ 和 NH_4Cl)等的混合溶液,能在一定程度上对少量外来的强酸或强碱起缓冲作用,即当外加少量酸、碱或少量水稀释时,此混合溶液的 pH 变化不大,这种溶液叫作缓冲溶液。

3. 盐类的水解反应　盐类的水解反应是由组成盐的离子和水电离出来的 H^+ 或 OH^- 离子作用,生成弱酸或弱碱的反应过程。水解反应往往使溶液显酸性或碱性。例如:

(1) 弱酸强碱所生成的盐(如 NaAc)水解使溶液显碱性。

(2) 强酸弱碱所生成的盐(如 NH_4Cl)水解使溶液显酸性。

(3) 对于弱酸弱碱所生成的盐的水解,则视生成的弱酸与弱碱的相对强弱而定。例如 NH_4Ac 溶液几乎为中性。而 $(NH_4)_2S$ 溶液呈碱性。

通常水解后生成的酸或碱越弱,则盐的水解度越大。水解是吸热反应,加热能促进水解作用。通常浓度及溶液 pH 的变化也会影响水解。

4. 沉淀溶解平衡、溶度积规则

(1) 溶度积:在难溶电解质的饱和溶液中,未溶解的固体及溶解的离子间存在着多相平衡,即沉淀平衡。如

$$PbI_2 \Longrightarrow Pb^{2+} + 2I^-$$

$$K_{sp}^{\ominus}(PbI_2) = C_{eq}(Pb^{2+}) C_{eq}^2(I^-)$$

$K_{sp}^{\ominus}$ 表示在难溶电解质的饱和溶液中难溶电解质的离子浓度(以其系数为指数)的乘积,叫作溶度积常数,简称溶度积。

根据溶度积规则,可以判断沉淀的生成和溶解,例如:

$C_{eq}(Pb^{2+}) C_{eq}^2(I^-) > K_{sp}^{\ominus}(PbI_2)$　　　　有沉淀析出或溶液过饱和;

$C_{eq}(Pb^{2+}) C_{eq}^2(I^-) = K_{sp}^{\ominus}(PbI_2)$　　　　溶液恰好饱和或称达到沉淀溶解平衡;

$C_{eq}(Pb^{2+}) C_{eq}^2(I^-) < K_{sp}^{\ominus}(PbI_2)$　　　　无沉淀析出或沉淀溶解。

(2) 分步沉淀:有两种或两种以上的离子都能与加入的某种试剂(沉淀剂)反应生成难溶电解质时,沉淀的先后顺序决定于刚开始沉淀时所需沉淀剂离子浓度的大小。需要沉淀剂离子浓度较小的先沉淀,需要沉淀剂离子浓度较大的后沉淀。这种先后沉淀的现象叫作分步沉淀。例如,往含有 Cu^{2+} 和 Cd^{2+} 的混合液中(若 Cu^{2+}、Cd^{2+} 离子浓度相差不太大)加入少量沉淀剂 Na_2S,由于 $K_{sp}^{\ominus}(CuS) < K_{sp}^{\ominus}(CdS)$,$Cu^{2+}$ 与 S^{2-} 的离子浓度乘积将先达到 CuS 的溶度积 $K_{sp}^{\ominus}(CuS)$,黑色 CuS 先沉淀析出,继续加入 Na_2S,达到 $C_{eq}(Cd^{2+}) C_{eq}(S^{2-}) > K_{sp}^{\ominus}(CdS)$ 时,黄色 CdS 才沉淀析出。

(3) 沉淀的转化:使一种难溶电解质转化为另一种难溶电解质,即把一种沉淀转化为另一种沉淀的过程,叫作沉淀的转化。一般来说,溶度积较大的难溶电解质容易转化为溶度积较小的难溶电解质。

(三) 仪器和试剂

1. 仪器　试管、试管架、试管夹、离心试管、小烧杯(100ml 或 50ml)、量筒(10ml)、洗瓶、点滴板、玻璃棒、酒精灯(或水浴锅)、离心机。

2. 试剂　①酸:醋酸 HAc(0.1mol/L,1mol/L,2mol/L);盐酸 HCl(0.1mol/L,2mol/L,6mol/L)。②碱:氨水 $NH_3 \cdot H_2O$(2mol/L),氢氧化钠 NaOH(0.1mol/L)。③盐:$AgNO_3$(0.1mol/

L);$Al_2(SO_4)_3$(0.1mol/L,1mol/L);K_2CrO_4(0.1mol/L);KI(0.001mol/L,0.1mol/L);$MgCl_2$(0.1mol/L);NaAc(0.5mol/L,1mol/L,固体);NaCl(0.1mol/L,1mol/L);Na_2CO_3(0.1mol/L,1mol/L);$Pb(NO_3)_2$(0.001mol/L,0.1mol/L);NH_4Cl(饱和,固体);Na_3PO_4(0.1mol/L);Na_2HPO_4(0.1mol/L),NaH_2PO_4(0.1mol/L);$SbCl_3$(固体)。④其他:锌粒,甲基橙(0.1%),酚酞(1%),pH试纸。

(四) 实验内容

1. 强弱电解质溶液的比较

(1) 在两支试管中分别加入少量 0.1mol/L HCl 和 0.1mol/L HAc,用 pH 试纸测定两溶液的 pH,并与计算值相比较。

(2) 在两支试管中分别加入 1ml 0.1mol/L HCl 与 0.1mol/L HAc 溶液,再分别加入一小颗锌粒(可用砂纸擦去表面的氧化层),并用酒精灯(或水浴)加热试管,观察哪只试管中产生氢气的反应比较剧烈。

2. 同离子效应

(1) 取两支试管,各加入 1ml 蒸馏水与 2 滴 2mol/L $NH_3 \cdot H_2O$ 溶液,再滴入一滴酚酞溶液,混合均匀,观察溶液显什么颜色。在一支试管中加入 1/4 小勺 NH_4Cl 固体,充分振荡使之溶解,观察溶液的颜色,并与另一支试管中的溶液比较。

根据以上实验指出同离子效应对电离度的影响。

(2) 取两支小试管,各加入 5 滴 0.1mol/L $MgCl_2$ 溶液,其中一支试管中再加入 5 滴饱和 NH_4Cl 溶液,然后分别在两支试管中加入 5 滴 2mol/L $NH_3 \cdot H_2O$,充分振荡后观察并记录两支试管中发生的现象。

缓冲溶液
性质验证

3. 缓冲溶液的配制和性质

(1) 两支试管中各加入 3ml 蒸馏水,用 pH 试纸测定其 pH,在其中一支试管中加入 5 滴 0.1mol/L HCl,另一支试管中加入 5 滴 0.1mol/L NaOH 溶液,充分振荡后再分别测定它们的 pH。

(2) 在 1 个小烧杯中,加入 1mol/L HAc 和 1mol/L NaAc 溶液各 5ml(用量筒尽可能准确量取),用玻璃棒搅匀,配制成 HAc-NaAc 缓冲溶液。用 pH 试纸测定该溶液的 pH,并与计算值比较。

(3) 取 3 支试管,各加入此缓冲溶液 3ml,然后在三支试管中分别加入 5 滴 0.1mol/L HCl、0.1mol/L NaOH 溶液及 5 滴蒸馏水,再用 pH 试纸分别测定其 pH。

比较实验情况,并总结缓冲溶液的性质。

4. 盐类的水解和影响盐类水解的因素

(1) 盐的水解与溶液的酸碱性

1) 在三支试管中分别加入少量 0.5mol/L Na_2CO_3,1mol/L NaCl 及 $Al_2(SO_4)_3$溶液,用 pH 试纸试验它们的酸碱性。

2) 在三支试管中分别加入少量 0.1mol/L Na_3PO_4、Na_2HPO_4、NaH_2PO_4溶液,用 pH 试纸测定它们的 pH。

(2) 影响盐类水解的因素

1）温度对水解的影响：在两支试管中分别加入 1ml 0.5mol/L NaAc 溶液，并各加入 3 滴酚酞溶液，将其中一支试管用酒精灯（或水浴）加热，观察颜色的变化。冷却后颜色有何变化。

2）酸度的影响：将少量 $SbCl_3$ 固体（取火柴头大小即可）加到盛有 1ml 蒸馏水的小试管中，有何现象产生。用 pH 试纸试验溶液的酸碱性。加 6mol/L HCl 沉淀是否溶解。最后将所得溶液稀释，又有什么变化。

3）相互水解：取两支试管，分别加入 3ml 0.1mol/L Na_2CO_3 及 2ml 0.1mol/L $Al_2(SO_4)_3$ 溶液，先用 pH 试纸分别测其 pH。然后混合，观察现象。

5. 溶度积原理的应用

（1）沉淀的生成

1）在一支试管中加入 1ml 0.1mol/L $Pb(NO_3)_2$ 溶液，再加入 1ml 0.1mol/L KI 溶液，充分振荡后观察沉淀的生成和颜色。

2）在另一支试管中加入 1ml 0.001mol/L $Pb(NO_3)_2$ 溶液，再加入 1ml 0.001mol/L KI 溶液，充分振荡后观察有无沉淀生成。

（2）分步沉淀：在离心试管中加入 3 滴 0.1mol/L NaCl 溶液和 1 滴 0.1mol/L K_2CrO_4 溶液，稀释至 1ml，摇匀后加入 1 滴 0.1mol/L $AgNO_3$ 溶液，摇匀后，离心沉淀，观察生成的沉淀的颜色（注意沉淀和溶液颜色的差别）。然后倒出上清液，再往上清液中滴加数滴 0.1mol/L $AgNO_3$ 溶液，会出现什么现象。

（3）沉淀的溶解：在试管中加入 2ml 0.1mol/L $MgCl_2$ 溶液，并滴入数滴 2mol/L $NH_3 \cdot H_2O$ 溶液，观察沉淀的生成。再向此溶液中加入少量 NH_4Cl 固体，振荡，观察原有沉淀是否溶解，用离子平衡移动的观点解释上述现象。

（4）沉淀的转化：在离心试管中加入 0.1mol/L $Pb(NO_3)_2$ 和 1.0mol/L NaCl 溶液各 10 滴。充分振荡，离心分离，弃去上层清液，向沉淀中滴加数滴 0.1mol/L KI 溶液并搅拌，观察沉淀的颜色变化。说明原因并写出有关反应方程式。

（五）注意事项

（1）取用液体试剂时，严禁将滴瓶中的滴管伸入试管内，或用试验者的滴管到试剂瓶中吸取试剂，以免污染试剂。取用试剂后，必须把滴管放回原试剂瓶中，不可置于实验台上，以免弄混及交叉污染试剂。

（2）用试管盛液体加热时，液体量不能过多，一般以不超过试管体积的 1/3 为宜。试管夹应夹在距管口 1~2cm 处，然后斜持试管，从液体的上部开始加热，再过渡到试管下部，不断地晃动试管，以免由于局部过热，液体喷出或受热不均使试管炸裂。加热时，应注意试管口不能朝向别人或自己。

（3）锌粒回收至指定容器中。

（六）思考题

（1）试解释为什么 Na_2HPO_4，NaH_2PO_4 均属酸式盐，但前者的溶液呈弱碱性，后者却呈弱酸性？

（2）同离子效应对弱电解质的电离度和难溶电解质的溶解度各有什么影响？

（3）使用离心机应注意些什么？

（4）沉淀的溶解和转化的条件分别是什么？

实验2　氧化还原反应与电极电势

实验操作

（一）实验目的

（1）掌握电极电势对氧化还原反应的影响。

（2）了解浓度、酸度对电极电势的影响。

（3）掌握浓度、酸度、温度、催化剂对氧化还原反应的方向、产物、速度的影响。

（4）了解原电池的装置。

（二）实验原理

氧化剂和还原剂的氧化、还原能力强弱,可根据它们的电极电势的相对大小来衡量。电极电势的值越大,则氧化态的氧化能力越强,其氧化态物质是较强氧化剂;电极电势的值越小,则还原态的还原能力越强,其还原态物质为较强还原剂。

利用氧化还原反应而产生电流的装置,称原电池。原电池的电动势等于正、负两极的电极电势之差,即

$$E_{MF} = E_{(+)} - E_{(-)}$$

根据原电池正负极电极电势可以判读氧化还原反应的方向。当 $E_{MF} > 0$,即 $E_{(+)} > E_{(-1)}$ 时,反应正向自发进行。

正负极电极电势根据能斯特方程计算得到:298K 时,

$$E = E^{\ominus} + \frac{0.0592V}{n} \lg \frac{c(氧化型)}{c(还原型)}$$

其中,$c(氧化型)/c(还原型)$表示氧化态一边各物质浓度幂次方的乘积与还原态一边各物质浓度幂次方乘积之比。所以当氧化型或还原型的浓度、酸度改变时,则电极电势 E 值必定发生改变,从而引起电动势 E_{MF} 也将发生改变。准确测定电动势是用对消法在电位计上进行的。本实验只是为了定性进行比较,所以采用伏特计。

浓度及酸度对电极电势的影响,可能导致氧化还原反应方向的改变,也可能影响氧化还原反应的产物。

（三）仪器和试剂

1. 仪器　试管、烧杯、伏特计、表面皿、U 形管。

2. 试剂　①酸:2mol/L HCl,浓 HNO_3,1mol/L HNO_3,3mol/L HAc,1mol/L H_2SO_4,3mol/L H_2SO_4,0.1mol/L $H_2C_2O_4$。②碱:6mol/L NaOH,40% NaOH,浓 $NH_3 \cdot H_2O$。③盐:1mol/L $ZnSO_4$,1mol/L $CuSO_4$,0.1mol/L KI,0.1mol/L $AgNO_3$,0.1mol/L KBr,0.1mol/L $FeCl_3$,0.1mol/L $Fe_2(SO_4)_3$,0.1mol/L $FeSO_4$,1mol/L $FeSO_4$,0.4mol/L $K_2Cr_2O_7$,0.01mol/L $KMnO_4$,0.1mol/L Na_2SO_3,0.1mol/L Na_3AsO_3,0.1mol/L $MnSO_4$,0.1mol/L NH_4SCN,I_2水,Br_2水,CCl_4,固体 NH_4F,

固体$(NH_4)_2S_2O_8$,饱和 KCl。④其他:锌粒,琼脂,电极(锌片、铜片、铁片、碳棒),水浴锅,导线,鳄鱼夹,砂纸,红色石蕊试纸。

(四) 实验内容

1. 电极电势和氧化还原反应

(1) 在试管中加入 0.5ml 0.1mol/L 的 KI 溶液和 2 滴 0.1mol/L 的 $FeCl_3$ 溶液,混匀后加入 0.5ml CCl_4,充分振荡,观察 CCl_4 层颜色的变化。

(2) 用 0.1mol/L 的 KBr 溶液代替 KI 进行同样实验,观察 CCl_4 层是否有 Br_2 的橙红色。

(3) 分别用 0.5ml 溴水和 0.5ml 碘水同 0.1mol/L 的 $FeSO_4$ 溶液 0.5ml 作用,观察实验现象。再加入 1 滴 0.1mol/L NH_4SCN 溶液,观察实验现象。

2. 浓度和酸度对电极电势的影响

(1) 浓度影响

1) 在两只 50ml 烧杯中,分别加入 30ml 1mol/L $ZnSO_4$ 和 30ml 1mol/L $CuSO_4$ 溶液。在 $ZnSO_4$ 溶液中插入 Zn 片,在 $CuSO_4$ 溶液中插入 Cu 片,用导线将 Zn 片和 Cu 片分别与伏特计的负极和正极相连,用盐桥连通两个烧杯溶液,测量电动势(图 3-25)。

2) 取出盐桥,在 $CuSO_4$ 溶液中滴加浓 $NH_3 \cdot H_2O$ 并不断搅拌,至生成的沉淀溶解而形成深蓝色溶液,放入盐桥,观察伏特计有何变化。利用能斯特方程解释现象。

$$2CuSO_4 + 2NH_3 \cdot H_2O = Cu_2(OH)_2SO_4 + (NH_4)_2SO_4$$
$$Cu_2(OH)_2SO_4 + 8NH_3 = 2[Cu(NH_3)_4]^{2+} + SO_4^{2-} + 2OH^-$$

3) 再取出盐桥,在 $ZnSO_4$ 溶液中加浓 $NH_3 \cdot H_2O$ 并不断搅拌至生成的沉淀完全溶解后,放入盐桥,观察伏特计有何变化。利用能斯特方程解释实验现象。

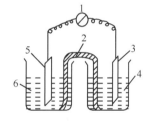

图 3-25 原电池

$$ZnSO_4 + 2NH_3 \cdot H_2O = Zn(OH)_2 + (NH_4)_2SO_4$$
$$Zn(OH)_2 + 4NH_3 = [Zn(NH_3)_4]^{2+} + 2OH^-$$

(2) 酸度影响

1) 取两只 50ml 烧杯,在一只烧杯中加入 30ml 1mol/L $FeSO_4$ 溶液,插入 Fe 片,另一只烧杯中加入 30ml 0.4mol/L 的 $K_2Cr_2O_7$ 溶液,插入炭棒。将 Fe 片和炭棒通过导线分别与伏特计负极、正极相连,两烧杯溶液用另一个盐桥连通,测量电动势。

2) 往盛有 $K_2Cr_2O_7$ 的溶液中,慢慢加入 1mol/L H_2SO_4 溶液,观察电动势有何变化? 再往 $K_2Cr_2O_7$ 溶液中逐滴加入 6mol/L NaOH 溶液,观察电动势的变化。

3. 浓度和酸度对氧化还原产物的影响

(1) 取两个试管,各盛一粒锌粒,分别加入 2ml 浓 HNO_3 和 1mol/L HNO_3,观察所发生现象。写出有关反应式。浓 HNO_3 被还原后的主要产物可通过观察生成气体的颜色来判断。稀 HNO_3 的还原产物是 NH_4^+,可用气室法检验。气室法检验 NH_4^+ 离子:将 5 滴被检溶液滴入一个表面皿中,再加 3 滴 40% NaOH 混匀。在另一块较小的表面皿中黏附一小块湿润的红色石蕊试纸,把它盖在大的表面皿上做成气室。将此气室放在水浴上微热 2min,若石蕊试纸变蓝色,则表示有 NH_4^+ 存在。

（2）在三支试管中，各加入 5 滴 0.01mol/L KMnO$_4$ 溶液，再分别加入 1mol/L H$_2$SO$_4$、蒸馏水、6mol/L NaOH 溶液各 0.5ml，摇匀后，往三支试管中加入 0.5ml 0.1mol/L Na$_2$SO$_3$ 溶液。观察反应产物有何不同。写出有关反应式。

4. 浓度和酸度对氧化还原反应方向的影响

（1）浓度的影响

1）在一支试管中加入 1ml H$_2$O，1ml CCl$_4$ 和 1ml 0.1mol/L Fe$_2$(SO$_4$)$_3$ 溶液，摇匀后，再加入 1ml 0.1mol/L KI 溶液，振荡至 CCl$_4$ 层颜色不变为止，观察 CCl$_4$ 层的颜色。

2）另取一支试管加入 1ml CCl$_4$，1ml 0.1mol/L FeSO$_4$，1ml 0.1mol/L Fe$_2$(SO$_4$)$_3$ 溶液，摇匀后，再加入 1ml 0.1mol/L KI 溶液，振荡至 CCl$_4$ 层颜色不变为止，观察 CCl$_4$ 层的颜色，并与上一实验中 CCl$_4$ 层颜色进行比较。

3）在（1）、（2）试管中，加入 NH$_4$F(s) 少许，充分振荡溶解后，观察 CCl$_4$ 层颜色变化。

（2）酸度影响

在试管中加入 I$_2$ 水 5 滴，再加入 0.1mol/L 的 Na$_3$AsO$_3$ 溶液数滴，至溶液退成无色。然后用 2mol/L 的 HCl 酸化，观察溶液颜色变化。再加入 40% NaOH，观察溶液颜色的变化。写出有关反应方程式，并解释实验现象。

5. 酸度、温度和催化剂对氧化还原反应速度的影响

（1）酸度影响：在两支各盛 1ml 0.1mol/L KBr 溶液的试管中，分别加入 3mol/L H$_2$SO$_4$ 和 3mol/L HAc 溶液 0.5ml，然后往两支试管中各加入 2 滴 0.01mol/L 的 KMnO$_4$ 溶液。

观察并比较两支试管中紫红色退色的快慢。写出反应式并解释实验现象。

（2）温度影响：在两支试管中分别加入 1ml 0.1mol/L H$_2$C$_2$O$_4$，5 滴 1mol/L H$_2$SO$_4$ 和 1 滴 0.01mol/L 的 KMnO$_4$ 溶液，摇匀，将其中一支试管放入 80℃ 水浴中加热，另一支不加热，观察两支试管退色的快慢。写出反应式，并解释实验现象。

（3）催化剂的影响：在两支试管中分别加入 2 滴 0.1mol/L MnSO$_4$ 溶液 3ml 2mol/L 的 H$_2$SO$_4$ 和少许 (NH$_4$)$_2$S$_2$O$_8$ 固体，振摇使其溶解。然后往一支试管中加入 2~3 滴 0.1mol/L 的 AgNO$_3$，另一支不加 AgNO$_3$，两支试管均加热煮沸，观察比较反应现象。

（五）注意事项

（1）电极 Cu 片、Zn 片及导线头，鳄鱼夹等都必须用砂纸打干净，若接触不良，会影响伏特计读数。正极接在 3V 处。

（2）FeSO$_4$ 和 Na$_2$SO$_3$ 必须新配制。

（3）试管中加入锌粒时，要将试管倾斜，让 Zn 粒沿内壁滑到底部。

（六）思考题

（1）通过本次实验，你能归纳出哪些因素影响电极电势？怎样影响？

（2）为什么 K$_2$Cr$_2$O$_7$ 能氧化浓 HCl 中的 Cl$^-$ 离子，而不能氧化浓度比 HCl 大得多的 NaCl 浓溶液中的 Cl$^-$ 离子？

（3）如何将反应 KMnO$_4$+KI+H$_2$SO$_4$→MnSO$_4$+I$_2$+H$_2$O 计成一个原电池写出原电池符号及电极反应式。

（4）两电对的标准电极电势值相差越大，反应是否进行得越快？你能否用实验证明你的结论？

实验3 常见物质的性质

一、铬、锰、铁

（一）实验目的

（1）掌握 Cr(Ⅲ)、Mn(Ⅱ)、Fe(Ⅱ、Ⅲ)氢氧化物的生成和性质。
（2）熟悉铬、锰、铁各种主要氧化态之间的转化。
（3）掌握铬(Ⅵ)、锰(Ⅶ)化合物的氧化还原性以及介质对氧化还原反应的影响。

（二）实验原理

铬、锰、铁依次属于ⅥB、ⅦB 和ⅧB 族元素，在化合物中，Cr、Mn 的最高氧化值和族数相等。Fe 的最高氧化值则小于族数。Cr 常见氧化值为+3、+6；Mn 为+2、+4、+6、+7；Fe 为+2、+3。

Cr(OH)$_3$为灰绿色，两性；Mn(OH)$_2$为白色，碱性；Fe(OH)$_2$为白色，碱性；Fe(OH)$_3$为棕色，两性极弱；Mn(OH)$_2$和 Fe(OH)$_2$极易被空气氧化为 MnO(OH)$_2$(棕黑色)和 Fe(OH)$_3$(棕色)。

由 Cr(Ⅲ)氧化成 Cr(Ⅵ)，必须在碱性介质中进行，如

$$2CrO_2^- +3H_2O_2 +2OH^- \Longrightarrow 2CrO_4^{2-} +4H_2O$$

而 Cr(Ⅵ)还原成 Cr(Ⅲ)必须在酸性介质中进行，如

$$Cr_2O_7^{2-} +3S^{2-} +14H^+ \Longrightarrow 2Cr^{3+} +3S+7H_2O$$

铬酸盐和重铬酸盐在溶液中存在下列平衡

$$2CrO_4^{2-} +2H^+ \Longrightarrow Cr_2O_7^{2-} +H_2O$$

加酸或碱可使平衡移动。一般多酸盐溶解度较单酸盐大，故在 K$_2$Cr$_2$O$_7$溶液中加入 Pb^{2+}，实际生成 PbCrO$_4$黄色沉淀。

Mn(Ⅵ)由 MnO$_2$和强碱在氧化剂 KClO$_3$的作用下加强热而制得，绿色锰酸钾溶液极易歧化

$$3K_2MnO_4 +2H_2O \Longrightarrow 2KMnO_4 +MnO_2 +4KOH$$

K$_2$MnO$_4$可被 Cl$_2$氧化成 KMnO$_4$。KMnO$_4$是强氧化剂，它的还原产物随介质酸碱性不同而异。在酸性溶液中 MnO$_4^-$被还原成无色的 Mn^{2+}，在中性溶液中被还原为棕色的 MnO$_2$沉淀，在强碱性介质中被还原成绿色的 MnO$_4^{2-}$。

Fe^{3+}和 Fe^{2+}均易和 CN$^-$形成配合物，Fe^{3+}与[Fe(CN)$_6$]$^{4-}$反应、Fe^{2+}与[Fe(CN)$_6$]$^{3-}$反应均能生成蓝色沉淀或溶胶，前者称普鲁士蓝，后者称藤氏蓝。最近的研究证明它们的结构相同，为[KFe(Ⅱ)(CN)$_6$Fe(Ⅲ)]。

（三）仪器和试剂

1. 仪器 酒精灯、试管。
2. 试剂 ①酸：6mol/L H$_2$SO$_4$，2 mol/L H$_2$SO$_4$，2mol/L HAc，3% H$_2$O$_2$。②碱：2mol/L

NaOH,6 mol/L NaOH,KOH(s)。③盐:0.1mol/L KCr(SO₄)₂,0.1mol/L K₂CrO₄,0.1mol/L K₂Cr₂O₇,0.1mol/L Pb(NO₃)₂,0.1mol/L KSCN,2mol/L (NH₄)₂S,0.1mol/L MnSO₄,0.01mol/L KMnO₄,0.1mol/L FeCl₃,0.1mol/L KI,0.1mol/L K₄[Fe(CN)₆],0.1mol/L K₃[Fe(CN)₆], 0.1mol/L (NH₄)₂Fe(SO₄)₂,KClO₃(s),MnO₂(s),Na₂SO₃(s),(NH₄)₂Fe(SO₄)₂·6H₂O(s), PbO₂(s)。④其他:CHCl₃或淀粉溶液,氯水。

（四）实验内容

1. 铬(Ⅲ)化合物

（1）Cr(OH)₃的产生:取两支试管,分别加入0.1mol/L KCr(SO₄)₂数滴和2mol/L NaOH溶液2滴,观察灰绿色Cr(OH)₃沉淀生成,写出离子反应式。

（2）Cr(OH)₃的两性:向(1)的两试管中分别滴加6mol/L H₂SO₄和6mol/L NaOH,有何变化?写出离子反应式。

（3）Cr(Ⅲ)被氧化:向(2)制得的CrO₂⁻溶液中加入3% H₂O₂数滴并加热,观察现象的变化,写出离子反应式。

2. 铬(Ⅵ)化合物

（1）溶液中CrO₄²⁻与Cr₂O₇²⁻间的平衡移动。

1）取0.1mol/L K₂CrO₄数滴,用2mol/L H₂SO₄酸化,观察颜色变化,再加入2mol/L NaOH,颜色又有何变化。

2）向0.1mol/L K₂Cr₂O₇溶液中滴加0.1mol/L Pb(NO₃)₂观察PbCrO₄沉淀的生成。写出离子反应式。

（2）Cr(Ⅵ)的氧化性:将2mol/L (NH₄)₂S滴加到酸化的0.1mol/L K₂Cr₂O₇溶液中,微热,观察现象及颜色变化。写出离子反应式。

3. 锰(Ⅱ)化合物

（1）Mn(OH)₂的生成和性质:在数滴0.1mol/L MnSO₄溶液中,加数滴2mol/L NaOH,立即观察现象,放置后再观察现象的变化。写出离子反应式。

（2）Mn(Ⅱ)的被氧化:往试管中加入少许PbO₂(s)、1ml 6mol/L H₂SO₄及一滴0.1mol/L MnSO₄,将试管用小火加热,小心振荡,静置后观察溶液转为紫红色,写出离子反应式,并用电极电势说明之。

4. 锰(Ⅵ)化合物

（1）K₂MnO₄的生成:在一干燥试管中放一小粒KOH固体和约等体积的KClO₃晶体,加热熔结在一起后,再加入少许MnO₂,加热熔融,至熔结后,使试管口稍低于试管底部,强热至熔块呈绿色,放置,待冷却后加4ml水振荡,使之溶解,溶液应呈绿色。写出反应式。

（2）K₂MnO₄的歧化:取少量上面自制的K₂MnO₄溶液,加入2mol/L HAc,观察溶液颜色的变化和沉淀的生成。写出离子反应式。

（3）K₂MnO₄的被氧化:取少量上面自制的K₂MnO₄溶液,滴加氯水并微热,观察溶液颜色的变化。写出离子反应式。

5. 锰(Ⅶ)化合物 取三支试管各加入2滴0.01mol/L KMnO₄溶液,再分别加入数滴2mol/L H₂SO₄、氨水、6mol/L NaOH,然后分别加入少许Na₂SO₃晶体。观察各试管所发生的现象。写出有关离子反应式,并做出介质对 $KMnO_4$ 还原产物的影响结论。

6. 铁(Ⅱ)化合物 向试管中加入 2ml 蒸馏水、1～2 滴 2mol/L H_2SO_4 使酸化,然后加几粒硫酸亚铁铵晶体;在另一支试管中煮沸 1ml 2mol/L NaOH,迅速加到硫酸亚铁铵的溶液中去(不要摇匀),观察现象。然后振摇,静置片刻,观察沉淀颜色的变化,解释每步操作的原因和现象的变化。写出有关离子反应式。

7. 铁(Ⅲ)化合物

(1)向 0.1mol/L $FeCl_3$ 溶液中滴加 2mol/L NaOH,观察现象并写出离子反应式。

(2)在 0.1mol/L $FeCl_3$ 溶液中,滴入 0.1mol/L KI 溶液,观察现象,设法检验所得产物。

8. Fe(Ⅱ)、Fe(Ⅲ)的配合物

(1)在数滴 0.1mol/L $FeCl_3$ 溶液中,滴加 0.1mol/L $K_4[Fe(CN)_6]$,观察普鲁士蓝色沉淀(或溶胶)形成。

(2)在数滴 0.1mol/L $(NH_4)_2Fe(SO_4)_2$ 溶液中,滴加 0.1mol/L $K_3[Fe(CN)_6]$,观察藤氏蓝色沉淀(或溶胶)的形成。

(3)在数滴 0.1mol/L $(NH_4)_2Fe(SO_4)_2$ 溶液中,加入 1 滴 2mol/L H_2SO_4 及 0.1mol/L KSCN 溶液数滴,观察有无现象变化。然后再滴加 3% H_2O_2 溶液数滴,观察颜色的变化。写出离子反应式。

(五)注意事项

(1)试验 Cr^{3+} 还原性时,H_2O_2 为氧化剂,有时溶液会出现褐红色,这是由于生成过铬酸钠的缘故。

$$2CrCl_3+3H_2O_2+10NaOH \Longrightarrow 2Na_2CrO_4+6NaCl+8H_2O$$
黄色

$$2Na_2CrO_4+2NaOH+7H_2O_2 \Longrightarrow 2Na_3CrO_8+8H_2O$$
褐红色

(2)在酸性溶液中,MnO_4^- 被还原成 Mn^{2+} 有时会出现 MnO_2 的棕色沉淀,这是因溶液的酸度不够及 $KMnO_4$ 过量,与生成的 Mn^{2+} 反应所致

$$2MnO_4^-+3Mn^{2+}+2H_2O \Longrightarrow 5MnO_2\downarrow+4H^+$$

(3)Fe^{3+} 呈淡紫色,由于水解生成 $[Fe(H_2O)_5(OH)]^{2+}$ 而使溶液呈棕黄色。

(六)思考题

(1)怎样实现 $Cr^{3+}\rightarrow Cr(OH)_4^-\rightarrow CrO_4^{2-}\rightarrow Cr_2O_7^{2-}\rightarrow CrO_5\rightarrow Cr^{3+}$ 的转化?怎样实现 $Mn^{2+}\rightarrow MnO_2\rightarrow MnO_4^{2-}\rightarrow MnO_4^-\rightarrow Mn^{2+}$ 的转化?各用离子反应方程式表示之。

(2)如何鉴定 Cr^{3+} 或 Mn^{2+} 的存在?

(3)怎样存放 $KMnO_4$ 溶液?为什么?

(4)试用两种方法实现 Fe^{3+} 和 Fe^{2+} 的相互转化。

二、卤代烃、醇、酚、醚的性质

Ⅰ. 卤代烃的性质

（一）实验目的

通过实验进一步认识烃基结构对反应速率的影响,不同卤原子对反应速率的影响。

（二）实验原理

检查卤原子往往利用卤代烃与硝酸银的醇溶液作用,生成卤化银沉淀。在卤代烃中,烃基的结构影响着卤原子的活泼性,卤丙烯型和苄卤型活性最大,卤烷型活性次之,卤乙烯和卤苯型活性最小。在烃基结构相同的情况下,不同的卤素表现出不同的活泼性,碘代烷活性最大,氟代烷活性最小。多个卤原子连在同一个碳上,卤原子活性降低。

（三）实验内容

1. 与硝酸银作用

（1）不同烃基结构的反应:取 1ml 5% 硝酸银乙醇溶液于试管中,滴加 2～3 滴样品,振荡后静置 5min,观察有无沉淀析出,如无沉淀可在水浴上煮沸片刻,再观察之,记录活泼性次序。

样品:1-氯丁烷、2-氯丁烷、2-氯-2-甲基丙烷、氯化苄、氯苯。

（2）不同卤原子的反应:取 1ml 5% 硝酸银乙醇溶液于试管中,滴加 2～3 滴样品。如前操作方法观察沉淀生成速率,记录活泼性次序。

样品:1-氯丁烷、1-溴丁烷、1-碘丁烷。

2. 与稀碱作用

（1）不同卤原子的反应:取 10～15 滴样品于试管中,加入 1～2ml 5% 氢氧化钠溶液,振荡后静置,小心取水层数滴,如上法用稀硝酸酸化后,用 2% 硝酸银检查之,记录活泼性次序。

样品:1-氯丁烷、1-溴丁烷、1-碘丁烷。

（2）与碘化钠-丙酮溶液作用:取 2ml 15% 的碘化钠-无水丙酮溶液于干燥试管中,加 2～3 滴 1-氯丁烷、1-溴丁烷、1-碘丁烷样品,混匀,必要时将试管在 50℃ 左右水浴中加热片刻,记录生成沉淀所需时间。

（四）注意事项

（1）加酸的目的,在于中和过量的碱。

（2）15% 碘化钠-丙酮溶液的配制:称取碘化钠 7.5g,溶于 43g(约 54ml)丙酮中,避光冷藏放置,但不宜久放。

（3）水浴温度不宜超过 50℃,否则不但丙酮易挥发,而且会由于试液沸腾而溢出。

Ⅱ. 醇 的 性 质

(一)实验目的

通过实验掌握醇类化合物的性质及定性方法。

(二)实验原理

(1)醇分子中羟基上的氢容易被金属钠(或钾)取代而生成醇钠(或醇钾),醇钠遇水分解成醇和氢氧化钠。反应活性次序是 $CH_3OH \sim 1° > 2° > 3°$ 醇。

(2)由于受羟基的影响,使得 α-H 活性增强,容易被氧化,不同结构的醇,氧化产物不同。伯醇被氧化成酸,仲醇被氧化成酮,叔醇 α-C 上没有 H 不被氧化。

(3)醇与氢卤酸作用,生成相应卤代烃,其反应速率与氢卤酸的性质和醇的结构有关。氢卤酸的活性次序是 HI > HBr > HCl。醇的活性次序是 3° > 2° > 1° 醇。可用此反应区别第一、第二、第三醇,所用试剂为浓盐酸加无水氯化锌配成的溶液,称为卢卡斯(Lucas)试剂。

(4)多元醇由于羟基的数目增多,羟基中氢原子的电离度从而增大,酸性增强,能和金属氢氧化物生成类似盐的化合物,例如,甘油和氢氧化铜作用生成甘油铜,是一种能溶于水,呈绛蓝色的络合物。

(三)实验内容

1. 醇钠的生成和水解 在干燥试管中,取正丁醇 1ml,加入一小粒新除去氧化钠的金属钠,观察现象,等到气体放出平稳时,使试管口靠近灯焰,观察有何现象。待金属钠完全消失后,将溶液倒在表面皿上,在水浴上蒸到有固体析出,将所得固体加 0.5ml 水,并滴入 2 滴酚酞指示剂,观察现象。

2. 氧化反应 与高锰酸钾作用:取 0.5% 高锰酸钾溶液 1ml,加样品 3~4 滴振摇,观察颜色变化,必要时可微热后再观察。

3. 与卢卡斯试剂的作用 取伯、仲、叔醇各 0.5ml 分别放入三支干燥试管中,加入卢卡斯试剂 2ml,用塞子塞住试管口,振荡后静置,温度最好保持在 26~27℃,观察其变化,记下浑浊和分层时间。

样品:正丁醇、仲丁醇、叔丁醇。

4. 多元醇与氢氧化铜的作用 取 3ml 5% 氢氧化钠溶液,加 5 滴 10% 硫酸铜溶液,配制成新鲜的氢氧化铜,然后加入试剂 5 滴,振摇,观察现象。

样品:甘油、乙二醇、乙醇。

(四)注意事项

卢卡试剂使用时要随时盖好,以防盐酸挥发,影响实验结果。

(五)思考题

(1)1,3-丙二醇能否与氢氧化铜作用?

（2）乙醇与金属钠反应,为什么要用无水乙醇?

Ⅲ. 酚 的 性 质

（一）实验目的

通过实验掌握酚类化合物的性质及定性方法。

（二）实验原理

（1）酚羟基氧上的孤对电子同苯环形成 p-π 共轭体系,增大了氧氢键极性,使氢易以质子的形式离解,故显弱酸性,能与氢氧化钠作用成盐。但其酸性弱于碳酸。

（2）具有酚羟基的有机化合物一般都能与三氯化铁发生特有的显色反应,常用此反应来鉴别酚类。产生显色反应的原因是由于产生了电离度很大的络合物。

（3）由于羟基氧上的孤对电子对苯环的 p-π 共轭效应,增大了苯环上的电子云密度,使之容易发生亲电取代反应。

（4）酚类易于被氧化成有颜色的醌类化合物。

（三）实验内容

1. 与三氯化铁的显色反应　取 0.5ml 1% 样品液于试管中,加入 1% 三氯化铁水溶液 1~2滴,观察现象。

样品:苯酚、对苯二酚。

2. 酚与溴水作用　取 0.5ml 1% 苯酚水溶液于试管中,逐滴滴加饱和溴水,溴水不断退色,观察有无白色沉淀析出,继续滴加,4454 让溴水过量,观察现象。

（四）注意事项

酚类化合物在空气中易被氧化,应注意保管。

Ⅳ. 醚 的 性 质

（一）实验目的

通过实验掌握醚类化合物的性质及定性方法。

（二）实验原理

（1）醚能和冷的浓强酸作用形成锌盐,锌盐不稳定,遇水分解为原来的醚和酸。

（2）脂肪醚长时间放置(尤其在日光中),可被空气中的氧气氧化成过氧化物,过氧化物不稳定,浓度高时容易爆炸,过氧化物对人体也有害。

（三）实验内容

乙醚中过氧化物的检查:取 0.5ml 2% 碘化钾溶液于试管中,加 1 滴 10% 硫酸,然后加入 10

滴乙醚,用力振荡,若有过氧化物存在,则乙醚层应显黄色。

(四) 注意事项

(1) 待到氢气放出平稳时,使试管靠近灯焰,可听到氢气与空气的混合气的爆鸣声,即可证实有氢气产生。

(2) 如果反应停止后溶液中如有残余的钠,应该先用镊子将钠取出放在无水乙醇中破坏,然后加水。否则,金属钠遇水反应剧烈,不但影响实验结果,而且不安全。

(3) 卢卡斯试剂的配制:将无水氯化锌在蒸发皿中加强热熔融,稍冷后,在干燥器中冷至室温,取出捣碎,称取136g,溶于90ml浓盐酸中。溶解时有大量氯化氢气体和热量放出,放冷后贮于玻璃瓶中塞严,防止潮气侵入。

(五) 思考题

(1) 根据实验结果,为什么与硝酸银的醇溶液作用,不同烃基的活泼性是3°>2°>1°? 在本实验中可否使用硝酸银的水溶液? 为什么?

(2) 卤原子在不同反应中,活性为什么总是碘>溴>氯?

(3) 卤代烃的水解为什么要在碱性条件下进行? 碱在整个反应中起什么作用?

(4) 乙醇和金属钠反应,为什么要用无水乙醇?

(5) 为什么卢卡斯试剂能够鉴别伯、仲、叔醇? 六个碳以上的伯、仲、叔醇能否用卢卡斯试剂鉴别?

(6) 用乙醚做实验时应注意哪些问题?

三、醛、酮、羧酸及其衍生物、乙酰乙酸乙酯、氨基酸、蛋白质、糖、胺和酰胺的性质

Ⅰ. 醛、酮性质

(一) 实验目的

通过实验进一步加深对醛、酮化学性质的认识,掌握鉴别醛酮的方法。

(二) 实验原理

(1) 醛和酮都含有羰基,可与羟胺、苯肼、2,4-二硝基苯肼、亚硫酸氢钠等亲核试剂发生亲核加成反应,所得产物经适当处理可得到原来的醛和酮,这些反应可用于鉴别和分离醛和酮。亲核加成难易不仅与试剂的亲核性有关,也与羰基化合物的结构有关,羰基碳上正电性越大,空间位阻越小,越容易发生亲核加成反应。

(2) 乙醛和甲基酮在碱性溶液中,与碘作用,生成黄色碘仿,可用此反应鉴别乙醛和甲基酮。

(3) 醛和酮最大的区别就是对氧化剂的敏感性不同,醛易被弱氧化剂如托伦(Tollen)试剂,费林(Fehling)试剂等氧化。而酮则不能被弱氧化剂氧化。我们可以利用这一特性来区别

醛和酮。

（三）实验内容

1. 醛、酮的亲核加成反应 亚硫酸氢钠试验：取新配置的 1ml 亚硫酸氢钠饱和溶液于试管中，加入 5 滴样品，用力振荡 2min 后于冰水浴中冷却数分钟，观察现象。

样品：苯甲醛、丙酮、苯乙酮、环己酮

2. 醛酮 α-H 的活泼性（碘仿反应）：取样品 5 滴于试管中，加入 1ml I_2-KI 溶液，然后滴加 5% 氢氧化钠溶液至反应混合物的颜色退去为止。嗅其味，并观察现象。如无沉淀产生，则在 60℃ 水浴中加热数分钟，再观察结果。

样品：乙醛、乙醇、异丙醇、丙酮、苯乙酮。

3. 区别醛酮的化学反应

（1）托伦试验：在一洁净的大试管中，加入银氨溶液 1ml，加样品 5 滴，摇匀后，将试管置于 50 ~ 60℃ 的水浴中温热几分钟，观察银镜的生成。

样品：甲醛、乙醛、丙酮、苯甲醛。

（2）费林试验：取费林试剂（甲）和（乙）各 10 滴于试管中，振荡混匀后，加入 5 滴样品，在沸水浴中加热 3 ~ 5min，观察现象。

样品：甲醛、乙醛、苯甲醛、丙酮。

（3）席夫试验：取 10 滴席夫试剂于试管中，滴加 5 滴样品，振荡摇匀，观察现象。

样品：甲醛、乙醛、苯甲醛、丙酮。

（四）注意事项

（1）饱和亚硫酸氢钠溶液的配制：见附录。

（2）如无沉淀析出，可用玻璃棒摩擦试管内壁或加 2 ~ 3ml 乙醇并摇匀，静止 2 ~ 3min，再观察现象。

（3）I_2-KI 溶液的配制：2g 碘和 5g 碘化钾溶于 100ml 水中。

（4）托伦试剂久置后将形成氮化银沉淀，容易爆炸，故必须现配制。进行实验时，切忌用灯焰直接加热，以免发生危险。实验完毕，用稀硝酸洗去银镜。

（5）要得到漂亮的银镜，与试管是否干净有很大关系。所用试管最好依次用硝酸、水和 10% 氢氧化钠洗涤，再用水和蒸馏水淋洗。

（6）费林试剂甲为 5% 硫酸铜溶液；乙为碱性酒石酸钾钠溶液。其配制方法见附录。由于氢氧化铜是沉淀，它直接与样品作用时反应不易完成。现有酒石酸钾钠存在，铜离子可与酒石酸盐络合，氢氧化铜沉淀溶解，形成深蓝色的溶液。这种络合物溶液不稳定，需在临用时配制。生成的产物 Cu_2O 则不会与酒石酸盐形成络合物。其中甲醛被氧化成甲酸后仍具有还原性，结果 Cu_2O 继续被还原成金属铜，呈暗红色粉末或铜镜析出。

（五）思考题

（1）碘仿反应可鉴别具有何种结构的物质？

（2）如何用简单的化学方法鉴别环己烷、环己烯、环己醇、丁醛、苯甲醛和丙酮诸化合物？

Ⅱ. 羧酸的性质

（一）实验目的

验证羧酸及其衍生物的性质,了解肥皂的制备原理及性质。

（二）实验原理

（1）羧酸分子中由于羧基中羟基氧上的孤对电子和羰基形成 p-π 共轭体系,电子向羰基转移,增大了氢氧键极性,氢易以质子形式解离,故显酸性。不同结构的羧酸其酸性强弱不同。

（2）羧酸一般不能氧化,但有些羧酸,如甲酸、草酸等,由于结构的特殊性,易被高锰酸钾氧化,所以具有还原性。

（3）草酸在加热到一定程度时容易发生脱羧反应,可用石灰水加以检验。

（三）实验内容

1. 酸性试验 将甲酸、乙酸各 5 滴及草酸 0.2g 分别溶于 2ml 水中,然后用洗净的玻璃棒分别蘸取相应的酸液在同一条刚果红试纸上画线,比较各线条的颜色和深浅程度。

2. 脱羧反应 在装有导气管的干燥硬质大试管中,放入固体草酸少许,将试管稍微倾斜,夹在铁架上,然后加热,导气管插入另一盛有饱和石灰水的小试管或小烧杯中,观察石灰水的变化。

（四）注意事项

脱羧反应加热时应缓慢进行,以免造成试管破裂。

Ⅲ. 羧酸衍生物的性质

（一）实验目的

验证羧酸衍生物的性质。

（二）实验原理

羧酸衍生物分子中都含有酰基,所以都可以发生水解、醇解和氨解反应,生成羧酸、酯和酰胺。反应速率:酰卤>酸酐>酯>酰胺。

（三）实验内容

1. 水解反应 酸酐水解:取 1ml 水于试管中,加入 5 滴乙酸酐,先勿摇,观察后振摇,微热,嗅其味。

2. 醇解反应 酸酐醇解:取 0.5ml 乙酸酐于干燥试管中,加 1ml 无水乙醇,水浴加热至沸,冷却后用 10% 氢氧化钠溶液中和至对石蕊试纸呈弱碱性,嗅其味。

3. 氨解反应 酰卤氨解:取 5 滴苯胺于干燥试管中,慢慢滴入 5 滴乙酰氯,待反应结束后,加入 5ml 水,观察现象。

（四）思考题

（1）甲酸、乙酸、草酸哪一个酸性强？为什么？

（2）甲酸和草酸为什么具有还原性。

（3）比较酰卤和酸酐的水解、醇解、氨解的反应活性。

Ⅳ. 乙酰乙酸乙酯的性质

（一）实验目的

了解乙酰乙酸乙酯的性质。

（二）实验原理

乙酰乙酸乙酯是两种互变异构体（酮式和烯醇式）的平衡混合物，在常温下可以互相转变产生互变异构现象。其中酮式具有羰基的性质，而烯醇式具备 $C=C$ 和—OH 的典型性质。

（三）实验内容

乙酰乙酸乙酯的互变异构现象　取 1% 乙酰乙酸乙酯的乙醇溶液 5 滴，加入 1% 三氯化铁 1 滴，则见有紫红色出现，这表明分子中有烯醇式结构。在此溶液中滴加饱和溴水 2 ~ 3 滴，紫色消失。因为溴在双键处加成，使烯醇式结构消失，但稍待片刻，颜色又重复出现，这是因为酮式的乙酰乙酸乙酯又有一部分变为烯醇式所致。

（四）思考题

乙酰乙酸乙酯能否发生碘仿反应？为什么？

Ⅴ. 氨基酸、蛋白质的性质

（一）实验目的

验证氨基酸、蛋白质的某些重要性质。

（二）实验原理

（1）蛋白质是生物体尤其是动物体的基本组成物质。蛋白质是由 α-氨基酸组成的。α-氨基酸和茚三酮反应产生蓝紫色，是检验 α-氨基酸的一种常用显色反应。蛋白质分子中具有许多肽键，当其在碱性水溶液中与少量硫酸铜相遇时，即显紫色或紫红色，此称为缩二脲反应，α-氨基酸不起缩二脲反应。

蛋白质中存在含有苯环的氨基酸（苯丙氨酸、酪氨酸等）。当浓硝酸作用于这些氨基酸的苯环，则苯环被硝化生成黄色的硝基化合物。此黄色物质遇碱即形成盐，而显橙色。这个反应称黄蛋白反应。

（2）蛋白质在物理与化学因素的作用下,可引起内部结构改变而发生变性或析出沉淀。蛋白质遇热则发生凝固。蛋白质与重金属盐和生物碱沉淀试剂生成难溶性的蛋白盐。

（三）实验内容

1. 茚三酮反应 取 1% α-氨基酸和鸡蛋白溶液各 1ml,分别滴加 1% 茚三酮 2～3 滴,在沸水中加热 10～15min,观察有什么现象。

2. 缩二脲反应 取 1% α-氨基酸和鸡蛋白溶液各 1ml,分别加入 2ml 10% 氢氧化钠溶液,再滴加 0.5% 硫酸铜 3～5 滴,观察现象,必要时放置 15～20min 再行观察。

3. 黄蛋白反应 取 1ml 鸡蛋白溶液于试管中,加入 3～5 滴浓硝酸,加热煮沸 1～2min,观察现象。冷却反应物,滴加 20% 氢氧化钠溶液 1～2ml,观察现象。

4. 蛋白质的变性试验 取 2ml 鸡蛋白溶液于试管中,水浴加热几分钟,注意其状态变化。冷却后加水,振荡,观察现象。

5. 重金属盐沉淀蛋白质 于 3 支试管中,各加鸡蛋白溶液 0.5ml,分别滴入 0.5% 氯化汞溶液,1% 醋酸铅溶液,5% 硝酸银溶液 5～6 滴,观察有无沉淀生成。

（四）注意事项

（1）α-氨基酸可用味精(谷氨酸钠)来代替。
（2）鸡蛋白溶液的配制:将除去蛋黄的鸡蛋清与 20 倍体积的水混合即可。

（五）思考题

（1）氨基酸与茚三酮反应的机制是什么?
（2）为什么鸡蛋清可用作铅中毒和汞中毒的解毒剂?

Ⅵ. 糖类的性质

（一）实验目的

验证糖类物质的主要化学性质,掌握糖类物质的鉴别方法。

（二）实验原理

糖通常分为单糖、低聚糖和多糖,又可分为还原糖和非还原糖。前者含有半缩醛(酮)的结构,能被费林试剂、本尼迪克特(Benedict)试剂和托伦试剂氧化,具有还原性。而后者不能被以上试剂氧化,没有还原性。

鉴别糖类物质的定性反应是莫利希(Molisch)试验,即在浓硫酸作用下,糖与 α-萘酚缩合生成紫色环。酮糖能与间苯二酚和浓盐酸作用而很快显色,此反应称为谢里瓦诺夫(Seliwanoff)试验;醛糖无此特性,故可用这一反应区别醛糖和酮糖。淀粉的碘试验是鉴定淀粉的一个很灵敏的方法。

此外,用糖脎生成的时间、晶形以及糖类物质的比旋光度等鉴定糖类物质都具一定的意义。

多糖是由很多个单糖缩合而成的,它不具有单糖的性质,但经彻底水解后,就具有了单糖的性质。

(三) 实验内容

1. Molisch 试验 取三支试管标号后,分别加入 1ml 5% 样品溶液,各加 4 滴 10% α-萘酚的乙醇溶液,混合均匀后把试管倾斜 45°,沿管壁慢慢加入 1ml 浓硫酸(勿摇动),硫酸在下层,试液在上层,看两液面交界处是否出现紫色环。

样品:葡萄糖、蔗糖、淀粉。

2. 谢里瓦诺夫试验 取三支试管,分别加入 1ml 5% 糖水溶液,各加间苯二酚溶液 2ml,混匀,在沸水浴上加热 1 ~ 2min,观察颜色有何变化。

样品:葡萄糖、果糖、蔗糖。

3. 费林试验 取 5 支试管,标号后,加入费林试剂甲和乙各 10 滴,摇匀,分别各加入 5% 的样品溶液 10 滴,于水浴中微热后,注意颜色的变化,观察有否沉淀析出。

样品:葡萄糖、果糖、蔗糖、乳糖、淀粉。

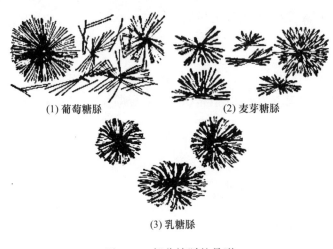

(1) 葡萄糖脎   (2) 麦芽糖脎

(3) 乳糖脎

图 3-26   部分糖脎的晶形

4. 托伦试验 取 5 支试管,标号后,加入 1ml Tollen 试剂和 0.5ml 5% 样品溶液,在 50℃ 水浴中温热观察现象。

样品:葡萄糖、果糖、蔗糖、麦芽糖。

5. 糖脎的生成 取 1ml 5% 糖溶液于试管中,加入 0.5ml 10% 苯肼盐酸盐溶液和 0.5ml 15% 醋酸钠溶液。在沸水浴中加热并不断振摇,比较产生糖脎的速率,记录成脎的时间,并在显微镜下观察糖脎的晶形(部分糖脎的晶形见图 3-26)。

为了便于比较生成糖脎所需时间,药品用量要准确,并要同时进行。

样品:葡萄糖、果糖、蔗糖、麦芽糖。

6. 淀粉水解 取 3ml 5% 淀粉溶液于试管中,加入 0.5ml 稀硫酸,于沸水浴中加热 5min,冷却后用 10% 氢氧化钠中和至中性。取此溶液 5 滴与费林试剂作用,观察现象。

7. 淀粉与碘作用 取 10 滴 1% 淀粉溶液于试管中,加 1 滴碘试液,溶液立即出现蓝色,将试管放入沸水浴中加热 5 ~ 10min,观察有何现象发生。然后取出试管,放置冷却。又有何变化? 为什么?

8. 旋光度测定 用旋光仪测定糖溶液的旋光度,计算比旋光度。

(四) 思考题

(1) 在糖类的还原性试验中,蔗糖与托伦试剂等长时间加热时,有时也得阳性结果,如何解释此现象?

（2）如何鉴别葡萄糖、果糖、蔗糖和淀粉？

Ⅶ. 胺和酰胺的性质

（一）实验目的

验证脂肪胺、芳香胺和酰胺的化学反应。

（二）实验原理

（1）胺是一类碱性有机化合物。这是因为胺的氮原子上有孤对电子，可以接受质子形成盐。其碱性强度大小，取决于电子效应、溶剂化效应和空间效应，一般情况下，碱性是脂肪胺大于芳香胺。

（2）伯胺和仲胺分子中氮原子上连有氢原子，可以和酰卤、酸酐发生酰化反应，而叔胺则不起反应。通常利用磺酰化（Hinsberg）反应区别或分离伯、仲、叔胺。

（3）芳香胺都能与亚硝酸发生反应，伯胺在酸性和低温条件下，发生重氮化反应，仲胺生成 N-亚硝基胺，叔胺与亚硝酸作用，反应发生在苯环上，生成对亚硝基化合物。

芳香伯胺与亚硝酸作用生成的重氮盐能与酚或芳胺发生耦合反应，生成有颜色的耦氮化合物。

（4）叔胺与卤代烃作用生成季铵盐。

（5）苯胺氮上的孤对电子和苯环形成 p-π 共轭体系，使苯环上电子云密度增大，很容易发生亲电取代反应。如和溴水作用，生成 2,4,6-三溴苯胺的白色沉淀。

（6）酰胺很容易水解，与水共热即生成相应的酸和氨，酸碱的存在可加速反应，并生成不同的产物。

（三）实验内容

1. 碱性 在两支试管中分别放入二乙胺、苯胺各 1 滴，各加 0.5ml 水，分别用 pH 试纸试之，比较它们的碱性强弱。

在上面的苯胺乳浊液中，滴加 1~2 滴浓盐酸，振荡后观察结果。

2. 苯胺的溴代反应 取苯胺 1 滴于试管中，加水 2ml 使其溶解，滴加饱和溴水，观察现象。

3. 重氮化反应和耦合反应 取苯胺 10 滴，加 15 滴水和 15 滴浓盐酸，将试管放在冰水中冷却至 0~5℃，缓慢加入 10% 亚硝酸钠溶液，随时加以搅拌（注意保持温度在 5℃ 以下），直到反应液对淀粉碘化钾试纸呈现蓝色为止，放置 5min，即得重氮盐溶液，保存在冷却剂中。

取重氮盐溶液 1ml，加 3 滴苯酚碱性溶液，振荡，观察现象。

4. 季铵盐的生成 在干燥试管中，加入 4 滴 N,N-二甲基苯胺，再加碘甲烷 6 滴，振摇，塞住管口，放置约 20min，观察有无黄色晶体生成；加水后，季铵盐溶于水中。

（四）注意事项

（1）苯肼有一定毒性，注意安全。

（2）苯胺如为红棕色，不可使用。

（五）思考题

（1）二乙胺和苯胺的碱性何者较强？如何解释？

（2）若用脂肪胺与亚硝酸反应，现象和芳香胺有什么差别？

（3）苯胺的重氮盐为什么要保存在冰水浴中，温度升高会产生什么现象？

实验4 药用葡萄糖样品的一般杂质检查

（一）实验目的

（1）了解药物中一般杂质检查的目的和意义。

（2）学会一般无机杂质检查的原理和方法。

（3）掌握杂质限量计算的方法。

（二）实验原理

利用样品被检查的物理性质和化学性质的差别进行分离，尽量采用被检物质的专一特征反应，检出样品中的杂质。

（三）仪器和试剂

仪器：马弗炉、纳氏比色管、蔡氏试砷瓶、移液管、分析天平、恒温水浴等。

试剂：硝酸、硫酸、盐酸、氯仿、过硫酸铵、锌粒、氯化钠、硫盐酸、稀硫酸、20%氢氧化钠溶液、碘化钾试液、酸性氯化亚锡试液、硝酸银试液、25%氯化钡溶液、30%硫氰酸铵溶液、硫代乙酰胺试液、醋酸盐缓冲液（pH 3.5）、醋酸铅棉花、溴化汞试纸、标准氯化钠溶液、标准硫酸钾溶液、标准铁溶液、标准铅溶液、标准砷溶液。

以上试剂均由同学按《中国药典》2015版的要求自行准备和配制。

（四）实验内容

对药用葡萄糖样品进行一般杂质的检查。

1. 氯化物 取样品0.60g，加水溶解成25ml，按药典规定检查，与标准氯化钠溶液6.0ml制成的对照液比较，不得更浓（0.010%）。

2. 硫酸盐 取本品2.0g，加水23ml溶解后，置于纳氏比色管中，加醋酸铅缓冲液（pH 3.5）2ml加水溶解使成约40ml，按药典规定检查，与标准硫酸钾溶液2.0ml制成的对照液比较，颜色不得更深（0.010%）。

3. 铁盐 取本品2.0g，加水25ml溶解后，加硫氰酸铵溶液1ml，与标准铁溶液2.0ml制成的对照液比较，颜色不得更深（0.010%）。

4. 砷盐 取本品2.0g置试砷瓶中，加水5ml溶解后，加稀硫酸5ml和溴化钾试液0.5ml，置水浴上加热约20min，使保持稍过量的溴存在，必要时，再补加溴化钾试液适量，并随时补充蒸发的水分，放冷，加盐酸5ml与水适量使成28ml，按药典规定检查，应符合规定（0.0001%）。

5. 炽灼残渣 取本品1.0g，按药典规定检查，遗留残渣不得过0.1%。计算

$$残渣\% = \frac{残渣重}{样品重} \times 100\%$$

(五)注意事项

(1)药物的杂质检查是限量检查,合格仅说明杂质限量在药品质量标准允许范围内,并不说明药品中不含该项杂质。

(2)药物的杂质检查必须严格遵循规定的实验条件,严格遵守平行原则,即样品和标准品在同一条件下进行反应和比较,包括仪器、试剂、操作方法及条件等,以减免系统误差,提高检查的准确性。

(3)比色和比浊一般都在纳氏比色中管中进行,选用时应注意体积、玻璃色质、刻度的一致性。特别应注意纳氏比色管的色泽及管径大小,如管径有较大差异,应自管底至管上的刻度止,高低相差不超过2mm。洗涤时避免用毛刷或去污粉洗刷,以免在管壁划出条痕影响观察结果。

(4)试砷瓶使用时应注意加锌粒后应立即盖严、塞紧,以免AsH_3气体逸出。锌粒的大小以通过20目筛为宜,过细则作用太快,过粗则作用太慢。

(5)砷盐检查中使用醋酸铅棉花的作用是吸收试剂或供试品中的硫化物产生的硫化氢,能与溴化汞试纸作用生成硫化汞色斑,干扰试验,故以醋酸铅棉花吸收硫化氢。显然,棉花塞得太松,硫化氢除不尽,太紧则可能影响砷化氢的通过。

制备方法:取脱脂棉1.0g,浸入醋酸铅试液与水的等容混合液12ml中,湿透后,挤压除去过多的溶液,并使之疏松,在100℃以下干燥后,贮于玻璃塞瓶中备用。

(6)概述中所介绍的杂质检查方法仅为基本方法,并不适用于所有药物。药品的分子结构及性质不同,所使用的方法也不同,实际上药典附录对多数杂质检查提供了两种以上的方法供选择,测定时应按药典为依据选择不同方法。

(六)思考题

(1)药物的一般杂质检查项目中,为什么称取样品时仅需采用托盘天平,而坩埚的称重必须用分析天平?

(2)某药物取样0.5g进行重金属检查,药典规定限量不得过0.001%,应取多少毫升标准铅溶液?

(3)某药物药典规定砷盐含量不得过0.0004%,取标准砷溶液2ml对照,问应称取供试品多少克?

(4)比色和比浊的区别是什么?本实验中对葡萄糖的杂质检查以及实验15中对氯化钠的杂质检查项目中有哪些属于比色法?哪些属于比浊法?

实验5 特定化学配方的解(剖)析方法

(一)实验目的

(1)掌握化学配方设计原理。

（2）运用综合知识、多种分析手段剖析复杂样品。

（3）通过对特定有机物配方的剖析，掌握 IR、UV、GC、HPLC 大型仪器的使用和图谱解析。

（4）了解卡尔·费歇尔水分测定仪测定水分的原理，掌握该仪器的使用。

（二）实验原理

配方设计是根据产品的使用条件、使用性能、使用寿命、加工工艺、外观质量、成本等综合指标，通过试验、鉴定、优化，获得各种原材料最佳组合的过程。它需要配方设计者在特定领域具有扎实的基础理论知识、丰富的实践经验和敏锐的感悟能力。到目前为止，传统经验在配方设计中仍起相当大作用，但配方设计者首先要熟悉各种原材料的物理化学性质和可以开发的各种功能，还要做配方拟定、实验室性能测试、实际使用性能测试、生产加工工艺调整等多项工作。配方设计不是各种原材料的简单搭配，而要充分发挥整个配方系统的效果。各种配合剂之间可能会存在协同效应、加合效应和抑制效应。配方设计时应遵守以下四条基本原则：

（1）控制论原则。从原材料组合到产品性能的"正向思辨"及从产品性能到原材料组合的"反向思辨"，通过信息多次反馈、调节，逐步趋向配方设计的"目标值"。

（2）无绝对标准原则。原材料种类甚多，组合种类、组合比例和加工工艺千变万化，多种配方都可能达到某种或某类相同的性能，只有最佳组合（或最妙组合），没有绝对标准组合。

（3）成本原则。在达到某种或某类性能的几种配方中，选择原材料易得、成本较低的配方。

（4）安全原则。所采用配方必须符合环境保护及卫生要求。

研究、分析同类产品和相近产品配方是提高配方设计技能的途径之一。但由于配方的保密性和专利权，反解剖也是配方设计中的一个重点，所以配方剖析工作非常艰难、隐晦。

真实的配方可能是 20～30 个组分的复配，分析工作异常艰巨。本实验给出简单的四元系统，意在抛砖引玉，使学生做完实验后对配方设计产生一个初步的感性认识。

复杂样品的分析重点在分离，分离之前要尽量掌握样品的来源和背景知识，并做定性分析。定性分析是完全分离各组分的基础，它首先要对产品性能与原材料物理化学性质之间的联系做简单假定，然后做化学分析或仪器分析验证。仪器分析时应了解各种分析仪器的功能和局限。分析结果应获得更多实验事实的支持，以排除其他可能性。最后还应做配方使用效果鉴定。

本实验是用仪器分析方法，对特定有机物的混合物配方做定性定量分析，从而熟练掌握大型仪器的使用和图谱的解析。

（三）仪器和试剂

仪器：卡尔·费歇尔水分测定仪、红外光谱仪、气相色谱仪、液相色谱仪、紫外光谱仪、凝胶色谱仪。

试剂：甲醇、乙醇、丙醇、甲苯、邻二甲苯、间二甲苯、对二甲苯、卡尔·费歇尔试剂。

（四）实验内容

提取实验室已配制的有机混合物特定配方进行如下的解析：

1. 样品脱色　若样品有颜色，需对样品脱色。取一经干燥的带磨口的三角烧瓶，加 50ml 液样和活性炭 2～3g（量的多少取决于脱色量），搅拌后静置脱色。

2. 定性测水分　在一干燥的带磨口的三角烧瓶中加 5ml 脱色样,加含钴盐的硅胶干燥剂或其他对水敏感的指示剂,观察颜色的变化。

3. 定量测水分　用卡尔·费歇尔水分测定仪测定水分含量。

4. 干燥　脱色样(20ml)加盐脱水,并用无水 $MgSO_4$ 干燥;取干燥样进行红外光谱的定性测定,并对特征峰进行归属,初步判断该配方所含的物种。

5. 气相色谱分析　对脱色样进行气相色谱(FID 检测器)分析,根据出峰的个数确定配方中有机物组分数。

6. 紫外光谱、液相色谱分析和凝胶色谱分子量测定　对脱色脱水干燥样进行紫外光谱和液相色谱分析,根据液相色谱的谱峰个数确定该配方中含紫外吸收的有机物组分数。

7. 图谱解析　通过对配方的 IR、GC、HPLC 图谱解析,初步确定配方中可能的物质组分。根据判断的物质组分,索取标准样品在 GC 和 HPLC 上进行定性分析(定性标准样品:甲醇、乙醇、丙醇、甲苯、邻二甲苯、间二甲苯、对二甲苯)。

8. 定量分析　由学生自行设计,用液相色谱进行定量分析。

(五) 注意事项

(1) 做定性分析时索取的标准样品要尽可能少。

(2) 因邻二甲苯、间二甲苯、对二甲苯三物质的物性很相似,故在本实验的某一特定配方中只含其中之一。

(3) 对含高沸点组分(沸点>200℃)的样品、含易热分解组分的样品、含盐组分的样品,勿在气相色谱进样。

(4) 含水液体样品易腐蚀氯化钠盐片,在红外检测前应先对样品做充分干燥处理。

(六) 思考题

(1) 脱色方法有几种?

(2) 透明液体一定是纯组分或溶液吗?

(3) 测定水含量的方法有几种? 分别根据什么原理?

(4) 如何根据分析对象的结构特点选择液相色谱的检测器?

(5) 如何根据红外谱图区分邻二甲苯、间二甲苯和对二甲苯?

第五节　物质定量分析方法

实验 1　酸碱标准溶液的配制和浓度的比较

(一) 实验目的

(1) 了解酸碱标准溶液的配制方法。

(2) 练习滴定操作,熟悉甲基橙和酚酞指示剂的选择和终点判断。

(3) 初步掌握滴定操作技能。

（二）实验原理

在酸碱滴定中，通常将 HCl 和 NaOH 标准溶液作为滴定剂。由于 HCl 易挥发，NaOH 易吸收空气中的水和二氧化碳，因此不宜用直接法配制标准溶液。可以先将其配制成近似浓度的溶液，然后用基准物标定其准确浓度，也可用一已知准确浓度的标准酸（碱）溶液滴定碱（酸）溶液，再根据它们的体积比求出待标定溶液的浓度。

强酸强碱滴定，计量点时溶液 pH 呈中性；HCl 与 NaOH 溶液的滴定突跃范围约为 pH 4 ~ 10，可选用在此范围变色的指示剂：甲基橙（变色范围 pH 3.1 ~ 4.4）或酚酞（变色范围 pH 8.0 ~ 9.6）来指示滴定终点。根据人眼对颜色的敏感性，用 HCl 滴定 NaOH 时，一般选甲基橙为指示剂，终点变化是黄色转变为橙色；而用 NaOH 滴定 HCl 时，一般选酚酞为指示剂，终点变化是无色转变为微红色。

（三）仪器与试剂

仪器：酸式、碱式滴定管，锥形瓶。

试剂：①盐酸（分析纯或化学纯）。②氢氧化钠（分析纯或化学纯）。③0.2% 甲基橙溶液：0.2g 甲基橙溶于 100g 水中。④0.2% 酚酞溶液：0.2g 酚酞溶于 100g 乙醇中。

（四）实验内容

1. 0.1mol/L HCl 标准溶液的配制　用洁净量筒取盐酸（$d = 1.19g/ml$）4.2ml，倒入试剂瓶中，用蒸馏水稀释至 500ml，塞好玻璃塞，充分摇匀。

2. 0.1mol/L NaOH 标准溶液的配制　用玻璃烧杯在托盘天平上迅速称取固体 NaOH 2g，立即用蒸馏水 500ml 溶解，贮存于具有橡皮塞的细口试剂瓶中，充分摇匀。

如所配制的 NaOH 溶液不允许有 CO_3^{2-} 存在。最常用的方法是先配成 NaOH 饱和溶液。在该溶液中 Na_2CO_3 的溶解度很小，待 Na_2CO_3 结晶析出沉淀后，吸取上层澄清溶液，用已煮沸过的蒸馏水稀释至所需要的浓度。

3. NaOH 溶液和 HCl 溶液的浓度比较　将酸式滴定管的活塞涂凡士林、检漏、洗净后，用 0.1mol/L HCl 溶液洗涤 3 次（每次 3 ~ 5ml），再装入 0.1mol/L HCl 溶液到刻度"0"以上，排除滴定管下端气泡，调节液面至 0.00ml 处。

将碱式滴定管安装橡皮塞和玻璃珠、检漏、洗净后，用 0.1mol/L NaOH 溶液洗涤 3 次，再装入 0.1mol/L NaOH 溶液，排除气泡，调节液面至 0.00ml 处。

（1）以甲基橙作指示剂，用 HCl 滴定 NaOH 溶液。从碱式滴定管中准确放出 NaOH 溶液 20ml 于锥形瓶中，放出时以每分钟约 10ml 的速度，再加入 1 滴甲基橙指示剂，用 0.1mol/L 盐酸溶液滴定至溶液由黄色恰变为橙色为终点，记下 HCl 溶液消耗的体积。平行测定三份。

根据滴定结果，计算每毫升 HCl 溶液相当于若干毫升 NaOH 溶液。

（2）以酚酞为指示剂，用 NaOH 溶液滴定 HCl 溶液。从酸式滴定管中准确放出 HCl 溶液 20ml 于锥形瓶中，放出时以每分钟约 10ml 的速度，再加入 2 滴酚酞指示剂，用 0.1mol/L NaOH 溶液滴定至溶液由无色变为微红色并保持 30s 不退色即为终点，记下 NaOH 溶液消耗的体积。平行测定三份。

（五）注意事项

在本次实验中,若一种滴定剂滴加过量,可以用另一种滴定剂返滴定,如此来回,以练习对滴定终点的把握。

（六）思考题

（1）滴定管在装入标准溶液前为什么要用标准溶液润洗2～3次?用于滴定的锥形瓶是否要干燥?要不要标准溶液润洗?为什么?

（2）为什么不能用直接法配制 HCl 与 NaOH 标准溶液?

（3）为什么用 HCl 溶液滴定 NaOH 溶液时,采用甲基橙作指示剂,而用 NaOH 溶液滴定 HCl 时却不使用甲基橙?

（4）为什么在平行操作中每次滴定完成后,要将滴定液加至滴定管零刻度点附近,然后再进行下一次滴定?

实验2 NaOH 标准溶液浓度的标定

（一）实验目的

（1）进一步练习滴定操作。
（2）掌握碱标准溶液浓度的标定方法。

（二）实验原理

一般,NaOH 溶液浓度无法准确配制,通常是先配制一个近似浓度,然后标定。标定 NaOH 溶液所用的基准物质有多种,本实验选用邻苯二甲酸氢钾;它易于提纯,在空气中稳定,不吸潮,容易保存,摩尔质量大;标定反应为:

用酚酞指示剂,溶液由无色变为微红色时为滴定终点。

（三）仪器与试剂

仪器:碱式滴定管,锥形瓶,分析天平,电热恒温干燥箱。
试剂:①邻苯二甲酸氢钾(优级纯或分析纯)。②0.2% 酚酞溶液。③0.1mol/L NaOH 溶液。

（四）实验内容

0.1mol/L NaOH 溶液的标定:取已在 105～110℃烘干至恒重的基准物邻苯二甲酸氢钾约 0.45g,精密称定,置于 250ml 锥形瓶中,用 50ml 煮沸后刚冷却的蒸馏水使之溶解,加入酚酞指示剂2滴,用 NaOH 溶液滴定至微红色,半分钟内不退色为终点,记录 NaOH 标准溶液的消耗的体积。平行测定三份。

（五）注意事项

邻苯二甲酸氢钾晶体要全部溶解完全方可滴定,否则,使 NaOH 溶液滴定体积减小,NaOH 标准溶液标定结果偏高。

（六）思考题

（1）滴定管是滴定分析中测量放出溶液体积的准确量具,常量分析中所用 50ml 滴定管,一般控制所用量为 20～50ml,记录时应记准几位有效数字?

（2）用邻苯二甲酸氢钾标定 NaOH 溶液时,为什么用酚酞而不用甲基橙做指示剂?

实验 3　HCl 标准溶液浓度的标定

（一）实验目的

（1）进一步练习滴定操作。

（2）掌握酸标准溶液浓度的标定方法。

（二）实验原理

与 NaOH 标准溶液一样,HCl 标准溶液的浓度也无法准确配制,需要先配制一个近似浓度,然后标定。标定 HCl 溶液浓度常用碳酸钠为基准物,标定反应为

$$Na_2CO_3+2HCl \rightleftharpoons 2NaCl+CO_2\uparrow+H_2O$$

用甲基橙为指示剂,溶液由黄色恰转变为橙色为滴定终点。

（三）仪器与试剂

仪器:酸式滴定管,锥形瓶,分析天平,电热恒温干燥箱。

试剂:①无水碳酸钠(优级纯或分析纯)。②0.2% 甲基橙溶液。③0.1mol/L HCl 溶液。

（四）实验内容

0.1mol/L HCl 溶液的标定:取已烘干的基准物无水碳酸钠约为 0.12g,精密称定,置于 250ml 的锥形瓶中,加蒸馏水约 50ml 使之溶解,加甲基橙指示剂 1 滴,用 HCl 溶液滴定至溶液由黄色变为橙色,煮沸 2min,冷却至室温,继续滴定至溶液由黄色变为橙色为终点,记录 HCl 标准溶液的消耗的体积。平行测定三份。

（五）注意事项

（1）Na_2CO_3 晶体要全部溶解完全方可滴定,否则,使 HCl 溶液滴定体积减小,标准溶液标定结果偏高。

（2）HCl 溶液滴定至溶液由黄色变为橙色,煮沸 2min,赶走 CO_2,然后要冷却至室温,因为温度对甲基橙的变色范围有影响。

（3）在化学计量点前后 0.1% 范围内，多加一滴或者少加一滴滴定剂都会引发 pH 的剧变。"量变影响质变"，不积跬步无以至千里，学习要注重平时积累，才能实现"质"的变化。

（六）思考题

用 Na_2CO_3 为基准物质标定 HCl 时，为什么不用酚酞指示剂？

实验 4 混合碱溶液各组分含量测定

（一）目的要求

掌握用双指示剂法测定混合碱溶液中 NaOH 和 Na_2CO_3 含量的测定原理和方法。

（二）基本原理

NaOH 和 Na_2CO_3 混合溶液中各组分含量测定可采用双指示剂法，用酚酞及甲基橙分别指示终点，先加入酚酞，用 HCl 标准溶液滴定至酚酞红色消失时，指示 Na_2CO_3 第一个计量点到达，Na_2CO_3 全部生产 $NaHCO_3$，即只滴了一半，NaOH 全部被滴定。

$$Na_2CO_3+HCl =\!=\!= NaHCO_3+NaCl \quad （pH=8.3）$$
$$NaOH+HCl =\!=\!= NaCl+H_2O \quad （pH=7.0）$$

设此时用去 HCl 的体积为 V_1 ml。然后再加入甲基橙指示剂，用 HCl 标准溶液继续滴定至甲基橙由黄色转变为橙红色时，指示 Na_2CO_3 第二个计量点的到达，$NaHCO_3$ 全部生成 H_2CO_3。

$$NaHCO_3+HCl =\!=\!= NaCl+H_2CO_3 \quad （pH=3.9）$$

设这次用去 HCl 的体积为 V_2 ml，则可由（V_1-V_2）计算 NaOH 含量，由 $2V_2$ 计算 Na_2CO_3 的含量。

（三）试剂

（1）混合碱液试样：（将 3g Na_2CO_3 和 2g NaOH 用水溶解后稀释至 1000ml）。

（2）0.1mol/L HCl 标准溶液。

（3）0.1% 甲基橙指示剂。

（4）0.2% 酚酞乙醇溶液。

（四）操作步骤

精密移取 25.00ml 混合试样溶液于 250ml 锥形瓶中，加入 25ml 蒸馏水，2 滴酚酞指示剂，用 0.1mol/L HCl 标准溶液滴定溶液由红色刚消失为第一个终点，记录消耗的 HCl 体积 V_1。随后向滴定溶液加入 2 滴甲基橙指示剂，溶液应为黄色，继续用 HCl 滴定至溶液刚显橙色，煮沸 2min，冷却至室温，继续滴定至溶液出现橙色为第二终点，记录消耗的 HCl 体积 V_2。

（五）数据记录与处理

略。

（六）思考题

用盐酸滴定甲基橙变为橙色后为什么还要煮沸、冷却、继续滴定至橙色为终点？

实验 5　酒石酸的含量测定

（一）实验目的

（1）了解酒石酸的组成和性质。
（2）熟悉酚酞指示剂滴定终点的判断。
（3）掌握酒石酸含量测定的原理和分析方法。

（二）实验原理

酒石酸分子结构中有两个羧基，其解离常数分别为：
$K_{a_1}=9.6×10^{-4}$，$K_{a_2}=2.9×10^{-5}$，故可用 NaOH 标准溶液直接滴定。其滴定反应为：

$$
\begin{array}{c}
\text{COOH} \\
| \\
\text{CHOH} \\
| \\
\text{CHOH} \\
| \\
\text{COOH}
\end{array}
\;+2\text{NaOH} \Longrightarrow
\begin{array}{c}
\text{COONa} \\
| \\
\text{CHOH} \\
| \\
\text{CHOH} \\
| \\
\text{COONa}
\end{array}
\;+2\text{H}_2\text{O}
$$

计量点时，生成强碱弱酸盐，溶液呈微碱性，可选用酚酞作指示剂。滴定至溶液呈微红色即为终点。

（三）仪器与试剂

仪器：碱式滴定管，锥形瓶，分析天平。
试剂：①酒石酸样品；② 0.1mol/L 的 NaOH 标准液；③ 0.2% 酚酞指示液。

（四）实验内容

精称酒石酸样品约 0.17g，置锥形瓶中，加蒸馏水 50ml 使溶解，然后加酚酞指示液 2 滴，用 0.1mol/L NaOH 滴定至溶液呈浅红色（30s 内不退色）即为终点。记下所消耗 NaOH 的体积。平行测定三份。

（五）注意事项

酒石酸为二元酸，因为 $K_{a_1}C$、$K_{a_2}C > 10^{-8}$，且 $\dfrac{K_{a_1}}{K_{a_2}}<10^{-4}$，故不能进行分步滴定，只能一次同时滴定两个 H^+ 离子。

（六）思考题

（1）在滴定分析中，滴定管、移液管为什么需要用待装溶液润洗 3 次？滴定中使用的锥形瓶或烧杯是否也要用待装溶液润洗？为什么？

（2）溶解样品溶液时,所加水的体积为何不需要很准确？

（3）每次滴定完成后,为什么要将标准溶液加至滴定管零刻度或近零点,然后进行第二次滴定？

实验 6　0.01mol/L EDTA 标准溶液的配制和标定

（一）实验目的

（1）了解 EDTA 的性质和标准溶液的配制方法。

（2）熟悉配位滴定中指示剂的选择和使用。

（3）掌握 EDTA 标准溶液标定原理和终点判断方法。

（二）实验原理

EDTA 标准溶液常用 EDTA-2Na 采用间接法配制,用纯金属锌或氧化锌基准物标定,在 pH10 的条件下,以铬黑 T 为指示剂,滴定终点时溶液由酒红色变为纯蓝色。

滴定反应为

$$Zn^{2+}+H_2Y^{2-} \Longleftrightarrow ZnY^{2-}+2H^+$$

终点时

$$ZnIn^-+H_2Y^{2-} \Longleftrightarrow ZnY^{2-}+H^++HIn^{2-}$$

$$\underset{酒红色}{} \qquad\qquad\qquad \underset{纯蓝色}{\phantom{HIn^{2-}}}$$

（三）仪器与试剂

仪器:酸式滴定管（50ml）,锥形瓶（250ml）,容量瓶（250ml）,移液管（25ml）,分析天平。

试剂:①EDTA-2Na（化学纯或分析纯）。②ZnO（优级纯或分析纯）。③铬黑 T 指示剂:取铬黑 T 0.1g 与磨细的干燥 NaCl 10g 研匀,配成固体合剂,保存在干燥器中,用时挑取少许即可。④甲基红指示剂:甲基红（0.025→100）的乙醇溶液。⑤氨试液。⑥氨-氯化铵缓冲溶液。

（四）实验内容

1. 0.01mol /L EDTA 标准溶液的配制　取 EDTA-2Na·2H_2O 约 1.9 g,加蒸馏水 500ml,使其溶解,摇匀,储存在硬质玻璃瓶中。

2. 0.01mol /L EDTA 标准溶液的标定　精密称取已在 800℃灼烧至恒重的基准 ZnO 约 0.18g,加稀盐酸 3ml 使其溶解后,加适量蒸馏水稀释,定量转移至 250ml 容量瓶中,精密移取 25ml,加甲基红指示液 1 滴,滴加氨试液至溶液呈微黄色;再加蒸馏水 25ml、NH_3-NH_4Cl 缓冲液 10ml 和铬黑 T 指示剂少许,用 EDTA 标准溶液滴定至溶液由酒红色恰转变为纯蓝色,即为终点,记下 EDTA 标准溶液消耗的体积。平行测定三份。

（五）注意事项

（1）EDTA-2Na·2H_2O 在水中溶解较慢,可加热使溶解或放置过夜。

（2）ZnO 粉末加稀盐酸使溶解实质上是酸碱反应，一定要等反应完全后才可加水稀释。

（3）铬黑 T 指示剂加入量要适中，否则溶液颜色过深或过浅均不利于终点判断。

（4）该实验练习配位滴定分析法，均使用煮沸的蒸馏水，是为了避免其他共存离子等引发副反应，影响主反应的进行。因此，学习生活之中，无论做实验还是做事均需事前筹划、考虑全面，尽量排除可能影响"主反应"进行的"副反应因素"。

（六）思考题

（1）用 ZnO 标定 EDTA 标准溶液时，为什么要加 NH_3-NH_4Cl 缓冲液？

（2）加甲基红指示剂有何作用？

实验 7　水的总硬度测定

（一）实验目的

（1）了解水总硬度的测定对象。

（2）熟悉金属指示剂的变色原理及使用注意事项。

（3）掌握配位滴定法测定水总硬度的原理、操作及水总硬度表示方法。

（二）实验原理

EDTA 法是在 pH10 的条件下，以铬黑 T 为指示剂，用 EDTA 标准溶液滴定水中钙、镁离子，溶液由酒红色恰转变为纯蓝色时为终点。

滴定反应为

$$Ca^{2+} + H_2Y^{2-} \rightleftharpoons CaY^{2-} + 2H^+$$

$$Mg^{2+} + H_2Y^{2-} \rightleftharpoons MgY^{2-} + 2H^+$$

终点时

$$MgIn^- + H_2Y^{2-} \rightleftharpoons MgY^{2-} + H^+ + HIn^{2-}$$

$$\quad\quad\text{酒红色} \quad\quad\quad\quad\quad\quad\quad\quad\quad\quad \text{纯蓝色}$$

测定的钙、镁离子总量常以氧化钙或碳酸钙含量来计算水的总硬度；其中一种以氧化钙表示方法是 1L 水中含 10mg CaO 为 1 度。

（三）仪器与试剂

仪器：酸式滴定管（50ml），锥形瓶（250ml），量筒（100ml）。

试剂：①0.01mol/L EDTA-2Na 标准溶液。②自来水样品。③铬黑 T 指示剂。④NH_3-NH_4Cl 缓冲液。

（四）实验内容

水的总硬度测定　量取水样 100ml 置于锥形瓶中，加 NH_3-NH_4Cl 缓冲液 5ml，铬黑 T 指示剂少许，用 0.01mol/L EDTA 标准液滴定至溶液由酒红色恰为纯蓝色即为终点，记下 EDTA 标准溶液消耗的体积。平行测定三份。

（五）注意事项

（1）天然水和自来水中均含有钙、镁，其酸式碳酸盐形成的硬度称为暂时硬度；钙、镁的其他盐类形成的硬度称为永久硬度。暂时硬度和永久硬度的总和称为总硬度，即水中溶解的钙盐和镁盐的总量。硬度对工业用水关系很大，如锅炉用水，经常要进行硬度分析。

（2）自来水取样时要注意取样的均匀性。

（3）指示剂与金属离子配位产生酒红色的配位离子，计量点时 EDTA 夺走金属离子，使铬黑 T 指示剂游离出来而呈蓝色；EDTA 标准溶液再过量也不会使终点颜色加深。在滴定过程中要特别注意观察酒红色向纯蓝色转变的中间色，否则滴定剂容易过量。

（六）思考题

（1）本次实验量取水样应该用什么量器？

（2）锥形瓶用自来水洗干净后是否要用蒸馏水润洗三遍？

（3）本实验中测定自来水中的水硬度、结合所学知识，了解我国《生活饮用水卫生标准》（GB5749—2022）（以 $CaCO_3$ 计算），标准一级小于 350 mg/L，二级小于 450 mg/L。联系到我们生活所处的环境，水质资源较好，但目前仍然存在一些地区的水质不达标，因此我们要珍惜、爱护现在的生态环境、节约用水。

实验 8　$0.1mol/L\ Na_2S_2O_3$ 标准溶液的配制与标定

（一）实验目的

（1）了解 $Na_2S_2O_3$ 标准溶液的配制方法及注意事项。

（2）熟悉置换碘量法淀粉指示剂的加入时间及终点变化。

（3）掌握 $Na_2S_2O_3$ 标准溶液的标定方法。

（二）实验原理

$Na_2S_2O_3$ 标准溶液通常用 $Na_2S_2O_3 \cdot 5H_2O$ 配制，由于 $Na_2S_2O_3$ 遇酸迅速分解，配制时，若水中含有较多 CO_2 则 pH 偏低，容易使配得的 $Na_2S_2O_3$ 变浑浊；另外，水中若有微生物也能够慢慢分解 $Na_2S_2O_3$ 标液。因此，要配制 $Na_2S_2O_3$ 标准溶液，通常用新煮沸放冷的蒸馏水，并加入少量 Na_2CO_3，其浓度约为 0.02%，以防止 $Na_2S_2O_3$ 分解。

标定 $Na_2S_2O_3$ 可用 $KBrO_3$、KIO_3、$K_2Cr_2O_7$、$KMnO_4$ 等氧化剂，其中以使用 $K_2Cr_2O_7$ 为最方便。滴定时采用置换碘量法，即 $K_2Cr_2O_7$ 先与过量 KI 作用，再用待标定的 $Na_2S_2O_3$ 溶液滴定析出的 I_2。

置换反应

$$Cr_2O_7^{2-} + 14H^+ + 6I^- \rightleftharpoons 3I_2 + 2Cr^{3+} + 7H_2O$$

在酸度较低时，上述反应完成较慢；但若酸性太强，KI 又易被空气中氧气氧化，因此必须注意酸度的控制,并注意避光放置 10min,使反应定量完成。

滴定反应

$$I_2+2S_2O_3^{2-} \Longrightarrow 2I^-+S_4O_6^{2-}$$

置换反应析出的 I_2 用 $Na_2S_2O_3$ 溶液滴定,以淀粉溶液为指示剂。淀粉溶液在有 I^- 离子存在时,能与 I_2 分子形成蓝色可溶性复合物,使溶液呈蓝色,到达终点时,溶液中的 I_2 全部与 $Na_2S_2O_3$ 作用,则蓝色消失。

由于滴定刚开始时 I_2 太多,被淀粉吸附得过牢,不易被完全夺出,难以观察终点,因此必须在滴定至近终点时方可加入淀粉指示剂。

(三) 仪器与试剂

仪器:碱式滴定管(50ml),碘量瓶(500ml),分析天平。

试剂:①$Na_2S_2O_3 \cdot 5H_2O$(分析纯);②KI(分析纯);③$K_2Cr_2O_7$(优级纯或分析纯);④HCl 溶液(1:2);⑤Na_2CO_3(分析纯);⑥0.5% 淀粉指示液。

(四) 实验内容

1. 0.1mol/L $Na_2S_2O_3$ 标准溶液的配制 在 400ml 含有 0.1g Na_2CO_3 的新煮沸放冷的蒸馏水中加入 10.4g $Na_2S_2O_3 \cdot 5H_2O$,使完全溶解,盛在棕色玻璃瓶内,放置 7~10 天,待其浓度稳定后,再标定。

2. $Na_2S_2O_3$ 标准溶液的标定 取在 120℃ 干燥至恒重的基准 $K_2Cr_2O_7$ 0.12g,精密称定,置碘量瓶中,加蒸馏水 25ml,使溶解。加 2g KI,轻轻振摇使溶解,再加蒸馏水 25ml,HCl 溶液(1:2)10ml,密塞,摇匀,封水。在暗处放置 10min;取出,加蒸馏水 50ml 稀释,用 $Na_2S_2O_3$ 溶液滴定至近终点,加淀粉指示剂 2ml,继续滴定至蓝色消失显亮绿色,即达终点,记下 $Na_2S_2O_3$ 标准溶液消耗的体积。平行测定三份。

(五) 注意事项

(1) 加入 KI 必须过量,其作用有:

1) 降低 I_2/I^- 的电极电位,使电位差加大,反应加速并定量完成。

2) 增大 I_2 的溶解度。

3) 防止 I_2 的挥发,但浓度不能超过 2%~4%,因为 I^- 太浓,淀粉指示剂颜色转变不灵敏。

(2) 酸度对滴定有影响,要求在 0.2~0.4mol/L。$Na_2S_2O_3$ 与 I_2 的反应只能在中性或弱酸性溶液中进行,在碱性溶液中会发生下面副反应

$$S_2O_3^{2-} + 4I_2+10OH^- =2SO_4^{2-}+8I^-+5H_2O$$

而在酸性溶液中 $Na_2S_2O_3$ 又易分解,析出 S

$$S_2O_3^{2-}+2H^+ =S\downarrow +SO_2\uparrow +H_2O$$

所以进行滴定以前溶液应加水稀释,其作用:一是降低酸度,二是使终点时溶液中 Cr^{3+} 离子的颜色不致太深而影响终点观察。

(3) 滴定终点有回蓝现象,如果不是很快变蓝,可以认为是由于空气氧化 I^- 的作用造成,不

影响后果。如果很快变蓝,说明 $K_2Cr_2O_7$ 与 KI 反应不完全,应重做。

(六) 思考题

(1) 配制 $Na_2S_2O_3$ 溶液时,为什么加 Na_2CO_3?为什么用新煮沸放冷的蒸馏水?

(2) 用 $K_2Cr_2O_7$ 标定 $Na_2S_2O_3$ 溶液时,为什么要在暗处放置 10min?滴定前为什么要稀释?

(3) 为什么在滴定至近终点时才加入淀粉指示液?过早加入对结果有何影响?

实验 9　胆矾的含量测定

(一) 实验目的

(1) 了解胆矾的组成和测定方法。
(2) 熟悉置换碘量法测定硫酸铜的原理和操作。
(3) 掌握置换碘量法淀粉指示剂的加入时间和终点变化。

(二) 实验原理

在 HAc 或 H_2SO_4 酸性介质(pH=3~4)中,Cu^{2+} 与过量 I^- 作用,生成难溶性的 Cu_2I_2 沉淀和 I_2

$$2Cu^{2+}+4I^- \Longrightarrow Cu_2I_2 \downarrow +I_2$$
$$(乳白色)$$

生成的 I_2 用 $Na_2S_2O_3$ 标准溶液滴定,滴定反应

$$I_2+2S_2O_3^{2-} \Longrightarrow 2I^- +S_4O_6^{2-}$$

以淀粉溶液为指示剂。淀粉溶液在有 I^- 离子存在时,能与 I_2 分子形成蓝色可溶性复合物,使溶液呈蓝色,到达终点时,溶液中的 I_2 全部与 $Na_2S_2O_3$ 作用,蓝色消失。

(三) 仪器和试剂

仪器:碱式滴定管(50ml),碘量瓶(500ml),分析天平。
试剂:①胆矾样品。② 0.1mol/L $Na_2S_2O_3$ 标准溶液。③ KI(分析纯)。④HAc(36%~37% g/g)。⑤ 0.5% 淀粉指示液。

(四) 实验内容

取胆矾样品约 0.5g,精密称定,置碘量瓶中,加蒸馏水 50ml,溶解后加 HAc 4 ml,KI 2g,用 0.1mol/L $Na_2S_2O_3$ 标准溶液滴定至近终点时,加淀粉指示液 2ml,继续滴定至蓝色消失,记下 $Na_2S_2O_3$ 标准溶液消耗的体积。平行测定三份。

(五) 注意事项

(1) 无论在标定 $Na_2S_2O_3$ 溶液或是在测定铜盐含量时,都需要适当的酸度才能保证反应定量完成,酸度过大或过小都将引起副反应,反应在中性或弱酸性介质中进行为宜。

(2) 由于 Cu_2I_2 沉淀表面吸附 I_2,致使分析结果偏低。为了减少 Cu_2I_2 沉淀对 I_2 的吸附,在

滴定过程中应充分振摇,或在大部分 I_2 被 $Na_2S_2O_3$ 溶液滴定后,加入 KSCN(或 NH_4SCN),使 Cu_2I_2 沉淀转化为更难溶的 CuSCN 沉淀

$$Cu_2I_2 + 2SCN^- \longrightarrow 2I^- + 2CuSCN\downarrow$$

CuSCN 沉淀吸附 I_2 的倾向较小,因而可以提高测定结果的准确度。

(六) 思考题

(1) 操作过程中加 HAc 的目的是什么?本实验能否在强酸性(或碱性)溶液中进行?

(2) I_2 易挥发,在操作过程中应如何防止 I_2 挥发所带来的误差?

(3) 用碘量法进行滴定时酸度和温度对滴定反应有何影响?

(4) 这两次实验使用的均是间接碘量法(置换碘量法),选择在近终点时加入淀粉指示剂,但是初做本实验的同学对于近终点很难判断,因此需要加强练习。注意理论知识需要结合实践,实践指导理论,同时要深入了解为什么要在近终点时在待测液中加入淀粉指示剂,过早加会产生什么现象呢?

实验 10　0.02mol/L $KMnO_4$ 标准溶液的配制与标定

(一) 实验目的

(1) 了解 $KMnO_4$ 标准溶液的配制方法。

(2) 熟悉酸度和催化剂对滴定反应的影响。

(3) 掌握标定 $KMnO_4$ 标准溶液的原理和滴定方法。

(二) 实验原理

市售 $KMnO_4$ 试剂中常含有 MnO_2 等少量杂质,同时 $KMnO_4$ 还可与还原性杂质发生缓慢反应生成亚锰酸沉淀,而 MnO_2、$MnO(OH)_2$ 又可促使 $KMnO_4$ 分解,故 $KMnO_4$ 标准溶液不可用直接法配制,而需用间接法配制,先粗配所需的浓度,再用基准物质标定其准确浓度。标定 $KMnO_4$ 溶液的基准物质有 $H_2C_2O_4 \cdot 2H_2O$,$Na_2C_2O_4$,$(NH_4)_2Fe(SO_4)_2 \cdot 6H_2O$,$FeSO_4 \cdot 7H_2O$ 和纯铁丝等。其中最常用的基准物是 $Na_2C_2O_4$,它易于提纯,性质稳定。在热的酸性介质中 $KMnO_4$ 与 $Na_2C_2O_4$ 发生下列反应

$$2MnO_4^- + 5C_2O_4^{2-} + 16H^+ \Longleftrightarrow 2Mn^{2+} + 10CO_2 + 8H_2O$$

计量点后稍过量的 $KMnO_4$ 使溶液呈微红色指示滴定终点。

(三) 仪器与试剂

仪器:酸式滴定管(50ml),锥形瓶(250ml),分析天平。

试剂:①$KMnO_4$(化学纯或分析纯)。②$Na_2C_2O_4$(优级纯或分析纯)。

(四) 实验内容

1. 0.02mol/L $KMnO_4$ 标准溶液的配制　在托盘天平上称取 $KMnO_4$ 固体 1.6g,加水

500ml,煮沸 15min,密塞,静置 2 天以上,用垂熔玻璃漏斗过滤,滤液置具玻璃塞的棕色试剂瓶中备用。

2. KMnO$_4$标准溶液的标定 取 105℃干燥至恒重的 Na$_2$C$_2$O$_4$基准物质 0.15g,精密标定,置于 250ml 锥形瓶中,加新沸置冷的蒸馏水 60ml,H$_2$SO$_4$ 2ml 使溶解,加热溶液至 75~85℃(瓶口开始冒蒸汽),趁热用 KMnO$_4$溶液滴定至溶液呈微红色且在 30s 内不退色即为滴定终点,记下 KMnO$_4$标准溶液消耗的体积。平行测定三份。

(五)注意事项

(1)温度:在室温下上述反应速度较慢,常须将溶液加热至 75~85℃并趁热滴定。加热不可沸腾,否则会引起 Na$_2$C$_2$O$_4$分解,在滴定近终点时,溶液温度应不低于 55℃,否则因反应速度较慢会影响终点判断的准确性。

(2)酸度:该反应需在酸性介质中进行,通常用 H$_2$SO$_4$控制溶液酸度,避免使用 HCl 或 HNO$_3$溶液,因 Cl$^-$具有还原性,可与 MnO$_4^-$作用,而 HNO$_3$具有氧化性,可能氧化被滴定的还原物质。为使反应定量进行,溶液酸度宜控制在 0.5~1mol/L。

(3)滴定速度:该反应为自动催化反应,反应生成的 Mn^{2+}有自动催化作用。因此滴定开始时不宜太快,应逐滴加入,当第 1 滴 MnO$_4^-$颜色退去生成 Mn^{2+}后方可加入第 2 滴。否则加入的 KMnO$_4$溶液来不及与 C$_2$O$_4^{2-}$ 反应,就在热的酸性溶液中分解,导致结果偏低。

KMnO$_4$在热溶液中按下式分解

$$4KMnO_4 + 2H_2SO_4 \rightarrow 4MnO_2 + 2K_2SO_4 + 2H_2O + 3O_2 \uparrow$$

(4)滴定终点:反应完全后过量半滴 KMnO$_4$在溶液中呈微红色,若在 30 秒内不退色即为滴定终点。长时间放置,由于空气中的还原性物质及灰尘等可与 MnO$_4^-$作用而使微红色退去。

(六)思考题

影响 KMnO$_4$标准溶液标定反应的因素有哪些?

实验 11 H$_2$O$_2$ 的含量测定

实验操作

(一)实验目的

(1)了解 H$_2$O$_2$的性质和液体样品的取样方法。
(2)熟悉有色溶液的滴定管读数方法。
(3)掌握 KMnO$_4$法测定 H$_2$O$_2$含量的原理和滴定方法。

(二)实验原理

H$_2$O$_2$既可作为氧化剂又可作为还原剂,具有杀菌、消毒、漂白等作用,在生物、医药等行业有广泛作用。

在酸性介质中遇 KMnO$_4$时,H$_2$O$_2$作为还原剂,可发生下列反应

$$2MnO_4^- + 5H_2O_2 + 6H^+ \rightleftharpoons 2Mn^{2+} + 5O_2 \uparrow + 8H_2O$$

计量点后稍过量的 $KMnO_4$ 使溶液呈微红色指示滴定终点。

(三) 仪器与试剂

仪器：酸式滴定管(50ml)，锥形瓶(250ml)，刻度吸管(5、10ml)。

试剂：①0.02 mol/L $KMnO_4$ 标准溶液。②30% H_2O_2 样品(市售为水溶液)。③稀 H_2SO_4。

(四) 实验内容

精密量取 30% H_2O_2 样品 2.5ml，置贮有约 100ml 蒸馏水的 250ml 容量瓶中，加水稀释至刻度，摇匀；精取 10ml，置 250ml 锥形瓶中，加稀 H_2SO_4 20ml，用 $KMnO_4$ 标准溶液滴定至溶液呈微红色且在 30s 内不退色即为滴定终点，记下 $KMnO_4$ 标准溶液消耗的体积。平行测定三份。

(五) 注意事项

(1) $KMnO_4$ 滴定 H_2O_2 的反应在室温下速度较慢，由于 H_2O_2 不稳定，故不能加热。滴定时，当第 1 滴 $KMnO_4$ 颜色退去生成 Mn^{2+} 后，再滴加第 2 滴；由于生成的 Mn^{2+} 对滴定反应有催化作用，加快了反应速率，使滴定能顺利进行。

(2) 过氧化氢溶液具有较强的腐蚀性，防止溅洒在皮肤和衣物上。

(3) 这两次实验均属于氧化还原滴定分析法的内容，结合理论知识，注意 $KMnO_4$ 标定过程中实验条件的控制，包括温度、酸度和滴定速度。

(六) 思考题

市售过氧化氢溶液若含有乙酰苯胺或尿素作稳定剂，采用本法测定结果将会如何？宜采用什么滴定方法？

第六节　物性常数的测定方法

实验 1　醋酸电离度和电离平衡常数的测定

(一) 实验目的

(1) 掌握测定醋酸的电离度和电离平衡常数的方法。
(2) 学习使用 pH 计。
(3) 掌握容量瓶、移液管、滴定管的使用方法。

(二) 实验原理

醋酸是弱电解质，在溶液中存在下列平衡

$$HAc \rightleftharpoons H^+ + Ac^-$$

$$\alpha(电离度) = \frac{c_{eq}(H^+)}{c(HAc)} \qquad K_a^\ominus = \frac{c_{eq}(H^+) \times c_{eq}(Ac^-)}{c^{eq}(HAc)} = \frac{c \cdot \alpha^2}{1-\alpha}$$

式中,$c_{eq}(H^+)$、$c_{eq}(Ac^-)$、$c_{eq}(HAc)$分别是H^+、Ac^-、HAc的相对平衡浓度;c为醋酸的起始浓度,$K_a^\ominus$为醋酸的电离平衡常数。通过对已知浓度的醋酸的 pH 的测定,按 pH = $-lg[H^+]$换算成$[H^+]$,计算出电离度α,再代入上式即可求得电离平衡常数$K_a^\ominus$。

(三) 仪器和试剂

1. 仪器 移液管(25ml),吸量管(5ml),容量瓶(50ml),烧杯(50ml),锥形瓶(250ml),碱式滴定管,铁架,滴定管夹,洗耳球,pH 计。

2. 试剂 HAc(约 0.2mol/L),标准缓冲溶液(pH = 6.86,pH = 4.01),酚酞指示剂,标准 NaOH 溶液。

(四) 实验内容

1. 醋酸溶液浓度的标定 用移液管吸取 25ml 约 0.2mol/L HAc 溶液三份,分别置于三个 250ml 锥形瓶中,各加 2~3 滴酚酞指示剂。分别用标准氢氧化钠溶液滴定至溶液呈现微红色,半分钟不退色为止,记下所用氢氧化钠溶液的体积,并计算 HAc 溶液的精确浓度(四位有效数字)。

2. 配制不同浓度的醋酸溶液 用移液管和吸量管分别取 25ml,5ml,2.5ml 已标定过浓度的 HAc 溶液于三个 50ml 容量瓶中,用蒸馏水稀释到刻度,摇匀,并计算各份稀释后的醋酸溶液精确浓度($c/2$,$c/10$,$c/20$)的值(四位有效数字)。

3. 测定醋酸溶液的 pH 用四个干燥的 50ml 烧杯分别取 30~40ml 上述三种浓度的醋酸溶液及未经稀释的 HAc 溶液,由稀到浓分别用 pH 计测定它们的 pH(三位有效数字),并记录室温。

4. 计算电离度与电离平衡常数 根据四种醋酸的浓度和 pH 计算电离度与电离平衡常数。

(五) 思考题

(1) 标定醋酸浓度时,可否用甲基橙作指示剂? 为什么?

(2) 当醋酸溶液浓度变小时,$C_{eq}(H^+)$、α 如何变化? $K_a^\ominus$ 值是否随醋酸溶液浓度变化而变化?

(3) 如果改变所测溶液的温度,则电离度和电离常数有无变化?

实验 2 熔点测定及温度计校正

(一) 实验目的

(1) 了解熔点测定的基本原理及应用。

(2) 掌握熔点的测定方法和温度计的校正方法。

(二) 实验原理

熔点是指在一个大气压(1 大气压 = 101.325kPa)下固体化合物固相与液相平衡时的温度。这时固相和液相的蒸气压相等。纯净的固体有机化合物一般都有一个固定的熔点。图 3-27 表示一个纯粹化合物相组分、总供热量和温度之间的关系。当以恒定速率供给热量时,在一段时间内温度上升,固体不熔。当固体开始熔化时,有少量液体出现,固-液两相之间达到平衡,继续供给热量使固相不断转变为液相,两相间维持平衡,温度不会上升,直至所有固体都转变为液体,温度才上升。反过来,当冷却一种纯化合物液体时,在一段时间内温度下降,液体未固化。当开始有固体出现时,温度不会下降,直至液体全部固化后,温度才会再下降。所以纯粹化合物的熔点和凝固点是一致的。

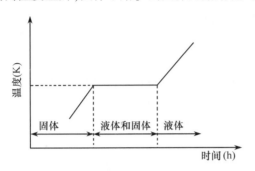

图 3-27　化合物的相随时间和温度的变化

因此,要得到正确的熔点,就需要足够量的样品、恒定的加热速率和足够的平衡时间,以建立真正的固液之间的平衡。但实际上有机化学工作者一般情况下不可能获得这样大量的样品,而微量法仅需极少量的样品,操作又方便,故广泛采用微量法。但是微量法不可能达到真正的两相平衡,所以不管是毛细管法,还是各种显微电热法的结果都是一个近似值。在微量法中应该观测到初熔和全熔两个温度,这一温度范围称为熔程。物质温度与蒸气压的关系如图 3-28 所示,曲线 AB 代表固相的蒸气压随温度的变化,BC 是液体蒸气压随温度变化的曲线,两曲线相交于 B 点。在这特定的温度和压力下,固液两相并存,这时的温度 T_0 即为该物质的熔点。当温度高于 T_0 时,固相全部转变为液相;低于 T_0 值时,液相全转变为固相。只有固液相并存时,固相和液相的蒸气压是一致的。一旦温度超过 T_0（甚至只有几分之一度时）,只要有足够的时间,固体就可以全部转变为液体,这就是纯粹的有机化合物有敏锐熔点的原因。因此,在测定熔点过程中,当温度接近熔点时,加热速度一定要慢。一般每分钟升温不能超过 $1 \sim 2\,℃$。只有这样,才能使熔化过程近似于相平衡条件,精确测得熔点。纯物质熔点敏锐,微量法测得的熔程一般不超过 $0.5 \sim 1\,℃$。

根据 Raoult 定律,当含有非挥发性杂质时,液相的蒸气压将降低。一般,此时的液相蒸气压随温度变化的曲线 DE 在纯化合物之下,固-液相在 D 点达平衡,熔点降低,杂质越多,化合物熔点越低（图 3-28）。一般有机化合物的混合物显示这种性质。图 3-29 是二元混合物的相图。a 代表化合物 A 的熔点,b 代表化合物 B 的熔点。如果加热含 80% A 和 20% B 的固体混合物,当温度达到 e 时,A 和 B 将以恒定的比例（60% A 和 40% B 共熔组分）共同熔化,温度也保持不变。可是当化合物 B 全部熔化,只有固体 A 与熔化的共熔组分保持平衡。随着 A 的继续熔化,溶液中 A 的比例升高,其蒸气压增大,固体 A 与溶液维持平衡的温度也将升高,平衡温度与熔融溶液组分之间的关系可用曲线 EC 来描述。当温度升至 c 时,A 就全部熔化。即 B 的存在使 A 的熔点降低,并有较宽的熔程（e~c）。反过来,A 作为杂质可使化合物 B 的熔程变长（e~d）,熔点降低。但应注意样品组成恰巧和最低共熔点组分相同时,会像纯粹化合物那样显示敏锐的熔点,但这种情况是极少见的。

利用化合物中混有杂质时,不但熔点降低且熔程变长的性质可进行化合物的鉴定,这种方法称作混合熔点法。当测得一未知物的熔点同已知某物质的熔点相同或相近时,可将该已知物与未知物混合,测量混合物的熔点,至少要按 1∶9、1∶1、9∶1 这三种比例混合。若它们是相同化合物,则熔点值不降低;若是不同的化合物,则熔点降低,且熔程变长。

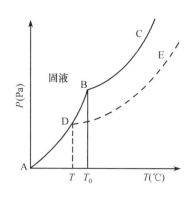

图 3-28 物质的温度与蒸气压关系图

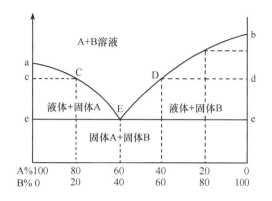

图 3-29 AB 二元组分相图

1. 毛细管法 毛细管法是最常用的熔点测定法,装置如图 3-30 所示,操作步骤如下。

第一步:取少许(约 0.1g)干燥的粉末状样品放在表面皿上研细后堆成小堆,将熔点管(专门用于测熔点的 1mm×100mm 毛细管)的开口端插入样品中,装取少量粉末。然后把熔点管竖立起来,开口端朝上,从长玻璃管的顶端落下,使样品掉入管底。这样重复取样品几次,装入1~2mm高样品。最后使熔点管从一根长约 50~60cm 高的玻璃管中掉到表面皿上,多重复几次,使样品粉末装填紧密,否则,装入样品如有空隙则传热不均匀,影响测定结果。

第二步:将传温液加入提勒(Thiele)管(又称 b 型管)中(可根据所测物质的熔点选择。一般用甘油、液状石蜡、硫酸、硅油等)。

第三步:用乳胶圈把毛细管捆在温度计上,毛细管中的样品应位于水银球的中部,用有缺口的木塞或橡皮塞作支撑套入温度计放到提勒管中,并使水银球处在提勒管的两岔口中部。

第四步:在图 3-30 所示位置加热。传温液被加热后在管内呈对流循环,使温度变化比较均匀。

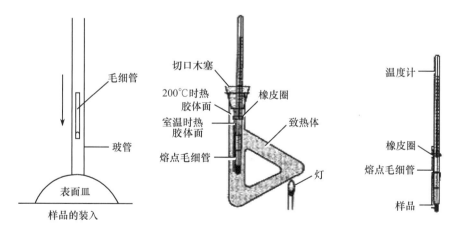

图 3-30 毛细管测定熔点的装置

在测定已知熔点的样品时,可先以较快速度加热,在距离熔点 10℃时,应以每分钟 1~2℃的速度加热,愈接近熔点,加热速度愈慢,直到测出熔程。在测定未知熔点的样品时,应先粗测熔点范围,再如上述方法细测。测定时,应观察和记录样品开始塌落并有液相产生时(初熔)和固体完全消失时(全熔)的温度读数,所得数据即为该物质的熔程。还要观察和记录在加热过程中是否有萎缩、变色、发泡、升华及炭化等现象,以供分析参考。

熔点测定至少要有两次重复数据,每次要用新毛细管重新装入样品。

2. 显微熔点仪测定熔点 这类仪器型号较多,但共同特点是使用样品量少(2～3颗小结晶),能测量室温至300℃的样品熔点,可观察晶体在加热过程中的变化情况,如结晶的失水、多晶的变化及分解。其具体操作如下。

在干净且干燥的载玻片上放微量晶粒并盖一片载玻片,放在加热台上。调节反光镜、物镜和目镜,使显微镜焦点对准样品,开启加热器,先快速后慢速加热,温度快升至熔点时,控制温度上升的速度为1～2℃/min当样品开始有液滴出现时,表示熔化已开始,记录初熔温度。样品逐渐熔化直至完全变成液体,记录全熔温度。在使用这类仪器前必须认真听取教师讲解或仔细阅读使用指南,严格按操作规程进行操作。

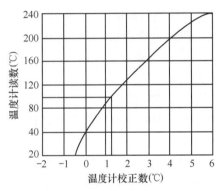

图3-31 熔点法温度计校正示意图

3. 温度计校正 为了进行准确测量,一般从市场购来的温度计,在使用前需对其进行校正。校正温度计的方法有如下几种。

(1)比较法:选一支标准温度计与要进行校正的温度计在同一条件下测定温度。比较其所指示的温度值。

(2)定点法:选择数种已知准确熔点的标准样品,测定它们的熔点,以观察到的熔点(2)为纵坐标,以此熔点(t_2)与准确熔点(t_2)之差(Δt)作横坐标,如图3-31所示,从图中求得校正后的正确温度误差值,例如测得的温度为100℃,则校正后应为101.3℃(表3-3)。

表3-3 部分有机化合物的熔点

样品名称	熔点(℃)	样品名称	熔点(℃)
水-冰	0	尿素	135
对二氯苯	53.1	水杨酸	159
对二硝基苯	174	D-甘露醇	168
邻苯二酚	105	对苯二酚	173～174
苯甲酸	122.4	马尿酸	188～189
二苯胺	53	对羟基苯甲酸	214.5～215.5
萘	80.6	蒽	216.2～216.4
乙酰苯胺	114.3	酚酞	262～263

(三)实验内容

采用毛细管法

1. 测定下列化合物的熔点

（1）二苯胺(分析纯)54～55℃。

（2）萘(分析纯)80.6℃。

（3）苯甲酸(分析纯)122.4℃。

（4）水杨酸(分析纯)159℃。

（5）对苯二酚(分析纯)173～174℃。

2. 记录 依据测得的数据,做出温度计校正曲线

3. 测定熔点 先测定指导教师提供的未知物熔点,再测定未知物与尿素的混合物(约1∶1)的熔点,确定该化合物是尿素(135℃)还是肉桂酸(135～136℃)。

（四）注意事项

不能将已测过熔点的熔点管冷却,使其中的样品固化后再作第二次测定。这是因为有些物质在测定熔点时可能发生了部分分解或变成了具有不同熔点的其他结晶形式。

测定易升华物质的熔点时,应将熔点管的开口端烧熔封闭,以免升华。

（五）思考题

（1）纯物质熔距短,熔距短的是否一定是纯物质？为什么？

（2）测熔点时,如遇下列情况,将产生什么后果？①加热太快;②样品研得不细或装得不紧;③样品管粘贴在提勒管壁上。

实验3 恒温槽及电导率仪的使用

相关实验操作

一、恒温槽的构造及原理

（一）恒温槽的构件组成

1. 槽体 如果控制温度与室温相差不大,可用敞口大玻璃缸作为浴槽,对于较高和较低温度,应考虑保温问题。具有循环泵的超级恒温槽,有时仅做供给恒温液体之用,而实验在另一工作槽内进行。这种利用恒温液体作循环的工作槽可做得小一些,以减小温度控制的滞后性。

2. 搅拌器 加强液体介质的搅拌,对保证恒温槽温度均匀起着非常重要的作用。搅拌器的功率、安装位置和桨叶的形状,对搅拌效果有很大影响。恒温槽愈大,搅拌功率也该相应增大。搅拌器应装在加热器上面或靠近加热器,使加热后的液体及时混合均匀再流至恒温区。搅拌桨叶应是螺旋式或涡轮式,且有适当的片数、直径和面积,以使液体在恒温槽中循环。为了加强循环,有时还需要装导流装置。在超级恒温槽中用循环流代替搅拌,效果仍然很好。

3. 加热器 如果恒温的温度高于室温,则需不断向槽中供给热量以补偿其向四周散失的热量;如恒温的温度低于室温,则需不断从恒温槽取走热量,以抵偿环境向槽中传热。在前一种

情况下,通常采用电加热器间歇加热来实现恒温控制。对电加热器的要求是热容量小,导热性好,功率适当。

4. 感温元件 它是恒温槽的感觉中枢,是提高恒温槽精度的关键部件。感温元件的种类很多,如接触温度计(或称水银定温计,也称导电表),热敏电阻感温元件等。这里仅以接触温度计为例说明它的控温原理(图3-32)。接触温度计(导电表)的构造如图3-33所示。其结构与普通水银温度计不同,它的毛细管中悬有一根可上下移动的金属丝,从水银槽也引出一根金属丝,两根金属丝再与温度控制系统连接。在导电表上部装有一根可随管外永久磁铁旋转的螺杆。螺杆上有一指示金属片(标铁),金属片与毛细管中金属丝(触针)相连。当螺杆转动时金属片上下移动即带动金属丝上升或下降。

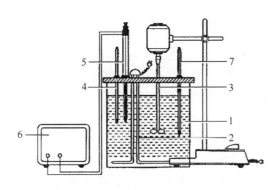

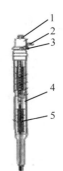

图 3-32　恒温槽的构成
1. 槽体　2. 加热器　3. 搅拌器　4. 温度计
5. 导电表　6. 恒温仪　7. 贝克曼温度计

图 3-33　导电表
1. 调节帽　2. 固定螺丝
3. 磁铁　4. 铂丝按点
5. 水银柱

调节温度时,先转动调节磁帽,使螺杆转动,带动金属块上下移动至所需温度(从温度刻度板上读出)。当加热器加热后,水银柱上升与金属丝相接,线路接通,使加热器电源被切断,停止加热。

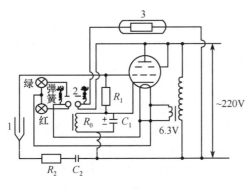

图 3-34　电子继电器线路图
1. 导电表　2. 衔铁　3. 加热器

由于导电表的温度刻度很粗糙,恒温槽的精确温度应该由另一精密温度计指示。当所需的控温温度稳定时,将磁帽上的固定螺丝旋紧,使之不发生转动。

导电表的控温精度通常为±0.1℃,甚至可达±0.05℃,对一般实验来说是足够精密的了。导电表允许通过的电流很小,约为几个毫安以下,不能同加热器直接相连。因为加热器的电流约为1A,所以在导电表和加热器中间加一个中间媒介,即电子管继电器。

5. 电子管继电器 由继电器和控制电路两部分组成,其工作原理如图3-34:可以把电子管的工作看成一个波整流器,并联电路的负载,负载两端的交流分量用来作为栅极的控制电压。当定温计触点为断路时,栅极与阴极之间由于 R_1 的耦合而处于同位,也即栅偏压零。这时板流较大,约有 18mA 通过继电器,能使衔铁吸下,加热器通电加热;当定温计为通路,板极是正半周,这时 $R_1 \sim C_1$ 的负端通过 C_2 和定温计加在栅极上,栅极出现负偏压,使板极电流减少到 2.5mA,衔铁弹开,电加热器断路。

因控制电压是利用整流后的交流分量及旁路电容 C_1 不能过大,以免交流电压值过小,引起栅偏压不足,衔铁吸下不能断开;C_1 太小,则继电器衔铁会颤动,这是因为板流在负半周时无电流通过,继电器会停止工作,并联电容后依靠电容的充放电而维持其连续工作,如果 C_1 太小就不能满足这一要求。C_2 用来调整板极的电压相位,使其与栅压有相同峰值。只用来防止触电。

电子继电器控制温度的灵敏度很高。通过导电表的电流最多为 30mA,因而导电表使用寿命很长,故获得普遍使用。

随着电子技术的发展,电子继电器中电子管大多已为晶体管所代替,而且更多使用热电偶或热敏电阻作为感温元件,制成温控仪。它的温控系统,由直流电桥电压比较器,控温执行继电器等部分组成。当感温探头热敏电阻感受的实际温度低于控温选择温度时,电压比较器输出电压,使控温继电器输出线柱接通,恒温槽加热器加热,当感温探头热敏电阻感受温度与控温选择温度相同或高于时,电压比较器输出为“0”,控温继电器输出线柱断开,停止加热,当感温探头感受温度在下降时,继电器再动作,重复上述过程达到控温目的。

使用该仪器时须注意感温探头的保护。感温探头中热敏电阻是采用玻璃封结,使用时应防止与较硬的物件相撞,用毕后感温探头头部用保护帽套上,感温探头浸没深度不得超过 200mm。使用时若继电器跳动频繁或跳动不灵敏,可将电源相位反接。

(二)恒温槽的性能测试

恒温槽的温度控制装置属于“通”“断”类型,当加热器接通后,恒温介质温度上升,热量的传递使水银温度计中水银柱上升。但热量传递需要时间,因此常出现温度传递的滞后。往往是加热器附近介质的温度超过指定温度,所以恒温槽的温度高于指定温度。同理降温时也会出现滞后现象。由此可知恒温槽控制的温度有一个波动范围,并不是控制在某一固定不变的温度。并且恒温槽内各处的温度也会因搅拌效果优劣而不同。控制温度的波动范围越小,各处的温度越均匀,恒温槽的灵敏度越高。灵敏度是衡量恒温槽性能优劣的主要标志。它除与感温元件、电子继电器有关外,还与搅拌器的效率、加热器的功率等因素有关。

恒温槽灵敏度的测定是在指定温度下(如 30℃)用较灵敏的温度计记录温度随时间的变化,每隔 1 分钟记录一次温度计读数,测定 30min。然后以温度为纵坐标、时间为横坐标绘制成温度-时间曲线。如图 3-35 所示。图中 a 表示恒温槽灵敏度较高;b 表示灵敏度较差;c 表示加热功率太大;d 表示加热器功率太小或散热太快。

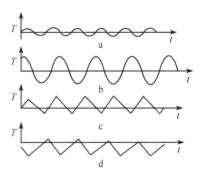

图 3-35 灵敏度曲线

恒温槽灵敏度 t_E 与最高温度 t_1 最低温度 t_2 的关系式为

$$t_E = \pm \frac{t_1 - t_2}{2}$$

t_E 值愈小,恒温槽的性能愈佳,恒温槽精度随槽中区域不同而不同。同一区域的精度又随所用恒温介质、加热器、定温计和继电器(或控温仪)的性能质量不同而异,还与搅拌情况以及所有这些元件间的相对配置情况有关,它们对精度的影响简述如下:

(1)恒温介质:介质流动性好,热容大,则精度高。

(2)定温计:定温计的热容小,与恒温介质的接触面积大,水银与铂丝和毛细管壁间的黏附作用小,则精度好。

(3)加热器:在功率足以补充恒温槽单位时间内向环境散失能量的前提下,加热器功率愈小,精度愈好。另外,加热器本身的热容愈小,加热器管壁的导热效率愈高,则精度愈好。

(4)继电器:电磁吸引电键,后者发生机械运动所需时间愈短,断电时线圈中的铁芯剩磁愈小,精度愈好。

(5)搅拌器:搅拌速度需足够大,使恒温介质各部分温度能尽量一致。

(6)部件的位置:加热器要放在搅拌器附近,以使加热器发出的热量能迅速传到恒温介质的各个部分。定温计要放在加热器附近,并且让恒温介质的旋转能使加热器附近的恒温介质不断地冲向定温计的水银球。被研究的体系一般要放在槽中精度最好的区域。测定温度的温度计应放置在被研究体系的附近。

二、电导的测量及仪器

电解质电导是熔融盐和碱的一种性质,也是盐、酸液和碱水溶液的一种性质。电导这个物理化学参量不仅反映了电解质溶液中离子存在的状态及运动的信息,而且由于稀溶液中电导与离子浓度之间的简单线性关系,而被广泛用于分析化学与化学动力学过程的测试。

(一)电导及电导率

电导是电阻的倒数,因此电导值的测量,实际上是通过电阻值的测量再换算的。溶液电导测定,由于离子在电极上会发生放电,产生极化。因而测量电导时要使用频率足够高的交流电,以防止电解产物的产生。所用的电极镀铂黑减少超电位,并且用零点法使电导的最后读数是在零电流时记取,这也是超电位为零的位置。

对于化学家来说,更感兴趣的量是电导率 L_0

$$L = L_0 \frac{A}{l}$$

式中,l 为测定电解质溶液时两电极间距离,单位为 m;A 为电极面积,单位 m^2;L 为电导,单位 S(西门子);L_0 为电导率,指面积为 $1m^2$,两电极相距 1m 时,溶液的电导,单位 S/m(西门子每米)。

电解质溶液的摩尔电导率是指把含有 1mol 的电解质溶液置于相距为 1m 的两个电极之间的电导。若溶液浓度为 $c(mol/L)$,则含有 1mol 电解质溶液的体积为 $10^{-3} m^3$,摩尔电导率的单位为 $S \cdot m^2/mol$。

$$\lambda_m = \kappa \times \frac{10^{-3}}{c} / \mathrm{mol}^{-1}$$

若用同一仪器依次测定一系列液体的电导,由于电极面积(A)与电极间距离(l),保持不变,则相对电导就等于相对电导率。

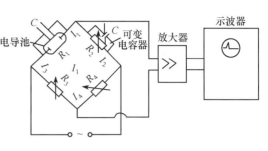

图 3-36　交流电桥装置示意图

(二)电导的测量及仪器

1. 平衡电桥法　测定电解质溶液电导时,可用交流电桥法,其简单原理如图 3-36 所示。

将待测溶液装入具有两个固定的镀有铂黑的铂电极的电导池中,电导池内溶液电阻为:

$$R_x = \frac{R_2}{R_1} \cdot R_3$$

因为电导池的作用相当于一个电容器,故电桥电路就包含一个可变电容 C,调节电容 C 来平衡电导池的容抗、将电导池接在电桥的一臂,以 1000Hz 的振荡器作为交流电源,以示波器作为零电流指示器(不能用直流灵敏电流计),在寻找零点的过程中,电桥输出信号,十分微弱,因此示波器前加一放大器,得到 R_x 后,即可换算成电导。

2. DDS-11 型电导率仪　测量电解质溶液的电导率时,目前广泛使用 DDS-11 型电导率仪,它的测量范围广,操作简便,当配上适当的组合单元后,可达到自动记录的目的。

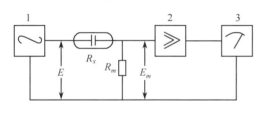

图 3-37　测量示意图

(1)测量原理:由图 3-37 可得

$$E_m = \frac{ER_m}{R_m + R_x} = \frac{ER_m}{R_m + \dfrac{Q}{k}}$$

由上式可知,当 E、R_m 和 Q 均为常数时,由电导率 k 的变化必将引起 E_m 作相应变化,所以测量 E_m 的大小,也就测得液体电导率的数值。

(2)测量范围

a. 测量范围:$0 \sim 100 \mu s/cm$,分 12 个量程。

b. 配套电极:DJS-1 型光亮电极;DJS-1 型铂黑电极;DJS-10 型铂黑电极。

c. 量程范围与配用电极列在表 3-4 中。

表 3-4　量程范围及配用电极

量程	电导率($\mu s/cm$)	测量频率	配套电极
1	$0 \sim 0.1$	低周	DJS-1 型光亮电极
2	$0 \sim 0.3$	低周	DJS-1 型光亮电极
3	$0 \sim 1$	低周	DJS-1 型光亮电极
4	$0 \sim 3$	低周	DJS-1 型光亮电极
5	$0 \sim 10$	低周	DJS-1 型光亮电极
6	$0 \sim 30$	低周	DJS-1 型铂黑电极

续表

量程	电导率(μs/cm)	测量频率	配套电极
7	$0 \sim 10^2$	低周	DJS-1 型铂黑电极
8	$0 \sim 3 \times 10^2$	低周	DJS-1 型铂黑电极
9	$0 \sim 10^3$	高周	DJS-1 型铂黑电极
10	$0 \sim 3 \times 10^3$	高周	DJS-1 型铂黑电极
11	$0 \sim 10^4$	高周	DJS-1 型铂黑电极
12	$0 \sim 10^5$	高周	DJS-10 型铂黑电极

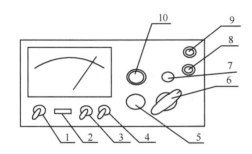

图 3-38　DDS-11A 电导率仪面板示意图

1. 电源开关　2. 电源指示灯　3. 高周/低周选择
4. 校正/测量选择　5. 校正调节钮　6. 量程选择
7. 电容补偿调节器　8. 电极插口　9.10mV 输出插口
10. 电极档数调节

（3）使用方法：DDS-11A 型电导率仪的面板如图 3-38 所示。

a. 未开电源前，观察表头指针是否指在零，如不指零，则应调整表头上的调零螺丝，使表针指零。

b. 将校正、测量开关拨在"校正"位置。

c. 将电源插头先插妥在仪器插座上，再接电源。打开电源开关，并预热几分钟，待指针完全稳定下来为止。调节校正调节器，使电表满度指示。

d. 根据液体电导率的大小选用低周或高周，将开关指向选择频率（见前表 3-4）。

e. 将量程选择开关拨到所需要的测量范围。如预先不知道待测液体的电导率范围，应先把开关拨在最大测量档，然后逐档下调。

f. 根据液体电导率的大小选用不同电极，使用 DJS-1 型光亮电极和 DJS-1 型铂黑电极时，把电极常数调节器调节在与配套电极的常数相对应的位置上。例如，配套电极常数为 0.95，则电极常数调节器上的白线调节在 0.95 的位置处。如选用 DJS-10 型铂黑电极，这时应把调节器调在 0.95 位置上，再将测得的读数乘以 10，即为待测液的电导率。

g. 电极使用时，用电极夹夹紧电极的胶木帽，并通过电极夹把电极固定在电极杆上，将电极插头插入电极插口内。旋紧插口上的紧固螺丝，再将电极浸入待测溶液中。

h. 将校正、测量开关拨在"校正"，调节校正调节器使指示在满刻度。

i. 将校正、测量开关拨向测量，这时指示读数乘以量程开关的倍率，即为待测液的实际电导率。例如，量程开关放在 $0 \sim 10^3$ μs/cm 档，电表指示为 0.5，则被测液电导率为 0.5×10^3 μs/cm =50 μs/cm。

j. 用量程开关指向黑点时，读表头上刻度（$0 \sim 1.0$）的数；量程开关指向红点时，读表头上刻度为（$0 \sim 3$）的数值。当用 $0 \sim 0.1\mu$s/cm 或 $0 \sim 0.3\mu$s/cm 这两档测量纯水时，在电极未浸入溶液前，调节电容补偿器，使电表指示为最小值（此最小值是电极铂片间的漏阻，由于此漏电阻的存在，使调节电容补偿器时电表指针不能达到零点），然后开始测量。

3. 注意事项

（1）电极的引线不能潮湿，否则测不准。

（2）高纯水被盛入容器后要迅速测量,否则空气中 CO_2 溶入水中,引起电导率的很快增加。

（3）盛待测溶液的容器需排除离子的玷污。

（4）每测一份样品后,用蒸馏水冲洗电极,用吸水纸吸干时,切忌擦及铂黑,以免铂黑脱落,引起电极常数的改变。可将待测液淋洗三次后再进行测定。

（三）DDS-11A（T）数字电导率仪

采用相敏检波技术和纯水电导率温度补偿技术。仪器特别适用于纯水,超纯水电导率测量。

1. 主要技术性能　①测量范围:0～2s/cm。②精确度:±1%（Fs）。③温度补偿范围:1～18MΩgcm 纯水。

2. 仪器的使用

（1）接通电源,预热 30min。

（2）将温度补偿电位器（W_1）旋钮刻度线对准 25℃,按下"校正"键,调节"校正"电位器（W_2）,使显值与所配用电极常数相同。例如,电极常数为 1.08,调节仪器数 显为 1.080;电极常数为 0.86,调节仪器数显为 0.860;若电极常数为 0.01、0.1 或 10 的电极,必须将电极上所标常数值除以标称值。如,电极上所标常数为 10.5,则调节仪器数显为 1.050。即

$$\frac{10.5（电极常数值）}{10（电极常数标称值）} = 1.050$$

调节"校正"电位器时,电导电极需浸入待测溶液。

（3）测定时,按下相应的量程键,仪器读数即是被测溶液的电导率值。若电极常数标称值不是 1,则所测的读数应与标称值相乘,所得结果才是被测溶液的电导率值。如,电极常数标称值是 0.1,测定时,数显值为 1.85μs/cm,则此溶液实际电导率值是

$$1.85×0.1 = 0.185（μs/cm）$$

电极常数标称值是 10,测定时,数显值为 284μs/cm;则此溶液实际电导率值是 284×10 = 2840（μs/cm）= 2.84（ms/cm）。

（4）温度补偿的使用:①根据所测纯水纯度,将纯水补偿转换开关（K）置于相应档位,温度补偿置于 25℃;②按下校正键,调节校正旋钮,按电极常数调节仪器数显值;③按下相应量程,调节温度补偿器（U）至纯水实际温度值,仪器数显值即换算成 25℃时纯水的电导率值。电极选用参照表 3-5。

表 3-5　电极选用表

量　程	开关（K_1）	测量范围（μs/cm）	采用电极
0～2	μs/cm¹²	0～2	J=0.01 或 0.1 电极
0～20	μs/cm¹²	0～20	J=1 光亮电极
0～200	μs/cm¹²	0～200	DJS-1 铂黑电极
0～2	ms/cm	0～2000	DJS-1 铂黑电极
0～20	ms/cm	0～20000	DJS-1 铂黑电极
0～20	ms/cm	0～2×10⁵	DJS-10 铂黑电极
0～200	ms/cm	0～2×10⁶	DJS-10 铂黑电极

实验 4　最大气泡法测定溶液的表面张力

（一）实验目的

（1）测定不同浓度乙醇水溶液的表面张力,计算表面吸附量和溶质分子的横截面积;
（2）了解表面张力的性质,比表面吉布斯函数的意义以及表面张力和吸附的关系;
（3）掌握用最大气泡法测定表面张力的原理和技术。

（二）实验原理

1. 比表面吉布斯函数

从热力学观点看,液体表面缩小是一个自发过程,这是使体系总的比表面吉布斯函数减小的过程。如欲使液体产生新的表面 ΔA,则需要对其做功。功的大小应与 ΔA 成正比

$$-W = \sigma \Delta A$$

式中,σ 为液体的比表面吉布斯函数,亦称表面张力。它表示了液体表面自动缩小趋势的大小,其量值与液体的成分、溶质的浓度、温度及表面气氛等因素有关。

2. 溶液的表面吸附

纯物质表面层的组成与内部的组成相同,因此纯液体降低比表面吉布斯函数的唯一途径是尽可能缩小其表面积。对于溶液,由于溶质能使溶剂表面张力发生变化,因此可以调节溶质在表面层的浓度来降低比表面吉布斯函数。根据能量最低原则,溶质能降低溶剂的表面张力时,表面层溶质的浓度比溶液内部大;反之,溶质使溶剂的表面张力升高时,表面层中的浓度比内部的浓度低。这种表面浓度与溶液内部浓度不同的现象叫作溶液的表面吸附。显然,在指定的温度和压力下,溶质的吸附量与溶液的表面张力及溶液的浓度有关,从热力学方法可知它们之间的关系遵守吉布斯(Gibbs)吸附方程

$$\Gamma = -\frac{C}{RT}\left(\frac{d\sigma}{dc}\right)_T$$

式中,Γ 为表面吸附量(单位:mol/m^2);T 为热力学温度(单位:K);C 为稀溶液浓度(单位:mol/L);R 为气体常数。

若 $\left(\dfrac{d\sigma}{dc}\right)_T < 0$,$\Gamma > 0$,称为正吸附;若 $\left(\dfrac{d\sigma}{dc}\right)_T > 0$,则 $\Gamma < 0$,称为负吸附。

本实验研究正吸附情况。

有一类物质,溶入溶剂后,能使溶剂的表面张力降低,这类物质被称为表面活性物质。表面活性物质具有显著的不对称结构,它们是由亲水的极性基团和憎水的非极性基团构成的。对于有机化合物来说,表面活性物质的极性部分一般为 $-NH_2$,$-OH$,$-SH$,$-COOH$,$-SO_2OH$ 等。乙醇就属这样的化合物。它们在水溶液表面排列的情况随其浓度不同而异。如图 3-39 所示,浓度很小时,分子可以平躺在表面上;浓度增大时,分子的极性基团取向溶液内部,而非极性基团基本上取向空间;当浓度增至一定程度,溶质分子占据了所有表面,就形成饱和吸附层。

以表面张力对浓度作图,可得到 $\sigma\text{-}C$ 曲线,如图 3-40 所示。从图中可以看出,在开始时 σ 随浓度增加而迅速下降,以后的变化比较缓慢。

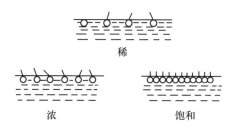

稀

浓 饱和

图 3-39 表面活性物质的表面吸附情况

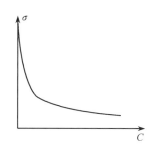

图 3-40 表面张力与浓度的关系

在 $\sigma\text{-}C$ 曲线上任选一点 i 作切线,即可得该点所对应浓度 C_i 的斜率($\mathrm{d}\sigma/\mathrm{d}C_i$),再由 Gibbs 吸附方程式,可求得不同浓度下的 Γ 值。

3. 饱和吸附与溶质分子的横截面积

吸附量 Γ 与浓度 C 之间的关系,可用朗缪尔(Langmuir)吸附等温式表示

$$\Gamma = \Gamma_\infty \frac{KC}{1+KC}$$

式中,Γ_∞ 为饱和吸附量;K 为常数。将上式取倒数可得

$$\frac{C}{\Gamma} = \frac{C}{F_\infty} + \frac{1}{\Gamma_\infty K}$$

作 $\dfrac{C}{\Gamma}\text{-}C$ 图,直线斜率的倒数即为 Γ_∞。

如果以 N 代表 $1\mathrm{m}^2$ 表面上溶质的分子数,则有

$$N = \Gamma_\infty L$$

式中,L 为阿伏伽德罗常数,由此可得每个溶质分子在表面上所占据的横截面积

$$S = \frac{1}{\Gamma_\infty L}$$

因此,若测得不同浓度的溶液的表面张力,从 $\sigma\text{-}C$ 曲线上求出不同浓度的吸附量 Γ,再从 $\Gamma\text{-}C$ 直线上求出 Γ_∞,便可计算出溶质分子的横截面积 S。

4. 最大气泡法测定表面张力

测定表面张力的方法很多。本实验用最大气泡法测定乙醇水溶液的表面张力,其实验装置和原理如图 3-41 所示。

将被测液体装于测定管中,使玻璃管下端毛细管端面与液面正好相切,液面沿毛细管上升。打开抽气瓶的活塞缓缓放水抽气,则测定管中的压力 p 逐渐减小,毛细管中压力 p_0 就会将管中液面压至管口,并形成气泡,其曲率半径由大而小,直至恰好等于毛细管半径 r,根据拉普拉斯(Laplace)公式,这

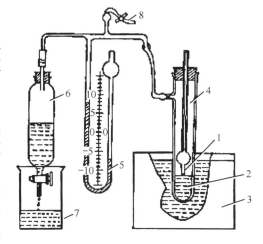

图 3-41 最大气泡法测定溶液表面张力装置图
1. 细管 2. 待测液 3. 恒温水浴 4. 带支管的试管
5. 气压计 6. 滴水瓶 7. 烧瓶 8. 活塞

时能承受的压力差也最大

$$\Delta p_{max} = \Delta p_r = p_0 - p_r = \frac{2\sigma}{r}$$

随后大气压力将把此气泡压出管口,曲率半径再次增大,因此气泡表面膜所能承受的压力差必然减少,实际上测定管中的压力差却在进一步加大,所以立即导致气泡的破裂。最大压力差可用 U 形压力计中最大液柱差 Δh 来表示

$$\Delta p_{max} = \rho g \Delta h$$

式中,ρ 为压力计中液体介质的密度。由上两式即得

$$\sigma = \frac{r}{2} \rho g \Delta h = k' \Delta h$$

式中,k' 为仪器常数,可以用已知表面张力的物质测定,如水。

(三) 仪器与试剂

仪器:表面张力测定装置(DMPY-3C 表面张力测定仪)1 套,恒温水浴 1 套,阿贝折射仪 1 台,洗耳球 1 个,200ml 烧杯 1 只。

试剂:乙醇(分析纯)或正丁醇(分析纯)。

(四) 实验内容

1. 配制溶液　用称重法粗略配制 5%、10%、15%、20%、25%、30%、35%、40%、45%、50%、65%、80% 的乙醇水溶液和 0.005%、0.01%、0.02%、0.04%、0.08%、0.2%、0.4% 的油酸钠水溶液待用。

2. 测定仪器常数　调节恒温槽温度为 25℃。将仪器认真洗涤干净,在测定管中注入蒸馏水,使管内液面刚好与毛细管口相接触,置于恒温水浴内恒温 10min。注意使毛细管保持垂直并注意液面位置,然后按图 3-40 接好系统。慢慢打开抽气瓶活塞,进行测定。注意气泡形成的速度应保持稳定,通常以每分钟约 8~12 个气泡为宜。记录 U 形压力计两边最高和最低读数各 3 次,求出平均值。调节恒温水槽温度为 25℃ 或 35℃,将连接恒温水槽装置的烧杯洗涤干净,在烧杯中注入蒸馏水,通过调节并使管内液面刚好与毛细管口相切,恒温 10min。拔下表面张力测定装置的橡胶管,使其与大气相通,按下置零键,当气压显示为 0 时,重新将橡胶管连接。打开调速按钮出泡速率为 8~12 个为宜。待气泡稳定后,记录最大压力差值 3 次,求出平均值。

3. 测定醇溶液和油酸钠溶液的表面张力　调节恒温槽温度为 25℃ 和 35℃,从稀到浓依次测试不同浓度的乙醇水溶液和油酸钠溶液的表面张力。测量前必须用少量待测液洗涤烧杯 3 次,毛细管接口处用滤纸擦干,确保毛细管内外溶液的浓度一致,加入适量待测溶液至烧杯中恒温 10min。调节毛细管口与待测液面刚好相切,然后从稀到浓依次进行表面张力测定。

4. 乙醇系列溶液的折光率测定　乙醇水溶液的准确浓度,用阿贝折射仪来确定。阿贝折射仪的使用方法,详见上篇。

(五) 思考题

(1) 在测量中,如果抽气速度过快,对测量结果有何影响?

(2) 如果毛细管末端插入到溶液内部进行测量行吗?为什么?

（3）本实验中为什么要读取最大压力差？

（4）表面张力仪的清洁与否和温度的不恒定对测量数据有何影响？

（5）如何通过油酸钠溶液表面张力的测定计算其临界胶束浓度？

实验5 黏度法测定高聚物摩尔质量

（一）实验目的

（1）掌握用乌氏（Ubbelohde）黏度计测定高聚物溶液黏度的原理和方法。

（2）测定高聚物聚乙烯醇的黏均摩尔质量。

（二）实验原理

单体分子经加聚或缩聚过程便可合成高聚物。并非高聚物每个分子的大小都相同，即聚合度不一定相同，所以高聚物的摩尔质量是一个统计平均值。对于聚合和解聚过程的机制和动力学的研究，以及为了改良和控制高聚物产品的性能，高聚物摩尔质量是必须掌握的重要数据之一。

高聚物溶液的特点是黏度特别大，原因在于其分子链长度远大于溶剂分子，加剂化作用，使其在流动时受到较大的内摩擦阻力。黏性液体在流动过程中，必须克服内摩擦阻力而做功。其所受阻力的大小可用黏度系数 η（简称黏度）来表示[kg/(m·s)]。

高聚物稀溶液的黏度是液体流动时内摩擦力大小的反映。纯溶剂黏度反映了溶剂分子间的内摩擦力，记作 η_0，高聚物溶液的黏度则是高聚物分子间的内摩擦、高聚物分子与溶剂分子间的内摩擦以及 η_0 三者之和。在相同温度下，通常 $\eta > \eta_0$，相对于溶剂，溶液黏度增加的分数称为增比黏度，记作 η_{sp}，即

$$\eta_{sp} = (\eta - \eta_0)/\eta_0$$

而溶液黏度与纯溶剂黏度的比值称作相对黏度，记作 η_r，即

$$\eta_r = \eta/\eta_0$$

η_r 反映的也是溶液的黏度行为，而 η_{sp} 则意味着已扣除了溶剂分子间的内摩擦效应仅反映了高聚物分子与溶剂分子间和高聚物分子间的内摩擦效应。

高聚物溶液的增比黏度 η_{sp} 往往随质量浓度 C 的增加而增加。为了便于比较，将单位浓度下所显示的增比黏度称为比浓黏度，而 $\ln\eta_r/C$ 则称为比浓对数黏度。

当溶液无限稀释时，高聚物分子彼此相隔甚远，它们的相互作用可忽略，此时有关系式

$$\lim_{c \to 0} \frac{\eta_{sp}}{C} = \lim_{c \to 0} \frac{\ln\eta_r}{C} = [\eta]$$

$[\eta]$ 称为特性黏度，它反映的是无限稀释溶液中高聚物分子与溶剂分子间的内摩擦，其值取决于溶剂的性质及高聚物分子的大小和形态。由于 η_r 和 η_{sp} 均是无量纲量，所以 $[\eta]$ 的单位是质量浓度 C 单位的倒数。在足够稀的高聚物溶液里，与 η_{sp}/C 与 C，和 $\ln\eta_r/C$ 与 C 之间分别符合下述经验关系式：

$$\eta_{sp}/c = [\eta] + \kappa[\eta]^2 C$$
$$\ln\eta_r/c = [\eta] - \beta[\eta]^2 C$$

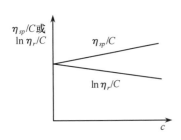

图 3-42 外推法求特性黏度图

上两式中 κ 和 β 分别称为哈金斯(Huggins)系数和克拉默(Kramer)系数。这是两直线方程,通过对 η_{sp}/C 对 C 或 $\ln\eta_r/C$ 对 C 作图,外推至 $c=0$ 时所得截距即为 $[\eta]$。显然,对于同一高聚物,由两线性方程作图外推所得截距交于同一点,如图 3-42 所示。高聚物溶液的特性黏度 $[\eta]$ 与高聚物摩尔质量之间的关系,通常用带有两个参数的 Mark-Houwink 经验方程式来表示

$$[\eta] = K\overline{M}_\eta^{\alpha}$$

式中,$\overline{M}_\eta^{\alpha}$ 是黏均摩尔质量,K、α 是与温度、高聚物及溶剂的性质有关的常数,只能通过一些绝对实验方法(如膜渗透压法、光散射法等)确定,聚乙烯醇水溶液在 25℃ 时 $K=2\times10^{-2}$,$\alpha=0.76$;在 30℃ 时 $K=6.66\times10^{-2}$,$\alpha=0.64$。

本实验采用毛细管法测定黏度,通过测定一定体积的液体流经一定长度和半径的毛细管所需时间而获得。本实验使用的乌氏黏度计如图 3-43 所示。当液体在重力作用下流经毛细管时,其遵守泊肃叶(Poiseuille)定律

$$\eta = \frac{\pi p r^4 t}{8lV} = \frac{\pi h \rho g r^4 t}{8lV}$$

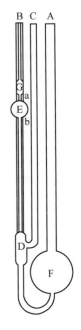

式中,$\eta[\mathrm{kg/(m \cdot s)}]$ 为液体的黏度;$p(\mathrm{N/m^2})$ 为当液体流动时在毛细管两端间的压力差(即是液体密度 ρ,重力加速度 g 和流经毛细管液体的平均液柱高度 h,这三者的乘积);$r(\mathrm{m})$ 为毛细管的半径;$V(\mathrm{m^3})$ 为流经毛细管的液体体积;$t(\mathrm{s})$ 为 y 体积液体的流出时间;$l(\mathrm{m})$ 为毛细管的长度。

用同一黏度计在相同条件下测定两个液体的黏度时,它们的黏度之比就等于密度与流出时间之比

$$\frac{\eta_1}{\eta_2} = \frac{p_1 t_1}{p_2 t_2} = \frac{\rho_1 t_1}{\rho_2 t_2}$$

如果用已知黏度 η_1 的液体作为参考液体,则待测液体的黏度 η_2 可通过上式求得。

在测定溶剂和溶液的相对黏度时,如溶液的浓度不大($c<10\mathrm{kg/m^3}$),溶液的密度与溶剂的密度可近似地看作相同,所以只需测定溶液和溶剂在毛细管中的流出时间就可得到 η_r。

图 3-43 乌氏黏度计

(三) 仪器与试剂

仪器:恒温槽 1 套,乌氏黏度计 1 支,50ml 具塞锥形瓶 2 只,洗耳球 1 只,5ml 移液管 1 支,10ml 移液管 2 支,细乳胶管 2 根,弹簧夹 2 个,恒温槽夹 3 个,吊锤 1 只,25ml 容量瓶 1 只,秒表 1 只。

试剂:聚乙烯醇(分析纯)。

(四) 实验内容

(1) 将恒温水槽调至 25℃。

(2) 溶液配制:准确称取聚乙烯醇 0.5g(称准至 0.001g)置于 100ml 具塞锥形瓶中,加入约

60ml 蒸馏水溶解,因不易溶解,可在 60℃ 水浴中加热数小时,待其颗粒膨胀后,放在电磁搅拌器上加热搅拌,加速其溶解,溶解后,小心转移至 100ml 容量瓶中,将容量瓶置入恒温水槽内,加蒸馏水稀释至刻度(或由教师准备)。

(3) 测定溶剂流出时间 t_0:将黏度计垂直夹在恒温槽内,用吊锤检查是否垂直。将 20ml 纯溶剂自 A 管注入黏度计内,恒温数分钟,夹紧 C 管上连接的乳胶管,同时在连接 B 管的乳胶管上接洗耳球慢慢抽气,待液体升至 G 球的 1/2 左右即停止抽气,打开 C 管乳胶管上夹子使毛细管内液体同 D 球分开,用停表测定液面在 a、b 两线间移动所需时间。重复测定 3 次,每次相差不超过 0.3s,取平均值。

(4) 测定溶液流出时间 t_0 取出黏度计,倒出溶剂,吹干。用移液管吸取 15ml 已恒温的高聚物溶液,同上法测定流经时间。再用移液管加入 5ml 已恒温的溶剂,用洗耳球从 C 管鼓气搅拌并将溶液慢慢地抽上流下数次使之混合均匀,再如上法测定流经时间。同样,依次再加入 5ml、10ml、20ml 溶剂,逐一测定溶液的流经时间。

实验结束后,将溶液倒入回收瓶内,用溶剂仔细冲洗黏度计 2~3 次,最后用溶剂浸泡,备下次用。

(五) 思考题

(1) 乌氏黏度计中的支管 C 的作用是什么? 能否去除 C 管改为双管黏度计使用? 为什么?

(2) 在测定流出时间时,C 管的夹子忘记打开了,所测的流出时间正确吗? 为什么?

(3) 黏度计为何必须垂直,为什么总体积对黏度测定没有影响?

(六) 注意事项

(1) 黏度计必须洁净,如毛细管壁上挂水珠,需用洗液浸泡。

(2) 高聚物在溶剂中溶解缓慢,配制溶液时必须保证其完全溶解,否则会影响溶液起始浓度,而导致结果偏低。

(3) 本实验中溶液的稀释是直接在黏度计中进行的,所用溶剂必须先在与溶液所处同一恒温槽中恒温,然后用移液管准确量取并充分混合均匀方可测定。

(4) 测定时黏度计要垂直放置,否则影响结果的准确性。

实验 6　中和热量热法

(一) 实验目的

本实验的目的是研究当 1mol 的强碱 NaOH,为不同的强酸中和时所放出的热量。

(二) 实验原理

有关参考资料指出,在 25℃ 足够稀释的情况下,1 摩尔强碱同 1 摩尔强酸中和放出 57200 焦耳的热量。这个过程唯一发生的化学变化是氢离子和氢氧根离子间生成水的反应。无论是哪种酸或碱,这个反应都一样。此项热量叫作中和热。

若所用溶液相当浓,所得中和热数值常较高。这是由于溶液相当浓时,离子间相互作用力及其他影响参加到中和作用里的结果。若所用的酸只是部分离解,放出的热量则大大小于

57200 焦耳。因此在阐明中和过程所放出热量的大小时,必须注意给出正确的酸和碱的浓度以及测量时的温度。

在本实验中你将使 0.10mol 的碱同 0.10mol 的酸在总体积 500ml 下中和。正如所有的量热实验一样,我们必须知道量热计系统的热容(包括量热计本身及溶液)。这就是使系统温度变化 1℃所需的热量。在本实验中,是在已知温度的情况下,引进已量过的冰水到体系中,以测定这项热容。

下面给出的是个绝热型的方法,对于量热计的结构和操作都要求很接近室温,以维持其自环境得失的热量接近于零。

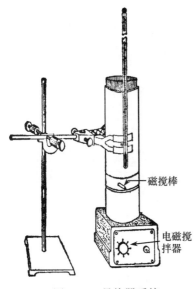

磁搅棒

电磁搅拌器

图 3-44 量热器系统

(三) 仪器与试剂

如图 3-44 所示的量热计系统,1qt 杜瓦瓶;最小分度值为 0.1℃的 50℃温度计;50ml 的移液管;0.2 mol/L NaOH(无碳酸根);1.0 mol/L HCl,HAc 溶液。

(四) 实验内容

正像由图 3-44 所见到的,量热计是由架在一个电磁搅拌器上的一个 1qt 杜瓦瓶及温度计所构成。

第一步是测定量热计系统的热容。做法是:在室温下量好 500ml 蒸馏水装到洗净、干燥的杜瓦瓶中。以中速进行搅拌,并且每间隔 20s 读温度一次,直到温度恒定在 0.05℃以内。然后移取 100ml 冰水到瓶中,这里所用的冰水是用一个冷的移液管取自保存在 1qt 的保温瓶中的冰水混合物。记下保温瓶中冰水的温度。搅拌量热计中的水并每隔 20 秒读温度一次,直到温度恒定在 0.05℃以内。重复这个步骤,以数据的平均值计算热容。在这个实验的后面给了算法。

彻底干燥杜瓦瓶,并谨慎地量取 500ml 0.2 mol/L 的 NaOH 溶液到量热计中,搅拌溶液并每隔 20s 记温度一次,直到三次的读数值恒定在 0.05℃以内。迅速加入 100ml 1.0 mol/L 的 HCl 溶液,HCl 溶液在未加入前的温度要和量热计中溶液的温度相等。①HCl 溶液放入后,每隔 30 秒读记温度一次,直到得出最高读数值。作重复测量。②用 1.0 mol/L 的 HAc 溶液重复上面的实验。

(五) 思考题

(1) 你发现用两种不同酸做的中和热的偏差吗?你怎么解释这个偏差?25℃时,在极稀溶液中 1mol 强酸和 1mol 强碱的公认中和热数值是 57200J,怎样才能做到和这个数值一致?

(2) 为了不对所测的中和热数值带进有实际意义的改变,量取各个体积这项操作应当准确到什么程度?

实验7 液体饱和蒸气压的测定

(一)实验目的

(1)明确液体饱和蒸气压的定义和气液两相平衡的概念,掌握纯液体饱和蒸气压与温度的关系——克劳修斯-克拉珀龙方程式。

(2)掌握真空泵、恒温槽及气压计的使用方法。

(3)学会图解法求被测液体在实验温度范围内的平均摩尔汽化热与正常沸点。

(二)实验原理

在一定温度下,液体处于平衡状态时的蒸气压力,称为该液体在测定温度下的饱和蒸气压,通常也称为蒸气压。这里的平衡状态是指动态平衡。在某一温度下,被测液体处于密闭真空容器中,液体分子从表面逃逸成蒸气,同时蒸气分子因碰撞而凝结成液相,当两者的速率相同时,就达到了动态平衡,此时气相中的蒸气密度不再改变,因而具有一定的饱和蒸气压。

液体的蒸气压与温度有关,在一定的温度下液体有一定的饱和蒸气压,它们之间的关系可以用克劳修斯-克拉珀龙方程式来表示:

$$\frac{d\ln P}{dT} = \frac{\Delta H_m}{RT^2} \tag{1}$$

式中,P 为液体在温度 T 时的饱和蒸气压(单位:Pa),T 为热力学温度(单位:K),ΔH_m 为液体的摩尔汽化热(单位:$J \cdot mol^{-1}$),R 为气体摩尔常数。

当温度变化范围不大时,ΔH_m 可视为常数,把(1)式进行积分可得:

$$\ln P = \frac{\Delta H_m}{R} \cdot \frac{1}{T} + C \qquad 即 \qquad \ln P = \frac{A}{T} + C \tag{2}$$

式中,$A = -\dfrac{\Delta H_m}{R}$,$C$ 为积分常数。

由(2)式可知,在一定温度范围内,测定不同温度下的饱和蒸气压,以 $\ln P$ 对 $1/T$ 作图可得一直线,该直线的斜率 A 与气体摩尔常数 R 乘积的绝对值就是液体的摩尔汽化热 ΔH_m。当外压为 101.325kPa,液体的蒸气压与外压相等时的温度称为该液体的正常沸点,从图中也可求出其正常沸点。

测定饱和蒸气压常用的方法有三种:

1)静态法:在某一温度下,直接测量液体的饱和蒸气压。把待测液体放在一个封闭体系中,在不同温度下,当蒸气压与外压相等时,用压力计直接测量液体的饱和蒸气压。该法适用于蒸气压比较大的液体。

2)动态法:在不同外压下,测定液体相应的沸点。该法适用于沸点较低的液体。

3)饱和气流法:在液体表面上以较慢的速度通过干燥的惰性气体,当惰性气体被液体的蒸气所饱和后,测定通过的惰性气体中被测液体蒸气的含量,根据气体组成分析,借助分压定律可以计算出被测液体在实验温度下的饱和蒸气压。该法适用于蒸气压较小的液体。

本实验采用静态法测定乙醇的饱和蒸气压。

(三) 仪器与试剂

仪器:蒸气压测定装置 1 套,真空泵 1 台,恒温槽 1 套,数字式气压计 1 套。
试剂:无水乙醇(分析纯)1 瓶。

(四) 实验步骤

1. 实验前准备工作

(1)安装好蒸气压测定装置,如图 3-45 所示。

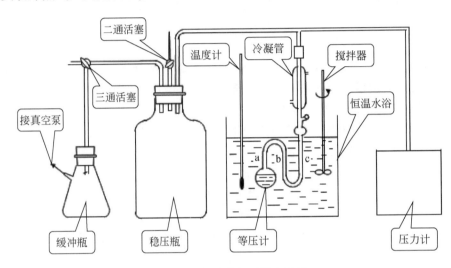

图 3-45　饱和蒸气压测定装置

(2)从加样口注入乙醇,关闭进气活塞,打开抽气活塞,使真空泵与缓冲瓶相通,启动真空泵,抽至气泡成串上窜,关闭抽气活塞,打开进气活塞充入空气,使乙醇充满等压计 a 管体积的 2/3 和 b、c 管的大部分。

(3)开启二通活塞,接通电源,正常运转后关闭二通活塞,开启三通活塞使系统抽真空。待负压达极限,汞柱稳定后关闭三通活塞开始检漏:保持 2 分钟,观察压力计读数无明显变化,表明无漏气。检漏期间读大气压并进行大气压校正值计算。

(4)恒温槽调试,注意导电表调温灵敏度,观察加热、搅拌是否正常。

(5)冷凝管中通入冷凝水开始实验。

2. 等压管

如图 3-46 所示,由三个相连的玻璃管 a、b、c 组成。a、b、c 中都装有待测液体,连通后构成 U 形等压计。在一定温度下,当 a、b 管的上方都是待测液体的蒸气,b、c 管中的液体在同一水平面时,则 b 管液面上的蒸气压与 c 管液面上的压力相等,其值即为待测液体在该温度下的蒸气压。

图 3-46　等压管

3. 压强-温度数据的测定

(1)采零:打开直通活塞使系统与大气相通,此时压力计的示数为零,它代表压力探测点的压力与大气压力之差。如果压力计示数不为零,按下"采零"

按键,使其为零,以保证所测压力值的准确度。

(2)调节恒温槽温度:开启恒温槽控温器开关,逐步调节调速旋钮,使转速适中。将"测量-设定"键置于"设定",调节至所需温度,然后置于"测量"即可。

(3)测定不同温度下的饱和蒸气压

关闭进气活塞,打开抽气活塞,启动真空泵抽气,使 a 管与 U 形管之间的空气呈气泡状通过 U 形管中的液体而逐出。抽至气泡成串上窜,关闭抽气活塞,维持缓慢沸腾 3~4min,以排除 a 管中空气,使 a 管与 U 形管之间空间内全部为乙醇蒸气。然后小心开启进气活塞,缓缓充入空气,当 U 形管 b、c 管中液体的液面在同一水平面时,立即读取温度及压力计上的读数。

压力计测读的是 c 管液面上的压力与大气压力之差 ΔP,故 c 管液面上的压力等于大气压力与压力计读数 ΔP 之和,此值即为该温度下乙醇的饱和蒸气压。

同法,每隔 5~10℃测定一个乙醇的饱和蒸气压,共测 8~10 组数据。

注意:若测定过程中不慎使空气倒灌入 a 管(U 形管中无液体),需要通大气后,重新从加样口加样,重复上述操作。

(4)实验结束后,缓慢打开进气活塞,使体系通大气,压力计恢复零位。关闭电源,再关冷凝水。

(五)注意事项

(1)系统不能漏气,等压计管内溶在乙醇中的空气必须排尽。

(2)在操作过程中要防止空气倒灌,一旦倒灌,需要重新抽气。

(3)使用真空泵时,要防止真空油倒吸,停止抽气时,先断开与真空泵连接的真空胶管,再关闭电源。

(六)结果处理

(1)数据记录。

室温:＿＿℃　　　大气压力:＿＿kPa

序号	温度			压力		
	$t(℃)$	$T(K)$	$1/T(K^{-1})$	压力计读数 $\Delta P(kPa)$	饱和蒸气压 $P(kPa)$	$\ln P(kPa^{-1})$

(2)根据(2)式可知,$\ln P$ 与 $1/T$ 呈线性关系,作图可得一直线,由该直线的斜率可计算出乙醇的摩尔汽化热 ΔH_m。

(3)把该直线外推至 101325Pa,即可得出乙醇的正常沸点。

(七)思考题

(1)在实验过程中为什么要防止空气倒灌?

(2)能否在加热条件下检查装置是否漏气? 为什么?

(3)克劳修斯-克拉珀龙方程在什么条件下适用?

实验 8　二组分固-液相图的绘制

(一) 实验目的

学习测定二元固液体系温度-组成图的方法。所得到的图可以用于研究适用于两组分凝聚体系的相律。

(二) 实验原理

有机体系不形成固溶体或化合物。合金虽然有少量的固溶体生成,但不形成化合物。

在两种情况下,添加第二组分都降低了另一组分的凝固点,因而得到两条相交于一点的曲线,这一点称低共熔点。

由吉布斯(Willard Gibbs)于 1876 年第一次提出的相律指出

$$f = K - \phi + 2$$

式中,f 是独立的物理变量的数目,称为自由度,在一个 K 组分和 ϕ 相的体系中,温度和压力是除浓度以外仅有的变量。在两组分体系中研究熔点关系时,将压力看成常数,1 个大气压,而体系看成是凝聚的,这样,蒸气相就不存在。对于这样一个两组分体系,相律化为:

$$f + \phi = K + 1 = 3$$

因此,当三相共存时,温度一定是常数,而当两相共存时,有一个自由度,它可以是温度或者是组成。后面将用相律解释冷却数据。

绘制相图的方法称为热分析。这个方法在于得到相当数量的两组分体系混合物的冷却曲线。使一个已知组成的熔融物慢慢冷却,每隔一定时间记录温度,便得到了冷却曲线。图 3-47 表示纯物质的冷却曲线。若只有熔融物存在时,冷却速度如所显示的那样,几乎为常数、当固体开始形成时,出现两相,固体和液体,根据相律,当它应用于一个凝聚的一组分体系时,自由度为零。因此,温度保持不变,直至所有的液体全部转变为固体为止。如果环境在一个更低的温度,那么,温度又开始下降。冷却曲线上适用于液相部分与适用于固相部分的斜率是不同的,这多半是由于固体和液体的比热不同引起的。

典型两组分混合物的冷却曲线在图 3-48 中示出。在我们所用的特定的熔融物中,这是一个不形成化合物的体系。标以 ab 的曲线部分相当于液相的冷却。沿这段曲线只存在一相,由熔融物的比热和熔融物与环境之间的温度差确定斜率。当固体开始结晶时,如图 3-46 所示,在 b 点斜率有一个变化。固体的存在改变了体系的总比热以及发生凝固作用时释放的熔化热,冷却过程慢下来了,这一点可在 bc 曲线的斜率中看到。当固体继续从熔融态结晶出来时,剩下的液体变得含第二组分更多了,这一点导致凝固点继续降低。沿 bc 曲线,我们得到两相熔融体和固体,其自由度为 1(或是组成或是温度)。因此,只要两相共存,温度就改变并沿着 bc 曲线继续冷却,直到第二种固体出现的温度为止。此刻有三个相存在,自由度为零,因而导致温度恒定。这一点在冷却曲线的 cd 部分可以看到。在此温度,两种固体按照它们在熔融体中的比例结晶出来。当体系刚完全凝固时,就恢复到两组分体系,温度又开始下降了。

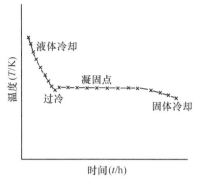

图 3-47 冷却曲线——纯物质

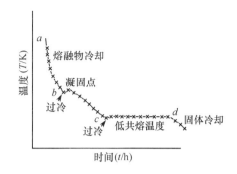

图 3-48 冷却曲线——两组分合金

当液体存在时,两个固相共存的温度称作低共熔温度,这时熔融体的组成称为低共熔组成或混合物。如果我们从低共熔组成的熔体开始冷却,得到的冷却曲线具有和纯物质的冷却曲线相同的特点。

一个新的固相出现以前常常发生过冷现象。无论在混合物的第一凝固温度之前还是低共熔温度出现以前,这一现象都是常见的。稍微过冷也还值得,因为它有助于确定凝固开始的准确温度。然而,当过冷现象太严重时,使凝固点的确定模糊。为了防止过冷现象可以不时地加入固相的微小晶体。

有各种观测温度的方法。对于有机体系,我们使用温度计;对于合金体系将使用热电偶。下面我们来讨论后一装置的结构和应用。

如果将两种不同的金属丝连接起来,通过接点存在一个电动势,其大小依赖于金属的特性和接点的温度。我们不能测定一个单接点的电势,但是能测量两个接点间的电势差。每种金属丝各取一段,将末端连接起来,然后将其中的一根从中间剪开,这时剪开的两端接到一个电测量装置,例如毫伏表上。这个仪器将测量在接点产生的电势。图 3-49 说明一个典型的热电偶。使用热电偶时,将一个接点保持在恒定的温度,通常

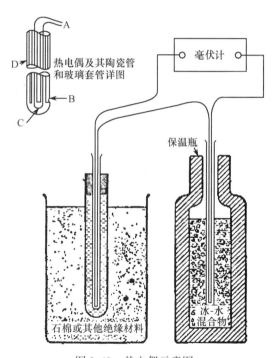

图 3-49 热电偶示意图

A. 热电偶丝 B. 陶瓷管 C. 热电偶接点 D. 玻璃套管

为 0℃,并将另一个接点保持在测量温度。我们必须知道随着接点之间的温差,电压是如何变化的。可以从手册得到不同金属组合的必需资料。在本实验中,用第二接点所选定的温度来测量电压,从而制定温度-电压曲线图。在本实验所用的温度范围内,多数金属对在不同接点温度与测得的电位之间呈线型关系,所以只需有限数目的点来确定校正曲线。

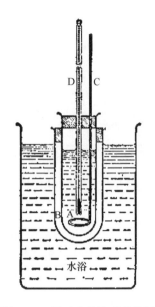

图 3-50　用于有机体系的装置
A. 熔融物　B. 空气间隔
C. 环形搅拌器　D. 温度计

（三）仪器和试剂

冷却装置如图 3-50 所示,由冷却管,空气夹套管,搅拌器和大烧杯组成;最小分度值 0.2℃ 的 0～100℃ 的温度计;十二只 25mm×200mm 的 Pyrex 试管;萘;对-二氯苯;Sargent(S76628)搅拌装置。

（四）实验内容

按照图 3-50 所示安装仪器。用上下直线性运动的 SarSent(S76628)搅拌装置来带动搅棒。冷却管为 25mm×200mm 的 Pyrcx 试管。在空气套管中的这些试管插入大烧杯中必须低于水面,以防止在液体的重要部分达到凝固点以前,管子在液面以上部分的熔融物结晶。对于所选定仪器的大小,熔融物总量为 25g 左右将给出满意的深度。为了得到冷却曲线的数据,应将大烧杯中的水温保持在比熔融物温度低 5℃ 左右。这个温差可根据需要往水中加碎冰来保持。

对萘和对-二氯苯的混合物,要测含二氯苯 15,30,45,60,75 和 90 等重量百分含量的冷却曲线。记录最初看到的结晶出现的温度,因为这有助于分析冷却曲线。还必须测定纯组分的冷却曲线。

数据的利用:画出纯组分及各种熔融物的冷却曲线。确定凝固点及最低共熔温度。作温度-组成图。两条凝固曲线应相交于低共熔温度。在图上标出图中每个区域存在的相以及平衡线上和在低共熔温度存在的相。

分别以每组分的摩尔分数的对数(作为横坐标)对 $1/T$(作为纵坐标)作图应为直线,将其引至纯组分的对数为 0 处交纵轴于 $1/T$,这里的 T 即该组分的熔点。每条直线都将有负的斜率(当采用自然对数时,斜率 $=\Delta H_{熔化}/R$)。在 $1/T_{最低共熔}$ 处的一条垂线与两条直线相交,交点横坐标相应于两个最低共熔组成的摩尔分数的对数值。

由这两条线可容易地确定温度-组成关系的平均值。

（五）注意事项

（1）实验过程中,样品管受热温度较高不能用手触碰样品管,以免烫伤;

（2）为了使样品管受热均匀,将硅油倒入样品管 1/3 处,不要过多,以防溢出。

（六）思考题

二组分相图在药剂学中有哪些应用?

实验9 三组分液-液平衡体系

(一)实验目的

(1)熟悉相律及用等边三角形坐标表示三组分相图的方法;

(2)用溶解度法绘制有一对共轭溶液的三组分相图(溶解度曲线和连接线)。

(二)实验原理

用等边三角形坐标法作三元相图,是将等边三角形的三个顶点各代表一纯组分,三角形三条边 AB、BC、CA 分别代表 A 和 B、B 和 C、C 和 A 所组成的二组分的组成,而三角形内任何一点表示三组分的组成(图 3-51)。图中 O 点的组成可确定为:将三角形每条边一百等分,代表 100%,过 O 点作平行于三边的直线,并交于 a、b、c 三点,则 $Oa+Ob+Oc=aa'+a'C+Ba=BC=CA=AB$,所以 O 点的 A、B、C 组成分别为 $A\%=aa'=Cb$,$B\%=a'C=Ac$,$C\%=Ba$。

在醋酸(A)-苯(B)-水(C)三组分体系中,醋酸和苯、醋酸和水完全互溶,而苯和水则不溶或部分互溶(如图 3-52)。图中 EOF 是溶解度曲线,该线上面是单相区,下面是共轭两相区,K_1L_1、K_2L_2 等称为结线。当物系点从两相区转移到单相区,在通过相分界线 EOF 时,体系将从浑浊变为澄清;而从单相区变到两相区通过 EOF 线时,体系则从澄清变为浑浊。因此,根据体系澄明度的变化,可以测定出 EOF 曲线,绘出相图。例如,当物系点为 M 时,体系中只含苯和水两种组分,此时体系为浑浊的两相,用醋酸滴定,则物系点沿 MA 线变化,当物系点变化到 O 点,体系变为澄清的单相,从而确定了一个终点 O;继续加入一定量的醋酸,体系保持澄清的单相,然后用水滴定,当体系出现浑浊时又会得到另一个终点。如此反复,即可得到一系列的滴定终点。但该方法由浑变清时终点不明显。为此本实验使用下列方法。

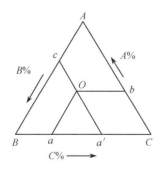

图 3-51 等边三角形表示三组分组成

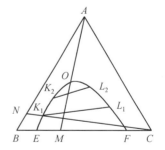

图 3-52 一对共轭溶液的三组分相图

实验时,预先混合互溶的 A、B 溶液,其组成用 N 表示,在此透明的 A、B 溶液中滴入 C,则体系组成沿 NC 线移动,到 K_1 点时体系由清变浑得到一个终点,K_1 的组成可根据 A、B、C 的用量算出;然后加入一定量的醋酸(A)使溶液澄清,再用 C 滴定至浑浊,如此可得到一系列不同组成的终点 K_1、K_2、O、L_2、L_1 等,连接这些终点即可画出溶解度曲线。测定结线时,在两相区配制混合液,达平衡时二相的组成一定,只需分析每相中一个组分的含量,在溶解度曲线上就可找出每相的组成点,其连线即为结线。

(三) 仪器和试剂

仪器:具塞锥形瓶 100ml。2 个、25ml 4 个,酸式和碱式滴定管(50ml)各 2 支,移液管 2ml 和 1ml 各 2 支。

试剂:无水苯(分析纯),冰醋酸(分析纯),0.5mol/L NaOH 标准溶液,酚酞指示剂。

(四) 实验内容

1. 溶解度曲线的测定 分别在两支干净的酸式滴定管内装苯及醋酸,另两支碱式滴定管装水及 NaOH 溶液。滴 1ml 苯和 2ml 醋酸于干燥而洁净的 100ml 具塞锥形瓶中,然后慢慢滴入水,同时不停振荡,滴至终点(由清变浑),记下水的体积,再向此瓶加入 1ml 醋酸,体系又成为均相,继续用水滴定至终点;同法依次加入 1ml、1ml、1ml、2ml、10ml 醋酸,用水滴定至终点,记录各组分的用量于表 3-4。最后再加入 15ml 苯配制体系 O_1,加塞摇动,并每隔 5min 摇动一次,半小时后用此溶液测联结线 K_1L_1。另取一只干燥而洁净的 100ml 具塞锥形瓶,用滴定管加入 10ml 苯及 4ml 醋酸,用水滴至终点,以后依次加 5ml、8ml、8ml 醋酸,分别用水滴定至终点并记录。最后再加入 10ml 苯配制体系 O_2,同法每 5min 摇动一次,30min 后用作测另一根连接线 K_2L_2。

2. 联结线的测定 上面所得 O_1、O_2 两溶液,经 30min 后,待两层液体分清,分别用干净的移液管吸取上层液 2ml,下层液 1ml,置于已经称重的 4 个 25ml 具塞锥形瓶中,再称其重量,然后用水洗入 150ml 锥形瓶中,以酚酞为指示剂,用 0.5mol/L NaOH 标准溶液滴定醋酸的含量,记录于表 3-6。

表 3-6 溶解度曲线的测定

室温:_____℃ 大气压:_____Pa 密度:HAc:_____ C_6H_6:_____ H_2O:_____

编号	醋酸		苯		水		总重量(g)	重量百分含量		
	$V(ml)$	$m(g)$	$V(ml)$	$m(g)$	$V(ml)$	$m(g)$		醋酸	苯	水
1	2.00		1.00							
2	3.00		1.00							
3	4.00		1.00							
4	5.00		1.00							
5	6.00		1.00							
6	8.00		1.00							
7	18.00		1.00							
8	4.00		10.00							
9	9.00		10.00							
10	17.00		10.00							
11	25.00		10.00							

续表

编号	醋酸		苯		水		总重量(g)	重量百分含量		
	V(ml)	m(g)	V(ml)	m(g)	V(ml)	m(g)		醋酸	苯	水
E										
F										
O_1	18.00		15.00							
O_2	25.00		20.00							

(五) 注意事项

(1) 所用仪器均要干净。苯可以共用刻度移液管加入。

(2) O_1 瓶的最后一个终点是逐渐变化,需滴至出现明显浑浊才能停止滴加水。

(3) 吸取二相平衡的下层溶液时,在吹气鼓泡条件下插入移液管可避免上层溶液的玷污。

(六) 思考题

(1) 滴定过程中,若某次滴水量超过终点而读数不准,是否需要立刻倒掉溶液重新做实验?

(2) 如果联结线 K_1L_1 和 K_2L_2 不通过物系点 O_1 和 O_2,其原因可能有哪些?

附 冬绿油-异丙醇-水 体系的三元相图

(一) 主要仪器

1%的天平微量滴定管、小锥形瓶、吸量管 2ml、5ml、10ml 各 2 只。

(二) 实验内容与记录

(1)将洁净、干燥的锥形瓶在 1/100 天平上称重,记上号码与重量。

(2)将下表所示数值,分别精密吸取异丙醇、冬绿油置于相应大小的、干燥、清洁的锥形瓶中,摇匀为澄明液体。向该液体中小心滴加蒸馏水,每加一滴充分摇匀后,方可加入下一滴,直至液体刚刚由清变浊为止。记下水量,并称重。

(3)算出混合液的总重量以及各组分的百分含量,根据百分比在三元相图中画出各点的位置,连接各点使之成为光滑的曲线。

编号	冬绿油		异丙醇		蒸馏水		总重量	重量百分率		
	体积/ml	重量/g	体积/ml	重量/g	体积/ml	重量/g		冬绿油	异丙醇	水
1	0.2		1.8							
2	0.6		5.4							
3	1.0		7.4							
4	2.0		9.0							
5	6.2		10.8							
6	9.0		9.2							
7	12.2		7.4							

编号	冬绿油		异丙醇		蒸馏水		总重量	重量百分率		
	体积/ml	重量/g	体积/ml	重量/g	体积/ml	重量/g		冬绿油	异丙醇	水
8	14.2		5.6							
9	16.0		4.6							

（三）注意

（1）锥形瓶要干净，振荡后内壁不能挂液珠。

（2）用水滴定如超过终点，则可再滴几滴异丙醇至刚由浑浊变清作为终点，或再用水滴至刚由清变浊为止。

实验 10　蔗糖转化速率的研究

（一）实验目的

（1）测定蔗糖的转化速率，并验证其为一级反应。

（2）进一步掌握旋光计的一般原理和使用方法。

（3）了解反应的反应物浓度与旋光度之间的关系。

（二）实验原理

蔗糖转化反应

$$C_{12}H_{22}O_{11} + H_2O \xrightarrow{H^+} C_6H_{12}O_6 + C_6H_{12}O_6$$
（蔗糖）　　　　　　　　（葡萄糖）（果糖）

是一个二级反应。在纯水中，此反应速率极慢，通常需要在 H^+ 离子的催化作用下进行。由于反应时水是大量存在的，尽管有部分水参加反应，可以近似认为整个反应过程中的水浓度是恒定的；而且 H^+ 离子是催化剂，其浓度也保持不变，因此蔗糖转化反应可看作为一级反应。一级反应的速率方程可由下式表示

$$-\frac{dC_A}{dt} = KC_A$$

式中，K 是为反应速率常数，C_A 为时间 t 时的反应物浓度。

上式积分得

$$\ln C_A = -Kt + \ln C_{A,0}$$

$C_{A,0}$ 为反应开始时蔗糖的浓度。

当 $C_{A,0} = 1/2$ 时，t 可用 $t_{1/2}$ 表示，即为反应的半衰期

$$t_{1/2} = \ln2/K = 0.693/K$$

蔗糖及其转化产物都含有不对称的碳原子，它们具有旋光性；但是它们的旋光能力不同，故可以利用体系在反应过程中旋光度的变化来度量反应的进程。

测量物质旋光度所用的仪器称为旋光仪。溶液的旋光度与溶液中所含旋光物质之旋光能

力、溶剂性质、溶液的浓度、样品管长度、光源波长及温度等均有关系。当其他条件均固定时,旋光度 α 与反应物浓度 C 呈线性关系,即

$$\alpha = KC$$

式中,K 为比例常数,它与物质之旋光能力、溶质性质、样品管长度及温度等有关。

物质的旋光能力用比旋光度来度量,比旋光度可用下式表示:

$$[\alpha]_D^{20} = \alpha \times 100 / lC$$

式中,20 为实验时温度20℃;D 是指所用钠光灯光源 D 线;α 为测得的旋光度(度);l 为样品管的长度(cm);C 为浓度(g/100ml)。

作为反应物的蔗糖是右旋性物质,其比旋光度 $[\alpha]_D^{20} = 66.6°$;生成物中葡萄糖也是右旋性的物质,其比旋光度 $[\alpha]_D^{20} = 52.5°$,但果糖是左旋性物质,其比旋光度 $[\alpha]_D^{20} = -91.9°$。由于生成物中果糖之左旋性比葡萄糖右旋性大,所以生成物呈现左旋性质,因此,随反应的进行,体系的右旋角不断减小,反应至某一瞬间,体系的旋光度恰好等于零,而后就变成左旋,直至蔗糖完全转化,这时左旋角达到最大值 α_∞。

设最初体系的旋光度为

$$\alpha_0 = K_f C_{A,0} \quad (t=0 \quad 蔗糖尚未转化)$$

最终体系的旋光度为

$$\alpha_\infty = K_s C_{A,0} \quad (t=\infty \quad 蔗糖已完全转化)$$

$K_反$,$K_生$ 分别为反应物与生成物之比例常数。当时间为 t 时,蔗糖的浓度为 C_A,此时旋光度 α_t 为 $\alpha_2 = K_反 C_A + K_生 (C_{A,0} - C_A)$。

以上三式联立可解得

$$C_{A,0} = \frac{\alpha_0 - \alpha_\infty}{K_反 - K_生} = K'(\alpha_0 - \alpha_\infty)$$

$$C_A = \frac{\alpha_t - \alpha_\infty}{K_反 - K_生} = K'(\alpha_t - \alpha_\infty)$$

再代入式 $\ln C_A = -Kt + \ln C_{A,0}$ 即

$$\ln(\alpha_t - \alpha_\infty) = -kt + \ln(\alpha_0 - \alpha_\infty)$$

由上式可以看出,若以 $\ln(\alpha_t - \alpha_\infty)$ 对 t 作图为一直线,从直线的斜率可求得反应速率常数 K。

(三)仪器和试剂

仪器:旋光仪 1 台,超级恒温水浴 1 套(如需恒温),150ml 锥形瓶 1 只,50ml 量筒 1 支。

试剂:蔗糖(分析纯),2mol/L HCl 溶液。

(四)实验内容

1. 用蒸馏水校正仪器的零点 蒸馏水为非旋光物质,可用以校正仪器的零点(即 $\alpha=0$ 时仪器对应的刻度),校正时,先洗净样品管,将管的一端加上盖子,并向管内灌满蒸馏水使液体形成一凸出液面,然后在管的另一端盖上玻璃片,再旋上套盖,勿使漏水,有空气泡时应排在样品管凸肚处,用滤纸将样品管擦干,再用擦镜纸将样品管两端的玻璃片擦净,然后将它放入旋光仪内。打开光源,调整目镜聚焦,使视野清楚,旋转检偏镜至观察到三分视野暗度相等为止。记

下检偏镜之旋光角 α，重复测量数次取平均值，即为仪器零点。

2. 蔗糖转化反应及反应过程旋光度的测定　将恒温槽和旋光仪外面的恒温套箱调节到所需的反应温度。称取 6g 蔗糖于锥形瓶中，加水 30ml 配成溶液。用量筒量取 2mol/L HCl 溶液 30ml，将此盐酸溶液迅速倾入蔗糖溶液中，在盐酸倒出一半时开始计时，摇匀。迅速用少量反应液荡洗样品管两次，装满样品管，盖好盖子并擦净，立即放入旋光仪，测量各时间的旋光度。第一个数据要求离反应时间 1~2min，测量时将三分视野调节暗度相等后，先记录时间，再读取旋光度。反应开始的 30min 内每 5min 测量一次，以后间隔 10min 测量，连续测量 1h。

3. α_∞ 的测量　在进行上述操作的空隙时间里，将锥形瓶中剩余液置于 50~60℃ 的水浴内加热 30min，使其快速反应，然后冷却至实验温度，测其旋光角即为 α_∞ 值。注意水浴温度不可过高，否则将产生副反应，颜色变黄。同时要避免溶液蒸发影响浓度，可在锥形瓶上加一回流管，以免造成 α_∞ 值的偏差。实验结束后，必须洗净样品管。

（五）注意事项

（1）装样品时，旋光管管盖旋至不漏液体即可，不要用力过猛，以免压碎玻璃片伤手。

（2）测定时，加热使反应速度加快，转化完全，但加热温度不要超过 60℃。

（3）由于酸对仪器有腐蚀，操作时应特别注意，避免酸液滴漏到仪器上。实验结束后必须将旋光管洗净。

（4）旋光仪中的钠光灯不宜长时间开启，测量间隔较长时应熄灭，以免损坏。

（六）思考题

（1）实验中，用蒸馏水来校正旋光仪零点，问蔗糖水解过程所测的旋光度是否需要零点校正？为什么？

（2）在混合蔗糖溶液和盐酸溶液时，是将盐酸溶液加到蔗糖溶液里去，可否把蔗糖加到盐酸溶液中去？为什么？

相关实验操作

实验 11　乙酸乙酯皂化反应速率常数的测定

（一）实验目的

（1）测定乙酸乙酯皂化反应速率常数，了解反应活化能的测定方法。

（2）了解二级反应的特点，学会用图解计算法求出二级反应的速率常数及反应活化能。

（二）实验原理

乙酸乙酯的皂化是双分子反应

$$CH_3COOC_2H_5 + NaOH \longrightarrow CH_3COONa + C_2H_5OH$$

在反应过程中，各物质浓度随时间而改变，测定不同时刻溶液的电导率可求出 OH^- 的浓度，为处理的简单起见，选用相同的起始浓度。设反应 t 时刻 CH_3COONa 和 C_2H_5OH 的浓度 x，那么反应物 $CH_3COOC_2H_5$ 和 $NaOH$ 的浓度应为 (C_0-x) 即

$$CH_3COOC_2H_3 + NaOH \longrightarrow CH_3COONa + C_2H_5OH$$

$t=0$	C_0	C_0	0	0
$t=t$	C_0-x	C_0-x	x	x
$t=\infty$	0	0	C_0	C_0

因为是二级反应,所以反应速率

$$\frac{\mathrm{d}x}{\mathrm{d}t}=K(C_0-x)(C_0-x)=K(C_0-x)^2$$

积分得

$$Kt=\frac{x}{C_0(C_0-x)}$$

式中,K 为速率常数,C_0 为已知,所以只要测出 t 和 x 的值,即可求出 K 值。

本实验中用测量溶液的电导率来测量溶液中的 x 变化。溶液中参与导电的离子有 Na^+、OH^-、CH_3COO^-,而 Na^+ 反应前后浓度不变,OH^- 的电导率比 CH_3COO^- 的电导率要大得多,随着时间的增加,OH^- 不断减少,CH_3COO^- 不断增加,所以,体系的电导值不断下降。

令 G_0 为 $t=0$ 时溶液的电导,G_t 为时间 t 时混合溶液的电导,G_∞ 为 $t=\infty$(反应完毕)时溶液的电导。则稀溶液中,电导值的减少量与 CH_3COONa 的浓度成正比,设 K 为比例常数,则

$$t=0 \qquad x=KG_0 \tag{1}$$
$$t=t \qquad x=K(G_0-G_t) \tag{2}$$
$$t=\infty \qquad C_0=K(G_0-G_\infty) \tag{3}$$

由式(2)(3)可得

$$C_0-x=K(G_t-G_\infty)$$

将式(2)(3)代入上述定积分式 $kt=\dfrac{x}{C_0(C_0-x)}$,可得

$$\frac{1}{C_0}\frac{G_0-G_t}{G_t-G_\infty}=kt$$

变为

$$G_t=\frac{1}{C_0k}\frac{G_0-G_t}{t}+G_\infty \tag{4}$$

由电导与电导率 κ 的关系式:$G=\kappa\dfrac{A}{l}$,代入(4)式得

$$\kappa_t=\frac{1}{C_0k}\frac{\kappa_0-\kappa_t}{t}+\kappa_\infty$$

因此,通过实验测定不同时间溶液的电导率 κ_t 和起始溶液的电导率 κ_0,然后以 κ_t 对 $\dfrac{\kappa_0-\kappa_t}{t}$ 作图,得一直线,直线的斜率为 $\dfrac{1}{C_0k}$,由此可求出某温度下的反应速率数 k 值。依据同样方法,测量不同温度下的反应速率常数 k,根据阿伦尼乌斯(Arrhenius)方程,可计算出该反应的活化能 Ea。

$$\ln\frac{k_2}{k_1}=\frac{E_a}{R}\left(\frac{1}{T_1}-\frac{1}{T_2}\right)$$

(三) 仪器和试剂

仪器:电导率仪 1 台,恒温槽 1 套,双管电导池(图 3-53)1 支,秒表 1 只。

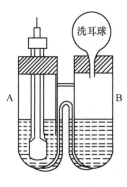

图 3-53 双管电导池示意图

试剂:①0.02mol/L NaOH（新鲜配制）;②0.01mol/L NaOH（新鲜配制）;③0.02mol/L $CH_3COOC_2H_5$（新鲜配制）;④酚酞指示剂。

（四）实验内容

（1）调节恒温槽温度为25℃。

（2）电导仪的调节和使用:开启电源,将电导池常数旋钮与电导池常数放在同一值,然后使检测开关扳向校正,调整校正旋钮使其满刻度。将待测溶液放入电导池中,然后把用蒸馏水洗净的电导电极用待测液冲洗二至三次即可。将测试开关打开,依次测定不同时刻溶液的电导。

（3）κ_0的测定:将0.01mol/L NaOH装入干净的电导池A管,将铂黑电极浸入溶液中恒温10min,然后接通电导仪,测定其电导率,即为L_0。测量每种溶液的电导率前后,必须用蒸馏水和所测溶液洗涤铂黑电极和电导池。

（4）κ_t的测定:将电导池的铂黑电极浸入盛有蒸馏水的粗试管中,并置于恒温槽中恒温,再将电导池的A、B两管用电吹风吹干,用移液管分别取20ml 0.02mol/L NaOH和0.02mol/L $CH_3COOC_2H_5$溶液于A,B两只管中,于A管中滴加1~2滴酚酞指示剂,待恒温10min后用洗耳球混合,直至呈现均匀的粉色溶液,同时记录反应时间。将洗涤过的铂黑电极,插入A管中,每5min测量一次溶液的电导率,半小时后每10分钟测量一次,反应到1h后停止。

反应完毕后倾去反应液,电导池用蒸馏水洗净,重新测量L_0看是否与反应前的测量一致,实验完毕后将铂黑电极浸入蒸馏水中。

（5）同样方法,重复30℃的反应。

（五）注意事项

（1）本实验对水质要求高,同时要避免接触空气,防止灰尘杂质落入。

（2）配好的NaOH溶液要防止空气中的CO_2气体进入。

（3）乙酸乙酯溶液和NaOH溶液等浓度混合时,注意不要溅出管外伤手。

（4）乙酸乙酯溶液需临时配制,配制时动作要迅速,以减少挥发损失。

（六）思考题

（1）为什么反应物的浓度要相等? 如果反应物的浓度不等,应怎样计算?

（2）被测溶液的电导能力,是哪些离子的作用? 在皂化过程中电导为什么会有变化?

实验12 胶体电泳速率的测定

（一）实验目的

（1）用胶溶法制备$Fe(OH)_3$溶胶。

（2）掌握电泳法测定$Fe(OH)_3$溶胶的电泳速率及ξ电势的实验原理及方法。

（二）实验原理

在胶体分散体系中，胶粒表面所带的电荷可以由胶粒本身的电离，或胶粒选择性吸附某种离子等原因所决定。显然，在胶粒四周的分散介质中，分散着与胶粒表面电量相同而电性相反的对应离子。它们由于静电引力和热运动的结果，在胶粒周围分为紧密层和扩散层两部分。胶粒紧密层（含溶剂化层）的外界面与本体溶液内部（此处电势为零）的电势差称为 ξ 电势。在外加电场作用下，胶粒的紧密层和扩散层就在其界面上错开，且向两个不同的电极方向移动。这种带着紧密层的分散相质点在电场作用下的定向移动现象，称为电泳。在同一电场中，同一胶粒电泳的速度，不仅与外加电场的强度有关，还与 ξ 电势的大小有关。因此，在一定的外加电场下，若测出胶粒的电泳速率就可计算其 ξ 电势。

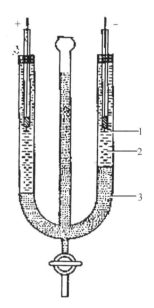

本实验采用简易电泳仪测定 $Fe(OH)_3$ 溶胶的电泳速率（见图 3-54）。在电泳仪 U 形管底部装入待测的棕红色的 $Fe(OH)_3$ 溶胶，再在上面装入无色的稀 NaCl 溶液为辅助液，使溶胶与溶液之间有明显的界面。在 U 形管的两端各放一根电极，通电一定时间后，即可见 $Fe(OH)_3$ 溶胶的棕红色界面向负极上升，而在正极则界面下降。这说明 $Fe(OH)_3$ 胶粒带正电荷。

本实验是通过观察溶胶与另一不含胶粒的导电液体（即辅助液）的界面在电场中的移动速率来计算 ξ 电势。在电泳仪两极之间接上外加电压 $E(V)$ 后，在时间 $t(s)$ 内溶胶界面移动的距离为 h（cm），则胶粒的电泳速度 u（cm/s）为：

$$u = \frac{h}{t} \qquad (a)$$

如果辅助液的电导与溶胶的电导相近，两极间的距离为 1cm，则外加电场强度为：

$$E = \frac{V}{l} \qquad (b)$$

图 3-54 电泳示意图

1. 电极　2. 辅助液　3. 溶胶

ξ 电势可根据下列公式计算：

$$\xi = \frac{\eta u}{\varepsilon_0 \cdot \varepsilon_E} \qquad (c)$$

式中，ε_E 为分散介质的介电常数，对水而言，$e = 81$；ηu 为分散介质的黏度，25℃时，$\eta = 0.8904 \times 10^{-3} Pa \cdot s$；$\varepsilon_0$ 为真空的介电常数，其值为 $8.854 \times 10^{-12} F/m^{-1}$。

通过式（a）和式（b）分别求得胶粒的电泳速率 u 和电场强度 E，再代入式（c）即可求得 ξ 电势。

测定 ξ 电势，对解决胶体体系的稳定性问题具有重要意义。对一般溶胶而言，ξ 电势数值愈小，其稳定性亦愈差。当 ξ 电势等于零时，甚至可观察到聚沉的现象。因此，无论制备胶体或破坏胶体，都需要了解胶体的 ξ 电势值。本实验采用胶溶法制备 $Fe(OH)_3$ 溶胶。其步骤为：在 $FeCl_3$ 中加入 NH_4OH 制备 $Fe(OH)_3$ 沉淀，再在洗涤后的新鲜沉淀中加入 $FeCl_3$ 作为分散剂，加热搅拌，即得 $Fe(OH)_3$ 溶胶。

(三) 仪器和试剂

仪器:晶体管稳压器 1 台;电泳仪(附铂电极)1 套;电导率仪 1 台;超级显微镜(有暗视野)1 台;250ml 和 50ml 烧杯各 1 个;100ml 和 25ml 量筒各 1 个;5ml、2ml、1ml 吸量管各 1 支;玻璃漏斗 1 个;秒表 1 块;滴管数支。

试剂:10% $FeCl_3$;10% NH_4OH;0. 15% NaCl;2mol/L NaCl;1mol/L Na_2SO_4。

(四) 实验内容

1. 胶溶法制备 $Fe(OH)_3$ 溶胶　取 20ml 10% $FeCl_3$ 溶液置于 250ml 烧杯内,用 80ml 水稀释。用滴管加入 10% NH_4OH,直至不产生新沉淀(可吸上清液置于试管内试验),再过量加入 NH_4OH 数滴。静置 10min 后,过滤,用蒸馏水洗涤沉淀 4 次。然后将沉淀转移至 250ml 烧杯中,加 H_2O 100ml,再加入 10% $FeCl_3$ 5ml,搅拌并加热至微沸,沉淀逐渐溶解消失,所得即是 $Fe(OH)_3$ 溶胶。将 $Fe(OH)_3$ 溶胶冷却至室温,用电导率仪测定其电导率值。

2. 配制辅助液　在 50ml 烧杯中加入 25ml 0.15% NaCl 溶液,室温下测其电导率。若电导率和溶胶不一致,则用蒸馏水或 NaCl 溶液调节,使辅助液的电导率与溶胶的电导率正好相等。

3. 测定溶胶的电泳速率　将 $Fe(OH)_3$ 溶胶由小漏斗中缓慢注入电泳管的 U 形管底部至适当的位置(一般液面上升的高度约 4~5cm),然后用滴管分别以等量的电导率与溶胶相同的辅助液徐徐沿着管壁加入 U 形管的左右两管,液面高度约 10cm,注意保持溶胶和辅助液界面清晰。这时轻轻将铂电极插入辅助液层中,小心不要搅动液面,铂电极面应放平,不可倾斜,并使两极浸入液面下的深度相等,做好标记,记下溶胶液面的高度位置。用导线将铂电极与 30~50V 直流稳压电源接上,按下开关,同时计时。60min 后关断电源,记录溶胶液面上升和下降的距离,记下电压的伏特数,精确量取两电极间的导电距离。

4. 观察胶粒的布朗运动　取适量 $Fe(OH)_3$ 溶胶,在超级显微镜下观察胶粒的不规则移动现象。

5. $Fe(OH)_3$ 溶胶的聚沉　将 2ml $Fe(OH)_3$ 溶胶注入试管内,用小滴管滴加 2mol/L NaCl 溶液;在另一支试管内亦加入 2ml $Fe(OH)_3$ 溶胶,滴加 1mol/L Na_2SO_4 溶液,观察比较产生聚沉现象时电解质的用量。

(五) 注意事项

(1) 制备 $Fe(OH)_3$ 溶胶过程中,加 NH_4OH 时不要搅拌,同时 NH_4OH 必须过量。$Fe(OH)_3$ 沉淀过滤后,一定要用蒸馏水反复洗涤,使沉淀新鲜洁净。

(2) 测定胶粒的电泳速率时,电极要轻轻插入辅助液层,操作时要特别小心,不能搅乱溶胶和辅助液的分界面,否则难以观察界面的移动情况。

(3) 在实验时辅助液的选择条件:①不能与溶胶产生化学反应;②不使溶胶聚沉;③辅助液的离子组成对胶粒的电泳速率有影响,因此所选用的辅助液的电导率要与溶胶相等或相近。本实验选用电导率和 $Fe(OH)_3$ 溶胶相同的 NaCl 溶液作辅助液,应当注意 NaCl 溶液电导率值的调整和测定,保持其与 $Fe(OH)_3$ 溶胶电导率的一致,使实验能清晰的观察到溶胶与辅助液界面移动的现象。

（六）思考题

（1）为什么在新生成的 $Fe(OH)_3$ 沉淀中加入一定量的 $FeCl_3$ 溶液,沉淀会消失?

（2）为什么在电泳测定中要使用辅助液? 辅助液的选择有哪些条件? 为什么?

（3）为什么外加一定量的电解质会使 $Fe(OH)_3$ 溶胶产生聚沉?

实验 13 乳状液的制备与性质

（一）实验目的

（1）了解乳状液的制备原理。

（2）掌握乳状液以及鉴别其性质的方法。

（二）实验原理

两种互不相溶的液体(如苯和水),在有乳化剂存在的条件下一起振荡时,一个液相会被粉碎成液滴分散在另一液相中形成稳定的乳状液。被粉碎成的液滴称为分散相,另一相称为分散介质。一般情况下,在乳状液中一个液相为水或水溶液,统称为"水",另一个液相为不溶于水的有机物,统称为"油"。油分散在水中形成的乳状液,称水包油型(油/水型)。反之,称为油包水型(水/油型)。两种液体形成何种类型乳状液,这主要与形成乳状液时所添加的乳化剂性质有关。乳状液中分散相离子的大小为 $1\sim50\mu m$,用显微镜可以清楚地观察到,因此从粒子的大小看,应属于粗分散体系,但由于它具有多相和聚结不稳定等特点,所以也是胶体化学研究的对象。在自然界,生产以及日常生活中均经常接触到乳状液,如从油井中喷出的原油,橡胶类植物的乳浆,常见的一些杀虫用乳剂、牛奶、人造黄油等。

为了形成稳定的乳状液所必须加入的第三组分通常称为乳化剂,其作用在于不使有机质分散所得的液滴相互聚结,许多表面活性物质可以做乳化剂,它们可以在界面上吸附,形成具有一定机械强度的界面吸附层在分散相液滴的周围形成坚固的保护膜而稳定存在,乳化剂的这种作用称为乳化作用。通常,一价金属的脂肪酸皂,由于其亲水性大于其亲油性,界面吸附层能形成较厚的水溶剂化层,而能形成稳定的油/水型乳状液。而二价金属的脂肪酸皂,其亲油性大于其亲水性,界面吸附层能形成较厚的油溶剂化层,而能形成稳定的水/油型乳状液。油/水型和水/油型乳状液外观是类似的,通常将形成乳状液时被分散的相称为内相,而作为分散介质的相称为外相,显然内相是不连续的,而外相是连续的。鉴别乳状液类型的方法主要有下列各种。

1. 稀释法 乳状液能被外相液体相同的液体所稀释。例如牛奶能被水稀释。因此,如加一滴乳状液于水中,立即散开,说明乳状液的分散介质是水,故乳状液属油/水型。如不立即散开,则属于水/油型。

2. 导电法 水相中一般都含有离子,故其导电能力比油相大得多。当水为分散介质,外相是连续的,则乳状液的导电能力大。反之,油为分散介质,水为内相,内相是不连续的,乳状液的导电能力很小。若将两个电极插入乳状液,接通直流电源,并串联电流表,则电流表指针显著偏转为油/水型乳状液,若电流计指针几乎不偏转,为水/油型乳状液。

3. 染色法 选择一种能溶于乳状液中两个液相中的一个液相的染料(如水性染料亚甲基

蓝,油溶性染料苏丹Ⅲ)加入乳状液中。如将亚甲基蓝加入乳状液中,整个溶液呈蓝色,说明水是外相,乳状液是油/水型,若将苏丹Ⅲ加入乳状液,如果整个溶液呈红色,说明油是外相,乳状液是水/油型,如果只有星星点点液滴带色,则是油/水型。

乳状液无论是工业上还是日常生活都有广泛的应用,有时必须设法破坏天然形成的乳状液,如石油原油和橡胶类植物乳浆的脱水,牛奶中提取奶油,污水中除去油沫等都是破乳过程。破坏乳状液主要是破坏乳化剂的保护作用,最终使水油两相分层析出。

(三) 仪器和试剂

1. 仪器 50ml 具塞锥形瓶 2 个,大试管 5 支,25ml 量筒 2 个,100ml 烧杯 1 个,4cm 培养皿 2 个,小滴管 3 支,1 号电池 2 支,毫安表 1 个,电极 1 对。

2. 试剂 苯(分析纯),1% 及 5% 油酸钠水溶液,2% 油酸镁苯溶液,3mol/L HCl 溶液,0.25mol/L $MgCl_2$ 水溶液,饱和 NaCl 水溶液,苏丹Ⅲ苯溶液,亚甲基蓝水溶液。

(四) 实验内容

1. 乳状液的制备 在具塞锥形瓶中加入 15ml 1% 油酸钠水溶液,然后分次加 15ml 苯(每次约加入 1ml),每次加苯后剧烈摇动,直至看不到分层的苯相,得Ⅰ型乳状液。在另一具塞锥形瓶中加入 10ml 2% 油酸镁苯溶液,然后分次加 10ml 水(每次约加入 1ml),每次加入水后剧烈摇动,直至看不到分层的水。得Ⅱ型乳状液。

2. 乳状液的类型鉴别

(1) 稀释法:分别用小滴管将几滴Ⅰ型和Ⅱ型乳状液滴入盛有净水的烧杯中观察现象。

(2) 染色法:取两支干净的试管,分别加入 1~2ml Ⅰ型和Ⅱ型乳状液,向每支试管中加入 1 滴苏丹Ⅲ溶液,振荡,观察现象。同样操作加 1 滴亚甲基蓝溶液,振荡,观察现象。

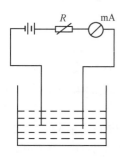

(3) 导电法:取两个干净培养皿,分别加入少许Ⅰ型和Ⅱ型乳状液,按图 3-55 连接线路,依次鉴别两种乳状液的类型(或用电导仪分别测两种乳状液,观察其电导值,鉴别乳状液的类型)。

3. 乳状液的破坏和转相

(1) 取Ⅰ型和Ⅱ型乳状液各 1~2ml,分别放在两支试管中逐滴加入 3mol/L HCl 溶液,观察现象。

(2) 取Ⅰ型和Ⅱ型乳状液各 1~2ml,分别放在两支试管中,在水浴中加热,观察现象。

图 3-55 导电法鉴别

(3) 取 2~3ml Ⅰ型乳状液于试管中,逐滴加入 0.25 mol/L $MgCl_2$ 溶液,每加一滴剧烈摇动,注意观察乳状液的破坏和转相(是否转相用稀释法,下同)。

(4) 取 2~3ml Ⅰ型乳状液于试管中,逐滴加入饱和 NaCl 溶液,剧烈振荡,观察乳状液有无破坏和转相。

(5) 取 2~3ml Ⅱ型乳状液于试管中,逐滴加入 5% 油酸钠水溶液,每加一滴剧烈摇动,观察乳状液有无破坏和转相。

(五) 结果处理

用表格记录,整理实验所观察的现象,讨论分析原因。

(六) 思考题

(1) 在乳状液制备中为什么要激烈振荡?
(2) 乳状液的稳定性主要取决于什么?

实验 14　偏摩尔体积的测定

(一) 实验目的

(1) 掌握比重瓶法测定液体密度的方法。
(2) 加深理解偏摩尔量的概念和物理意义。
(3) 实验测定溶液中不同组分的偏摩尔体积。

(二) 实验原理

1. 偏摩尔体积的测定原理

在 T,P 不变的多组分体系中,某组分 i 的偏摩尔体积表示为:

$$V_{i,m} = \left(\frac{\partial V}{\partial n_i}\right)_{T,P,n_j} \quad (j \neq i) \tag{1}$$

若为二组分体系,则有:

$$V_{1,m} = \left(\frac{\partial V}{\partial n_1}\right)_{T,P,n_2}, \quad V_{2,m} = \left(\frac{\partial V}{\partial n_2}\right)_{T,P,n_1} \tag{2}$$

在恒温恒压下,根据偏摩尔量的集合公式,A、B 二组分系统的总体积为:

$$V = n_1 V_{1,m} + n_2 V_{2,m} \tag{3}$$

式中,n_1、n_2 为两个组分的摩尔数。

式(3)两边同除以溶液质量 W,则:

$$\frac{V}{W} = \frac{m_1}{M_1}\frac{V_{1,m}}{W} + \frac{m_2}{M_2}\frac{V_{2,m}}{W} \tag{4}$$

式中,m_1、m_2 为两个组分的质量,M_1、M_2 为两个组分的摩尔质量。

若以比容 C(每克溶液的体积,即密度的倒数)代替,则有:

$$\frac{V}{W} = C, \quad \frac{V_{1,m}}{M_1} = C_1, \quad \frac{V_{2,m}}{M_2} = C_2 \tag{5}$$

把(5)代入(4)中,可得:

$$C = g_1 C_1 + g_2 C_2 = (1-g_2)C_1 + g_2 C_2 = C_1 + (C_2 - C_1)g_2 \tag{6}$$

式中,g_1、g_2 为两个组分的质量分数。

式(6)对 g_2 微分,可得:

$$\frac{\partial C}{\partial g_2} = -C_1 + C_2 \text{ 或 } C_2 = C_1 + \frac{\partial C}{\partial g_2} \tag{7}$$

式(7)代入(6)中,整理后可得:

$$C_1 = C - g_2 \frac{\partial C}{\partial g_2}, \quad C_2 = C + g_1 \frac{\partial C}{\partial g_2} \tag{8}$$

实验求出不同浓度溶液的比容 C,作 $C \sim g_2$ 关系图,可得曲线 CC',如图 3-56 所示。若求 $g_2 = 0.4$ 的溶液中各组分的偏摩尔体积,可通过曲线上对应此 g_2 的点 M 作切线,此切线在两边的截距与纵坐标的交点分别是 B、B',B 点纵坐标为 C_1,B' 点纵坐标为 C_2,再由关系式(5)可求出 $V_{1,m}$ 和 $V_{2,m}$。

2. 液体密度的测定原理

本实验用比重瓶法,如图 3-57 所示。测定方法如下:

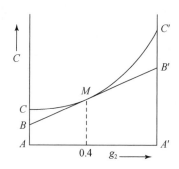

图 3-56　比容–质量分数的关系图

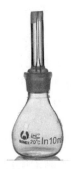

图 3-57　比重瓶

(1)将比重瓶洗净干燥,称量空瓶重 m_0。

(2)取下毛细管塞,将已知密度 $\rho_1(t℃)$ 的液体注满比重瓶。轻轻塞上毛细管塞,让瓶内液体经由管塞毛细管溢出,注意瓶内不要留气泡,将比重瓶置于 $t℃$ 的恒温槽中,使水面浸没瓶颈。

(3)恒温 10min 后,用滤纸迅速吸去塞 B 毛细管上溢出的液体,将比重瓶从恒温槽中取出(注意用手拿瓶颈处),擦干瓶外壁后称其重量为 m_1。

(4)用待测液冲洗净比重瓶后,比重瓶中注满待测液,重复上述操作,称得总重为 m_2。

(5)根据下式,可计算在 $t℃$ 温度下待测液的密度 ρ:

$$\rho = \frac{m_2 - m_0}{m_1 - m_0} \times \rho_1 \tag{9}$$

(三)仪器与试剂

仪器:恒温槽 1 套,分析天平 1 台,带盖锥形瓶(50ml)6 个,比重瓶(10ml)6 个,移液管(25ml)2 支,滴管 6 支。

试剂:无水乙醇(分析纯)1 瓶。

(四)实验步骤

(1)将恒温槽调至 25.0℃。

(2)按下表中乙醇及水的体积,用移液管准确配制 6 种不同浓度的溶液,分别置于 6 个 50ml 的带盖锥形瓶中。配好后盖紧塞子,以防挥发,摇匀后放置。

编号	1	2	3	4	5	6
乙醇(cm³)	3.70	7.20	11.20	13.10	16.70	18.40
水(cm³)	16.30	12.80	8.80	6.90	3.30	1.60

（3）根据液体密度的测定方法,测定6种不同浓度乙醇水溶液的密度。恒温过程应密切注意毛细管出口液面,如塞子内毛细管液面下凹或比重瓶内有气泡则拔去塞子重新装入一些溶液,以防止挥发带来的误差。

（五）注意事项

（1）比重瓶中装好液体必须盖严,不留气泡。

（2）从恒温槽中取出比重瓶后,由于温度下降造成液面下降不影响液体质量,不应再补加液体。

（3）称量前必须用吸水纸将比重瓶外壁、磨口处的水擦干。

（4）由于液体会挥发,擦干、称量要迅速完成。

（5）拿比重瓶时应手持其颈部。

（六）结果处理

（1）根据25.0℃时水及乙醇的密度,利用下式计算6份溶液含乙醇的质量分数。

$$g_乙 = \frac{m_乙}{m_乙 + m_水} = \frac{\rho_乙 V_乙}{\rho_乙 V_乙 + \rho_水 V_水}$$

（2）计算实验条件下6份溶液的密度及比容。

（3）根据实验数据及纯水、纯乙醇的比容作乙醇水溶液的比容-组成图。

（4）根据比容-组成图,用截距法求出乙醇质量分数为0.4时,溶液中各组分的偏摩尔体积。

（七）思考题

（1）使用比重瓶应注意哪些问题?

（2）溶液的偏摩尔体积受哪些因素影响?

实验 15 分配系数和化学反应平衡常数的测定

（一）实验目的

（1）测定碘在四氯化碳和水中的分配系数。

（2）测定水溶液中反应 $KI + I_2 \rightleftharpoons KI_3$ 的平衡常数。

（二）实验原理

1. 碘在四氯化碳和水中的分配系数

在一定温度下,某一溶质 A 溶解在两种互不相溶的液体溶剂中,当系统达到平衡时,溶质 A

在这两种溶剂中的分配服从一定的规律。若溶质 A 在这两种溶剂中既无解离作用,也无缔合作用,则在一定温度下达到分配平衡时,该平衡可表示如下:

$$A(溶剂1) \rightleftharpoons A(溶剂2)$$

溶质 A 在两种溶剂中的活度(常近似为浓度)之比为一常数,称为分配系数,可用 K_d 表示,即

$$K_d = \frac{C_2}{C_1} \tag{1}$$

式中,C_1、C_2 分别为溶质 A 在溶剂 1 和溶剂 2 中的浓度。

实验时,将 I_2 加入四氯化碳和水这两种互不相溶的液体溶剂中,充分混合达平衡后:

$$I_2(H_2O层中) \rightleftharpoons I_2(CCl_4层中) \tag{2}$$

分别滴定 CCl_4 层和 H_2O 层中 I_2 的浓度,即可根据式(1)求出 I_2 在这两相中的分配系数 K_d。

2. 水溶液中反应 $KI + I_2 \rightleftharpoons KI_3$ 的标准平衡常数

在定温定压下,碘和碘化钾在溶液中建立如下平衡:

$$KI + I_2 \rightleftharpoons KI_3 \tag{3}$$

为了测定平衡常数,应在不干扰动态平衡状态的条件下测定平衡组成。本实验采用容量滴定法,用 $Na_2S_2O_3$ 标准溶液测定达平衡时 I_2 的浓度。在滴定过程中随着 I_2 的消耗,上述反应向左移动,使 KI_3 继续分解,最后只能测定 I_2 和 KI_3 浓度的总和。

由于在 KI 水溶液中,不能用碘量法直接测出平衡时各物质的浓度,因此可在上述溶液中加入 CCl_4,然后充分摇混,当温度压力一定时,KI 和 KI_3 不溶于 CCl_4,式(1)中的分配平衡以及式(3)中化学平衡同时建立,测得 CCl_4 层中 I_2 的浓度,即可根据分配系数求得水层中 I_2 的浓度。

将 I_2 的 CCl_4 饱和溶液与一已知浓度的 KI 水溶液相混合,在定温定压下,有如下平衡:

$$
\begin{array}{ccccc}
KI & + & I_2 & \rightleftharpoons & KI_3 \qquad 水层\\
c-(b-a) & & a & & b-a \\
 & & \Updownarrow & & \\
 & & I_2 & & \qquad\qquad 四氯化碳层 \\
 & & a & &
\end{array}
$$

达平衡时,水层中各物质浓度表示如下:

I_2 的浓度:$a = a'K_d$;

(I_2+KI_3) 的浓度:用 $Na_2S_2O_3$ 标准溶液进行滴定,即得水层中 (I_2+KI_3) 的总浓度,设为 b;

KI_3 的浓度:(I_2+KI_3) 浓度减去 I_2 浓度,即 $b-a$;

KI 浓度:设 KI 初始浓度为 c,平衡时水层中 KI 的浓度等于 KI 初始浓度减去 KI_3 浓度,即 $c-(b-a)$。

所以,反应 $KI + I_2 \rightleftharpoons KI_3$ 的平衡常数 K_c 为:

$$K_c = \frac{[KI_3]}{[I_2] \cdot [KI]} = \frac{(b-a)}{a[c-(b-a)]} \tag{4}$$

(三)仪器与试剂

仪器:碘量瓶(250ml)2 个,碘量瓶(500ml)1 个,锥形瓶(250ml)3 个,移液管(50ml)1 支,移液管(10ml)2 支,移液管(5ml)3 支,碱式滴定管(25ml)1 套,量筒 1 个。

试剂:$Na_2S_2O_3$标准溶液(0.02mol/L),KI 溶液(0.1mol/L),四氯化碳(分析纯),碘的四氯化碳饱和溶液,淀粉指示剂。

(四)实验步骤

(1)按表 3-7 要求将溶液配于碘量瓶中,其中编号 1 为测定分配系数,编号 2、3 为测定平衡常数。

表 3-7 实验条件及编号

恒温槽温度_____ K   大气压_____ Pa

KI 溶液_____ mol/L $Na_2S_2O_3$溶液_____ mol/L

编号	混合液组成/ml				取样分析/ml	
	H_2O	KI	I_2/CCl_4	CCl_4	H_2O层	CCl_4层
1	100	0	12.5	0	25	1
2	0	50	12.5	0	10	3
3	25	25	10	2.5	10	3

(2)将配好的溶液置于恒温槽中,每隔 5min 取出,用力振荡一次,每次不超过半分钟,振荡几次后,在槽内静置 20~30min,混合液分为两层,按表 1 所列数据取样分析。摇动时勿用手扶握瓶壁,以免体系的温度发生变化。

(3)水层分析

用移液管吸取各样品的 H_2O 层溶液放入锥形瓶中,先用 $Na_2S_2O_3$ 溶液滴定至淡黄色,然后向锥形瓶中加入 3~5 滴淀粉指示剂,$Na_2S_2O_3$ 溶液滴至蓝色恰好消失为止。记录 $Na_2S_2O_3$ 溶液的体积,每个样品滴定三次,第一次为粗滴定,后两次为精确滴定,取后两次 $Na_2S_2O_3$ 溶液用量的平均值进行计算。

(4)四氯化碳层分析

先在锥形瓶内加入水 3ml、0.1mol/L 的 KI 溶液 3ml,摇动锥形瓶促使 CCl_4 层中的 I_2 加快进入水层,再准确吸取 CCl_4 层样品置于锥形瓶中,为了不让水层样品进入移液管,用手指塞紧移液管上端口,直插入 CCl_4 层中。然后用 $Na_2S_2O_3$ 溶液进行滴定,待滴定至淡黄色,向锥形瓶中加入 3~5 滴淀粉指示剂,用 $Na_2S_2O_3$ 溶液继续滴定至水层蓝色消失,CCl_4 层紫红色刚好消失为止。记录 $Na_2S_2O_3$ 溶液的体积,每个样品滴定三次,第一次为粗滴定,后两次为精确滴定,取后两次 $Na_2S_2O_3$ 溶液用量的平均值进行计算。

注意:滴定过程中要充分摇动,直至 H_2O 层的蓝色和 CCl_4 层的紫红色刚好消失为止。滴定后溶液中所含 CCl_4 及未用完的 CCl_4 皆应倒入回收瓶中。

(五)注意事项

(1)分析水层样品时,淀粉溶液不要加得太早,否则形成 I_2 的淀粉配合物不易分解。

(2)分析 CCl_4 层样品时,注意不要混有水层,滴定时要充分摇动,使 CCl_4 层中 I_2 转移到水层。

(3)实验过程中要注意样品的恒温。

(六) 数据处理

将实验数据记录在表 3-8 中。

表 3-8 实验数据记录表

编号	滴定时消耗 Na$_2$S$_2$O$_3$溶液体积数/ml							
	水层				四氯化碳层			
	1	2	3	后两次的平均值	1	2	3	后两次的平均值
1								
2								
3								

数据处理见表 3-9。

表 3-9 数据处理

层类	碘在各液层中的浓度		
	1	2	3
水层			
四氯化碳层			

(1) 计算某温度 T 时，I$_2$ 在 H$_2$O 层和 CCl$_4$ 层的分配系数 K_d。
(2) 计算某温度 T 时，反应 KI + I$_2$⇌KI$_3$ 的平衡常数 K_c。

(七) 思考题

(1) 测定分配系数及平衡常数为什么要求恒温？
(2) 本实验为什么要通过分配系数的测定求化学反应的平衡常数？
(3) 如何加速平衡的达到？测定水层和四氯化碳层中 I$_2$ 的浓度时，应注意哪些问题？

实验 16 双液体系沸点–组成图的绘制

(一) 实验目的

(1) 绘制常压下环己烷–乙醇双液体系的 $T\sim x$ 图，了解相图和相律的基本概念。
(2) 掌握如何在 $T\sim x$ 图上确定恒沸点混合物的组成和最低恒沸点。
(3) 学会阿贝折射仪的使用方法。

(二) 实验原理

在常温下，任意两种液体混合组成的体系称为双液体系。若两液体能按任意比例相互溶解，则称完全互溶双液体系；若只能部分互溶，则称部分互溶双液体系。环己烷–乙醇二元体系就是完全互溶双液体系。

液体的沸点是指液体的蒸气压与外界大气压相等时的温度。在一定的外压下，纯液体有确定的沸点。而双液体系的沸点不仅与外压有关,还与双液体系的组成有关。通常用几何作图的方法将双液体系的沸点对其气相和液相的组成作图,所得图形称为双液体系的沸点～组成图,即 $T \sim x$ 图。

图 3-58 是一种最简单的理想完全互溶双液体系的 $T \sim x$ 图。图中纵坐标是温度(沸点) T,横坐标是液体 B 的摩尔分数 x_B(或质量百分组成),上面一条是气相线,下面一条是液相线,对应于同一沸点温度的两条曲线上的两个点,就是互成平衡的气相点和液相点,其相应的组成可从横坐标上获得。因此如果在恒压下将溶液蒸馏,测定气相馏出液和液相蒸馏液的组成就能绘出 $T \sim x$ 图。这类双液体系可用分馏法从溶液中分离出两个纯组分。

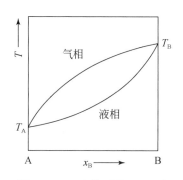

图 3-58　双液体系的 $T \sim x$ 图

图 3-59 是具有最低恒沸点体系的 $T \sim x$ 图和具有最高恒沸点体系的 $T \sim x$ 图。在 $T \sim x$ 图上分别会有一个最低点和最高点,在此处相互平衡的液相和气相具有相同的组成,这些点分别称为最低恒沸点和最高恒沸点,其相应的溶液称为恒沸点混合物。对于这类双液体系,分馏法不能从溶液中分离出两个纯组分。如 HCl 与水的体系具有最高恒沸点,苯与乙醇的体系则具有最低恒沸点。

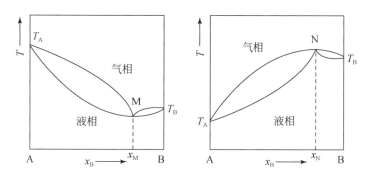

图 3-59　具有最低恒沸点体系的 $T \sim x$ 图(左)和具有最高恒沸点体系的 $T \sim x$ 图(右)

本实验选择具有最低恒沸点的环己烷–乙醇体系,在 101.325kPa 下测定一系列不同组成的混合溶液的沸点及在沸点时呈平衡的气液两相的组成,绘制 $T \sim x$ 图,并从相图中确定恒沸点的温度和组成。

测定沸点的装置称为沸点测定仪,见图 3-60。它是一个带回流冷凝管的长颈圆底烧瓶,冷凝管底部有一半球形小室,用以收集冷凝下来的气相样品。电流通过浸入溶液中的电阻丝,可以减少溶液沸腾时的过热现象,防止暴沸。测定时,温度计水银球要一半在液面下,一半在气相中,以便准确测出平衡温度。

由于环己烷和乙醇的折光率相差很大,而折光率的测定只需少量样品。因此用阿贝折射仪测定不同组成的体系,在沸点温度时气、液相的折射率,再从折射率–组成工作曲线上查得平衡体系的两相组成,然后绘制沸点–组成图。

（三）仪器与试剂

仪器：沸点测定仪 1 套，阿贝折射仪 1 台，直流稳压电源 1 台，移液管（1ml）2 支，量筒 3 只，小试管 9 支。

试剂：环己烷（分析纯），无水乙醇（分析纯）。

（四）实验步骤

1. 工作曲线的绘制

将 9 支小试管编号，依次移入 0.100ml、0.200ml、…、0.900ml 的环己烷，再依次移入 0.900ml、0.800ml、…、0.100ml 的乙醇，轻轻摇动，混合均匀，配成 9 份已知浓度的溶液（按纯样品的密度，换算成质量百分浓度）。用阿贝折射仪测定每份溶液的折射率以及纯环己烷和乙醇的折射率。以折射率对浓度作图，即可绘制工作曲线。

2. 沸点-组成数据的测定

将干燥的沸点测定仪安装好，如图 3-60 所示。检查带有温度计的橡皮塞是否塞紧，加热用的电阻丝要靠近底部中心，温度计不能接触电阻丝，电热丝一定要被液体浸没，不能露出液面。每次更换溶液后，都要调整好电热丝的位置。

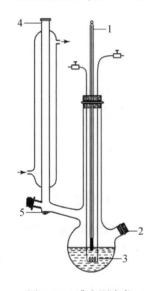

图 3-60　沸点测定仪
1. 温度计　2. 加液口　3. 加热丝
4. 气相冷凝液取样口　5. 冷凝液

从加液口加入所要测定的溶液，其液面以在水银球中部为宜。打开冷凝水，接通电源，调节直流稳压电源使加热电压为 10～15V，缓慢加热使沸点仪中溶液沸腾，且蒸气在冷凝管中回流的高度约 2cm，待温度计的读数稳定后再维持 3～5min，使体系达到平衡。停止加热，用毛细滴管吸取少许样品（即气相样品），把所取的样品迅速滴入折射仪中，测其折射率 n_g。再用另一支滴管吸取沸点仪中的溶液，测其折射率 n_1。在每次取气相和液相样品分析前，要分别记下沸点仪中温度计的气相温度 T_g 和液相温度 T_1。

本实验是以恒沸点为界，把相图分成左右两半，分两次来绘制相图。具体方法如下：

（1）右半支沸点-组成关系的测定：

在沸点仪中加入 20ml 乙醇，再加入几小块沸石，按上述方法测定 n_g 和 n_1，并记下温度 T_g 和 T_1，然后依次加入环己烷 0.5ml、1.0ml、1.5ml、2.0ml、4.0ml、14.0ml、20.0ml。每加一次环己烷都要按上述方法分别测定其 n_g 和 n_1 及温度 T_g 和 T_1。实验完毕后将溶液倒入回收瓶中。

（2）左半支沸点-组成关系的测定：

在沸点仪中加入 25ml 环己烷，然后依次加入乙醇 0.1ml、0.2ml、0.3ml、0.4ml、1.0ml、5.0ml、7.0ml。每加一次乙醇都要按上述方法分别测定其 n_g 和 n_1 及温度 T_g 和 T_1。实验完毕将溶液倒入回收瓶中。

(五)注意事项

(1)由于整个体系并非绝对恒温,气、液两相的温度会有少许差别。因此沸点仪中,温度计水银球的位置应一半浸在溶液中,一半露在蒸气中,并随着溶液量的增加要不断调节水银球的位置。

(2)实验中尽可能避免过热现象,为此每加两次样品后,可加入一小块沸石,同时要控制好液体的回流速度,不宜过快或过慢(回流速度的快慢可调节加热温度来控制)。

(3)在每一份样品的蒸馏过程中,由于整个体系的成分不可能保持恒定,因此平衡温度会略有变化,特别是当溶液中两种组成的量相差较大时,变化更为明显。为此每加入一次样品后,只要待溶液沸腾,正常回流 1~2min 后,即可取样测定,不宜等待时间过长。

(4)每次取样量不宜过多,取样时毛细滴管一定要干燥,不能留有上次的残液,气相取样口的残液亦要擦干净。

(5)整个实验过程中,通过折射仪的水温要恒定,使用折射仪时,棱镜不能触及硬物(如滴管),擦拭棱镜用擦镜纸。

(六)数据处理

(1)将环己烷-乙醇溶液的折射率-组成数据列表,并绘制成工作曲线。

(2)将实验中测得的沸点-折射率数据列表,然后根据工作曲线确定各待测溶液相应的气、液相组成,从而得到沸点与组成的关系。

(3)以组成为横坐标,沸点为纵坐标,绘制沸点-组成图,并由图确定最低恒沸点的温度和组成。

(七)思考题

(1)在该实验中,测定工作曲线时折射仪的恒温温度与测定样品时折射仪的恒温温度是否需要保持一致? 为什么?

(2)过热现象对实验产生什么影响? 如何在实验中尽可能避免?

(3)试估计哪些因素是本实验的误差主要来源?

实验 17 溶胶的制备及性质

(一)实验目的

(1)用不同方法制备溶胶,观察实验现象。
(2)了解溶胶的光学性质和电学性质,研究电解质对溶胶稳定性的影响。

(二)实验原理

1. 溶胶的制备方法

溶胶是分散相以胶体分散程度分散在液体介质中所形成的分散体系。溶胶制备方法分为分散法和凝聚法两大类。

分散法是把较大的物质颗粒变成胶粒大小的质点。常用的有机械法、电弧法和胶溶法。

凝聚法是把物质的分子或离子凝结成较大的胶粒。常用的有改变分散介质法和复分解法。

2. 溶胶的光学性质——丁铎尔现象

用一束会聚光线通过溶胶,在光前进方向的侧面可看到"光路",此方法可用来鉴别溶胶。

3. 溶胶的电学性质及电解质的聚沉作用

胶粒是荷电质点,带有过剩的负电荷或正电荷,这种电荷是从分散介质中吸附或解离而得。溶胶能够稳定存在的原因是溶胶粒子带电和胶粒表面溶剂化层的存在。当在溶胶中加入电解质就能使溶胶发生聚沉,电解质中起聚沉作用的主要是电荷符号与胶粒所带电荷相反的离子。一般来说,反号离子的聚沉能力是:三价>二价>一价,聚沉能力的大小常用聚沉值表示,聚沉值是指使溶胶发生明显聚沉所需电解质的最小浓度,单位为 mmol/L,聚沉能力是聚沉值倒数。

(三)仪器与试剂

仪器:150ml 烧杯 2 个,100ml 烧杯 5 个,50ml 烧杯 4 个,100ml 锥形瓶 6 个,250ml 锥形瓶 2 个,50ml 锥形瓶 4 个,10ml 移液管 1 支,100ml 量筒 3 个,5ml 量筒 4 个,25ml 酸式滴定管 2 支,丁铎尔现象装置 1 套,试管 10 支。

试剂:10% $FeCl_3$,0.02mol/L $AgNO_3$ 溶液,0.02mol/L KI 溶液,1mol/L $Na_2S_2O_3$ 溶液,1mol/L H_2SO_4 溶液,0.5mol/L KCl 溶液,0.5mol/L Na_2SO_4 溶液,0.5mol/L Na_3PO_4 溶液。

(四)实验步骤

1. 溶胶的制备

(1)水解法制备 $Fe(OH)_3$ 溶胶:在 250ml 烧杯中加入 95ml 蒸馏水,加热至沸腾,慢慢滴加 5ml 10% $FeCl_3$ 溶液并不断搅拌,加完后继续沸腾几分钟使水解完全,即得到深红棕色 $Fe(OH)_3$ 溶胶,观察丁铎尔现象。

(2)硫溶胶:取 1mol/L H_2SO_4 0.5ml 稀释到 5ml。再取 1mol/L $Na_2S_2O_3$ 0.5ml 稀释到 5ml。将两液体混合立即观察丁铎尔现象,注意散射光颜色变化直至浑浊度增加至光路看不清为止,记下散射光颜色随时间变化的情形,并解释其原因。

(3)AgI 溶胶:AgI 在水中溶解度很小,当硝酸银溶液与易溶于水的碘化物相混合时应析出沉淀,但在混合稀溶液时,若取其中之一过剩,则不产生沉淀,而形成溶胶,溶胶的性质与过剩的离子有关。

取 4 个锥形瓶,用滴定管准确放入如下比例的各种溶液:

第一瓶中:先加入 10ml 0.02mol/L KI 溶液,然后在不断振摇下慢慢滴入 8ml 0.02mol/L $AgNO_3$ 溶液。

第二瓶中:只加入 10ml 0.02mol/L KI 溶液。

第三瓶中:先加入 10ml 0.02mol/L $AgNO_3$ 溶液,然后慢慢滴入 8ml 0.02mol/L KI 溶液,同时充分摇匀。

第四瓶中:同第三瓶。

将一、三瓶混合,再将二、四瓶混合,充分摇匀,看有无变化。记下所看到的现象。

2. 溶胶的聚沉作用

量取 25ml 的 Fe(OH)$_3$溶胶,分别放在三个 250ml 的锥形瓶中,然后逐滴加入 KCl、Na$_2$SO$_4$、Na$_3$PO$_4$溶液进行滴定。滴定过程中要不停摇动,当开始出现溶胶凝聚时停止滴定,观察比较产生聚沉现象时三种盐溶液的用量,比较三种盐溶液聚沉值大小。

(五)注意事项

(1)玻璃仪器必须洗干净。

(2)制备 AgI 溶胶时,滴定管读数一定要准,锥形瓶需事先洗净烘干。

(六)结果处理

(1)记录实验内容,仔细观察实验现象并进行讨论。

(2)比较三种盐溶液聚沉值大小,确定 Fe(OH)$_3$溶胶带什么电荷。

(七)思考题

(1)解释溶胶产生丁铎尔现象的原因。

(2)在制备 AgI 溶胶时,分别讨论当 AgNO$_3$或 KI 过量时胶团的表示式。

第七节 仪器在分析测试中的应用

实验 1 红外分光光度计性能检查

(一)实验目的

(1)学习红外分光光度计的工作原理及其使用操作方法。

(2)掌握红外分光光度计的性能指标及检查方法。

(二)实验提要

仪器的性能直接影响测试结果,通过对红外分光光度计性能的检查率、波长精度的准确性、检测灵敏度等,从而确定测得光谱的可靠性。

(三)仪器和试剂

(1)红外分光光度计。

(2)聚苯乙烯薄膜片。

(四)实验内容

1. 分辨本领 启动仪器,将聚苯乙烯薄膜片置于样品光路上,测绘其红外吸收光谱。在 3110 ~ 2800cm^{-1} 区,应能明显分开不饱和碳氢伸缩振动的七个峰,即:3104cm^{-1}、3001cm^{-1}、3083cm^{-1}、3061cm^{-1}、3027.1cm^{-1}、2924cm^{-1}、2850.7cm^{-1}。此外,2924cm^{-1}的峰谷与 2850.7cm^{-1}

峰尖之间距应大于 15% T;1601.4cm^{-1}的峰谷与 1583.1cm^{-1}峰尖之间距应超过 10% T。

2. 波数重现性　用聚苯乙烯薄膜片重复进行两次扫描,其误差在 4000～600cm^{-1}区间不得大于 3cm^{-1},在 2000～400cm^{-1}区间不得大于 1.5cm^{-1}。

3. 狭缝线性与检测器满度能量输出　在调好 0% 及 100% 后,关闭样品光路,加 0.1μV 测试信号,形成单光束运转,测量空气中 CO$_2$ 及 H$_2$O 气在参比光路上的吸收光谱。在 4000～600cm^{-1}区间的背景线应平直,偏离应小于2% T;检测器满度输出能量为 E;T% 为背景线的百分透光率。

$$E = \frac{0.1\mu V}{T\%}$$

$$E = 1\mu V$$

E 应大于 0.5μV,E 大表明检测器性能好。

4. I$_0$ 线平直度　关闭光路,精确调节放大器零点平衡旋钮,使记录笔不向任何方向移动,打开光门,将记录笔调至 90% T,记录 4000～400cm^{-1}的 I$_0$线。整个波区间 I$_0$线的不平直度应小于 3.5% T;4000～400cm^{-1}<1.0% T;700～400cm^{-1}<2.5% T;更换光栅时 I$_0$变形<2.5% T。

5. 波长精度　用聚苯乙烯薄膜扫描,检查 2850.7cm^{-1}、1944cm^{-1}、1601.4cm^{-1}、1181.4cm^{-1}、1028cm^{-1}、906.7cm^{-1} 及 541cm^{-1} 各峰与实测峰位比较,其误差在 4000～2000cm^{-1} 为 ±5cm^{-1}、2000～1100cm^{-1}为±2cm^{-1};1100～900cm^{-1}为±1.5cm^{-1};900 ～400cm^{-1}为±2.5cm^{-1}。

用单光束测试,H$_2$O 或 CO$_2$ 气各峰应为 3750cm^{-1}(±5cm^{-1});2350cm^{-1}(±5cm^{-1});668cm^{-1}(±2.5cm^{-1})。

(五) 思考题

聚苯乙烯薄膜的光栅光谱及棱镜光谱有无区别?

实验 2　分光光度法测定水样中微量铁

(一) 实验目的

(1)了解分光光度计的结构和实验条件的选择。
(2)熟悉常用分光光度计的使用方法。
(3)掌握分光光度法测定微量铁的原理和方法。
(4)培养学生严谨的科学态度和实验思维,培养学生实验安全和绿色环保意识以及团结合作精神。

(二) 实验原理

分光光度法具有灵敏度高、准确度好、仪器设备要求简单、操作简便、测定速度快等特点,被测物质的最低浓度可达 10^{-6} mol·L^{-1} ～ 10^{-5} mol·L^{-1},测量的相对误差一般为 2% ～5% ,故特别适用于微量及痕量组分的测定。

当一束波长一定的单色光照射均匀有色溶液时,有一部分光被有色溶液吸收,一部分光透过。对光的吸收和透射程度,一种是用透光率 T 表示,它是透射光的强度 I_t 与入射光的强度 I_0

之比,即 $T=I_t/I_0$。

另一种是用吸光度 A 表示,它是透光率的负常用对数,即 $A=-\lg T=\lg(I_0/I_t)$。

A 值大表示光被有色溶液吸收的程度大;A 值小表示光被有色溶液吸收的程度小。

设 c 为溶液的物质的量浓度(mol·L^{-1}),b 为液层(比色皿)的厚度(cm),则吸光度 A 与 c、b 间的关系在稀溶液中符合朗伯-比尔定律,即 $A=\varepsilon bc$,式中 ε 是摩尔吸光系数(L·mol^{-1}·cm^{-1}),其数值和入射光的波长、溶液的本性、溶液的组成、量度的表示方法及温度有关。若波长、温度及比色皿厚度一定,则吸光度只与有色溶液的物质的量浓度成正比。

本实验利用邻二氮菲(又称邻菲罗啉)在 pH 2~9 的溶液中与 Fe^{2+} 生成稳定的 1:3 橙红色配合物 $[(C_{12}H_8N_2)Fe]^{2+}$($\lg K_{稳}=21.3$),该配合物的最大吸收波长在 508nm,对应的摩尔吸光系数 $\varepsilon_{508}=1.1\times10^4$,可通过分光光度计测定 Fe^{2+} 含量。反应式如下:

测定时以控制溶液 pH=5 左右为易。酸度过高,反应较慢。酸度过低,离子容易水解,影响显色。如果铁以 Fe^{3+} 存在,则应预先用还原剂盐酸羟胺或对苯二酚将 Fe^{3+} 还原,反应方程式如下:

$$2Fe^{3+}+2NH_2OH=2Fe^{2+}+2H^++N_2\uparrow+2H_2O$$

本实验采用标准曲线法,即配制一系列不同浓度的标准铁溶液,测定在 508nm 处吸光度,以标准铁溶液浓度或以配制时加入的标准铁溶液的体积为横坐标,以吸光度 A 为纵坐标,绘制标准曲线。

在相同条件下测定样品溶液的吸光度,对照标准曲线找到相应的浓度或体积,通过计算得到样品溶液铁的含量。

(三)仪器材料

(1)仪器:①UV-8000 分光光度计;②比色皿(1cm);③容量瓶(25ml);④吸量管(1ml、2ml、5ml);⑤量筒(10ml)。

(2)试剂:①1.00×10^{-3} mol·L^{-1} 标准铁溶液(Fe^{3+});②1mol·L^{-1} HAc-NaAc 缓冲溶液;③1.00×10^{-2}mol·L^{-1}邻二氮菲;④1% 盐酸羟胺(新配制);⑤样品(含铁量在 30~100mg·L^{-1})。

(四)实验内容

(1)测定溶液的配制:取 50ml 容量瓶 7 个,从 0~6 依次编号。用移液管往容量瓶中先后依次加入如下表所示体积的 Fe^{3+}标准溶液、HAc-NaAc 缓冲溶液、盐酸羟胺溶液、邻二氮菲,最后以去离子水稀释至刻度,摇匀,备用。其中,加完盐酸羟胺溶液之后,要充分震荡摇匀静置 2 分钟,以便让 Fe^{3+} 充分还原成 Fe^{2+} 后再加邻二氮菲水溶液 2.00ml。

(2)标准曲线的制作:选测定波长为 508nm,用 1cm 比色皿,以空白溶液(0 号溶液)作参比,在同一台分光光度计上分别测定 1~5 号溶液的吸光度,以 $c(Fe^{2+})$ 或 $V(Fe^{2+})$ 为横坐标,相应的吸光度为纵坐标,绘制标准曲线。

(3)样品溶液中微量铁的测定:同样条件下,测定 6 号容量瓶的吸光度 A_x,在标准曲线上找出对应的浓度 c_x(或 V_x),计算样品溶液中铁的含量(以 $mol \cdot L^{-1}$ 计)。

(4)实验记录与结果

容量瓶编号	0#	1#	2#	3#	4#	5#	6#
加入体积/mL							水样
	Fe³⁺标准溶液						

容量瓶编号	0#	1#	2#	3#	4#	5#	6#
加入体积/mL	0.00	1.00	2.00	3.00	4.00	5.00	5.00
HAc–NaAc/mL	10.0	10.0	10.0	10.0	10.0	10.0	10.0
盐酸羟胺/mL	10.0	10.0	10.0	10.0	10.0	10.0	10.0
邻二氮菲/mL	2.00	2.00	2.00	2.00	2.00	2.00	2.00
吸光度 A							

原样品溶液铁离子浓度为 $c = (mol \cdot L^{-1})$

(五)注意事项

(1)仪器预热时应避免光电管长时间受光照射。

(2)比色皿中所装液体的体积应控制总体积的 2/3–4/5 之间。

(3)实验过程中所产生的废液应倒入指定的容器内回收,以免造成环境污染。

(4)鼓励合作完成实验,学习团队合作的重要性。

(六)思考题

(1)未知液为什么要在与标准液相同的条件下测定?

(2)如何将被测溶液的吸光度控制在 0.2~0.7?

(3)你的实验结果与预期是否相符?对比不同样品的铁含量,讨论可能的误差来源,并思考如何改进实验方法以提高准确性和精确度。

附:UV-8000 分光光度计的使用

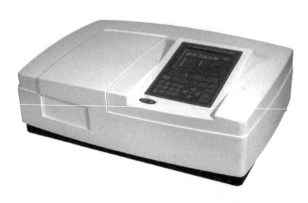

图 3-61　UV-8000 分光光度计外观结构

使用方法

（1）开机自检：检查样品室（确保样品室内无挡光物质、光路畅通），关闭样品室盖；打开电源，系统快速自检；预热半小时，待测。

（2）功能选择：在仪器操作主界面，按对应的数字键，即进入相应功能操作界面。

（3）波长设定：在光度测量、定量测量和动力学测量界面，按 $\boxed{SET\lambda}$ 键，根据提示，输入所需测试的波长值后，按 $\boxed{ENTER}$ 键确任。

（4）校正空白：进入相应测量界面后，将一对比色皿都装入空白或参比溶液，分别放入参比光路和样品光路中，按 $\boxed{ZERO}$ 键，便在当前测试波长下对空白或参比溶液进行校正（也即调 $0.000A/100.0\% T$）。

（5）光度测量：进入光度计模式界面；设定测试波长（按 $\boxed{SET\ \lambda}$ 键，进入波长设定）；设定测量模式（按 $\boxed{F2}$ 键进入测量模式选择界面）；校正空白（参比光路和样品光路都放空白或参比溶液，按 $\boxed{ZERO}$ 键校正空白）；样品测试（透过率或吸光度测量：将样品光路中的空白或参比溶液换成待测样品溶液，显示值即为样品测量结果。浓度（含量）测量：①已知 F 因子：将样品光路中的空白或参比溶液换成待测样品溶液，按 $\boxed{F3}$ 键，输入 F 因子并确认，系统直接显示浓度结果；②已知标样：将样品光路中的空白或参比溶液换成标准样品，按 $\boxed{F4}$ 键，输入标样浓度并确认，然后把样品光路中的标准样品换成待测样品，便显示待测样品的浓度。）

实验3　原子吸收样品处理

（一）实验目的

（1）掌握一般样品的预处理方法。
（2）熟悉消化仪器的使用。

（二）基本原理

（1）原子吸收分析前，必须将测试的有机物样品进行消化分解。
（2）对浓度大的液体样品，必须进行适当的稀释。
（3）无机固体试样一般用水或无机酸直接溶解。
（4）有机固体试样一般用干法（灰化）和湿法消化，然后再将灰化或消化后的残渣溶解在合适的溶剂中。湿法消化，一般用具有强氧化性的 H_2SO_4，HNO_3，HCl，$HClO_4$ 及其混合酸进行消化溶解；干法消化是先将有机物炭化，然后置马弗炉中灰化。
（5）固体试样要尽可能完全地将所有被测元素转入溶液中。

（三）仪器与试剂

（1）仪器：①马弗炉（高温电阻箱）；②瓷乳钵；③广口玻瓶（100ml）；④干燥器；⑤高型烧杯（100ml）；⑥表面皿；⑦电热板；⑧刻度试管（10ml）。

（2）试剂：①去离子水、去离子双蒸水；②HNO_3（优级纯）；③$HClO_4$（优级纯）；④中药材、饮片或中药制剂（颗粒剂）。

（四）实验内容

1. 将样品（中药材或饮片）**先用清水再用去离子水淋洗**　晾至近干，置烘箱中于 100 ~

110℃烘三小时,在瓷乳钵中研磨成细粉,装入洗净玻璃瓶中备用。

2. 湿法消化 精密称取样品约1g,在烘箱内于60~70℃烘2h,置干燥器内冷却后,准确称量,将样品转入100ml高型烧杯中,加入混合酸(HNO₃:HClO₄=5:1)20ml,盖上表玻璃,放置过夜后,置于可调电热板上,在通风柜中进行低温消化(升温至70℃左右),待大量黄烟散完后,继续升温至120℃左右,使成微沸,直至溶液无色或呈淡黄色为止。用少量去离子高纯水冲洗表面皿及烧杯内壁,继续加热至近干以驱酸。如此重复操作两次。最后用去离子高纯水分次将烧杯内容物洗出,并过滤到容量瓶中,稀释至10ml,摇习,备用。

3. 干法消化 精密称取1g试样置30ml瓷坩埚中,另取一空坩埚,各加1ml磷酸(1:10),小火炭化至无烟、样品略显白色为止,然后移入高温电阻箱中,在500℃至完全灰化,取出坩埚,放冷后再加入适量硝酸-高氯酸(4:1),定量转移至10ml容量瓶中,加水定容,摇匀,备用。

(五) 注意事项

(1) 湿法消化中要防止溶液溅出,干法消化样品在放入高温电阻箱前应尽量炭化完全。
(2) 取样及样品处理过程中应严格控制容量、试剂、实验用水以及外界所带来的可能污染。

(六) 思考题

比较干、湿消化的优缺点。

附 WFX-130 型原子吸收分光光度计操作规程

(1) 分别开启主机电源与通用电源开关。

(2) 打开 BRAIC 工作站自动进入应用程序。

(3) 点击"文件",下拉菜单中选择"新建",用鼠标点"分析光源",选择"火焰原子吸收",并点击"确定"。

(4) 选择分光。先把"元素"及"灯位置"旁的第一个方格用鼠标点蓝,然后点击"选择分光",选择待测元素,点击"确定"。点击"样品表",编好样品名取样量,定容体积,测量次数,点击"确定",再点击"完成"。

(5) 仪器控制。调"设置",点击"波长设置",仪器将自动找到所设波长附近的位置,最佳的波长位置,需用鼠标点击"精调"的"短","长"及"灯位置精调"的"上","下"使能量最大。点击"自动增益",尽量使光束能量为100%左右(预热30min)。

(6) 标准曲线的绘制及未知样品的测量。以铜1μg/ml,3μg/ml,5μg/ml标准示例,简要说明:

1) 打开空气压缩机,先开开"风机开关",再打开"压机开关",调节输出压力为此0.3MPa。

2) 开启乙炔气瓶阀,调节压力为0.05~0.1MPa,打开"点火"。

3) 把吸液管放入空白液中用鼠标点击"调零"进行调零,然后把吸液管依次放入1μg/ml、3μg/ml、5μg/ml中依次点击"读数"。

4) 绘制标准曲线。

(7) 关闭程序

1) 关乙炔气瓶,关"点火",使火焰熄灭。

2) 按压"手动放气",使多余的水放出,先关"压机开关",再关"风机开关"。

3) 关工作站窗口、关电脑。

4) 关主机电源。

(8) 使用登记。

(9) 注意事项

1）废液管必须有水封。
2）废液管不能有重复水封。
3）乙炔流量计不得关闭。
4）空压机关闭前必须排水。
5）调外光路应以挡光效果为准,不应以光斑为准。

实验4 气相色谱仪性能考察

（一）实验目的

（1）掌握柱效、分离度和定性定量分析重复性的数据测量和计算方法。
（2）熟悉气相色谱仪性能指标的检查方法。
（3）了解气相色谱仪的基本构造和工作流程。

（二）基本原理

气相色谱法是以气体为流动相的色谱分析方法。理论塔板数和理论塔板高度是反映谱柱分离效率高低的指标,分离度用于评价色谱条件;保留时间是定性参数,峰面积或峰高是定量参数,平行测量值的一致性是测量结果可靠的基础。

（三）仪器与试剂

仪器:毛细管气相色谱仪。
试剂:苯、甲苯(分析纯),0.05% 苯的二硫化碳溶液,0.05% 苯-甲苯(1∶1) 的二硫化碳溶液。

（四）实验内容

1. 定性和定量重复性考察 先进样本溶液,然后取 0.05% 苯-甲苯(1∶1)的二硫化碳溶液连续进样 5 次,依据数据记录表分别记录要采集的数据,计算各自平均值和 RSD(%) 。

2. 理论塔板数和塔板高度的考察 将测得的数据代入公式,计算理论塔板数和塔板高度。
理论塔板数 n

$$n = 5.54 \left(\frac{t_R}{W_{1/2}} \right)^2$$

塔板高度 $H = L/n$,在柱长一定时,n 与 H 成反比。

3. 分离度的考察

$$R = \frac{2 \times (t_{R_2} - t_{R_1})}{W_1 + W_2}$$

（五）注意事项

进样时每次插入和拔出注射器的速度应保持一致。

（六）思考题

（1）不同组分在同一根色谱柱上理论塔板数一样吗？为什么？

（2）用 t_{R_1}、t_{R_2}，h_1，h_2 计算 RSD 和用 t_{R_1}/t_{R_2}，h_1/h_2 计算 RSD 结果一样吗？为什么？

附 仪器操作规程

（1）开机之前先打开各气瓶开关，并将减压阀调至规定压力。

（2）选择适当的色谱柱并正确安装。

（3）打开主机电源开关；打开计算机电源。

（4）打开工作站，选择正确的检测器，设定色谱柱参数，准确设置流路（SYSTEM CONFIGURATION）。

（5）设定诸仪器参数，柱头压力，分流比，各部温度，并下载参数。注意：为保护检测器，检测器温度要比进样口温度高 30℃ ~ 50℃（INSTRUMENT PARAMETERS）。

（6）开始系统控制（SYSTEM ON），使系统达到设定条件（READY 状态）。

（7）调整检测器尾吹气，FID，FPD 调整空气，氢气，并点火，待基线稳定后调零，开始分析。

（8）分析完毕后灭火（关闭氢气，空气钢瓶）。降温，待仪器降至室温后，关闭载气钢瓶，关闭系统控制（SYSTEM OFF）。关闭工作站，关闭主机电源。

注意：

（1）仪器使用前要检查气路是否漏气。

（2）系统维护，每周检查一次玻璃衬管，石英棉，保证清洁。对系统要定期老化。及时更换进样垫，对 ECD 检测器要进行氮气封闭保护。FPD 检测器在开启状态下不得使光电倍增管曝光。

实验条件：色谱柱 Rt$_x$-5（5% diphenyl-95% dimethylposlysiloxane）；检测器 FID；柱温 80℃，气化室和检测器温度 200℃；载气 N$_2$，燃气 H$_2$，助燃气空气；进样量 0.5μl。

实验 5 高效液相色谱仪性能考察

（一）实验目的

（1）掌握色谱柱理论塔板数，理论塔板高度和色谱峰拖尾因子的计算方法。
（2）熟悉考察色谱柱基本特性的方法和指标。
（3）了解流动相变化对分离度的影响。

（二）基本原理

1. 理论塔板数和理论塔板高度 根据塔板理论，理论塔板数越大，板高越小，柱效能越高。考察色谱柱的操作条件见表 3-10。

表 3-10 考察色谱柱的操作条件

柱类型	测试用样品	流动相
吸附柱	苯、萘、联苯	己烷或庚烷
反相柱	苯、萘、菲、联苯	甲醇∶水（80∶20）
氰基柱	甲苯、苯乙腈、二苯酮	己烷∶异丙醇（98∶2）
氨基柱	联苯、菲、硝基苯	庚烷或异辛烷
醚基柱	邻、间、对-硝基苯胺	己烷∶二氯甲烷∶异丙醇（70∶30∶5）

2. 拖尾因子 色谱柱的热力学性质和柱填充的均匀与否，将影响色谱峰的对称性，色谱峰

的对称性用峰的拖尾因子来衡量,拖尾因子 T 的计算公式为

$$T=\frac{W_{0.05h}}{2d_1}$$

式中,$W_{0.05h}$ 为 0.05 峰高处的峰宽;d_1 为峰极大至峰前沿与 0.05h 交点之间的距离。T 应为 0.95～1.05。

3. 分离度 分离度是从色谱峰判断相邻二组分在色谱柱中被分离状况的指标,用 R 表示。计算公式为

$$R=\frac{2(t_{R_2}-t_{R_1})}{W_1+W_2}$$

式中,t_{R_2} 为相邻两峰后一峰的保留时间;t_{R_1} 为相邻两峰前一峰的保留时间;W_1 及 W_2 为相邻两峰的峰宽。一般情况下分离度应大于 1.5。

(三) 仪器与试剂

(1) 仪器:①液相色谱仪(紫外检测器);②C_{18} 反相键合色谱柱(250mm×4.6mm);③超声波清洗器;④微量注射器(100μl);⑤滤膜(0.45μm)及抽滤装置。

(2) 试剂:①苯、萘、菲、联苯、甲醇(色谱纯)。②重蒸馏水(新制)。

(四) 实验内容

色谱条件:流动相为甲醇 :水(80:20);流速:1ml/min,固定相为 ^{18}C 反相键合色谱柱;检测波长为 254nm;进样量:20μl(定量环)。

1. 流动相配制 按甲醇和水 80:20 的体积比例,量取适量溶剂混合,然后过滤并脱气。

2. 供试品的制备 苯、萘、菲、联苯的甲醇溶液(1μg/ml),作为供试品溶液。

3. 测定 吸取样品,注入色谱仪,记录色谱图并计算萘的理论塔板数(n)、拖尾因子(T)及苯与萘、菲、联苯的分离度(R)。

(五) 注意事项

(1) 在色谱仪运行中,要防止流动相在溶剂瓶中抽空。

(2) 进样前要排除注射器中气泡,进样时扳动进样手柄要迅速。

(六) 思考题

(1) 说明苯、萘、菲、联苯在反相色谱中的洗脱顺序。

(2) 流动相在使用前为何要脱气?

附 仪器操作[SSI(美国)HPLC 仪器操作规程]

(1) 打开泵的电源开关,此时显示窗有数字显示。

(2) 旋松排气阀,用注射器抽出流路中空气。

(3) 按"MODE",选择"FLOW",(一般为 1ml/min)设定好"FLOW"后,可将面板显示选择放在"PSI"项以显示在线压力。

(4) 打开检测器电源,预热 20min。

（5）通过波长选择按钮选择波长。

（6）打开电脑，双击"分析之星"图标，弹出对话框后，在文件名处输入大写"DEMO"，点"OK"弹出对话框后进入"SSI"，即进入工作站主界面。

（7）对于初次使用时，为方便进样和处理文件，可以先进行方法设定，即点按快捷键方式"SETUP"，弹出对话框后输入参数，点"OK"，然后点"FILE"，选择"另存方法于"，弹出对话框后，输入所需文件名，点"OK"保存（以上仅对新产品操作）。

（8）对于日常工作，在进入工作站主界面后，可直接点按"SINGLE RUN"，登录"方法"，调出当前所需方法，然后输入文件名，点"启动"，进入采集等待状态。

（9）将进样阀置 LOAD 状态注入供试品溶液，再将进样阀扳至 INJECT 状态。

（10）当供试品在色谱系统运行完毕后，可点击积分键，积分。按"报告"，看"面积报告"，记录色谱峰面积等参数。

（11）关机前用 50% 甲醇或甲醇流动相冲洗色谱系统和进样针、进样阀（在 INJECT 状态），色谱系统一般冲洗 30min。

实验6　高效液相色谱法定性分析

（一）实验目的

（1）掌握高效液相色谱仪的使用方法。
（2）学会应用高效液相色谱仪对化合物进行定性分析的方法。

（二）基本原理

利用高效液相色谱仪对已知组分的复方药物定性分析比较方便。本实验是采用已知物对照，即根据同一种物质在同一根色谱柱上保留时间应相同的定性分析方法。

（三）仪器与试剂

（1）仪器：①液相色谱仪（紫外检测器）；②^{18}C 反相键合色谱柱（250mm×4.6mm）；③超声波清洗器；④微量注射器（100μl）；⑤滤膜（0.45μm）及抽滤装置；⑥乳钵、漏斗、具塞三角瓶（20ml）；具塞试管。

（2）试剂：①样品：复方阿司匹林（APC）片剂；②对照品：阿司匹林（A）、非那西汀（P）、咖啡因（C）分别溶于 $CHCl_3$ 中；③甲醇（色谱纯）；④重蒸馏水（新制）。

（四）实验内容

1. 仪器操作　色谱条件：流动相为甲醇；流速：1ml/min，固定相为^{18}C 反相键合色谱柱；检测波长为 254nm；进样量：20μl（定量环）。

2. 供试品溶液的制备　取 APC 片剂四片，研成细粉，混匀，约取 0.5g 放入 20ml 的具塞三角瓶中，加入 10ml $CHCl_3$ 浸泡 20min（并不时振摇）。滤过，取续滤液装入具塞试管中，塞严。

3. 样品测定　分别吸取对照品阿司匹林、非那西汀、咖啡因和 APC 供试品溶液注入色谱仪，分别记录出峰时间。

4. 定性　将 APC 供试品各峰的保留时间与各对照品的保留时间对比，找出 APC 供试品各峰的归属。

（五）注意事项

供试品溶液的制备时其溶液最后需要用 $0.45\mu m$ 滤膜滤过或用高速离心机分离片剂辅料中的不溶物。

（六）思考题

（1）利用高效液相色谱仪定性分析的方法有几种？

（2）本实验的色谱原理属于哪一类？

第四章 综合实验

实验1 2-甲基己-2-醇的制备

(一) 实验目的

(1) 了解格氏反应在有机合成中的应用及制备方法。

(2) 掌握制备格氏试剂的基本操作。

(二) 实验原理

卤代烷在无水乙醚等溶剂中和金属镁作用后生成的烷基卤化镁 RMgX 称为格氏 (Grignard) 试剂。芳香族氯化物和乙烯基氯化物,在乙醚为溶剂的情况下,不生成格氏试剂。但若是改成沸点较高的四氢呋喃做溶剂,则它们也能生成格氏试剂,且操作比较安全。

格氏试剂能与环氧乙烷、醛、酮、羧酸酯等进行加成反应。将此加成产物水解,便可分别得到伯、仲、叔醇。结构复杂的醇,和取代烷基不同的叔醇的制备,不论是实验室还是工业上,格氏反应常常是最主要也是最有效的方法。

格氏反应必须在无水和无氧的条件下进行。因为微量水分和氧的存在,不但会阻碍卤代烷和镁之间的反应,同时还会破坏格氏试剂。

因此,反应时最好用氮气赶走反应瓶中的空气。当用无水乙醚做溶剂时,由于乙醚的挥发性大,也可以借此赶走反应瓶中的空气。

此外,在格氏反应过程中有热量放出,所以滴加 RX 的速度不宜太快。必要时反应瓶需用冷水冷却。在制备格氏试剂时,必须先加入少量的卤代烷和镁作用,待反应引发后,再将其余的卤代烷逐滴加入,调节滴加速度,使乙醚溶液保持微沸为宜。对于活性较差的卤代烷或反应较难引发时,可采取轻微加热或加入少量的碘粒来引发的办法。

格氏试剂与醛、酮等形成的加成物,通常用稀盐酸或稀硫酸进行水解,以使产生的碱式卤化镁转变成易溶于水的镁盐,便于使乙醚溶液和水溶液分层。由于水解时放热,故要在冷却下进行。对于遇酸极易脱水的醇,最好用氯化铵溶液进行水解。

本实验的反应式为:

$$CH_3CH_2CH_2CH_2Br + Mg \xrightarrow{\text{乙醚}} CH_3CH_2CH_2CH_2MgBr$$

$$\underset{O}{\overset{\parallel}{CH_3CCH_3}} + CH_3CH_2CH_2CH_2MgBr \xrightarrow{\text{乙醚}} \underset{CH_3}{\overset{OMgBr}{\underset{|}{\overset{|}{H_3C-C-CH_2CH_2CH_2CH_3}}}}$$

$$\xrightarrow[\text{H}_2\text{O}]{\text{H}^+} \text{H}_3\text{C}\overset{\overset{\displaystyle\text{OH}}{|}}{\underset{\underset{\displaystyle\text{CH}_3}{|}}{\text{C}}}\text{—CH}_2\text{CH}_2\text{CH}_2\text{CH}_3$$

（三）仪器和试剂

镁（新制）　　　　无水乙醚（自制）
乙醚（化学纯）　　正溴丁烷（化学纯）
丙酮（化学纯）　　无水碳酸镁（化学纯）
10% 硫酸溶液　　　5% 碳酸钠溶液

（四）实验内容

1. 常量实验　在干燥的 250ml 三口瓶中,加入 3.1g(0.13mol)镁屑和 15ml 无水乙醚,并安装上搅拌器、带有氯化钙干燥管的冷凝管和筒形滴液漏斗,在滴液漏斗中加入 17g(13.6ml,0.13mol)正溴丁烷和 15ml 无水乙醚混合液。先往三口瓶中滴入 3~4ml 混合液,溶液呈微沸腾状态,乙醚自行回流,若不发生反应,可用电热套温热。开始搅拌,反应开始比较剧烈,待反应缓和后,从冷凝管上端加入 25ml 无水乙醚。滴入其余的正溴丁烷-乙醚溶液,控制滴加速度,维持乙醚溶液呈微沸状态。滴加完毕,用电热套加热回流 15~20min,使镁屑作用完全。

在不断搅拌和冷水浴冷却下,从滴液漏斗缓缓滴入 7.5 g(9.5ml,0.13mol)丙酮和 10ml 无水乙醚的混合液,滴加速度以维持乙醚微沸为宜。滴加完毕,室温搅拌 15min,三口瓶中可能有灰白色黏稠状固体析出。

将反应瓶用冷水浴冷却,搅拌下从滴液漏斗逐滴加入 100ml 10% 硫酸溶液以分解加成产物。分解完全后,将混合液倒入分液漏斗中,分出有机层,水层每次用 15ml 乙醚萃取两次,合并有机层和萃取液,用 30ml 5% 碳酸钠溶液洗涤一次。有机层用无水碳酸钾干燥后,滤入干燥的 100ml 圆底烧瓶中,先在 80℃ 以下蒸去乙醚,乙醚回收。残留物移入 50ml 圆底烧瓶中,进行蒸馏,收集 137~141℃ 的馏分。产量 7~8g,产率 46%~53% 。本实验约需 8~12h。用红外光谱或液相色谱检测。

2. 半微量实验　在电磁加热搅拌器上放置二口圆底烧瓶,烧瓶中加入搅拌磁子一只、0.55 g(22.2mmol)镁屑和 3ml 无水乙醚,并安装带有氯化钙干燥管的球形冷凝管和筒形滴液漏斗,滴液漏斗中加入 2.38ml(3.036g,22.2mmol)正溴丁烷和 5ml 无水乙醚混合液。先向烧瓶中滴入 5~6 滴混合液以引发反应,溶液呈微沸腾状态,乙醚自行回流,若不发生反应,可用电磁加热器温热或加碘粒。开动电磁搅拌,反应开始比较剧烈,待反应缓和后,自冷凝管上端加入 5ml 无水乙醚。滴入其余的正溴丁烷-无水乙醚溶液,控制滴加速度,维持乙醚溶液呈微沸状态。滴加完毕,水浴加热回流 10min,使镁屑作用完全。

在不断搅拌和冷水浴冷却下,从滴液漏斗缓缓滴入 1.3g(1.65ml,22.2mmol)丙酮和 2ml 无水乙醚的混合液,滴加速度以维持乙醚微沸为宜。滴加完毕,室温搅拌 5min。

将反应瓶用冷水浴冷却,搅拌下从滴液漏斗逐滴滴入 20ml 10% 硫酸溶液以分解加成产物。分解完全后,将混合液转入分液漏斗中,分出有机层,水层每次用 5ml 乙醚萃取两次,合并有机层和萃取层,用 6ml 5% 碳酸钠溶液洗涤一次。有机层用无水碳酸钾干燥后,滤入干燥的 50ml 蒸馏瓶中,进行蒸馏。先在 80℃ 以下蒸去乙醚,再提高温度,收集 137～141℃ 的馏分。产量 0.8～1g,产率 31%～39% 。

(五) 注意事项

(1) 所有的反应仪器必须充分干燥。仪器在烘箱中烘干,取出稍冷后放入干燥器冷却,或开口处用塞子塞住进行冷却,防止冷却过程中玻璃壁吸附空气的水分;所用的正溴丁烷用无水氯化钙干燥,丙酮用无水碳酸钾干燥,并均须蒸馏。

(2) 镁屑应用新刨制的。若镁屑因放置过久出现一层氧化膜,可用 5% 盐酸溶液浸泡数分钟,抽滤除去酸液,依次用水、乙醇、乙醚洗涤。抽干后置于干燥器中备用。

(3) 本实验的搅拌棒可用橡胶圈封,应用液状石蜡润滑,不可用甘油润滑。

(4) 开始时,为了使正溴丁烷局部浓度较大,易于发生反应,故搅拌应在反应开始后进行。若 5min 仍不反应,可稍加温热,或在温热前加一小粒碘促使反应开始。

(六) 思考题

(1) 本实验在将格氏试剂加成物水解前的各步中,为什么使用的药品、仪器均须绝对干燥?应采取什么措施?

(2) 反应若不能立即开始,应采取哪些措施? 如反应未真正开始,却加入了大量的正溴丁烷,后果如何?

(3) 实验有哪些副反应?应如何避免?

实验 2 桂皮酰哌啶的制备

(一) 实验目的

(1) 掌握氯化、酰化的基本原理。
(2) 熟悉无水操作的方法。
(3) 熟悉固体产品精制的方法。

(二) 实验原理

芳香醛与酸酐在酸酐相应的碱金属盐存在下,发生类似醇醛缩合反应得到 α,β 不饱和芳香酸。这个反应用于合成肉桂酸称为珀金(Perkin)醇醛缩合反应。生成的桂皮酸与二氯亚砜进行的酰氯反应得到的酰氯化物,最后和哌啶缩合得到产物桂皮酰哌啶。

(三) 仪器和试剂

圆底烧瓶、空气冷凝管、氯化钙干燥管、长颈圆底烧瓶、球形冷凝管形、克氏蒸馏烧瓶、温度计。

苯甲醛、酸酐、无水醋酸钾、碳酸钙、无水苯、二氯亚砜、哌啶(六氢吡啶)、盐酸、无水硫酸钠、乙醇、活性炭。

（四）实验内容

1. 桂皮酸的制备　配料比（质量比）：苯甲醛∶醋酐∶醋酸钾 = 1∶1.43∶0.6，在 250ml 圆底烧瓶中加入 20g 苯甲醛。20ml 醋酐和 12g 新熔焙过的 KOAc。安装空气冷凝管及 $CaCl_2$ 干燥管，在油浴上加热回流振摇使之溶解，维持油浴温度 160℃（内温约 150℃）1.5h，然后升温至 170℃加热 2.5h（内温约 160~170℃）。

反应完成后。取下反应瓶，将反应物倒入 125ml 热水中，并用少量水冲洗反应瓶，在反应液中加入适量 Na_2CO_3，调 pH 至 8，然后倒入 500ml 圆底烧瓶中进行水蒸气蒸馏，除尽未反应的苯甲醛后，加入适量活性炭约 2 匙，煮沸 15min，趁热抽滤，冷却后，慢慢滴加浓盐酸酸化，边加边搅拌，使桂皮酸结晶析出完全，抽滤，水洗涤，干燥得粗品，用稀乙醇重结晶，（3 体积 H_2O+1 体积 EtOH），桂皮酸结晶熔点 131.5~132℃。

2. 桂皮酰氯、桂皮酰胺的制备　配料比（重量比）：桂皮酸∶$SOCl_2$∶哌啶 = 1∶0.89∶19.04∶1.15，将干燥的桂皮酸 7.4g 投入 250ml 圆底烧瓶中，加入 60ml 苯，加入 40ml $SOCl_2$，安装回流冷凝器、氯化钙干燥管、气体吸收装置，在 90~100℃油浴上加热回流至无 HCl 产生（约需 2.5~3h）。酰氯化反应完成后改换成蒸馏装置，减压蒸除苯，得到桂皮酰氯的结晶（熔点 36℃或浆状物），蒸出的酸性苯勿倒入池中，应回收。

将桂皮酰氯用 100ml 无水苯温热溶解，分次加入哌啶 100ml 充分振荡，密塞于室温放置 2h 完成胺解反应。

将沉淀的哌啶盐酸盐抽滤除去，苯溶液用水洗两次（每次 100ml），分出水层，苯层再用 10% HCl 约 100ml 洗至酸性，分离除去酸水，苯层再用饱和 Na_2CO_3 洗至微碱性，再用水洗至中性，分出苯层，加入无水 Na_2SO_4 干燥 1h（无水 Na_2SO_4 用前应先干燥，再使用），减压蒸馏除苯，析出产品，用 EtOH 重结晶，得桂皮酰哌啶，熔点 121~122℃。

（五）注意事项

（1）苯甲醛容易被空气氧化生成苯甲酸，工业品或开口放置过的化学纯品均应重蒸。

（2）无水反应是桂皮酸制备的关键，无水醋酸钾必须新鲜熔融制得。方法：将含水醋酸钾在磁蒸发器中加热，盐先在自身的结晶水中溶化，水分蒸发后再结晶成固体，强热使固体再熔化，并不断搅拌片刻，趁热倒在乳钵中，固化后研碎置于干燥器中待用。

（3）醋酐中如含有水则分解成醋酸，影响反应，所以醋酸含量较低时应重蒸，$SOCl_2$ 易吸水分解，用后应立即盖紧瓶塞，在通风橱中量取。

实验 3　贝诺酯的制备

（一）实验目的

（1）通过乙酰水杨酰氯的制备，了解氯化试剂的选择及操作中注意事项。

（2）通过本实验了解拼合原理在药物结构修饰方面的应用。

（3）了解 Schotten-Baumann 酰基化反应原理。

(二) 实验原理

阿司匹林(2-乙酰氧基苯甲酸)与二氯亚砜在少量吡啶催化下进行酸羟基的卤置换反应,生成2-乙酰氧基苯甲酸。

对乙酰氨基酚(扑热息痛)在氢氧化钠作用下生成钠盐,再与2-乙酰氧基苯甲酰氯进行Schotten-Baumann 酰基化反应,生成2-乙酰氧基苯甲酸-4-乙酰氨基苯酯(贝诺酯)。

(三) 仪器与试剂

(1) 仪器:三颈瓶、球型冷凝器、圆底烧瓶、滴液漏斗、导气管、抽滤瓶,布氏漏斗、锥形瓶、电动搅拌器、油浴锅、水浴锅、加热套管、调压器、循环水真空泵、鼓风干燥箱、熔点仪等。

(2) 试剂:阿司匹林、二氯亚砜、丙酮、吡啶、对乙酰氨基酚、氢氧化钠、乙醇、活性炭。

(四) 实验内容

1. 乙酰水杨酰氯的制备　在装有搅拌及温度计并干燥的100ml 三颈瓶中,依次加入吡啶2滴,阿司匹林10g,二氯亚砜5.5ml。迅速盖上胶塞和球型冷凝器(顶端附有氯化钙干燥管,干燥管连有一导气管,可将导气管另一端通到水池下水口)。搅拌并置油浴上慢慢加热至70℃(约20min),维持浴温在(70±2)℃,反应1.5～2h,冷却,倾入干燥的50ml 锥形瓶中,加无水丙酮10ml 混匀,密封备用。

2. 贝诺酯的制备　在装有搅拌及温度计的100ml 三颈瓶中,加对乙酰氨基酚5g,水25ml。用冰水浴冷却至10℃左右,在搅拌下用滴管加20% 氢氧化钠溶液,调 pH 10～11,加毕,在8～12℃之间,在强烈搅拌下慢慢滴加上次实验制得的1/2 乙酰水杨酰氯丙酮溶液(在 30min 左右滴加完)。用20% 氢氧化钠溶液调 pH≥10,控制温度在8～12℃之间,反应60～90min。然后抽滤,水洗至中性,得粗品。

3. 贝诺酯的精制　将粗品的2/3(约8g)加入冷凝器的100ml 圆底烧瓶中,加入6～8倍量的乙醇(质量体积比,约50ml,如粗品量少,可按实际量加入6～8倍乙醇),在水浴上加热溶解。稍冷后,加活性炭脱色(活性炭用量视粗品颜色而定),加热回流30min,趁热抽滤(布氏漏斗、抽滤瓶应预热),待滤液自然冷却,结晶完全析出,抽滤,压干,用少量乙醇洗涤两次(母液回收)。干燥,测熔点,计算收率。本品的熔点为177~181℃。用红外光谱检测。

(五)注意事项

(1)二氯亚砜与水反应生成二氧化硫、氯化氢,因此在制备乙酰水杨酰氯时所用仪器均需干燥,装置安装好再取试剂,加热时不能用水浴。

(2)吡啶用作催化剂,用量应适当。制得的酰氯不能久置。

(3)在贝诺酯的制备中,反应体系pH≥10。

实验4 8-羟基喹啉的合成

(一)实验目的

(1)熟悉用Skraup反应合成喹啉及其衍生物的操作。

(2)了解Skraup反应原理。

(二)实验原理

Skraup反应是合成喹啉及其衍生物的最重要的方法,即使用芳香胺与甘油,硫酸,芳香硝基化合物一起加热而得到。Skraup反应中采用的硝基化合物与芳香胺的结构要一致,因为反应中硝基化合物被还原成芳香胺,若两者结构不一致,将会得到混合物。为了避免反应过于剧烈,常常加入少量硫酸亚铁。浓硫酸的作用是使甘油脱水生成丙烯醛,并使苯胺与丙烯醛的加成物脱水成环。

(三)仪器和试剂

(1)仪器:搅拌器,熔点仪,低温冷冻仪。

(2)试剂:无水甘油19g(0.2mol),邻硝基苯酚3.6g,邻羟基苯胺5.5g(0.05mol),浓硫酸,氢氧化钠,碳酸氢钠。

(四)实验内容

在500ml圆底烧瓶中,放19g无水甘油,3.6g邻硝基苯酚,5.5g邻氨基苯酚,充分摇匀,然后加入9ml浓硫酸,装上冷凝管,在石棉网上用小火加热。微沸时,移去火源(反应大量放热),

待反应平稳后,继续加热,保持微沸约 2h。

稍冷后,进行水蒸气蒸馏,除去未作用的邻硝基苯酚,瓶中存留液体加入 12g 氢氧化钠溶于 12ml 水配成的溶液。再小心滴加饱和碳酸氢钠溶液,使呈中性。进行水蒸气蒸馏,收集含有 8-羟基喹啉的馏液 400~500ml,馏出液充分冷却,抽滤收集粗晶约 6g。粗晶经重结晶得 8-羟基喹啉约 5g,产率 69%。纯粹 8-羟基喹啉熔点为 75~76℃。

本实验约需 10h。

(五) 注意事项

(1) 8-羟基喹啉既溶于酸又溶于碱而成盐,成盐后不被水蒸气蒸出,故必须小心中和,控制 pH 为 7~8。中和恰当时,瓶内析出的沉淀最多。

(2) 为确保产物蒸出,在水蒸气蒸馏后,对残液的 pH 进行一次检查,必要时再进行蒸馏。

(3) 产率以邻氨基苯酚计算,不考虑邻硝基苯酚部分转化后参与反应的量。

(六) 思考题

(1) 为什么第一次水蒸气蒸馏在酸性条件下进行,第二次在中性条件下进行?

(2) 如果在 Skraup 反应中,用 p-萘胺或邻苯二胺做原料与甘油反应,应得到什么产物?

实验 5   外消旋苦杏仁酸的拆分

(一) 实验目的

(1) 了解 (±) 苦杏仁酸的拆分原理。

(2) 熟悉 (±) 苦杏仁酸的拆分化学方法。

(3) 自行设计拆分实施方案 (超声法)。

(二) 实验原理

外消旋体不能用结晶、蒸馏或色谱等常规物理方法进行分离,因为它们具有相同的物理性质,仅仅旋光方向相反。而非对映异构体在溶解度、沸点以及色谱吸附特性等物理性质方面不同。其经典拆分方法就是通过外消旋酸 (碱) 中的一个对映体与一个光学活性的碱 (酸) 反应形成一个不溶性的非对映体盐来实现的。该方法现在还普遍使用。首先把对映体转变成非对映体,然后再用常规分离方法将非对映体分开,最后将分开的非对映体再恢复到对映体。此外,还可以利用生物分离法,生物体中的酶和细菌等具有旋光性,当它们与外消旋体作用时,具有较强选择性,从而使外消旋体得到分离。

利用天然光学纯的 (-)-麻黄碱作为拆分试剂,它与外消旋苦杏仁酸作用生成非对映体盐,根据非对映体盐在无水乙醇中的溶解度有较大差异的特性,结晶法将非对映体盐分离,然后再用酸处理已分离的非对映体盐,苦杏仁酸重新析出,得到拆分的苦杏仁酸。

白色固体、熔点 132℃,旋光性苦杏仁酸的 $[\alpha]_D^{25} \pm 156°$。

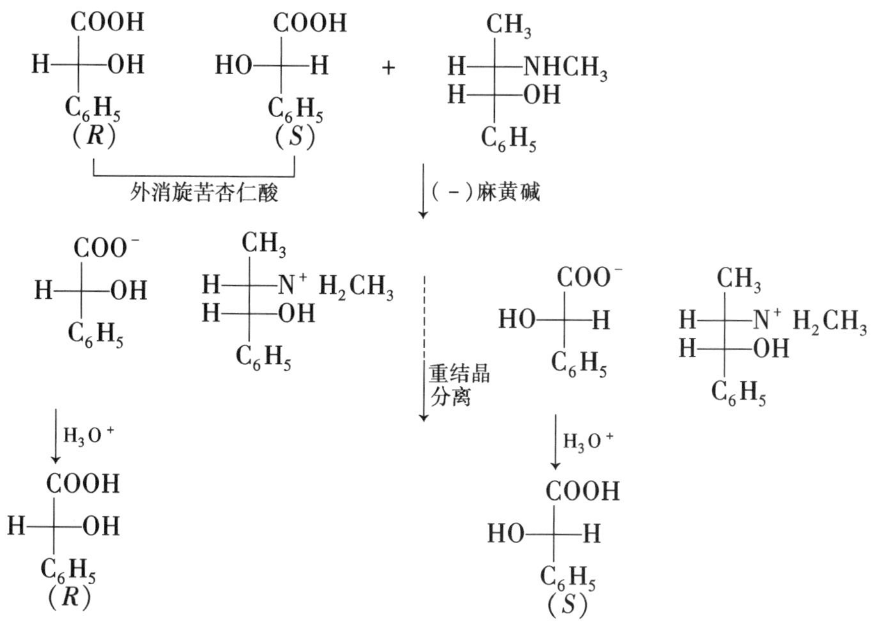

COOH H——OH C₆H₅ (R)　COOH HO——H C₆H₅ (S)　＋　CH₃ H——NHCH₃ H——OH C₆H₅

外消旋苦杏仁酸　　　　（－）麻黄碱

COO⁻ H——OH C₆H₅　CH₃ H——N⁺H₂CH₃ H——OH C₆H₅　　COO⁻ HO——H C₆H₅　CH₃ H——N⁺H₂CH₃ HO——H C₆H₅

重结晶分离

H₃O⁺　　　　　　　H₃O⁺

COOH H——OH C₆H₅ (R)　　　　COOH HO——H C₆H₅ (S)

（三）实验内容

1. 外消旋苦杏仁酸的拆分

（1）方法 1:在锥形瓶中将麻黄碱盐酸盐用水溶解,加入氢氧化钠(麻黄碱盐酸盐∶NaOH∶$H_2O=4∶1∶5$),搅拌,乙醚萃取,无水硫酸钠干燥乙醚溶液。蒸馏除去乙醚后,得到的固体物配成乙醇溶液备用。将外消旋苦杏仁酸用无水乙醇溶解于圆底烧瓶中,缓慢地加入麻黄碱乙醇溶液。水浴加热回流 2h,冷却至室温后冰浴冷却,抽滤,保存滤液,固体物用无水乙醇重结晶,得到白色晶体。

（2）方法 2:在投料完成后,将反应瓶置超声合成仪中,温度 60℃,频率 40kHz,反应 30min,处理方法同(1)。

将白色固体加入烧杯中,加水(约 10ml)溶解,然后搅拌下滴加浓盐酸,使溶液呈酸性。乙醚萃取溶液,用无水硫酸钠干燥乙醚溶液,水浴加热蒸馏,蒸馏大部分乙醚后,将残留物倒在表面皿中,空气干燥得到(S)-苦杏仁酸。

将保存的滤液蒸馏完全,在残留固体物中加入水使固体物溶解。然后在搅拌下滴加浓盐酸,抽滤,乙醚萃取滤液,用无水硫酸钠干燥乙醚溶液,水浴加热蒸馏,蒸馏大部分乙醚后,将残留物倒在表面皿中,空气干燥得到(R)-苦杏仁酸。

2. 表征 分别测定外消旋苦杏仁酸、(S)-苦杏仁酸和(R)-苦杏仁酸的熔点、比旋光度和红外光谱。

（四）仪器和试剂

（1）仪器:锥形瓶(50ml)。

（2）试剂:外消旋苦杏仁酸(1.52g),(S)-麻黄碱盐酸盐(1.62g),无水乙醇,氢氧化钠,乙醚,浓盐酸,无水硫酸钠。

（五）思考题

（1）对映异构体之间哪些物理性质是相同的？哪些物理性质是不同的？

（2）如果测定苦杏仁酸的旋光度读数值为 $(-6+360n)°$（ n 为整数），如何确定其真实读数？

实验6　*L*-脯氨酸催化的不对称羟醛缩合反应

（一）实验目的

（1）熟悉 *L*-脯氨酸催化的分子间羟醛缩合反应及其反应机制。

（2）了解利用手性高效液相测试手性化合物的对映选择性的原理和方法。

（3）了解简单的有机分子作为催化剂在不对称有机合成中的应用。

（二）实验原理

催化不对称羟醛缩合反应是形成 C—C 键的最重要的方法之一，可以用来构建具有立体选择性的环状和非环状分子。早在 20 世纪 70 年代，就有两个科研小组几乎同时报道了 *L*-脯氨酸催化的不对称分子内羟醛缩合反应并且取得了不错的反应效果。2000 年，List 和 Barbas 课题组研究证明了脯氨酸作为有机小分子催化剂可以很好得实现丙酮和各种醛之间的直接分子间不对称羟醛缩合反应，向人们展示了不对称有机催化的前景。由于 *L*-脯氨酸是一种廉价易得且无毒的天然氨基酸，近年来，它被广泛应用于有机催化的不对称合成中，产生了许多成果。

本实验中，利用 *L*-脯氨酸作为一种有效的有机催化剂来催化未修饰的丙酮和对硝基苯甲醛之间的直接羟醛缩合反应并获得较高的产率和中等的对映选择性。

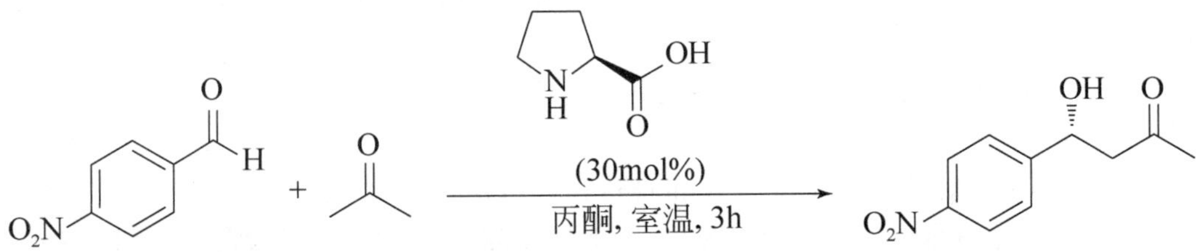

L-脯氨酸同时提供了一个亲核的氨基和一个以羧酸形式存在的酸/碱共催化剂。而这个羧酸共催化剂的存在对机制中的每一步都起到了促进作用（见下图），包括 *L*-脯氨酸与丙酮缩合生成亚胺离子（a）、亚胺和烯胺的互变异构（b）、C—C 键的形成（c 和 d），以及最后一步中间体的水解（e）。反应的光学选择性可用下图中所示的椅式过渡态来解释，对醛进攻的面选择性受 *L*-脯氨酸中羧基的控制，芳基位于六元环椅式过渡态的平伏键位置，烯胺从醛的 *RE*-面进攻，从而达到手性诱导的目的。该反应的机制被认为经历了如下图所示的烯胺中间体。

（三）仪器与试剂

对硝基苯甲醛、丙酮、*L*-脯氨酸、200～300 目硅胶、海砂、二氯甲烷、石油醚、乙酸乙酯、异丙醇（HPLC 级）、正己烷（HPLC 级）、圆底烧瓶、搅拌器、旋转蒸发仪、薄层层析板、展缸、层析柱、高效液相色谱仪。

(四)实验内容

1. 羟醛缩合反应

在 25ml 圆底烧瓶中依次加入对硝基苯甲醛(151mg,1.0mmol),*L*-脯氨酸(35.0mg,0.30mmol),5.0ml 丙酮。室温搅拌进行 3 小时。TLC 跟踪反应进程,展开剂乙酸乙酯/石油醚=1/3。反应结束后,旋转浓缩反应混合物。粗产品中加入 2.0ml 二氯甲烷稀释。本实验选用直径 2cm、长度 20cm 的层析柱。称重 20g 硅胶,用石油醚调匀。装柱,装好后柱子中硅胶的高度大约在 10cm。通过快速硅胶柱层析(乙酸乙酯/石油醚=1/3)分离纯化产物。称重,计算产率。

2. 表征

把柱层析得到的全部产品溶解在 10ml 的色谱级异丙醇中,用注射器取 0.5ml 样品于 10ml 烧瓶中,再加入 5ml 的色谱级异丙醇稀释即获得所需浓度的样品,最后用过滤头过滤至液相样品瓶中,密封。通过高效液相色谱测定产物的对映选择性。液相条件:手性柱(Daicel Chiralpak AS-H),流动相(异丙醇/正己烷=50/50),流速(1.0ml/min),波长(254nm)。(注意:将测试完的液相样品瓶中的样品倒入指定的废液桶并及时用乙醇清洗三遍。)

(五)思考题

(1)列举一至两种可以催化本反应生成外消旋产物的催化剂。

(2)查阅文献后总结脯氨酸还能催化哪些类型的反应。

(3)简述高效液相色谱测定手性有机化合物光学纯度的原理的方法。

实验 7 加速实验法测定药物有效期

(一) 目的要求

(1)应用化学动力学的原理和方法,采用加速实验法测量不同温度下阿司匹林的反应速率,根据阿伦尼乌斯公式,计算药物在常温下的有效期。

(2)掌握紫外分光光度计的测量原理及应用。

(3)熟悉多组分分析中紫外吸收部分重叠的定量方法。

(二) 实验原理

阿司匹林(ASPL)在水溶液中,特别是在加热情况下水解产生水杨酸(SYS):

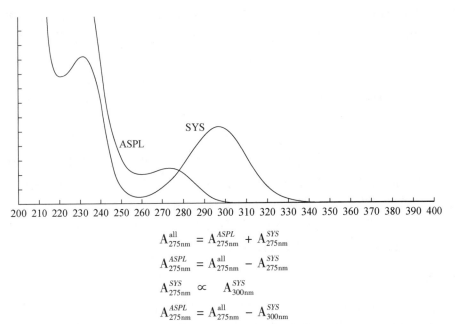

在阿司匹林水解过程中,其对应紫外吸收值应逐渐减少。水解产物水杨酸在 275nm 处会干扰阿司匹林的吸收,所以应扣除在水杨酸在 275nm(阿司匹林最大吸收波长)处的吸光值。阿司匹林不干扰水杨酸在 300nm 处的吸收,所以水杨酸的浓度可由其最大吸收波长 300nm 处测得。

$$A_{275nm}^{all} = A_{275nm}^{ASPL} + A_{275nm}^{SYS}$$

$$A_{275nm}^{ASPL} = A_{275nm}^{all} - A_{275nm}^{SYS}$$

$$A_{275nm}^{SYS} \propto A_{300nm}^{SYS}$$

$$A_{275nm}^{ASPL} = A_{275nm}^{all} - A_{300nm}^{SYS}$$

为此需分别测定阿司匹林水解液在 275 nm 和 300 nm 处的吸光值,然后求差以得出阿司匹林的吸光值和浓度。阿司匹林在溶液中的水解在一定时间范围内属于一级反应,基本符合一级反应动力学方程式:

$$\ln \frac{c_0}{c_t} = \ln \frac{A_0}{A_t} = kt$$

则 $\ln c_t = \ln c_0 - kt$, $\ln A_t = \ln A_0 - kt$

式中,c_0,A_0——$t = 0$ 时反应物的浓度和吸光度

c_t,A_t——反应到时间 t 时反应物的浓度和吸光值

根据阿司匹林水解过程中紫外分光光度的变化反映阿司匹林的浓度变化,并计算出反应的速率常数 k。实验可在不同温度下进行,测得不同温度下

的速率常数 k 值,依据阿伦尼乌斯公式 $\ln \frac{k_2}{k_1} = -\frac{E_a}{R}\left(\frac{1}{T_2} - \frac{1}{T_1}\right)$,或用 $\ln k$ 对 $\frac{1}{T}$ 作图得直线,

将直线外推到25℃(即 $\frac{1}{298.15\mathrm{K}}$ 处)即可得到该温度时的速率常数 k 值,据公式 $t_{0.9} = \frac{0.1054}{k_{25°C}}$

可计算出药物的有效期。

(三)仪器和试剂

恒温水浴4套;紫外分光光度计1台;分析天平1台;秒表1块;50mL 磨口锥形瓶22个;10mL 吸量管2支;50mL 磨口锥形瓶1个;100mL 容量瓶2个;阿司匹林(分析纯);水杨酸(分析纯)。

(四)实验步骤

(1)溶液配置:准确称取 0.01g 阿司匹林于蒸馏水中溶解并定溶于至100mL 溶液。取少量溶液在紫外分光光度计于275nm 波长处测其吸光度 A_0。

(2)将配好的溶液用吸量管分装入50mL 磨口锥形瓶内,塞好瓶口。

(3)将锥形瓶分别置于60℃、65℃、70℃恒温水槽中,每隔10min 取样一次(约2mL),并迅速放入冰水中冷却以终止反应。然后分别测275nm 和 300nm 处的吸光度。测定溶液吸光度时,应避免比色皿由于溶液过冷而结雾,影响测定。

(五)数据记录及处理

(1)记录不同温度(65℃,70℃,75℃,80℃)下阿司匹林水解液分别在275nm 和 300nm 波长吸光值数据并制表。

(2)依据数据求出各温度下的速率常数 k 值。

(3)用 $\ln k$ 对 $\frac{1}{T}$ 作图,将直线外推至 $\frac{1}{T} = \frac{1}{298315\mathrm{K}}$ 即25℃处,求出25℃时 k 值(或根据阿伦尼乌斯公式求 k),再求出25℃时药物的有效期 $t_{0.9}$。

(六)思考题

(1)本实验是否要严格控制温度?原因何在?

(2)经过升温处理的样品,在测定前为什么要用冷水迅速冷却?

温度						
时间	10	20	30	40	50	60
A_{275nm}						
A_{315nm}						
$\triangle A$						
$\ell n \triangle A$						

实验 8 脱乙酰甲壳质的制备——甲壳质的碱性水解

(一) 实验目的

(1) 了解甲壳质和脱乙酰甲壳质的制备方法。
(2) 了解脱乙酰甲壳质吸附能力测试。

(二) 实验原理

甲壳质(chitin)也叫甲壳素,是属于含氮(6.8%~6.9%)碳水化合物,在自然界分布很广,是构成非脊椎动物甲壳的主要成分。

甲壳质在甲壳中并非单独存在,而是和碳酸钙、蛋白质及其他有机物结合在一起构成复杂的体系。以虾、蟹壳粉末为原料用稀酸,稀碱等处理除去 $CaCO_3$ 等使得到甲壳质。甲壳质对稀酸、稀碱的作用相当稳定,但和30%~40% 浓碱液在加热条件下发生氮原子上的脱乙酰基反应(N-deacylation),得到脱乙酰甲壳质(Chitosan,聚甲壳糖胺或聚-2-氨基葡萄糖)。

脱乙酰甲壳质对海水中的 UO_2^{2+},Cu^{2+},Zn^{2+},Cd^{2+},Pd^{2+} 等离子具有较大的吸附能力。可用作海水吸铀(UO_2^{2+})、铜(Cu^{2+})吸附试剂。

(三) 仪器和试剂

圆底烧瓶、冷凝管、磁力搅拌器、红外光谱仪、抽滤瓶、虾壳、工业品氢氧化钠、盐酸。

(四) 实验内容

1. 原料预处理 将蟹壳(或虾壳)充分水洗,尽量除去杂质和肉质,晾干后在100℃烘箱牛烘干以利研碎,用铁制研钵研细,通过18孔筛(最好30~70孔)。

2. 稀盐酸处理　将 10g 研细干燥样品用适量 2mol/L HCl（约 100ml）浸泡一夜以除去 $CaCO_3$，使 CO_2 气体逸出并有 $CaCl_2$ 生成，倾泻，抽滤，充分水洗到中性，抽干。

3. 稀碱液处理　由稀酸处理的样品中还含有少量油脂、蛋白质和色素，可用稀碱液加热处理充分除去。将上述抽干样品和 20ml 5% NaOH 水溶液混合物，在适当大小的回流装置中搅拌加热 2h，倾泻去深色碱液，再重复处理两次使蛋白质等完全除掉。倾泻，抽滤，水洗，抽干。

4. 浓碱液水解处理　将经稀碱液处理的甲壳质和 20ml 30% 工业液碱及 3.4g 固体烧碱在 50ml 装有回流冷凝管搅拌器的三口瓶中用小火回流搅拌加热 2h。放置片刻倾去碱液，再重复处理一次。加水稀释，倾泻、抽滤，充分水洗到洗液呈中性。抽干物用适量酒精回流加热（水浴）以除去残余色素杂质，抽滤水洗，抽干，在 100℃ 下干燥。再充分研碎（30～70 孔）备用（更好的方法将制备的脱乙酰甲壳质浸在蒸馏水中备用）。用红外光谱检测，凝胶色谱测分子量。

5. 吸附试验　Cu^{2+} 离子试验：取少量吸附剂和几毫升稀 $CuSO_4$ 水溶液一起振摇时，立刻变为蓝色。

UO_2^{2+} 离子试验：用含 UO_2^{2+} 的溶液进行吸附试验以测定吸附能力。

（五）注意事项

强的浓碱对皮肤有损害作用，要特别注意安全。

实验 9　维生素 C 的精制

（一）实验目的

（1）掌握粗品维生素 C 的精制过程的原理和基本操作。
（2）熟悉结晶实验装置的安装及使用。
（3）了解维生素 C 的含量测定原理。

（二）实验原理

维生素 C 在水中溶解度较大，而且随温度的升高，维生素 C 溶解度增加较多，因而可以采用冷却结晶方法得到晶体产品。维生素 C-水为简单低共熔物系，低共熔温度为-3℃，组成为 11%（质量分数），结晶终点不应低于其低共熔温度。向维生素 C 的水溶液中加入无水乙醇，维生素 C 的溶解度会下降。结晶终点温度可在-5℃ 左右（温度过低会有溶剂化合物析出），有利于维生素 C 的结晶收率。维生素 C 在水溶液中为简单的冷却结晶，在乙醇-水溶液中盐析冷却结晶。乙醇-水的比例应适当，乙醇太多会增大母液量，增加回收母液的负担。通常自然冷却条件下晶体产品粒度分布较宽，研究表明：加以控制的冷却过程所用产品的平均粒度大于自然冷却所用的产品。为了改善晶体的粒度分布与平均粒度，利用控制冷却过程曲线进行结晶操作。

（三）仪器和试剂

（1）仪器：滴定管、烧杯、量筒、玻璃棒、吸球、移液管、棕色容量瓶、锥形瓶、滴管、研钵、称量纸、牛角勺。

（2）试剂：粗维生素 C、无水乙醇、盐酸、冰醋酸、可溶性淀粉、碘、碘化钾、活性炭。

（四）实验内容

1. 溶解、脱色和过滤

（1）在 50ml 三角烧瓶中加入无水乙醇 20ml；在另一个 100ml 三角烧瓶中放入纯水 40ml。

（2）在 100ml 烧杯中加入纯水 15ml。

（3）当烧杯中纯水温度加热至 65～68℃时，加入 15g 维生素 C 粗品，搅拌，保持在此温度使之溶解（注意时间尽可能短，可以加入少量去离子水并记录加入水的量，最终可能会有少量不溶物）。

（4）使溶液经活性炭吸附后趁热抽滤。

2. 结晶、过滤、洗涤、干燥

（1）调节温度使抽滤液初始温度为 60℃左右。

（2）加入 3ml 无水乙醇，进行冷却结晶。

（3）结晶完成后，抽滤。

（4）用 0℃无水乙醇浸泡、洗涤晶体产品。

（5）调节温度，使结晶温度为 38℃左右，进行真空干燥。

（6）取出产品，称重、测含量、计算收率。

3. 碘量法测定维生素 C 的含量

取维生素 C 精制产品约 0.2g，精密称量，加新沸过的冷水 100ml 与稀醋酸 10ml 使溶解，加淀粉指示剂 1ml，立即用碘滴定液（0.1ml/L）滴定，至溶液显蓝色并在 30s 内不退。每毫升碘滴定液（0.1ml/L）相当于 8.806mg 的维生素 C。

（五）注意事项

（1）由于维生素 C 结晶过程中溶液存在剩余过饱和度，到达结晶终点温度时，产品收率将低于理论值。

（2）维生素 C 还原性强，在空气中容易被氧化，在碱性溶液中更容易被氧化。高温下会发生降解，造成产率下降。由于维生素 C 的强还原性，它不能与金属（药勺、金属筛等接触），接触过维生素 C 的研钵等器皿也要及时洗净。粗维生素 C 及产品一定放回干燥器内保存。

（3）实验表明，冷却速率是影响晶体粒度的主要因素，在实际生产中应设法控制冷却速率。在搅拌器的选择上，在满足溶液均匀、晶体悬浮的前提下，尽量选择转速低搅拌器。

（4）由于粗维生素 C 已经有部分被氧化、降解，所以脱色效果不十分明显，脱色温度不宜太高，时间不宜太长，以防止维生素 C 更多降解。

实验 10　电导测定难溶药物的溶解度

（一）目的要求

（1）测定硫酸钡和氯化银的溶解度。

（2）掌握测定溶液电导的实验方法。

（3）巩固溶液电导的基本概念。

（二）实验原理

难溶药物如硫酸钡、氯化银及中药矿石类药物的溶解度很小,要直接测量溶解度用一般的化学滴定方法比较困难,而药物溶解度的大小是衡量优劣的重要标准之一。

根据摩尔电导的定义,电导率与摩尔电导之间有如下关系

$$\Lambda_m = \frac{K}{c} \tag{1}$$

式中 Λ_m 为摩尔电导,K 为电导率,c 为电解质溶液的浓度,对于难溶药物来说即为溶解度,既然是难溶物质,溶解度一定很小,即使是饱和溶液,离子的浓度仍然很稀,这时可近似看作无限稀释溶液。根据科尔劳施离子独立运动定律,该溶液的摩尔电导可用无限稀释的离子电导通过简单加和求得:$\Lambda_m^\infty = \Lambda_+^\infty + \Lambda_-^\infty$,因此(1)式可以写为

$$\Lambda_m^1 = \frac{K}{c} \tag{2}$$

常温下,本实验涉及的一些离子无限稀释摩尔电导率如下

$$\Lambda_{m,Ag^+}^\infty = 61.92 \times 10^{-4} S \cdot m^2 \cdot mol^{-1}$$

$$\Lambda_{m,Cl^-}^\infty = 76.34 \times 10^{-4} S \cdot m^2 \cdot mol^{-1}$$

$$\Lambda_{m,\frac{1}{2}Ba^{2+}}^\infty = 63.64 \times 10^{-4} S \cdot m^2 \cdot mol^{-1}$$

$$\Lambda_{m,\frac{1}{2}SO_4^{2-}}^\infty = 79.8 \times 10^{-4} S \cdot m^2 \cdot mol^{-1}$$

求得 Λ_m^∞ 后,再通过试验测得该溶液的电导率,就能算出该难溶液药物溶解度。但必须注意试验测得的是电解质和水的总电导率,所以在运算中要从总电导率减去纯水的电导率。

（三）仪器和试剂

DOS-11A 型电导仪一台;恒温水箱一台;容量瓶（100mL）四支;AgCl（A·R）、BaSO₄（A·R）称液管（15mL）二支、烧杯（20mL）2 个、洗瓶一个、蒸馏水。

（四）实验步骤

（1）接通电导率仪电源预热 10min。

（2）选择合适的电导电极,将仪器上的电导池常数调到所用电导极上所标的常数一致。

（3）用蒸馏水配制 AgCl 和 BaSO₄ 饱和溶液置于（25 ± 1）℃的恒温水箱中恒温 30min。

（4）分别快速吸取 15mL 饱和溶液置于 20mL 烧杯中,插入电导电极测定电导率,注意电极应完全浸入溶液中。

（5）将蒸馏水置于容量瓶并放入恒箱水浴中 30min 后取出,迅速测定其电导率。

（6）每测定一次,电极均要用蒸馏水洗干净。

（7）测定中注意电导电极的引线不能潮湿,并适当控制好测定温度,试验结束后,关好电源,充分洗涤电极。

(五) 数据处理

将所测得的 AgCl 和 BaSO$_4$溶液及蒸馏水的电导列出，经过处理 AgCl 和 BaSO$_4$的溶解度。

(六) 思考题

若不是难溶盐是否可以利用这个方法求得其溶解度？

第五章　设计与研究实验

实验1　诺氟沙星（氟哌酸）的合成

（一）实验目的

（1）通过对氟哌酸合成，使学生对新药研制过程有一个基本认识。

（2）通过对氟哌酸合成路线的比较，使学生掌握选择实际生产工艺的几个基本要求。

（3）通过实际操作，对涉及的各类反应特点、机制、操作要求、反应终点的控制等进一步巩固有机化学实验的基本操作，领会掌握理论知识。

（4）掌握各步中间体的质量控制方法。

（二）实验原理

氟哌酸的化学名为：1-乙基-6-氟-1,4-二氢-4-氧-7-（1-哌嗪基）-3-喹啉羧酸［1-Ethyl-6-fluoro-1,4-dihydro-4-oxo-7-（1-piperazinyl）-3-quino-linecarboxylicacid］。

化学结构式见右图

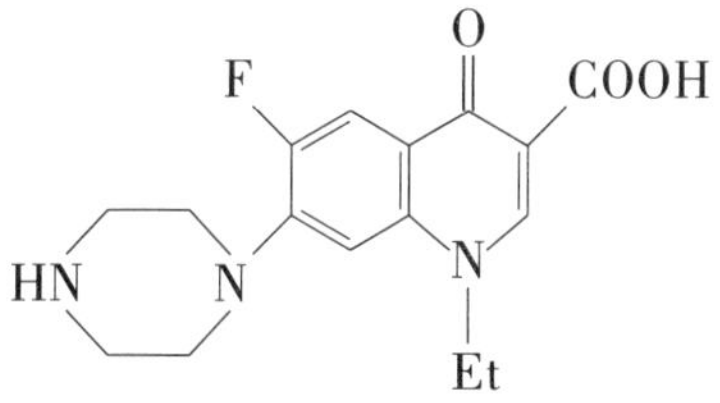

该化合物为微黄色针状晶体或结晶性粉末，熔点216～220℃，易溶于酸及碱，微溶于水。氟哌酸的制备方法很多，按不同原料及路线划分不下十几种，但我国工业生产以下述路线为主。将氟氯苯胺（Ⅰ）与乙氧基次甲基丙二酸二乙酯（EMME）高温缩合、环合得6-氟-7-氯-1,4-二氢-4-氧喹啉羧酸乙酯（Ⅱ），用溴乙烷乙基化，然后水解得1-乙基-6-氟-7-氯-1,4-二氢-4-氧喹啉-3-羧酸（Ⅲ），与哌嗪缩合得氟哌酸，经过十几年的生产实践该路线已日趋成熟。

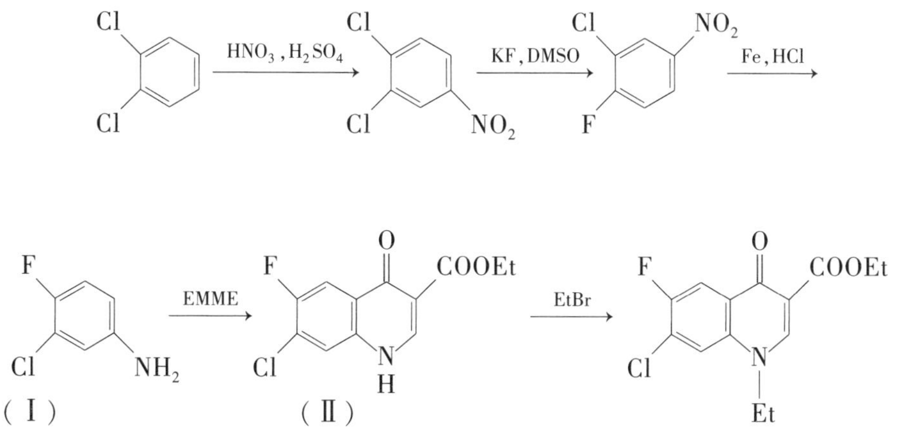

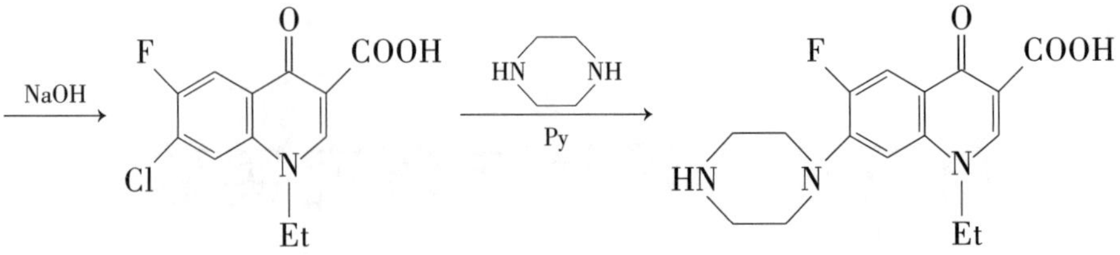

（Ⅲ）

近几年来,许多新工艺在氟哌酸生产中获得了应用,其中硼螯合物法收率高,操作简便,单耗低,且质量较好。具体路线为:1-乙基-6-氟-7-氯-1,4-二氢-4-氧-喹啉-3-羧酸乙酯(Ⅳ),再与由醋酐和硼酸形成的$(AcO)_3B$反应生成硼螯合物(Ⅴ),在 DMSO 中与哌嗪缩合,最后经 NaOH 水解得氟哌酸。

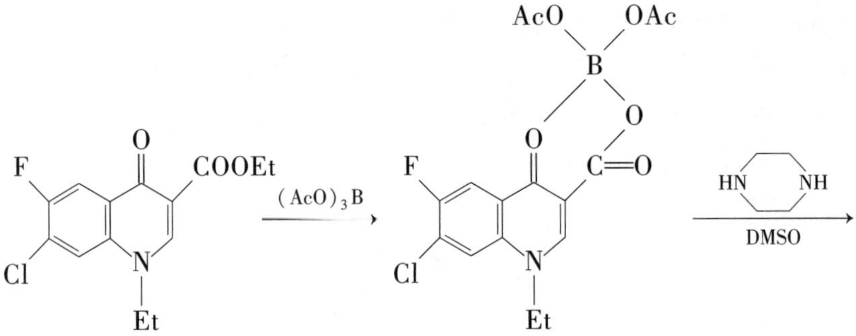

（Ⅳ）　　　　　　　（Ⅴ）

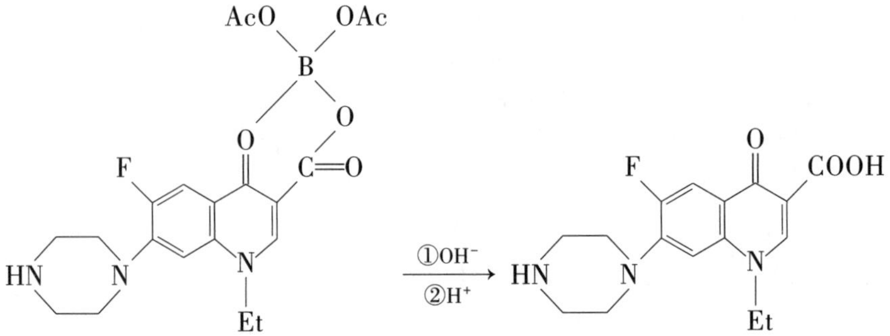

（三）实验内容

1. 3,4-二氯硝基苯的制备

（1）原料规格及配比(表 5-1)

表 5-1　原料规格及配比

原料名称	规格		用量	摩尔数	摩尔比
邻二氯苯	≥95%		35g	0.253	1
H_2SO_4	≥95%	$d=1.84$	79g	0.806	3.18
HNO_3	≥65%	$d=1.40$	51g	0.619	2.44

（2）操作:在装有搅拌器、回流冷凝器、温度计、滴液漏斗的四颈瓶中,先加入硝酸,水浴冷却下,滴加硫酸,控制滴加速度,使温度保持在50℃以下。滴完后,换一滴液漏斗,于40～50℃

内滴加邻二氯苯,40min 内滴完,升温至 60℃,反应 2h,静置分层,取上层油状液体倾入 5 倍量的水中,搅拌,固化,放置 30min,过滤,水洗至 pH 6～7,真空干燥,称重,计算收率。

（3）注意事项

1）本反应是用混酸硝化,硫酸可以防止副反应的进行,并可以增加被硝化物的溶解度。硝酸按下式生成的硝正离子（NO_2^+）是硝化剂。

$$HNO_3 + 2H_2SO_4 \longrightarrow H_3O^+ + NO_2^+ + 2HSO_4^-$$

2）此硝化反应须达到 40℃ 才能反应,低于此温度,滴加混酸会导致大量混酸聚集,一旦反应引发,聚集的混酸会使反应温度急剧升高,生成许多副产物,因此滴加混酸时调节滴加速度,使温度控制在 40～50℃。

3）上述方法所得到产品纯度已经足够用于下步反应,如要得到较纯的产品,可以采用水蒸气蒸馏或减压蒸馏的方法。

4）3,4-二氯硝基苯的熔点 39～41℃,不能用红外灯干燥或烘箱干燥。

（4）思考题

1）硝化试剂有许多种,请举出其中几种并说明其各自的特点。

2）配制混酸时能否将浓硝酸加到浓硫酸中去？为什么？

3）如何检查反应是否已进行完全？

2. 4-氟-3-氯硝基苯的合成

（1）原料规格及配比（表 5-2）。

表 5-2　原料规格及配比

原料名称	规格	用量	摩尔数	摩尔比
3,4-二氯硝基苯	熔点 39～40℃	40g	0.205	1
氟化钾	无水	23g	0.397	1.93
二甲亚砜	无水	73g	0.920	4.49

（2）操作:在装有搅拌、回流冷凝器、温度计、氯化钙干燥管的四颈瓶中,加入二氯硝基苯、二甲亚砜、无水氟化钾、升温到回流温度 194～198℃,在此温度下快速搅拌 1～1.5h,冷却至 50℃ 左右,加入 75 ml 水,并充分搅拌,倒入分液漏斗中,静置分层,分出下层油状物。按水蒸气蒸馏装置,进行水蒸气蒸馏,得淡黄色固体,过滤,水洗至中性,真空干燥,得 4-氟-3-氯硝基苯。

（3）注意事项

1）该步氟化反应为绝对无水反应,一切仪器及药品必须绝对无水,微量水会导致收率大幅度下降。

2）为保证反应液的无水状态,可在刚回流时蒸出少量二甲亚砜将反应液中的微量水分带出。

3）进行水蒸气蒸馏时,少量冷凝水就已足够,大量冷凝水会导致 4-氟-3-氯硝基苯固化,堵塞冷凝管。

（4）思考题

1）请指出提高此步反应收率的关键是什么。

2）如果延长反应时间会得到什么样的结果？

3）水溶液中的二甲亚砜如何回收？

3. 4-氟-3-氯苯胺的制备

（1）原料规格及配比（表5-3）

表5-3 原料规格及配比

原料名称	规格	用量	摩尔数	摩尔比
3,4-二氯硝基苯	熔点39~40℃	40g	0.205	1
氟化钾	无水	23g	0.397	1.93
二甲亚砜	无水	73g	0.920	4.49

（2）操作：在装有搅拌、回流冷凝器、温度计的三颈瓶中投入铁粉、水、氯化钠、浓盐酸，搅拌下于100℃；活化10min，降温至85℃，快速搅拌下，加入一半4-氟-3-氯硝基苯，温度自然升至95℃，10min后再加入另一半4-氟-3-氯硝基苯，于95℃左右反应2h，然后将反应液进行水蒸气蒸馏，馏出液中加冰，使产品固化完全，过滤，于30℃下干燥，得4-氟-3-氯苯胺，熔点44~47℃。

（3）注意事项

1）胺的制备通常是在盐酸或醋酸存在下用铁粉还原硝基化合物而得到。该法原料便宜，操作简便，收率稳定，最适于工业生产。

2）铁粉由于表面上有氧化铁膜须经活化才能反应，铁粉粗细一般以60目为宜。

3）由于铁粉密度较大，搅拌速度慢，不能将铁粉搅匀，会在烧瓶下部结块，影响收率，因此该反应应剧烈搅拌。

4）水蒸气蒸馏控制冷凝水的流速，防止4-氟-3-氯苯胺固化，堵塞冷凝管。

5）4-氟-3-氯苯胺熔点低（40~43℃），干燥温度要低。

（4）思考题

1）此反应用的铁粉为硅铁粉，含有部分硅，如用纯铁粉效果如何？

2）试举出其他还原硝基化合物成胺的还原剂，并简述各自特点。

3）对于这步反应如何检测其反应终点？

4）反应中为何分步投料？

5）请设计除水蒸气蒸馏外其他后处理方法，并简述各自优缺点。

4. 乙氧基次甲基丙二酸二乙酯（EMME）的制备

反应原理：

$$HC(OC_2H_5)_3 + H_2C(COOC_2H_5)_2 \xrightarrow[ZnCl_2]{Ac_2O} C_2H_5OCH = C(COOEt)_2 + 2EtOH$$

（1）原料规格及配比（表5-4）

表5-4 原料规格及配比

原料名称	规格	用量	摩尔数	摩尔比
原甲酸三乙酯	化学纯	(78+20)g	0.662	1
丙二酸二乙酯	化学纯	30g	0.188	0.283
醋酐	化学纯	6g		0.9
氟化锌	化学纯	0.1g		

（2）操作：于装有搅拌、温度计、滴液漏斗、蒸馏装置的四颈瓶中加入原甲酸三乙酯78g，$ZnCl_2$ 0.1g，搅拌、加热，升温至120℃，蒸出乙醇。降温至70℃，于70~80℃内滴加第二批原甲酸三乙酯20g及醋酐，于0.5h内滴完，然后升温到152~156℃保温反应2h。然后冷却至室温，

将反应液倾入圆底烧瓶中,水泵减压回收原甲酸三乙酯(沸点140℃,70℃/5333Pa)冷到室温,换油泵进行减压蒸馏,收集120~140℃/(666.6Pa)的馏分,得 EMME,收率70%。

(3)注意事项

1)本反应是一缩合反应,$ZnCl_2$是路易斯(Lewis)酸作为催化剂。

2)减压蒸馏所需真空度要达666.6 Pa以上,才可进行蒸馏操作,真空度太小,蒸馏温度高,导致收率下降。

3)减压回收原甲酸三乙酯时亦可进行常压蒸馏,收集140~150℃的沸点馏分。蒸出的原甲酸三乙酯可以套用。

(4)思考题

1)减压蒸馏的注意事项有哪些?不按操作规程做的后果是什么?

2)本反应所用 Lewis 酸除 $ZnCl_2$ 外,还有哪些可以代替?

5. 7-氯-6-氟-1,4-二氢-4-氧喹啉-3-羧酸乙酯的制备

(1)原料规格及配比应,$ZnCl_2$ 是 Lewis 酸作为催化剂(表5-5)。

表5-5 原料规格及配比

原料名称	规格	用量	摩尔数	摩尔比
4-氟-3-氯-苯胺	自制	15g	0.103	1
EMME	自制	24g	0.111	1.07
液状石蜡	化学纯	80ml		
甲苯	化学纯	适量		
丙酮	化学纯	适量		

(2)操作:在装有搅拌、回流冷凝器、温度计装置的三颈瓶中分别投入 4-氟-3-氯-苯胺、EMME,快速搅拌下加热到120℃,于120~130℃下反应2h,放冷至室温,将回流装置改成蒸馏装置,加入液状石蜡80ml,加热到260~270℃,有大量乙醇生成,回收乙醇反应0.5h后,冷却到60℃下过滤,滤饼分别用甲苯、丙酮洗至滤饼呈灰白色,烘干,测熔点(297~298℃),计算收率。

(3)注意事项

1)本反应为无水反应,所有仪器应干燥,严格按无水反应操作进行,否则少量水分会导致 EMME 的分解。

2)环合温度应控制在260~270℃,为避免温度超过270℃,可在将要到达270℃时缓缓加热,反应开始后,反应液变得黏稠,为避免局部过热,应快速搅拌。

3)该环合反应是典型的古尔德-雅各布斯(Gould-Jacobs)反应,考虑苯环上的取代基的定位效应及空间效应,3-位氯的对位远比邻位活泼,但亦不能忽略邻位的取代,条件控制不当便会按下式反应形成反环物。

缩合物 → 环合物 + 反环物

为减少反环物的生成:①反应温度低,有利于反环物的生成,文献报道在低温下反应可得到产物与反环物的相对含量为 1 : 1 的混合物。因此反应温度应快速达到 260℃，且保持反应在 260 ~ 270℃。②加大溶剂用量可以降低反环物的生成，下面是一组溶剂用量与产物比例的实验数据，从经济的角度来说，采用溶剂与反应物用量比 3 : 1 时比较合适。③用二苯醚或二苯砜为溶剂时，会减少反环物的生成，但价格昂贵。亦可用价廉的工业柴油代替液状石蜡（表 5-6）。

表 5-6 溶剂用量与产物比例

溶剂与反应物的用量比（V/W）	产物与反环物的比例	总收率（%）
1	81.6 : 18.4	97.2
3	85.5 : 14.5	95.4
8	94.7 : 5.3	96.4

（4）思考题

1）请写出 Gould-Jacobs 反应历程，并讨论何种反应条件有利于提高产物收率。

2）本反应为高温反应，试举出几种高温浴装置，并写出安全注意事项。

6. 1-乙基-7-氯-6-氟-1,4-二氢-4-氧喹啉-3-羧酸乙酯的制备

（1）原料规格及配比（表 5-7）

表 5-7 原料规格及配比

原料名称	规格	用量	摩尔数	摩尔比
环合物	自制	25g	0.093	1
溴乙烷	化学纯	25g	0.229	2.46
DMF	化学纯	125g		
无水碳酸钾	化学纯	30.8g	0.223	2.39

（2）操作：在装有搅拌器、回流冷凝器、温度计、滴液漏斗的 250 ml 四颈瓶中，投入环合物、无水碳酸钾、DMF，搅拌加热到 70℃，于 70 ~ 80℃ 下，在 40 ~ 60min 内滴加溴乙烷，升温至 100 ~ 110℃，保温 6 ~ 8h，反应完后，减压回收 70% ~ 80% 的 DMF，降温至 50℃ 左右，加入 200 ml 水，析出固体，过滤，水洗，干燥，得粗品，用乙醇重结晶。

（3）注意事项

1）反应中所用 DMF 要预先进行干燥，少量水分对收率有很大影响，所用无水碳酸钾须炒过。

2）溴乙烷沸点低，易挥发，为避免损失，可将滴液漏斗的滴管加长，插到液面以下，同时注意反应装置的密闭性。

3）反应液加水时要降至 50℃ 左右，温度太高导致酯键水解，过低会使产物结块，不易处理。

4）环合物在溶液中酮式与烯醇式有一平衡，反应后可得到少量乙基化合物，该化合物随主产物一起进入后续反应，使生成 6-氟-1,4-二氢-4-氧代-7-(1-哌嗪基)喹啉（简称脱羧物）成为氟哌酸中的主要杂质。不同的乙基化试剂，O-乙基产物生成量不一样，采用 BrEt 时较低。

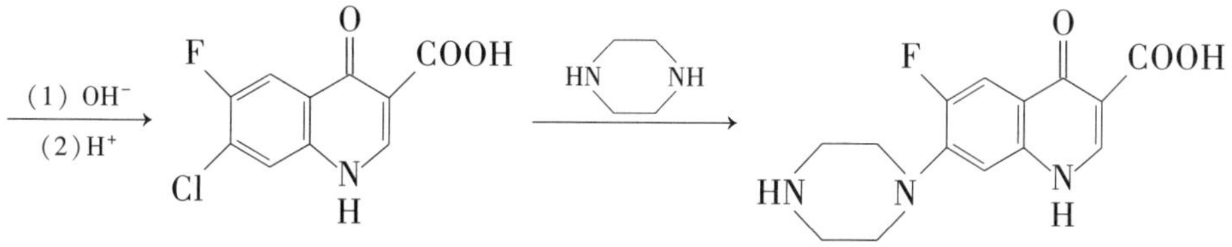

5）滤饼洗涤时要将颗粒碾细,同时用大量水冲洗,否则会有少量 K_2CO_3 残留。

6）乙醇重结晶操作过程取粗品,加入 4 倍量的乙醇,加热至沸,溶解,稍冷,加入活性炭,回流 10min,趁热过滤,滤液冷却至 10℃结晶析出,过滤,洗涤,干燥,得精品,测熔点(144～145℃)。母液中尚有部分产品,可以浓缩一半体积后,冷却,析晶,所得产品亦可用于下步投料。

（4）思考题

1）对于该反应,请找出其他的乙基化试剂,并略述其优缺点。

2）该反应的副产物是什么?简述减少副产物的方法。

3）采用何种方法可使溴乙烷得到最充分合理的应用?减压回收 DMF 后,不降温,加水稀释,对反应有何影响?

7. 1-乙基-7-氯-6-氟-1,4-二氢-4-氧喹啉-3-羧酸的制备

（1）原料规格及配比（表5-8）

表 5-8　原料规格及配比

原料名称	规格	用量	摩尔数	摩尔比
乙基物	自制	20g	0.067	1
氢氧化钠	化学纯	5.5g	0.138	2.0
蒸馏水		75g		
浓盐酸(36%)	化学纯	适量		

（2）操作:在装有搅拌、冷凝器、温度计的三颈瓶中,加入乙基物以及氢氧化钠 5.5g 和蒸馏水 75g 配成碱液,加热至 95～100℃,保温 10min,冷却至 50℃,加入 125 ml 水稀释,浓盐酸调 pH 至 6,冷却至 20℃,过滤,水洗,烘干,测熔点,若熔点低于 270℃,需进行重结晶,再测熔点,计算收率。

（3）注意事项

1）由于反应物不溶于碱,而产品溶于碱,反应完全后,反应液应澄清。

2）在调 pH 之前应先粗略计算盐酸用量,快到终点时,将盐酸稀释,以防加入过量的酸。

3）重结晶的方法取粗品加入 5 倍量上步回收的 DMF,加热溶解,加入活性炭,加热,过滤,除去活性炭冷却,结晶,过滤,洗涤,烘干得产品。

（4）思考题

1）水解反应的副产物有几种,代入下一步会有何后果?

2）浓盐酸调 pH 快到 6 时,溶液会有何变化?为什么?

8. 氟哌酸的制备

（1）原料规格及配比（表 5-9）

表 5-9　原料规格及配比

原料名称	规格	用量	摩尔数	摩尔比
水解物	自制	10g	0.037	1
无水哌嗪	化学纯	13g	0.151	4.08
吡啶	化学纯	65g		
浓盐酸	化学纯	适量		
蒸馏水		适量		
醋酸	化学纯	适量		

（2）操作：在装有回流冷凝器、温度计及搅拌器的 150 ml 的三颈瓶中，投入水解物、无水哌嗪、吡啶，回流反应 6h，冷却到 10℃，滤出，析出的固体，烘干，称重，测熔点（215～218℃）。

将上述粗品加入 100 ml 水溶解，用冰醋酸调 pH 到 7，滤得精品，烘干，测熔点（216～220℃），计算收率及总收率。

（3）注意事项

1）该步反应为氮烃化反应，注意温度与时间对反应的影响。

2）水解物的 6 位氟亦可以与 7 位氯竞争性地参与反应，会有氟哌酸副产物生成。据报道，6-F 被取代的副产物氯哌酸最多可达 25%。

（4）思考题

1）本反应中吡啶有哪些作用？并指出本反应的优缺点。

2）用水重结晶主要分离什么杂质？

3）请设计出几种其他的精制方法，并与本方法比较。

9. 硼螯合物的制备

（1）原料规格及配比（表 5-10）

表 5-10　原料规格及配比

原料名称	规格	用量	摩尔数	摩尔比
乙基物	自制	10g	0.034	1
硼酸	化学纯	3.3g	0.053	1.5
醋酐	化学纯	17g	0.167	4.9
氧化锌	化学纯			
乙醇	化学纯	适量		

（2）操作：在装有搅拌、冷凝器、温度计、滴液漏斗的 250 ml 四颈瓶中，加氯化锌、硼酸及少量醋酐，搅拌加至 79℃，反应引发后，停止加热，自动升温至 120℃，滴加剩余醋酐，加完后回流 1h，冷却，加入乙基物，回流 2.5h，冷却到室温，加水，过滤，少量冰乙醇洗至灰白色，烘干，测熔点（275℃，分解）。

（3）注意事项

1）硼酸与醋酐反应生成硼酸三乙酰酯：

$$3Ac_2O + H_3BO_3 \rightarrow (AcO)_3B$$

此反应到达 79℃其反应临界点时才开始反应，并放出大量热，温度急剧升高。如果量大，则有冲料的危险，建议采用 250ml 以上的反应瓶，并缓缓加热。

2）由于螯合物在乙醇中有一定溶解度，为避免产品损失，最后洗涤时，可先用冰水洗涤，温度降下来后，用冰乙醇洗。

（4）思考题

1）搅拌快慢对该反应有何影响？

2）加入乙基物后,反应体系中主要有哪几种物质？

10. 氟哌酸的制备

（1）原料规格及配比（表5-11）

表 5-11 原料规格及配比

原料名称	规格	用量	摩尔数	摩尔比
螯合物	自制	10g	0.025	1
无水哌嗪	化学纯	8g	0.116	4.64
二甲亚砜（DMSO）	化学纯	30g		
NaOH（10%）		20ml		
乙酸	化学纯	适量		

（2）操作:在装有搅拌、回流冷凝器、温度计的三颈瓶中,加入螯合物,无水哌嗪及 DMSO,于 110℃反应 3h,冷却至 90℃,加入 10% NaOH,回流 2h,冷至室温,加 50ml 水稀释,乙酸调 pH 至 7.2,过滤,水洗,得粗品。在 100ml 烧杯中加入粗品,100ml 水,加热溶解后,冷却,用 HAc 调 pH 至 7,析出产品,过滤,水洗,干燥,得氟哌酸,测熔点（216~220℃）。

（3）注意事项

1）硼螯合物可以利用 4 位羰基氧的 p 电子向硼原子轨道转移的特性,增强诱导效应,激活 7-Cl,钝化 6-F,从而选择性地提高哌嗪化收率,能彻底地防止氯哌酸的产生。

2）由于氟哌酸溶于碱,如反应液在加入 NaOH 回流后澄清,表示反应已进行完全。

3）过滤粗品时,要将滤饼中的醋酸盐洗净,防止带入精制过程,影响产品的质量。

（4）思考题

1）试从收率、操作难易、单耗等方面比较新合成方法比第一种合成方法有何优越性。

2）从该反应的特点出发,选择几种可以替代 DMSO 的溶剂或溶剂系统。

实验 2 甲氨基葡萄糖合成

（一）实验目的

（1）通过实验了解高压反应釜的性能、结构,掌握加压氢化操作。

（2）掌握一种活性镍催化剂的制备方法。

（二）实验原理

$$
\begin{array}{c}
\text{CHO} \\
\text{H—C—OH} \\
\text{HO—C—H} \\
\text{H—C—OH} \\
\text{H—C—OH} \\
\text{CH}_2\text{OH}
\end{array}
+ \text{CH}_3\text{NH}_2 \xrightarrow[\text{Ni,1471kPa}]{\text{C}_2\text{H}_5\text{OH}}
\begin{array}{c}
\text{CH}_2\text{—NH—CH}_3 \\
\text{H—C—OH} \\
\text{HO—C—H} \\
\text{H—C—OH} \\
\text{H—C—OH} \\
\text{CH}_2\text{OH}
\end{array}
$$

（三）仪器和试剂

（1）仪器:反应釜

（2）试剂:葡萄糖,甲胺溶液,雷尼镍。

（四）实验内容

1. 雷尼镍的制备

（1）原料规格及配比(表 5-12)

表 5-12　原料规格及配比

原料名称	规格	用量	摩尔数	摩尔比
镍铝合金	含镍 40%~50%	50g		
氢氧化钠	化学纯	50g		

（2）操作:在 800ml 烧杯中投入水 200ml,开动搅拌,加入氢氧化钠使溶解。利用溶解热,在 50~85℃间分次少量加入镍铝合金 50 g,约 45min 加完,于 85~100℃保温 0.5h。用常水洗到 pH 7。用蒸馏水洗涤(150 ml×2),用 95% 的乙醇(50 ml× 3)洗涤。检查活性,最后浸没于乙醇中,密闭,避光保存。

2. 甲胺醇溶液的制备

（1）原料规格及配比(表 5-13)

表 5-13　原料规格及配比

原料名称	规格	用量	摩尔数	摩尔比
甲胺水溶液	工业用	500g		
乙醇	药用	480ml		

（2）操作:在锥形瓶中投入乙醇,在圆底烧瓶中投入甲胺水溶液 500g,缓缓加热使甲胺蒸发,甲胺气体通过回流冷凝器顶端,导入装有固体氢氧化钠的干燥塔干燥后进入吸收瓶。当蒸发瓶内温上升至 92℃时,停止蒸发,取样分析,吸收瓶中甲胺含量应在 15% 以上。若含量不足就继续通甲胺,浓度过高,要加入计算量的乙醇稀释到 15%。

（3）甲胺含量测定:精密吸取甲胺醇液 1ml 置于 100ml 容量瓶中,加水至 100ml 刻度摇匀。吸取 20ml 加入盛有 40ml 0.1mol/L HCl 液的锥形瓶中,加酚酞指示剂数滴,用 0.1mol/L NaOH 溶液滴定到显红色不退为止。

$$含量\% = \frac{C_{HCl}V_{HCl}-C_{NaOH}V_{NaOH}\times 0.03106}{1\times\frac{20}{100}}\times 100\%$$

3. 葡甲胺的制备

（1）原料规格及配比(表 5-14)

表 5-14 原料规格及配比

原料名称	规格	用量	摩尔数	摩尔比
葡萄糖	药用*	6g	0.0333	1
甲胺醇液	自制(15%)	29g	0.140	4.20
雷尼镍	自制	1.3g		

*经 50~55℃ 干燥 24h

(2) 操作:在高压釜中投入葡萄糖、甲胺醇液、雷尼镍,加毕用少量乙醇冲洗附着在釜壁上的雷尼镍。仔细地盖上釜盖,逐步对称地上紧螺帽。按规定的顺序排除釜内的空气后通氢气使釜内压力达 1.5 MPa,开始搅拌,等待搅拌正常后,开始加热,使内温保持 68±2℃ 进行反应。当釜内压力降至 1.0MPa 时,即补加氢气到 1.5 MPa,直至不再消耗氢气为止,约需反应 6h,冷至室温后,打开排气阀排尽釜内残余氢气,出料于小烧杯中,滤去镍触媒,滤液在 5℃ 以下冷却结晶、抽滤,得葡甲胺粗品。

将粗品葡甲胺放入 250ml 圆底烧瓶中,加入约为粗品 6~8 倍量的蒸馏水,少量活性炭,再加入含有 EDTA0.5g 的水溶液,加热回流 40min,过滤,滤液缓慢倾入搅动的乙醇(适量)。在 5℃ 下进行冷却结晶。抽滤,烘干约得葡甲胺 3g,收率 46.15%。熔点 128~131℃。

(五) 注意事项

(1) 高压氢化釜排除空气的操作步骤:先通入氢气(0.3 MPa),关闭进气阀,检查是否漏气,若漏气,应在解除压力后采取相应措施(如上紧螺栓、换垫圈、重装不合适的部件等),然后打开排气阀排气,排完后关上排气阀。再如上操作通氮两次。再充以氢气(0.3 MPa),再检查是否漏气后,重复以上操作,排除釜中氮气 3 次。最后通入氢气(1.5MPa),关闭所有阀,进行反应。

(2) 反应后的镍触媒仍有相当的活性,过滤时,切勿滤干! 以防触媒燃烧! 并立即以少量乙醇洗涤两次,然后将潮湿的触媒滤渣连同滤纸移入盛有乙醇的烧杯中回收。

(六) 思考题

(1) 为什么将制备好的活性镍置于滤纸上,干后会自燃?
(2) 本实验中共包含哪几步反应? 若用氨的醇溶液代替甲胺醇溶液,将得到什么产物?
(3) 葡甲胺精制时,为什么要加入 EDTA?

实验 3 D-葡萄糖酸-δ-内酯的制备

(一) 实验目的

了解葡萄糖酸内酯的制备、性质和用途,掌握减压浓缩和细粒结晶的过滤操作。

(二) 实验原理

葡萄糖酸内酯可以由葡萄糖酸钙和硫酸反应制得。本实验以市售的葡萄糖酸钙为原料,用草酸脱钙生成葡萄糖酸,葡萄糖酸在加热浓缩时发生分子内酯化得到葡萄糖酸内酯。

葡萄糖酸内酯是以葡萄糖酸为原料合成的多功能食品添加剂,无毒,使用安全,主要用作牛奶蛋白和大豆蛋白的凝固剂。例如,用它制作的豆腐保水性好,细腻、滑嫩、可口。加入鱼、禽、畜的肉中作保鲜剂,可使其外观保持光泽和肉质保持弹性。它又是色素稳定剂,使午餐肉和香肠等肉制品色泽鲜艳。它还可以作为疏松剂用于糕点、面包,改善质感和风味。此外还可作酸味剂。

(三) 仪器和试剂

葡萄糖酸钙(化学纯)或工业品≥95%、二水合草酸(化学纯)、硅藻土、乙醇(化学纯)或工业品95%。

(四) 实验内容

先将葡萄糖酸钙 15g(0.035mol)和二水合草酸 4.5g(0.036mol)混合均匀。烧杯中加入18ml 水,加热至60℃左右,搅拌下慢慢加入上述混合物。并于60℃搅拌保温反应2h。加入1.5g硅藻土搅拌,趁热抽滤,滤渣用 5~6ml、60℃热水洗涤 2 次,抽滤,合并滤液和洗涤液。

将以上滤液移入减压蒸馏装置的烧瓶中,在不超过45℃下减压浓缩,直至剩余约8ml 时停止浓缩。加入约1g 葡萄糖酸内酯晶种,继续减压浓缩至瓶内出现大量细小晶粒为止,物料在20~40℃下静置结晶。抽滤,用10ml 95%的乙醇洗涤结晶,抽干。真空干燥(40℃以下)。结晶后的母液仍含有内酯,按上述方法重复操作,得到第二批产物,共 8~9g,产率65%~73%。熔点150~152℃。本实验约需8h。

(五) 注意事项

(1) 因草酸钙结晶较细,难过滤,加入硅藻土以助滤。
(2) 减压浓缩也是葡萄糖酸脱水成为内酯的过程,但高的浓缩温度会使产品颜色加重。
(3) 葡萄糖酸内酯结晶较困难,如时间允许,最好加入晶种后静止过夜,使结晶颗粒较大。

实验4 植物水解蛋白的提取与表征

(一) 实验目的

植物水解蛋白是一种开发中的食品添加剂。本实验利用豆渣为原料提取水解蛋白,探寻提取水解蛋白的最优条件。

(二) 实验原理

水解蛋白是蛋白质的水解产物,它是肽和游离氨基酸的混合物,具有一系列的功能,是新一代开发中的食品添加剂。蛋白水解方法有酸水解、碱水解和酶水解,用得最多的是酸水解。以盐酸水解法提取大豆水解蛋白,一般经过水解、中和、过滤、脱色和浓缩干燥等步骤。

酸法水解蛋白质的过程如下:蛋白质-胨-肽-短肽-氨基酸-氨等。蛋白质肽键切开,每个键加入一个水分子。酸水解过程是非规则水解,在蛋白质水解的同时,水解产物氨基酸也会部分发生水解,原料中的糖类及其他物质也会发生水解和其他副反应,使水解液呈棕红色。

水解蛋白的产品测试包括总氮测试、氨基态氮、氨基酸和氯化钠测试。要用于食品工业还需要做重金属、微生物等与食品卫生有关的测试。

豆渣是制取豆制品后的废弃物,其干样含蛋白质 19.3%、脂类 12.4%、纤维素 51.8%,选择合适的工艺路线和上述条件不仅可用于制取水解蛋白,还可制取膳食纤维素等食品添加剂。本实验利用豆渣为原料提取水解蛋白。

(三) 仪器和试剂

(1) 仪器:恒温水浴,机械搅拌器,凯氏测氮仪,蒸发皿,减压过滤和酸碱滴定用玻璃仪器,pH 分析仪,凝胶色谱仪。

(2) 试剂:盐酸(化学纯)、硫酸(分析纯)、甲醛(40%)、氢氧化钠(分析纯)、碳酸钠(化学纯)、硝酸银(分析纯)、重铬酸钾(分析纯)、酚酞指示剂、活性炭(200)及 pH 试纸。

(四) 实验内容

(1) 查阅文献选择合适的工艺路线。

(2) 通过实验确定水解的最佳条件(酸浓度、酸料比、水解温度、水解时间)。

(3) 产品组成分析(总氮、氨基氮、氯化钠含量)。

(五) 注意事项

确定水解条件时,要考虑到有毒成分——氯丙醇的生成条件。

(六) 思考题

(1) 水解产物中有色物是怎么产生的? 哪些物质可作为脱色剂?

(2) 活性炭脱色的条件是什么?

(3) 氨基氮可有哪些测定方法? 对这些方法进行比较。

(4) 氯丙醇形成的条件有哪些? 怎样避免它的产生?

实验 5　茶多酚提取及抗氧化作用的研究

(一) 实验目的

(1) 掌握从茶叶或茶叶下脚料中提取茶多酚的方法。

(2) 掌握用分光光度法测定茶多酚总量的方法。

(3) 了解化学发光的原理和掌握流动注射化学发光仪的使用。

(4) 掌握用化学发光仪测定茶多酚清除超氧阴离子的方法。

(二) 实验原理

茶叶中富含多烃基的酚性物质——茶多酚(tea polyphenol,TP)。茶多酚的主要组分是儿茶素,占茶多酚含量的 80% 左右。茶多酚中几种主要儿茶素所占的比例分别为:L 表没食子儿茶素没食子酸酯(L-EGCG)50%~60%,L 表儿茶素没食子酸酯(L-ECG)15%~20%,L 表没食子儿茶素(L-EGC)10%~15%,L 表儿茶素(L-EC)4%~6%。其结构式如下所示。

L-EC：R₁ = R₂ = H L-EGC：R₁ = OH, R₂ = H

L-ECG：R₁ = H, R₂ = R L-EGCG：R₁ = OH, R₂ = R

  茶多酚不仅是构成茶叶色、香、味的主体化学物质,而且是一种理想的天然食品抗氧化剂,已被列为食品添加剂。此外,它还具有清除自由基、抗衰老、抗辐射、减肥、降血脂、防癌等多方面的功能。茶多酚在食品加工、医药保健、日用化工等领域具有广阔的应用前景。近十年来,国内外特别是我国和日本对探索新的茶多酚提取分离工艺日益关注。

  过量酒石酸铁在茶多酚溶液中与茶多酚反应生成稳定的紫褐色配合物,溶液颜色的深浅与溶液中茶多酚的含量成正比。因此可通过比色法定量测定茶多酚。研究表明,以儿茶酚作为测定标准物可以较好代表茶多酚,所以一般可用儿茶酚制作标准曲线。如果希望进一步简化分析操作,可用在一定操作条件下"吸光度为 1.00 时,试液中茶多酚的浓度为 7.826mg/ml"这一经验值,直接从试液的吸光度测定值来计算样品的茶多酚含量。

  生物体内的氧化代谢中不断产生各种自由基,超氧阴离子自由基(O_2^-)是其中危害较大,活性较强的一种氧自由基。超氧自由基可以引发电子转移,使糖类、氨基酸、蛋白质、核酸和脂类等发生氧化,遭受损伤与破坏,超氧阴离子自由基还与衰老、肿瘤、辐射和细胞吞噬有关,在引起脂质过氧化、形成动脉粥样硬化和引起脑血管病方面都起着很重要的作用。因此,超氧阴离子自由基的检测对生命科学、自由基生物学的研究有重要的意义。

  测定超氧阴离子自由基的方法主要有电子自旋共振法(ESR)、液相色谱法、比色法和化学发光法。由化学反应提供能量而导致的光辐射现象称为化学发光(chemiluminescence, CL)。近年来,由于化学发光法具有仪器简单,操作方便和灵敏度高等优点受到人们的重视。化学发光作为一种分析方法已有几十年的历史,其原理及应用有很多专著及文献论述。化学发光的最新发展主要在原有发光试剂及体系的基础上、研究合成新的发光试剂,建立新的发光体系;与其他技术如流动注射技术(FLA)、高效液相色谱(HPLC)、固定化试剂技术、传感器技术以及生化免疫技术等联用。

  邻苯三酚在碱性条件下自氧化产生超氧阴离子自由基 O_2^-,超氧阴离子由 O_2^- 与化学发光试剂鲁米诺(luminol)反应使之氧化,产生一个电子激发态的中间产物,当电子返回基态时,可发出化学冷光。用发光检测装置即可定量测定发光强度。反应体系中的超氧阴离子自由基 O_2^- 的量可以用化学发光强度(CL)来相对表示。当体系中存在自由基清除剂时,超氧阴离子自由基 O_2^- 的含量将减少,发光强度会得到抑制。清除剂清除超氧阴离子自由基 O_2^- 的能力越强,发光被抑制的百分数越高。据此可测定各种自由基清除剂对超氧阴离子自由基 O_2^- 的清除能力。

  本实验是研究从茶叶中提取天然抗氧化剂——茶多酚的制备方法,工艺包括沸水提取、沉淀、酸化萃取、脱溶剂及真空干燥,其特征在于提取液中加入能使茶多酚沉淀的可溶性无机盐,分离沉淀后,在沉淀中加入强酸或中强酸剂至沉淀完全溶解,制得酸化液,再用乙酸乙酯萃取,经脱溶剂、干燥制得茶叶天然抗氧剂——茶多酚,并对茶多酚进行定量分析与抗氧化性研究。若要得到儿茶素中的各单体组分,则进一步经过柱色谱法或高效液相色谱法(HPLC)纯化。

(三) 仪器和试剂

(1) 仪器:离心机、旋转蒸发仪、真空干燥箱、分光光度计、IFEL-D 型智能流动注射化学发光分析仪、循环水泵、pH 计、布氏漏斗、抽滤瓶、分液漏斗、液相色谱仪。

(2) 试剂:硫酸锌;碳酸钠;硫酸;乙酸乙酯;芦丁(生化试剂,上海试剂二厂);槲皮素(色谱纯);抗坏血酸。

(3) 自制试剂

1) 酒石酸铁溶液:称取硫酸亚铁($FeSO_4 \cdot 7H_2O$)1g 和酒石酸钾钠($C_4H_4O_6NaK \cdot 4H_2O$)5g,混合后加蒸馏水溶解,定容到 1000ml。此溶液可稳定使用 10 天。

2) pH=7.5 的磷酸盐缓冲液:称取磷酸氢二钠($Na_2HPO_4 \cdot 12H_2O$)60.2g 和磷酸二氢钠($NaH_2PO_4 \cdot 2H_2O$)5.0g,混合后加蒸馏水溶解,定容到 1 000ml。

3) 0.05mol/L Na_2CO_3-$NaHCO_3$(pH=10.2)缓冲溶液:用 0.1mol/L Na_2CO_3 溶液(重蒸水配制)中加入 0.1mol/L HCl 溶液,加重蒸水至 100ml。

4) 1mmol/L 鲁米诺:用 0.05mol/L Na_2CO_3-$NaHCO_3$(pH=10.2)缓冲溶液配制,避光储藏。

5) 6.25×10^{-4}mol/L 邻苯三酚:先用 0.001mol/L HCl 配制 0.1mol/L 的邻苯三酚,使用前用重蒸水稀释。

(四) 实验内容

1. 茶多酚的提取　称取茶叶末或茶叶若干克,加入沸水,电热套保温,搅拌数分钟,用滤布过滤,再用沸水浸提一次。合并提取液加入一定量的硫酸锌,用 0.1mol/L Na_2CO_3 调 pH,使茶多酚沉淀完全,放置数分钟后离心分离。在沉淀中加入 4mol/L H_2SO_4 至 pH 为 2 左右,离心分离少量未溶解沉淀。溶液用同体积的乙酸乙酯萃取,合并萃取液,用旋转蒸发仪减压浓缩。将浓缩液转移至蒸发皿,在真空干燥箱中干燥(40℃);得到茶多酚的粗晶体。称出茶多酚的质量,计算茶多酚的提取率。

2. 茶多酚总量测定

(1) 样品试液制备:准确称取茶多酚的粗晶体,用少量重蒸水溶解,定容。

(2) 测定:吸取样品试液 1ml 于 25ml 容量瓶中,加入蒸馏水 4ml 和酒石酸铁 5ml,摇匀,再加入 pH 为 7.5 的磷酸盐缓冲液稀释至刻度,以蒸馏水代替样品试液,加入同样的试剂配制参比溶液。选择 540nm 波长和 1cm 的比色皿测定吸光度。如吸光度大于 0.8,则需减少试液的体积再测定一次。

(3) 茶多酚含量按式计算

$$\text{茶多酚含量} = \frac{7.826AV}{1000V_1m} \times 100\%$$

式中,A 为样品试液的吸光度;V 为样品试液的总体积(ml);V_1 为测定时吸取的样品试液量(ml);m 为茶多酚样品的质量(g)。

3. 茶多酚清除超氧阴离子自由基的测定　用 0. 05mol/L Na$_2$CO$_3$-NaHCO$_3$(pH = 10. 2)缓冲溶液配制茶多酚试样。流动注射化学发光分析流路如图 5-1 所示,鲁米诺溶液(a)通过蠕动泵(P)传送,经六通阀(V)定量注射(75μl)到由蠕动泵传送的邻苯三酚(c)和 Na$_2$CO$_3$-NaHCO$_3$

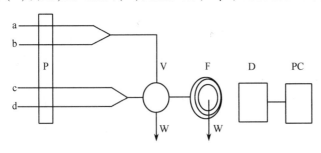

(pH = 10. 2)缓冲液(d)经三通汇合的载流中;在流通池(F)中进行反应,产生化学发光,光电倍增管检测器(D)检测发光信号;信号通过计算机(PC)进行处理,以峰面积定量,化学发光强度记为 CL。图 B 中 b 为备用进样口,W 为废液出口。然后用不同浓度的茶多酚溶液代替碳酸缓冲液得到不同的化学发光强度记为

图 5-1　流动注射化学发光分析流程图

CL$_l$。实验中蠕动泵转速为 40r/min,运行时间 20s,重复 3 次,阀位先为 L,后为 R,输液管内径为 0. 8mm,采样管长为 12cm,阀池距为 10cm。茶多酚对超氧阴离子自由基清除率可按下式计算

$$S(\%) = \frac{CL_0 - CL_1}{CL_0} \times 100\%$$

根据实验结果绘制茶多酚浓度与超氧阴离子清除率曲线。

4. 探索浸取时间、硫酸锌用量和 pH 等对茶多酚提取的影响　略。

5. 茶多酚清除超氧阴离子自由基能力的比较　将芦丁、槲皮素和抗坏血酸中的一种或几种配成适当的浓度,用步骤 3 的相同方法测定它们清除超氧阴离子自由基能力,并和茶多酚比较。

(五) 注意事项

(1) 如采用茶叶末做原料,水提取液要用滤布过滤。

(2) 乙酸乙酯萃取时不要摇晃过度,以免出现乳化层。

(3) 磷酸盐缓冲液在常温下易发霉,应当冷藏。

(4) 流动注射化学发光分析法所用试剂要用重蒸水配制。

(5) 茶多酚总量测定和茶多酚清除超氧阴离子自由基的测定所用茶多酚的量要根据实验的具体情况确定。

(6) 配制缓冲溶液时,pH 要用 pH 计准确测量。

(六) 思考题

(1) 怎样能进一步地提高茶多酚的提取率?

(2) 流动注射化学发光分析测定自由基的主要原理是什么?

(3) 本实验中的发光强度和哪些因素有关?

(4) 茶多酚为什么具有清除氧自由基的作用?

实验6 酶催化水解制备手性氨基酸及表征

(一) 实验目的

了解手性化合物的制备及产物的表征。

(二) 实验原理

氨基酸在人体及动物生命活动中起着举足轻重的作用。众所周知,自然界存在 20 种氨基酸,且均为 L 型。它们各自发挥其独特功能,与人们的生存、生命息息相关。因为天然氨基酸数目有限,所以引起了人们对非天然氨基酸的关注。然而非天然氨基酸多为外消旋体,且 D 型和 L 型对映体的生理作用迥异,D 型必须在体内转化 L 型才能被机体吸收利用,如摄入过量 D 型氨基酸对映体,甚至会引起中毒,危及生命。在营养学上 D 型似乎也没有意义,但它却备受医药工作者的青睐,如氨基酸类抗生素中掺杂 D 型氨基酸,则难以被细菌降解,也不致产生抗药性。这无疑将为抗生素的利用提供更为广阔的前景。

所有这些都涉及手性氨基酸的拆分问题。制备对映体纯的手性化合物在生命科学、药物化学、精细化学、材料化学等领域均具有重要意义,备受化学家、生命学家的重视,而氨基酸又因其特别重要的生理功能及特殊的理化、生理性质,已成为对映体拆分的研究热点。多年来,国内外广大专家学者一直致力于手性氨基酸对映体的拆分,并取得了卓越的成就。

手性异构体(对映体)的存在是自然界的一种普遍现象,生命界中普遍存在的糖为 D 型,氨基酸为 L 型。在医药化学领域中这一点尤为突出,已知药物中有30%～40% 是手性的。手性药物(chiraldrug)是指有药理活性作用的对映纯化合物。

手性化合物 *DL*-氨基酸的拆分方法很多,其中主要有结晶法、手性试剂法、色谱法、膜分离法及酶拆分法。酶拆分法具有催化效率高、专一性强等特点,而且拆分产物旋光度高、副产物少、产品较易分离提纯。特别是氨基酰化酶是较理想的适合拆分的酶,因为其造价低、不需昂贵的辅助因子、对有机溶剂耐受力强,对氨基酸有较好的立体选择性。

$$DL-R-\overset{\underset{\displaystyle NH-\overset{\underset{\displaystyle O}{\|}}{C}-CH_3}{|}}{CH}-COOH + H_2O \xrightarrow{\text{酰化氨基酸水解酶}}$$

$$L-R-\overset{\underset{\displaystyle NH_2}{|}}{CH}-COOH + D-R-\overset{\underset{\displaystyle NH-\overset{\underset{\displaystyle O}{\|}}{C}-CH_3}{|}}{CH}-COOH + CH_3COOH$$

产物 A 产物 B

曲霉酰化酶和猪肾酰化酶都可对 *N*-酰基-*DL*-氨基酸进行拆分,两者所起的作用是相同的,都是催化 *N*-酰基-*L*-氨基酸的水解反应,生成 *L* 氨基酸。这两种酶对 *N*-酰基-*D*-氨基酸都没有作用,这是它们可对 *DL*-氨基酸进行拆解的原理。其反应如下

(三) 仪器和试剂

常用玻璃仪器、搅拌器、精密 pH 计、高效液相色谱仪(HPLC)、油浴锅、调压变压器及旋光仪等。

曲霉酰化酶(*Aspergillus* spp.)或猪肾酰化酶,*N*-乙酰-*DL*-氨基酸(如 *N*-乙酰-*DL* 亮氨酸、*N*-乙酰-*DL*-苯丙氨酸、*N*-乙酰-*DL*-丙氨酸等)。NaOH 固体(分析纯),K_2PO_4 固体(分析纯),HCl,$COCl_2 \cdot 6H_2O$(分析纯),无水 $MgSO_4$(分析纯),乙酸乙酯(分析纯),甲基叔丁基醚(分析纯)。

(四) 实验内容

以 *N*-乙酰-*DL* 亮氨酸催化水解制备手性亮氨酸为例。

1. 曲霉催化水解法研究

(1) 亮氨酸的水解:称取一定量的 *D*,*L*-*N*-乙酰亮氨酸,在 20~25℃下溶解于 NaOH 溶液中,并搅拌。溶解完后,向溶液中加入一定量的 $COCl_2 \cdot 6H_2O$,将此溶液用 HCl 调节至 pH 在 7.7~7.9,然后加热到 40℃以下。再称取定量的曲霉酰化酶,加入反应溶液,继续搅拌 48h(不间断地利用 1mol/L 的 NaOH 使溶液控制 pH 在 7.9 左右)。

(2) 水解产物的分离:水解 48h 后,将非均相反应混合物在 0~5℃继续搅拌 1h,抽滤得到白色沉淀 A。将抽滤后的溶液用 HCl 调节 pH 至 1,在 0~5℃搅拌 1h,抽滤得白色沉淀 B,即为没水解的 *N*-乙酰-*D*-亮氨酸。剩余溶液再用乙酸乙酯萃取。萃取层用 $MgSO_4$ 干燥,减压蒸去溶剂,得到固体即为 *N*-乙酰-13-亮氨酸。将此固体和白色沉淀 B 合并。

将萃取后的水相用 NaOH 调节 pH 在 5.5,减压蒸馏浓缩到 30~40ml,冷却到 0~5℃,搅拌 1h,过滤得到白色沉淀 A,即 *L*-亮氨酸。烘干得到的产品,称量,根据反应方程式计算两个产物的产率。

2. 猪肾酶催化水解法研究

(1) 亮氨酸的水解:称取一定量的 *R*,*S*-*N*-乙酰亮氨酸,溶解于 20~25℃的 100mL 蒸馏水。K_3PO_4 缓冲溶液(0.02mol/L,pH=7.8),并搅拌。溶解完后,向溶液中加入一定量的 $COCl_2 \cdot 6H_2O$,将此溶液用 2mol/L 的 HCl 调节 pH 在 7.7~7.9,然后加热到 40℃以下。再称取一定量的猪肾酰化酶,加入反应溶液,继续搅拌 72h(不间断地检查溶液 pH,并利用 1mol/L 的 NaOH 控制溶液 pH 在 7.8 左右)。

(2) 水解产物的分离:水解 72h 后,反应混合物在 0~5℃继续搅拌 1h,抽滤得到白色沉淀 A,即为 *L*-亮氨酸。将抽滤后的溶液用 5mol/L 的 HCl 调节 pH=1,在 0~5℃搅拌 1h,抽滤得白色沉淀 B,即 *N*-乙酰-*D*-亮氨酸。剩余溶液再用乙酸乙酯萃取 4 次,每次 100ml。合并 4 次萃取层,用 $MgSO_4$ 干燥,减压蒸去溶剂,得到固体即为 *N*-乙酰-*D*-亮氨酸。将此固体和白色沉淀 B 合并,用少量的甲基叔丁基醚研磨,过滤干燥得到产物。

将萃取后的水相用 1mol/L 的 NaOH 调节 pH 在 5.5,减压蒸馏浓缩到 30~40ml,冷却到 0~5℃,搅拌 1h,过滤得到白色沉淀 A。烘干得到的产品,称量,根据反应方程式计算两个产物的产率。

3. 产品光学纯度测定

(1) 用旋光仪检测:把产品 A(或 B)配成 1~2g/100ml 的乙醇溶液,测定 20℃下(钠灯波长 589.44nm)旋光度 Q,按下式计算比旋光度。

$$Q = alC$$

式中,*l* 为溶液柱长(dm);*C* 为浓度(g/ml)。

查得纯 A(或 B)的比旋光度 a_0,计算产品光学纯度(ee 值)= a/a_0。

（2）高效液相色谱仪检测：配制 A（或 B）的乙醇溶液，手性填充柱为 CTB—10,150mm×4.6mm,6μm,流动相为正己烷∶异丙醇=98∶2（体积比），紫外检测器检测，根据峰面积计算产物的光学纯度。

（五）思考题

（1）拆分外消旋的氨基酸一般有哪些方法？酶拆分法有哪些优点？

（2）酶催化的水解过程中，如果水解不完全，对产物 A 和 B 的产率、光学纯度有什么影响？

实验 7　微乳液的制备及一般性质实验

（一）实验目的

（1）掌握微乳的制备方法。

（2）了解微乳状液与乳状液的性能差异。

（二）实验原理

微乳是两种互不相溶液体与双亲化合物组成的一种各向同性的、热力学稳定的胶体分散系统。它具有超低界面张力和较大界面熵的柔性界面膜。根据热力学理论，乳状液不能自发形成。因此，要使一个油/水体系变成乳液，必须由外界提供能量。相反，微乳液却能自发形成，油相、水相、乳化剂及助乳化剂按一定组成混合即可，不需剧烈振摇或搅拌。微乳液是一个多组分体系，通常为四元体系。通过改变体系的变量，分别能出现单相区、微乳区和双相区。这些相区边界的确定是微乳液研究中的一个重要方面，通常方法是向含乳化剂及助乳化剂的油相中不断滴加水，通过检测体系相行为的变化来确定边界点，然后绘制相图，确定微乳形成范围。相图是研究微乳液的最基本工具。

本实验是在确定的表面活性剂溶液浓度条件下，改变油相和表面活性剂溶液质量比，目测法直接观察在滴加水过程中体系外观的变化，记下水体积数。随着油水质量比的变化，体系将产生出不同的相行为，理想的变化是：澄清透明的表面活性剂溶液+油的单相体系 → W/O 微乳液 → W/O 乳液 → 澄清的单相体系 → O/W 微乳液 → O/W 乳液，直至浑浊现象不再消失为止。虽然这是一个四组分体系，但表面活性剂与助乳化剂的比例是固定不变的，所以我们可将上述数据绘制成拟三元相图，从而得出微乳形成区。

（三）仪器和试剂

（1）仪器：超显微镜，离心机，50ml 三角烧瓶（9 个），移液管（2ml、5ml、10ml 各 1 个），磁力搅拌器，10ml 酸式滴定管。

（2）试剂：冬绿油（水杨酸甲酯）（分析纯）、Tween80（分析纯）、异丙醇（分析纯）及二次蒸馏水。

（四）实验内容

1. 微乳区的测定　按 Tween80∶异丙醇=1∶1 混合，制备成表面活性剂溶液。按表面活性剂溶液体积(V_s):冬绿油体积(V_o)=1：9、2：8、3：7、…、7：3、8：2、9：1取样,分别混合摇匀。编号分别为1,2,3…,9。可任取一体系,在搅拌下,滴加蒸馏水,分别将产生现象变化时水的临界体积数(V_c)记入下表,(如体系由澄清变为淡蓝色乳光,由淡蓝色乳光转变为浑浊等等)。依次将各样品滴完。温度不同时表5-15中数据略有差异。

表5-15　实验数据(15℃)

编号	V_s(ml)	V_o(ml)	V_c(ml)			
			澄清	混浊	乳光	混浊
1	1	9	0	0.1		
2	2	8	0	0.3		
3	3	7	0	0.4		
4	4	6	0	0.6		
5	5	5	0	0.95	1.5	1.9
6	6	4	0		2.2	3.7
7	7	3	0		5.5	5.6
8	8	2	0	8.75		
9	9	1	0			

"—"表示无新的现象产生。

2. 微乳性质

(1) 制备微乳液:取上述微乳区中任意一点,按其组成混合后稍加摇动,观察是否自发形成微乳。按同样的油水及 Tween80(图5-2)比,但无异丙醇,稍加摇动,观察能否形成乳液,然后再加以搅拌并制备该乳液。

(2) 稳定性试验

1) 取(1)中微乳液和乳液,分别置离心机内离心,以 5000 r/min 转速,离心 10min,观察分层现象。

2) 取(1)中微乳液和乳液各 5ml 分置于两支 10ml 试管中,水浴加热,冷至室温,观察有无分层现象。

(3) 形态观察:取(1)中微乳和乳液,制片,置超显微镜下观察大小和形态。

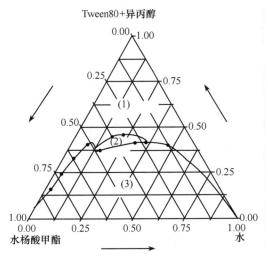

图5-2　拟三元相图
(1)单项区　(2)微乳区　(3)多相区

(五) 思考题

(1) 什么是纳米分散系?

(2) 微乳体系为什么能自发形成?

实验8 固相合成二茂铁基 α、β-不饱和酮

（一）实验目的

本实验通过微波法合成二茂铁基 α、β-不饱和酮，了解 α、β-不饱和酮合成方法和微波技术的应用。

α、β-不饱和酮具有良好的反应性能，常作为有机合成中的前驱体化合物或中间体，是 Michael 反应的良好受体，通过 α、β-不饱和酮可以合成很多重要的化合物。

由于二茂铁具有芳香性、氧化还原可逆性、稳定性高、亲电性和毒性低等特点，二茂铁基 α、β-不饱和酮及其衍生物势必成为人们关心的课题。

目前，合成二茂铁基 α、β-不饱和酮一般是以酰基化的二茂铁与醛发生催化反应制得，也有人用二茂铁与烯酮在低温下发生催化反应而制得。利用微波辐射合成二茂铁基 α、β-不饱和酮可使反应变得更快速、安全，同时避免了大量溶剂的使用，减少了有机溶剂的污染。本实验以二茂铁为原料，通过乙酰化反应制得乙酰二茂铁，再在催化条件下与芳醛反应制取二茂铁基 α、β-不饱和酮。

（二）仪器和试剂

仪器：微波炉（2450MHz）、旋转蒸发仪、红外光谱仪、熔点测定仪、元素分析仪、磁力搅拌器、恒温水浴、有机合成常用玻璃仪器、减压过滤装置。

试剂：二茂铁；乙酸酐；碳酸氢钠；三氯化铝；三氧化铝（中性）；氟化钾；无水硫酸钠；食盐；硅胶 G（薄层色谱用）；硅胶（柱色谱用，80~200 目）；羧甲基纤维素钠（CMC-Na）；乙酰氯；氯仿；苯甲醛；水杨醛；对羟基苯甲醛；常用有机溶剂；磷酸；常用无机酸碱。

（三）实验内容

（1）查阅文献资料，确定实验目标产物（二茂铁基−苯甲醛必做，再另选一个），列出实验流程。

（2）确定实验条件，包括：反应温度（对于微波反应就是微波功率）、反应时间、催化剂种类和用量。选用不同的实验条件，可只做一种目标产物。

（3）对目标产物进行表征。

（四）注意事项

进入微波炉的器皿必须是玻璃或其他在微波炉中允许使用的材质制品。开启微波炉前必须确保炉内有器皿。

（五）思考题

（1）如何选择柱层析用吸附剂和洗脱剂？

（2）微波反应是固体反应，怎样使反应过程中反应物接触良好？

（3）微波反应器应该是什么样？

实验 9　牡丹皮中重金属含量测定

(一) 实验目的

(1) 掌握电感耦合等离子体质谱法(ICP-MS)的工作原理及其操作方法。

(2) 通过电感耦合等离子体质谱法(ICP-MS)对牡丹皮重金属元素(Pb、Cd、Hg、As、Cu)含量进行测定,为牡丹皮质量控制、指导临床用药及制定相关标准提供参考。

(二) 实验原理

电感耦合等离子体质谱法是以等离子体为离子源的一种质谱型元素分析方式,可用于多元素的同时测定,以及进行元素形态和价态分析,适用于各种药品从痕量到微量的元素分析,尤其是痕量重金属元素的测定。中药的药效普遍缓慢且持续时间长,一旦中药中的重金属含量超标富集,经口服等途径进入人体内,会引起蓄积性毒性反应,使人慢性中毒,对人体正常的生理功能造成明显的损害。铅(Pb)是自然界中分布很广的微量元素,铅的急性中毒症状表现为胃肠道刺激,对动物有致畸致癌致突变的作用。镉(Cd)侵入人体将对肺、肾、肝、免疫系统和生殖器官等产生一系列损伤。汞(Hg)侵入人体主要通过消化道、呼吸道和皮肤等的接触,造成肺、肾、肝、神经系统等部位发生病变。砷(As)及其砷的化合物是强致癌物质,可引起神经功能紊乱或神经系统病变,引发四肢末端末梢神经炎或多发性神经炎,引起脑组织缺血虚脱、意识消失甚至痉挛等。为了合理利用牡丹皮资源,提高药材的产量和品质,需要对牡丹皮重金属含量进行深入的基础研究。

(三) 仪器和试剂

(1) 仪器:电子分析天平、智能恒温加热板、高速粉碎机、电热恒温鼓风干燥箱、可调式混匀仪、低温高速离心机、数显回旋振荡器、超纯水仪、电感耦合等离子体质谱仪(ICP-MS)、离心管、数控超声波清洗器。

(2) 试剂:HNO_3,30% H_2O_2,HF,$HClO_4$,$C_2H_7NO_2$,$NH_2OH \cdot HCl$,分析用 Co、Cr、Cu、Fe、Mn、Ni、V、Zn 多元素标准溶液,Rh 标准溶液,黄芪成分分析标准物质。

(四) 实验内容

1. 样品预处理

样品剥去其木心,留存根皮,即牡丹皮,使用水冲掉表面杂质,然后超纯水清洗三次以上,将干净的牡丹皮放置烘箱中[(45±2)℃]烘干,将其转移至打粉机内进行粉碎处理,过 80 目筛,继续烘箱干燥至恒重,密封保存。牡丹皮根际土壤先粉碎过 80 目筛,使用烘箱[(60±2)℃]干燥至恒重,密封保存。

2. 牡丹皮供试品制备

取 0.25g 牡丹皮样品粉末,精密称定,放置聚四氟乙烯坩埚内,然后加入 2ml 30% H_2O_2,混匀放置 1h,待气泡散尽,加入 4ml HNO_3,混合均匀,盖盖,冷消过夜。再将其放置加热板上,120℃消解 1h,150℃消解 2h,180℃消解 10h。待坩埚降至室温后,开盖至黄色蒸汽挥尽,将消解液转移至 50ml 容量瓶内,使用超纯水清洗坩埚三次以上,将洗液移至容量瓶,超纯水定容至刻度线,混匀,使用 0.45μm 的滤膜过滤,即得牡丹皮的供试品溶液,平行三份,使用上述方法制备空白溶液。

3. 方法学考察

(1)标准溶液和内标溶液的配制

配制标准溶液:精密量取一定量的含 Pb、Cd、Hg、As、Cu 的多元素标准溶液,使用 2% HNO_3 溶液将其稀释至 100ng/mL、50ng/mL、20ng/mL、10ng/mL、5ng/mL、1ng/mL。

配制内标溶液:精密量取一定量 Rh 单元素标准溶液,使用 2% HNO_3 溶液将其稀释成 10ng/mL 的溶液,作为测量的内标溶液。

(2)Pb、Cd、Hg、As、Cu 标准曲线绘制

Rh 溶液作为内标,在检测过程中,ICP-MS 的内标进样管放置在配置好的内标溶液中,仪器的样品进样管按照标准溶液浓度梯度依次放置在所配制的标准溶液中。以 Pb、Cd、Hg、As、Cu 的质量浓度作为横坐标,以 Rh 分析峰响应值与 Rh 参比响应值的比值作为纵坐标,由此可绘制出 Pb、Cd、Hg、As、Cu 的标准曲线。

(3)精密度试验

精密称取牡丹皮样品,连续进样 6 次,重金属铅(Pb)、镉(Cd)、汞(Hg)、砷(As)、铜(Cu)的 RSD 小于 5%。

(4)稳定性试验

取牡丹皮的样品,每隔半小时进样,对仪器的稳定性进行测量,测得各元素的相对标准偏差 RSD 小于 5%。

(5)准确性试验

用十万分之一电子天平精密称取 0.2g 黄芪标准物质按照牡丹皮供试品制备方法消解,得黄芪标准物质溶液,平行制备 6 份样品溶液并测定,与标准值比较。

4. 牡丹皮中 Pb、Cd、Hg、As、Cu 含量测定

用 ICP-MS 测定牡丹皮样品中 Pb、Cd、Hg、As、Cu 含量,以 Rh 溶液作为内标。

(五)注意事项

(1)牡丹皮样品及标准物质湿法消解、定容操作,必须在通风橱中完成,消解时必须受热均匀。

(2)建立 5 种重金属元素标准曲线时,要考虑 Hg 元素残留对实验的影响,注意 5 种重金属离子标准溶液进样顺序。

(六)思考题

(1)如何确定该测试方法中的 5 种重金属元素(Pb、Cd、Hg、As、Cu)的定量限及定量下限?

(2)如何根据 ICP-MS 给出的结果计算牡丹皮中 Pb、Cd、Hg、As、Cu 的含量?

实验 10　差示量热（DSC）扫描法应用于中药化合物桔皮素标准物的纯度定量分析

（一）实验目的

（1）了解差示扫描量热法的原理以及热流型差示扫描量热仪的工作步骤及原理。

（2）了解差示扫描量热法应用于中药化合物纯度定值分析的原理。

（3）掌握差示扫描量热法定量分析中药化合物桔皮素标准物纯度的实验步骤及计算方法。

（二）实验原理

1. 量热分析的基本原理

1850 年,科学界已经公认能量守恒是自然界的规律,即自然界的一切物质都具有能量,能量有各种不同形式,能够从一种形式转化成另一种形式,在转化中能量的总量不变。

对于封闭体系的任何变化过程,可以用数学表达式表示能量的转化,即

$$\Delta E = Q - W$$

式中,ΔE 是体系发生能量变化的值;Q 为过程中体系从环境吸收的热量;W 表示体系对环境所做的功。式中 $\Delta E = U + V + T$,U 表示内能,V 表示体系在外力场中的位能,T 表示体系整体运动的动能。

对于量热体系来说,通常可以认为体系是静止的,并且外力场的影响可以忽略,这时 $T = V = 0$。于是上式可变为 $\Delta U = Q - W$。

内能是体系内部能量的总和,内能是体系的性质,只决定于状态,是体系状态的单值函数,在定态下有定值,它的变值也只决定于体系的起始状态和终止状态。

功和热除了与始终态有关外,还与变化的具体途径有关。从微观角度来说,功是大量质点以有序运动而传递的能量;热量是大量质点以无序运动方式传递的能量;内能则是分子内部所有形式的能量之和,包括平动能、转动能、振动能、电子运动的能量和原子核能。

从量热仪所测量的热量有两种:一种是等容条件下测定的,在等容条件下,若体系不做功,则 $\Delta U = Q_V$,式中 Q_V 是等容过程中体系所获得的热量,如弹式量热仪所测量的热就是等容过程的热效应;另一种是等压条件下测定的,则 $\Delta H = Q_p$,式中 Q 是等压过程中的热量,如测定中和反应的量热仪所测量的热效应就是等压过程的热效应。对于常温常压下的凝聚体系所发生的反应过程,如固体溶于液体中的溶解反应、液-液相反应等,因反应前后 ΔPV 的变化很小,通常可忽略不计,这时 $\Delta H = \Delta U$。

当体系发生了变化(包括物理变化、化学反应和生物代谢过程)之后,使发生变化的温度恢复到变化前起始体系的温度,体系放出或吸收的热量称为该体系的热效应,即热量。热量的大小与变化过程有关。产生热变化的过程有两大类;一类是物质的分子构成发生变化;另一类是物质的物理状态发生变化。前者产生的热量称为化学反应热,后者产生的热量称为状态变化热。化学反应热又分为吸热反应热和放热反应热,包括燃烧热、生成热、中和热、混合热、水解热、溶解热、稀释热、结晶热、浸润热、脱附热、代谢热、呼吸热、发酵热等。状态变化热又分为显

热和潜热。显热指状态伴随着温度的变化,是显现的热量;潜热是相变时无温度变化。固体熔化为液体所吸收的热量作为潜伏在液体中的热量,当液体凝固时将这些热量全部释放出来。相变热又分为熔化热(凝固热)、蒸发热(凝结热)和升华热。

精确的热性质数据原则上都可通过量热学实验获得,量热学实验是通过量热仪进行的。由于各种过程的热效应差异很大,热效应出现的形式不同,出现了各种形式的量热仪。早期的量热仪主要用来测定化合物的燃烧焓和热容,目前已出现了各种量热仪,如生物活性量热仪、差示扫描量热仪等。

2. DSC 的基本原理

差示扫描量热法(differential scanning calorimetry, DSC)是热分析研究应用最广的技术之一,其是在程序控制温度下,测量输给物质和参比物的功率差与温度关系的一种技术。DSC 扫描仪根据所用测量方法的不同,分为热流型 DSC 扫描仪、功率补偿型 DSC 扫描仪、温度调制型 DSC(MT-DSC)扫描仪、随机温度调制型 DSC(TOPEM)扫描仪、超快速差示扫描量热仪(Flash DSC)扫描仪、高灵敏度 DSC(HS-DSC)扫描仪。下面详细介绍热流型 DSC 扫描仪和功率补偿型 DSC 扫描仪的基本原理。

热流型 DSC 扫描仪是在程序温度(升温、降温、恒温及其组合)变化的过程中,通过热流传感器测量样品与参比物之间的热流差,以此表征所有与热效应有关的物理变化和化学变化。该仪器的特点是利用铜盘把热量传输到试样和参比物,并且铜盘还作为测量温度的热电偶结点的一部分,传输到试样和参比物的热流差通过试样和参比物平台下的热电偶进行监控。试样容器有各种形式的商品试样容器(开放式的和封闭式的),可由铝、石墨、金、银和不锈钢等制成。DSC 曲线是由纵坐标热流量 dH/dt(单位毫焦/秒),以温度 T 和时间 t 为横坐标测定多种热力学参数和动力学参数,可以是玻璃化转变、熔融、纯度、物质鉴别、多晶型、热熔性等参数,热流量型 DSC 扫描仪的基本构造见图 5-3。DSC 曲线示意图见图 5-4。

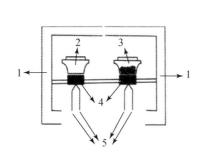

图 5-3 热流量 DSC 扫描仪示意图
1. 加热冷却装置 2. 空白坩埚 3. 样品坩埚
4. 热电偶 5. 热传感器

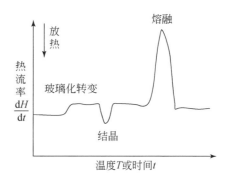

图 5-4 DSC 曲线示意图

功率补偿型 DSC 扫描仪样品支持器单元的底部直接与冷媒储器接触(见图 5-5)。试样和参比物支持器分别装有测量支持器底部温度的电阻传感器和电阻加热器。按照试样相变而形成的试样和参比物间温差的方向来提供电功率,以使温差低于额定值,通常是<0.01K。DSC 曲线是描绘与试样热容成比例的单位时间的功率输入与程序温度或时间的关系。温度和能量标定用标准参样进行。

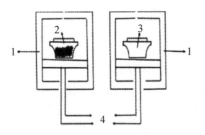

图 5-5　功率补偿型 DSC 扫描仪示意图
1. 加热冷却装置　2. 空白坩埚
3. 样品坩埚　4. 传感器

3. DSC 检测中药化合物桔皮素纯度的基本原理

标准物质是一种已经确定了具有一个或多个足够均匀的特性值的物质或材料,可用于仪器设备的校准、分析测试方法的评定。作为分析测量中的计量器具,标准物质不仅在校准仪器设备性能、考核分析人员的技术水平和评价分析测量方法,以及在生产过程中的质量控制等方面起着非常重要的作用。纯度有证标准物质可以直接将特性量值与国际基本单位(SI 单位)联系起来,将测定结果直接溯源到 SI 单位,对分析检测结果的可比性具有重要意义。针对纯度标准物质的定值方法可分为两大类,一是基准测量方法,如库伦法、凝固点下降法等,在高纯标准物质纯度测定中广泛使用;二是除基准方法以外其他的化学分析和仪器分析方法,目前常用的主要有质量平衡法、差示扫描量热法、定量核磁法等方法。

关于化学药品对照品有关杂质检查,即纯度检测,单靠一种实验方法往往不足以反映实验结果的客观性,采用质量平衡法、热分析法等多种分析方法相互补充、互相印证十分必要。对于含有少量杂质而发生熔点降低的低共熔体系,采用 DSC 纯度分析具有简便、快速、试样用量少、不需溯源标准物质、不需溶剂以及可测物质绝对纯度等独特优点,其适合高纯物分析的特性使之尤其适用于标准物质或对照品的纯度分析。

理论上,绝对纯的结晶化合物均具有一定的熔点(T_0)或无限窄的熔距。利用物质不纯而导致熔点下降的原理来测定物质纯度的方法叫熔点或凝固点下降法。熔点下降与杂质含量之间的关系可以近似地用范特霍夫(Van't Hoff)方程表示:

$$T_f = T_0 - RT_0 T_f \ln(1-x_1)/\Delta H_f \tag{1}$$

其简化为:

$$T_0 - T_f = x_1 RT_0^2/\Delta H_f \tag{2}$$

式中,T_f 为熔融过程中样品的温度即样品的熔化温度,T 为杂质为零的纯物质的熔点,x_1 为杂质在液相中的摩尔分数,R 为气体常数(8.314J·mol^{-1}·K^{-1}),ΔH_f 为纯物质的摩尔熔化焓(J·mol^{-1})。

根据 Van't Hoff 方程,样品物质熔点的下降与杂质存在的摩尔分数成正比。在低共熔体熔点之上,全部杂质均溶解在液相中,固相中是纯物质。随着进一步加热,纯物质溶解于低共熔体溶液中,从而以下式所示的比例关系稀释杂质:

$$x_1 = x_2/F \tag{3}$$

式中,x_2 为原始样品中杂质的摩尔分数,F 为熔化了的样品分数:

$$F = A_{part}/A_{tot} \tag{4}$$

式中,A_{part} 是熔融曲线相关点处的部分面积,A_{tot} 是熔融峰的总面积。将(3)代入(2)得到:

$$T_f = T_0 - x_2 RT_0^2/F\Delta H_f \tag{5}$$

对于特定样品来说,T_0、R、x_2 及 ΔH_f 是一定的,T_f 只随 $1/F$ 呈线性变化。因此,杂质的摩尔分数 x_2^* 可以通过拟合直线的斜率算出。

差示扫描量热法进行纯度分析的理论基础是 Van't Hoff 方程,其成立有如下基本假定:杂质不与主成分反应,不与主成分形成共晶或固溶体;样品的组分间要形成低共熔混合物;杂质溶于主成分的熔化物且形成理想溶液;溶液为稀溶液;熔融过程保持平衡态;杂质的摩尔比例在熔融中恒定;样品在升温过程中不分解,也无晶型转变,且体系处于恒压下,无挥发、升华等转变;熔化焓与熔化温度无关等。这限制了该方法仅适用于低共熔体系的低共熔杂质分析。对于由于含有少量杂质而发生了熔点降低的低共熔体系,采用差示扫描量热法进行纯度分析是一种简便、快速而又可靠的方法。物质的熔融行为受杂质的影响,在多数有机物会发生的低共熔体系中,低共熔杂质含量越多,熔点越低,熔程越宽。物质的纯度不同,DSC 曲线也不同。一般来说,纯度越高,峰形越敏锐。DSC 纯度分析方法,就是利用物质的 DSC 熔融曲线,来计算该物质的杂质含量。

桔皮素(tangeretin,分子式:$C_{20}H_{20}O_7$;分子量:372.37),化学结构见图 5-6。桔皮素是一种在橘子或其他柑橘皮中发现的 O 型聚甲氧基黄酮。桔皮素具有加强细胞壁的作用,其可参与植物对于治病病原体的防御机制。桔皮素的多种生物学功能已被科学家们进行了广泛的研究。大量临床前证据表明,桔皮素具有显著的抗炎、抗氧化、抗病毒、抗糖尿病和降低血脂等作用。

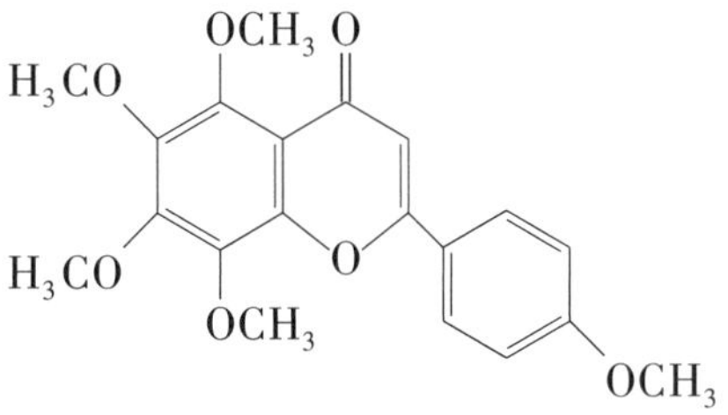

图 5-6　桔皮素的化学结构式

本实验将采用热流型差示扫描量热仪对市售的桔皮素标准品进行纯度定值分析,与其他桔皮素纯度检测方法相互验证,以建立规范化桔皮素标准品的纯度检测方法,确保产品的质量标准。

(三)仪器和试剂

(1)仪器:热流型差示扫描量热仪。

(2)试剂:市售桔皮素标准品(纯度>98%)。

(四)实验内容

1. 样品制备

准备若干空坩埚,将空坩埚加已扎孔的坩埚盖放在天平上称重,去皮(清零),随后将随机抽取 7 瓶中的少量桔皮素标准品置于铝坩埚中,加上已扎孔的坩埚盖,精密称取总重量,减去空坩埚及盖的质量即为桔皮素标准品质量,保持质量 3~5mg 范围即可。随后将装有样品的坩埚以及空坩埚分别放到压机上压一下,将坩埚与坩埚盖完全闭合。

2. 仪器操作

(1)开机:打开计算机与 DSC 扫描仪,一般开机半小时后可以进行样品测试。然后打开仪器样品槽,将空坩埚放置于样品槽左侧,样品坩埚放置于右侧,关闭仪器样品盖。

(2)气体与液氮

1) 确认测量所使用的吹扫气情况。对于 DSC 通常使用 N_2 作为保护气与吹扫气。如果需要进行材料抗氧化性测试,需要配备 O_2 或空气。气体钢瓶减压阀的出口压力(显示的是高出常压的部分),通常调到 0.5 bar 左右,最高不能超出 1 bar,否则易于损坏质量流量计。

2) 如果使用液氮在低温下进行测试,确认液氮是否充足,是否需要充灌。如果使用机械制冷进行冷却,打开机械制冷的开关。

(3) 新建测量:打开测量软件,点击"文件"菜单下的"新建",弹出"测量设定"对话框。首先在"设置"对话框中确认一下仪器的硬件设置,随后点击"下一步",进入基本信息设定。在对话框的上半部选择测量类型,输入实验室、操作者、样品名称、编号、重量等参数,并确认当前连接的气体种类,见图 5-7。

(4) 设定温度程序:编辑温度程序,使用右侧的"温度段类别"列表与"增加"按钮逐个添加各温度段,并使用左侧的"段条件"列表为各温度段设定相应的实验条件[如气体开/关,是否使用某种冷却设备进行冷却,是否使用样品温度控制(STC)模式进行温度控制等]。已添加的温度段显示于上侧的列表中,如需编辑修改可直接鼠标点入,如需插入或删除可使用右侧的相应按钮。本实验设置的温度程序条件为 148℃升温至 158℃,升温速率 0.5℃/min,操作见图 5-8。

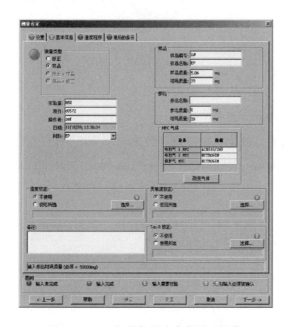

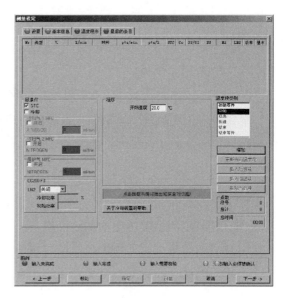

图 5-7　DSC 扫描仪基本参数设置操作　　　　图 5-8　温度程序设定操作

(5) 设定测量文件名:温度程序编辑完成后,点击"下一步",弹出测量文件名设定对话框:选择存盘路径,设定文件名,设定完成后点击"保存",回到"测量设定"的主界面,操作见图 5-9。

(6) 初始化工作条件与开始测量:点击"初始化工作条件",内置的质量流量计将根据实验设置自动打开各路气体并将其流量调整到"初始"段的设定值。随后点击"诊断"菜单下的"炉体温度"与"查看信号",调出相应的显示框。若仪器已处于稳定状态,DSC 扫描仪信号稳定,当前实际温度(炉体温度或样品温度)与设定起始温度相近或一致,即可点击"开始"开始测量,操作见图 5-10。

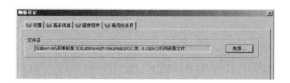

图 5-9 新建文件名操作

（7）测量运行：如果需要在测试过程中将当前曲线（已完成的部分）调入分析软件中进行分析可点击"工具"菜单下的"运行实时分析"。如果需要提前终止测试，可点击"测量"菜单下的"终止测量"。

（8）测量完成：打开炉盖，取出样品。再合上炉盖。如后续还有样品，参比坩埚可不取出。点击"工具"菜单下的"运行分析程序"，将测量曲线调入分析软件中进行分析，操作见图 5-11。

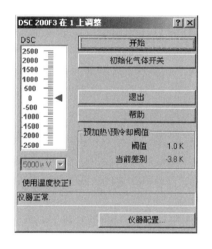

图 5-10 仪器初始化条件设置操作

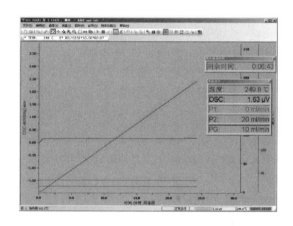

图 5-11 测量结束软件示意图

3. 桔皮素标准品的纯度计算：

纯度计算的原理参考上述实验原理介绍，本实验结束后记录谱图并采用 TA－60WS Collection Monitor 软件计算纯度值，并取 7 组标准品纯度结果的平均值，以减小误差。

（五）注意事项

（1）DSC 所用的样品即本实验中的桔皮素标准品应用精密度为万分之一的电子天平精密称取，且样品应均匀分布在坩埚内。

（2）注意坩埚表面是否存在污染物，擦除坩埚上可能存在的污染物，保持坩埚的洁净度。

（六）思考题

（1）本实验中影响 DSC 测定桔皮素标准品纯度结果的因素有哪些？怎么消除这些因素？

（2）中药化合物标准品的纯度测定的方法还有哪些？相较于它们，DSC 的优势在哪里？

第六章 物质制备与分离的现代技术

第一节 化学物质

一、微波辐照合成

微波的波长为 $0.1 \sim 100cm$，能量较低，比分子间的范德华结合能还小，因此只能激发分子的转动能级，根本不能直接打开化学键。目前比较一致的观点认为：微波加快化学反应主要是靠加热反应体系来实现的。但同时人们也发现，微波电磁场还可直接作用于反应体系而引起所谓"非热效应"，如微波对某些反应有抑制作用，可改变某些反应的机制，一些符合阿伦尼乌斯模型的反应在微波辐照下不再满足阿伦尼乌斯模型等。另外，人们还发现微波对反应的作用程度不仅与反应类型有关，还与微波本身的强度、频率、调制方式（如波形、连续、脉冲等）及环境条件有关。关于微波对化学反应的"非热效应"，目前还没有满意的解释。

微波对凝聚态物质的加热方式不同于常规的加热方式。常规的加热方式是由外部热源通过热辐射由表及里的传导式加热，能量利用率低，温度分布不均匀。而微波加热是通过电介质分子将吸收的电磁能转变为热能的一种加热方式，属于体加热方式，温度升高快，并且里外温度相同。

如极性较大的乙醇、丙醇、乙酸等具有较大的介电常数，50ml 液体经微波辐照 1min 后即可沸腾，而非极性的 CCl_4 和碳氢化合物等的介电常数很小，几乎不吸收微波。要想获得高热效应，必须使用极性溶剂，如水、醇、酸等。

由于微波加热的直接性和高效率，往往会产生过热现象，例如在 0.1MPa 压力下绝大多数溶剂可过热 $10 \sim 30℃$，而在较高压力 F 甚至可过热 100℃。因此在微波加热时必须考虑过热问题，防止暴沸和液体溢出。

由于微波具有对物质高效、均匀的体加热作用，而大多数化学反应速率与温度又存在着阿伦尼乌斯模型关系（即指数关系），从而微波辐照可极大地提高反应速率。大量的实验结果表明，微波作用下的有机反应的速率较传统加热方法有数倍、数十倍甚至上千倍的增加，特别是可使一些在通常条件下不易进行的反应迅速进行。微波作用使分子间的碰撞概率增加，分子对反应部位的即时记忆也随之增加，加速反应的进行。

(一) 微波合成装置

实验中微波有机合成一般在家用微波炉或经改装后的微波炉中进行。反应容器一般采用不吸收微波的玻璃或聚四氟乙烯材料。

台湾大学 Chen 等建立了连续微波合成技术，后来 Cablewski 等进一步完善了这一技术；Raner 等还设计了可适用于高温（260℃）、高压（10MPa）的釜式多功能微波反应器，利用这一装置还可进行动力学研究。

微波合成的操作方法大致有三种:密封管加热法,连续流动法和敞开法。密封管加热法指反应在密封管或带螺旋盖的压力管内进行,该法不足之处是高温高压易爆炸。连续流动法是先将反应物盛在储存器中,再用泵打入装在微波炉内的蛇形管中,经微波辐射后送到接收管。敞开法最不方便,但该法一般只局限于无溶剂操作即有固体和液体共同参与的反应,也可将反应物先浸渍在氧化铝、硅胶等多孔无机载体上,干燥后置于微波炉内加热,称干介质法,该方法可有效增大分散面积,降低活化熵,基质紧贴活化剂,氧化铝等能使试剂活化,对反应有利,但载体需处理增加操作程序(图6-1)。

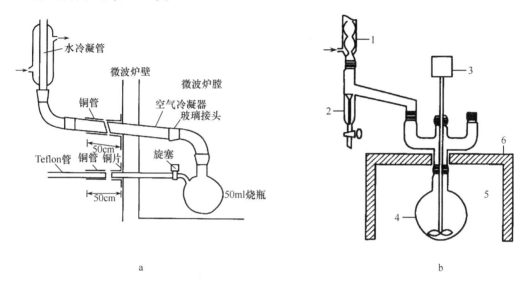

图 6-1　微波有机合成常压反应装置
1. 冷凝器　2. 分水器　3. 搅拌器　4. 反应器　5. 微波炉膛　6. 微波炉壁

(二) 微波技术在合成中的应用

微波辐照下的有机反应速率较传统的加热方法快数倍、数十倍甚至上千倍,并且具有操作方便、产率高及产品易纯化等优点,因此微波有机合成技术虽然时间不长,但发展迅速。目前,研究过并取得了明显加速效果的有机合成反应有第尔斯-阿尔德(Diels-Alder)反应、酯化反应、重排反应、Knoevenagel 反应、珀金(Perkin)反应、苯偶姻缩合、Reformatsk 反应、Dieckmann 反应、缩醛(酮)反应、维蒂希(Witting)反应、羟醛缩合、开环、烷基化、水解、氧化、烯烃加成、消除反应、取代、成环、环反转、酯交换、酰胺化、催化氢化、脱羧、脱保护、聚合、立体选择性反应、自由基反应及糖类和某些金属有机反应等,几乎涉及了有机合成反应的各个主要领域。下面简要介绍其中某些反应。

反式丁烯二酸与甲醇的双酯化反应,微波照射下 50min,产率为 82%,而传统加热法达到相近产率需 480min。

式中,MWI 表示微波辐照(microwave irradiation)。

二、声化学合成

声化学是指利用超声波加速化学反应、提高反应产率的一门新兴交叉学科。

通常把频率范围为 20kHz ~ 10MHz 的声波称为超声波(ultrasound)。自 20 世纪 20 年代以来,超声波在海洋探测、材料探伤、医疗保健、清洗、粉碎、分散以及雷达和通讯中的声电子器件等方面有着广泛的应用。在化学领域,虽然早在 20 世纪 20 年代就发现超声波有促进化学反应的作用,但长期以来未引起化学家们的重视。直到 20 世纪 80 年代中期,随着大功率超声设备的普及和发展,声化学(sonochemistry)才得以迅速发展,终于成为化学领域的一个新的分支。

(一) 声化学合成原理

超声波促进化学反应并不是声场与反应物在分子水平上直接作用的简单结果。这是因为常用超声波(20kHz ~ 10MHz)的能量很小,甚至不能激发分子的转动能级,因此根本不可能打开化学键而引发反应。超声波也不像微波那样主要通过加热反应体系来促进化学反应,这是因为即使有的介质吸收超声波而使其本身温度升高,但温度升高幅度不大,况且有的反应体系对超声波的吸收系数很小,几乎没有明显的热效应。虽然超声波对液相反应体系有显著的机械作用(如振荡作用),可加快物质分散、乳化、传热和传质等过程,在一定程度上可促进化学反应,但这也不足以解释超声波成倍甚至上百倍地加快反应速率和增大产率的实验事实。研究结果表明,加快反应的主要作用是超声波的超声空化效应。

超声空化是指液体在超声波的作用下激活或产生空化泡(微小气泡或空穴)以及空化泡的振荡、生长、收缩及崩溃(爆裂)等一系列动力学过程。液体中的空化泡,一方面来自于附着在固体杂质或容器表面中的微小气泡或析出溶解的气体;另一方面也是更主要的一方面是来自超声波对液体作用的结果。超声波作为一种机械波作用于液体时,波的周期性波动对液体产生压缩和稀疏作用,从而在液体内部形成过压位相和负压位相,在一定程度上破坏了液体的结构形态。当超声波的能量足够大时,其负压作用可导致液体内部产生大量的微小气泡或空穴(即空化泡),有时可听到小的爆裂声,于暗室内可看到发光现象。这种微小气泡或空穴极不稳定,存在时间仅为超声波振动的一个或几个周期,其体积随后迅速膨胀并爆裂(即崩溃),在空化泡爆裂的极短时间内,在空化泡周围的极小空间内产生 5000K 以上的高温和大约 50MPa 的高压,并伴随着强烈的冲击波和速度达 400km/h 的微射流,同时还伴有空穴的充电放电和发光现象。这一局部的高能环境可引起分子热解离、分子离子化和产生自由基等,引发和加快了一系列化学反应。这就为在一般条件下难以实现或不可能实现的化学反应提供了一种新的非常特殊的物理环境,打开了新的化学反应通道。

在空化泡崩溃时,所产生的高温高压可由下式计算:虽然超声波可加速反应体系的传热、传质和扩散,但不能完全代替搅拌。例如,在生成二氯卡宾的反应中,单纯超声波辐照或单纯搅拌一天以上,与苯乙烯的加成产物的产率分别为 38% 和 31%,若两者结合使用,1.5h 后产率可达 96%。

（二）声化学合成技术

频率高于 20kHz 的声波，因超出人耳可闻上限而被称为超声波。人工超声波由超声波发生器（又称为超声波换能器）产生。超声波发生器是将机械能或电磁能转变为超声振动能的一种器件，分为机械型和机电型两种，而机电型的又分为压电式和磁致伸缩式两类。声化学研究一般采用压电式超声换能器，其部分性能见表 6-1。

表 6-1　压电式超声换能器的部分性能

换能器种类	石英（片状）	压电陶瓷	
		片状	夹心式
使用频段	>1 MHz	200kHz ~ 1MHz	几千赫至几十千赫
电声效率	约 80%	约 80%	70% ~ 90%
应用举例	超声检测、声化学研究等	清洗、雾化、检测、理疗等	加工、清洗、焊接、声化学研究等

声化学研究的超声波频率并非越高越好。事实表明，随着超声波频率增加，声波膨胀相时间变短，空化核来不及增长到可产生效应的空化泡，即使空化泡形成，由于声波的压缩相时间亦短，空化泡来不及发生崩溃，从而致使空化过程难以发生。声化学合成所用的超声波频率一般为 20k ~ 80kHz。

提高超声波强度可提高声空化效应。例如，在某一声强下较高的超声波频率不能产生空化泡，但提高声强后空化泡仍可形成，不过声强大消耗的功率也大。所以，只有在特殊情况下有机声化学合成才使用 500kHz 以上的频率。

声化学反应的影响因素。除超声频率与强度外，有机液相反应体系的性质如溶剂性质、溶液的成分、黏度、表面张力及蒸气压等也对声空化效应有重要影响。例如，在超声波作用下，偕二卤环丙烷与金属在正戊烷溶剂中几乎没有反应，在乙醚溶剂中反应较慢，而在四氢呋喃溶剂中反应很快。

除此之外，超声波的作用方式（连续或脉冲）、反应温度、外压以及液体中溶解气体的种类和含量等也影响有机声化学反应。如温度升高，蒸气压增大，表面张力及黏滞系数下降，使空化泡的产生变得容易，但是蒸气压升高反过来又会导致空化强度或声空化效应下降。因此，为了获得较大的声化学效应，应该在较低温度下反应，并且应选用蒸气压较低的溶剂。

（三）声化学反应器

声化学反应器是有机声化学合成技术的关键装置，它一般由电子部分（信号发生器及控制部分）、换能部分（振幅放大器）、耦合部分（超声波传递）及化学反应器部分（反应容器、加液、搅拌、回流、测温等）组成。随着声化学的发展，各种类型的声化学反应器不断出现，但主要类型有四种：超声清洗槽式反应器、探头插入式反应器、杯式声变幅杆反应器和复合型反应器。

1. 超声清洗槽式反应器　超声清洗机是一种价格便宜、应用普遍的超声设备，很多声化学工作者都是利用超声清洗机来开始他们的试验工作的。

超声清洗机的结构比较简单，它是由一个不锈钢水槽和若干个固定在水槽底部的超声换能

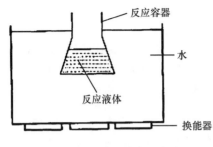

图 6-2 超声清洗槽式反应器

器组成。将装有反应液体的锥形瓶置于不锈钢水槽中就构成了超声清洗槽式反应器,如图 6-2 所示。

这一反应器方便可得,除了对反应容器要求平底外(超声波垂直入射进入反应液体的超声能量损失较小),无特殊要求。但同时也存在许多缺点:①反应容器截面远小于清洗槽,能量损失严重;②由于反应容器与液体之间的声阻抗相差很大,声波反射很严重,例如对于玻璃反应容器和液体水反射率高达70%,不仅浪费声能,而且使反应液体中实际消耗的声功率也无法定量确定;③清洗槽内的温度难以控制,尤其在较长时间辐照之后,偶合液(清洗槽中的水)吸收超声波而升温;④各种不同型号的超声清洗机的频率和功率都是固定的,而且各不相同,因此不能用于研究不同频率与功率下的声化学反应,也难以重复别人的试验结果。

2. 探头插入式反应器 产生超声波的探头就是超声换能器驱动的声变幅杆(声波振幅放大器)。探头插入式反应器是由换能器发射的超声波经过变幅杆端面直接辐射到反应液体中,如图 6-3 所示。可见,这是把超声能量传递到反应液体中的一种最有效的方法。市场上已有这样的超声设备出售,在实验室中用做细胞破裂机,后来才应用于声化学研究。

探头插入式反应器的主要优点是:①探头直接插入反应液,声能利用率大,在反应液体中可获得相当高的超声功率密度,可实现许多在超声清洗槽反应器上难以实现的反应;②功率连续可调,能在较大的功率密度范围内寻找和确定最佳超声辐照条件;③通过交换探头可改变辐射的声强,从而实现功率、声强与辐射液体容量之间的最佳匹配。

这类反应器的不足之处是:①难以对反应液体进行控温;②探头表面易受空气腐蚀而污染反应液体。

插入式反应器还可细分为简单型、玫瑰花型、增压型、连续型和有机金属型等类型。

3. 杯式声变幅杆反应器 将超声清洗槽反应器与功率可调的声变幅杆反应器结合起来,就构成了杯式声变幅杆反应器,如图6-4所示。杯式结构上部可看成是温度可控的小水槽,装反应液体的锥形烧瓶置入其中,并接受自下而上的超声波辐射。

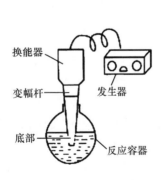

图 6-3 探头插入式反应器

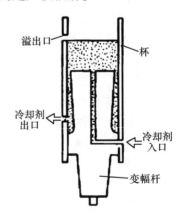

图 6-4 杯式声变幅杆反应器

杯式变幅杆结构反应器的优点是:①频率固定,定量和重复结果较好;②反应液体的温度可以控制;③不存在空化腐蚀探头表面而污染反应液体的问题。其不足之处是:①反应液体中的辐照声强不如探头插入式强;②反应容器的大小受到杯体的限制。

4. 复合型反应器　将超声反应器与电化学反应器、光化学反应器、微波反应器结合起来便构成了复合型声化学反应器。例如 Rushing 等报道了超声波引入电解反应还原多氯联苯的研究。对于电解—超声波复合型反应器,若用金属板作电极,可用楔型超声探头将超声波引到电极表面,据说这种探头已有出售。

关于光-超声波复合型反应器,藤进敏发明了一种紫外光或射线与超声波一起产生臭氧的装置,如图 6-5 所示。在这里超声波的作用是喷雾与分散。

超声波在合成中的应用研究在近年来发展非常迅速,它比传统的有机合成方法更方便和易于操作,实验仪器也比较简单,易于控制。在超声波辐照下可使许多传统的有机反应在较温和的条件下进行,同时可显著提高产率和缩短反应时间,甚至还可使某些在传统条件下难以发生或不能发生的反应得以进行。当然,并不是超声波辐照对所有的有机反应都有促进作用,甚至对有的反应还有抑制作用和副作用。

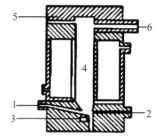

图 6-5　与光或射线结合的
复合超声反应器
1. 过氧化物供给口　2. 氧气供给口
3. 超声波发生器　4. 化学反应器
5. 紫外线或射线　6. 臭氧出口

超声波辐照在氧化、还原、加成、耦合、缩合、消除等反应中也有应用。

三、等离子体合成

物质在一定压力下随着温度的升高可由固态变为液态,再变为气态,有的可直接从固态变为气态。如果对气态物质再继续升高温度或放电,气体分子就要发生解离和电离,当电离产生的带电粒子密度达到一定数量时,这一集聚状态称为物质的第四态——等离子体。日光灯放电和霓虹灯放电就是常见的等离子体现象。

(一) 等离子体的产生、分类和特点

产生等离子体的方法和途径是多种多样的,其中宇宙天体和地球上层大气的电离层属于自然界产生的等离子体。人工产生的方法主要有气体放电法(电晕放电、辉光放电、电弧放电和微波放电等)、光电离法(激光照射)、射线辐照法(X 射线、γ 射线等)、燃烧法(高温热电离)和冲击波法等。

放电生成的等离子体可分为高温等离子体和低温等离子体两类。在高温等离子体中,因电子温度(T_e)和离子温度(T_i)几乎相等,呈热平衡状态,这时电离气体的温度很高,可达 5000 ~ 20000K,称为高温等离子体或平衡等离子体;在低温等离子体中,$T_e > T_i$,不存在热平衡,电离气体温度仅有 300 ~ 500K,称为低温等离子体或非平衡等离子体。

等离子体的物理特点:①尽管等离子体中存在着大量的带电粒子,但正、负电荷总数相等,整体呈电中性;②由于其内部存在大量的自由电子和离子,从而表现出很强的导电性;③作为一个带电粒子体系,等离子体明显地会受到电磁场的作用。

等离子体的化学特点：①由于等离子体中存在着大量的离子、电子和激发态原子、分子、自由基等极活泼的反应物种，从而使等离子体反应很容易进行，甚至可使某些在常规条件下不能发生的反应得以进行；②利用低温等离子体可实现高温反应的低温化，例如利用等离子体人工合成金刚石可从传统方法几千度的高温降为几百度。

(二) 等离子体合成装置

等离子体有机合成装置由放电电源(直流、交流或高频电源)、电极、反应器、真空部分和冷却部分等组成，其中电源与电极用于气体放电，产生等离子体。等离子体有机合成装置根据反应系统的具体要求有不同的型式，常见的管型为外部电极式反应器如图6-6所示。

厦门大学谢素原等自行设计的辉光放电合成装置如图6-7所示。反应气体在负压下进行串级反应腔，反应腔外部是250ml的水冷圆球玻璃管，内部有一段既作电极又作气流通道的空心铜管，施于两电极的电压在6kV以上，电极间距约50mm。在气压小于300Pa时，电极间发生辉光放电，反应气体被电离成等离子体。

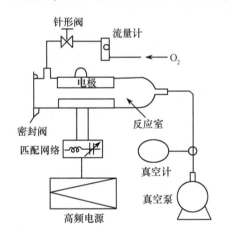

图6-6　管式等离子体反应器

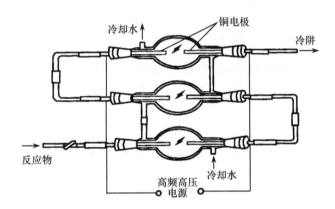

图6-7　辉光放电串级管式等离子体反应器

(三) 等离子体在有机合成中的应用

等离子体技术在无机材料合成、膜合成及表面改性、光谱分析、高分子合成、废水废气处理、半导体器件等领域有广泛的应用。在有机合成方面应用相对少一些，并且主要是应用低温等离子体技术。

由低温等离子体引发的有机化学反应一般可分为3种类型：①在气相中进行的电离、离解、激发和原子、分子内相互结合以及加成反应；②在等离子体—固体界面发生的聚合或者固体的蚀刻、脱离反应；③在固体或液体表面由于等离子体发射的光和电子的照射引起的交联、分解反应，附着在表面的活性基团又会引发二次反应。在固体或液体中发生的反应又称为等离子体引发聚合反应。在不加催化剂的条件下，通过等离子体状态，可以从单质或化合物出发，经过中间体合成各种氨基酸、卟啉、核酸盐等，这种合成可用于说明由原始大气产生生命的过程。除此在脱除、异构化、开环、环化、重排等反应中也应用。

四、超临界合成

超临界化学反应不同于传统的热化学反应,具有以下特点:

(1)与液相反应相比,在超临界条件下的扩散系数远比液体中的大,黏度远比液体中的小。对于受扩散速度控制的均相液相反应,在超临界条件下反应速率大大提高。

(2)在超临界流体介质中可增大有机反应物的溶解度或有机反应物本身作为超临界流体而全部溶解,尤其在超临界状态下还可使一些多相反应变为均相反应,消除了相界面,减少了传质阻力,这些都可较大幅度地增大反应速率。

(3)因有机反应中过渡状态物质的反应速率随压力的增大而急剧增大,而超临界条件下具有较大的压力,从而可使化学反应速率大幅度增加,甚至可增加几个数量级。当反应物能生成多种产物时,压力对不同产物的反应速率的影响是不相同的,这样就可通过改变超临界流体的压力来改变反应的选择性,使反应向目标产物方向进行。

(4)超临界流体中溶质的溶解度随温度、压力和分子量的改变而有显著的变化,利用这一性质可及时将反应产物从反应体系中除去,使反应不断正向进行,这样既加快了反应速率,又获得了较大的转化率。

(5)许多重质有机化合物在超临界流体中具有较大的溶解度,一旦有重质有机物结焦后吸附在催化剂上,超临界流体可及时将其溶解,避免或减轻催化剂上的积炭,大大延长了催化剂的寿命。

(6)可用价廉、无毒的超临界流体(如 H_2O,CO_2 等)作为反应介质来代替毒性大、价格高的有机溶剂,既降低了反应成本,又消除或减轻了污染。

由于以上特点,超临界有机合成受到世界各国化学界的高度重视。

五、固相合成

固相合成法(solid-phase synthesis)就是把底物或催化剂锚合在某种固相载体上,再与其他试剂反应,生成的化合物连同载体过滤、淋洗,与试剂及副产物分离,这个过程能够多次重复,可以连接多个重复单元或不同单元,最终产物通过解脱试剂从载体上解脱下来。固相合成采用过量的反应试剂以使反应进行完全,所以即使反应不太完全(20%~30%)也可以进行,并且通过简单过滤就能分离纯化产物。

(一)固相合成载体

固相合成中的载体一般是高分子树脂,并且这些高分子树脂具有以下特点,以满足固相合成的需要:

(1)对试剂和溶剂具有化学惰性和一定的机械稳定性,能够经受多次混合振荡操作不受明显损坏,如不发生机械性碎裂等。

(2)不溶解但有一定的溶胀性。溶剂分子渗入树脂中,树脂体积膨胀,内表面增大,变成类似凝胶状,使反应位置能暴露于试剂中,利于化学反应的进行。

（3）载体上有活性基或经过化学修饰可引入活性基，能够与反应底物相连接，并且连接具有一定的牢固性，不受后续反应过程的影响。

（4）载体与底物连接后，要能够在合成中间选择性地部分切下以检测反应程度，最后还要从载体上全部解脱下产物。载体的连接臂和功能基直接影响产物的解脱方式，进而影响产物的产率及纯度，因此开发多种形式功能基化的聚合物载体是固相组合合成的重要组成部分。

目前，用于有机小分子的固相合成最常用的固相载体有交联聚苯乙烯、聚酰胺树脂、TentaGel 树脂等。另外塑料、棉花以及玻璃等其他材料也用作固相合成的载体。这些高分子材料常被制成 80 ~ 200m 的粒度均匀的小球以供使用。

（二）固相合成方法

固相合成最初用于合成多肽。首先要将第一个氨基酸连接到载体树脂珠上，为了防止氨基酸之间相互作用，需要用保护剂将氨基酸的一个活性基保护起来。Merrifiled 使用 *N*-叔丁氧羰基（Boc）为氨基保护基。连接过程如图 6-8 所示。多肽的合成由羧基端向氨基端进行，用三氟乙酸（TFA）脱去 Boc 保护基后，加入下一个已实施了 Boc 氨基保护的氨基酸，如此进行，直到接上最后一个氨基酸，最后在强酸性条件下用无水 HF 把多肽从树脂珠上解脱下来。

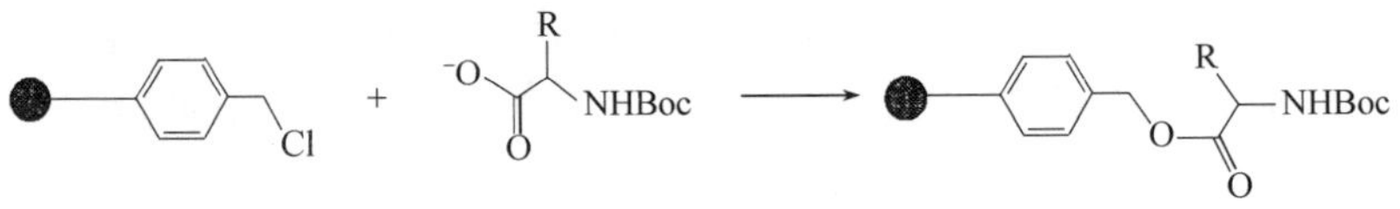

图 6-8　固相合成

固相合成法可以同时合成多种同一系列的产物，即平行合成。平行合成又有多头合成、茶叶袋法、光定向合成等多种技术手段。

1. 多头合成法　多头合成法（multiple synthesis）又称为多针法，其装置见图 6-9。聚乙烯针状小棒为固相载体，每块板可固定几十支平行排列的小棒，注意排列要规则，两针间距离适宜（图中 1 部分）。反应容器则是

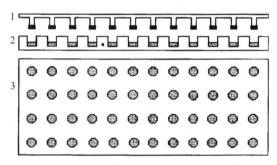

图 6-9　多头法合成装置

与多头装置相配合的具有一排排孔穴的板（图中 2 和 3 部分，其中 3 是 2 的俯视图），针状小棒与孔穴是契合的。反应时先在小棒一端联上肽结构，相应的孔穴中加入保护好的氨基酸，将此板针头浸于相对应滴定板孔穴中进行缩合反应，整个过程采用 Merrifield 标准合成方法完成，最后脱去保护基，但不从载体上切下肽链，让肽悬挂于树脂上可多次缩合，每个反应池得到一种纯的多肽。产物肽的氨基酸顺序取决于孔穴内的氨基酸加入顺序。待反应结束之后，经过快速纯化得到多个不同的产物，可供筛选，也可平行地进行下一步反应。目前不少公司采用了机器手合成，每天产物可达数千数万以上。

2. 茶叶袋法　1985 年 Houghten 等创立了茶叶袋法（teabag method）。该法设计了带微孔

（$\phi=74\mu\text{m}$）的聚乙烯小袋（15mm×20mm）作为固相树脂的容器,装入固相载体——树脂珠。反应时反应物试剂及各种溶剂可自由穿透,而树脂珠则出不来,恰如泡入水中的茶袋。反应时将数个小袋浸入同一反应试剂中,进行脱保护-洗涤-缩合循环的固相接肽反应,反应完成一步,可将小袋取出,投入另一反应器中进行下一步接肽反应,最后以每小袋为一个组合,进行处理使相关产物从树脂珠上裂解下来,每个小袋生成一种多肽。多肽的结构由反应历程决定,可以在袋上编号并记录相应的反应历程。茶叶袋法的优点在于结构相同的构件缩合时共同在一个大容器中,节省了试剂和溶剂,并简化了操作。

3. 光定向合成法　光定向合成法（light-directed parallel synthesis）是 20 世纪 90 年代初发明的,是把固相合成技术与光敏印刷术相组合的一种合成方法。这种方法能够在玻璃上合成大量多肽或寡核苷酸。

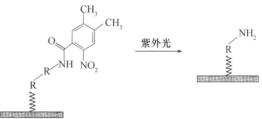

图 6-10　经紫外光照射后切除 NVOC 保护基

光定向平行合成方法涉及用光保护基保护的策略。此法以玻片为载体,经过处理,使其表面带上氨基,再经反应将光敏保护基 NVOC（6-硝基藜芦氧羰基,6-nitroveratryloxycarbonyl）与玻片表面的氨基结合。该保护基可以被 365nm 的紫外光光解切除（图 6-10）。

产物的分子多样性与光照射形式有关。如图 6-11 所示,图中 X 为光保护基,A 为需要连接的氨基酸,A—X 为实施了氨基保护的氨基酸 A。反应时,不需要反应的位置用遮光片遮住,再用紫外灯进行光照,则暴露部分载体上的化学官能团被脱保护。然后整个玻璃片在偶联条件下浸没在需要连接的氨基酸 A 的溶液中（此氨基酸 A 已经进行了氨基保护）,则氨基酸 A 连同保护基一起连接到已经过光照脱保护的官能团上。下一步,再进行多次光照脱保护、偶联的循环,可使多个氨基酸反应连成多肽。

若每次只照射玻璃片的一半面积,经过 4 次不同部位的光照及耦联,可以在 $2^4=16$ 个区域内得到不同的多肽序列（图 6-12）。其中一个区域为空白,可作为生物测试的阴性对照物。用这种方法可以用 1.28cm×1.28cm 的载体在 50μm 的位点制备八聚核苷酸的全部 65536 个可能序列。

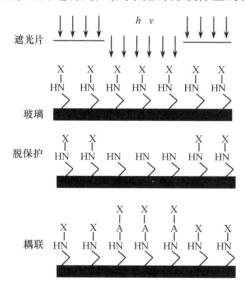

图 6-11　用光蒙片使特定区域受光照脱保护

由于固相合成具有操作简便、产物易于分离纯化、产率较高等优点,近年来受到了广泛的关注。目前固相合成已由多肽的合成推广到有机合成的其他领域,如糖肽的合成、类立方烷型簇合物、胸腺素 α_1、配合物的合成等,并且目前已有自动化合成仪问世。

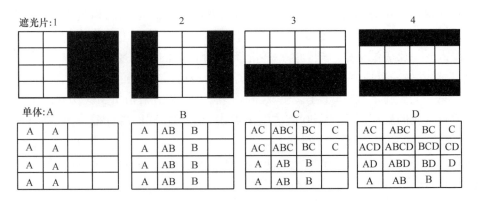

图 6-12 用 4 次光照产生 16 种单体排列

六、高效合成方法 —— 一锅合成法

传统的有机合成是一步一步地进行反应的,难免步骤多、产率低、选择性差,且操作十分繁杂。一锅合成法(one-pot synthesis,one-flask preparation)为单新传统的合成化学带来了新希望,开拓了新途径。采用这一新方法,可将多步反应或多次操作置于一个反应器内完成,不再分离许多中间产物。采用一锅合成法,目标产物将可能从某种新颖、简捷的途径获得。通常,一锅合成多具有高效、高选择性、条件温和、操作简便等特点,它还能较容易地合成一些常规方法难以合成的目标产物。

对于反应 $A \underset{K_1}{\rightleftharpoons} B \underset{K_2}{\rightleftharpoons} C$($K_1$,$K_2$ 为反应的平衡常数),用一锅合成法,中间产物 B 不经分离,直接进行下一步反应,使 B 变成 C,A、B 之间的转化平衡由于 B 的消耗而向生成 B 的方向移动,这样会比多步反应产生更多的中间产物 B,C 的产率自然也比多步反应高。所以一锅合成往往选择性和收率会提高。

如果一个反应需要多步完成,但反应步骤都是在同种溶剂的溶液中进行,反应条件相近,不同的只是体系中的具体组成或温度等,如烯、炔、醛酮、甲磺酰氯、噻唑及其衍生物等可以考虑用一锅合成法。

七、相转移催化反应

当两种反应物处于不同的相(液液或固液)中时,反应物彼此不能靠拢,反应难以进行。加入少量的"相转移催化剂"(phase transfer catalysis,PTC)使两反应物转移到同一相中,可以使反应顺利进行,这种反应就称为相转移催化反应。

(一)相转移催化机制

相转移催化主要用于液液体系,也可用于液固体系及液固液体系。以季铵盐为例,相转移催化过程如图 6-13 所示。此反应是只溶于水相的亲核试剂二元盐 M^+Y^- 与只溶于有机相的反应物 R-X 作用,由于二者分别在不同的相中而不能互相接近,反应很难进行。加入季铵盐 Q^+X^- 目转移催化剂,由于季铵盐既溶于水又溶于有机溶剂,在水相中 M^+Y^- 与 Q^+X^- 相接触时,可以发生 X^- 与

Y⁻的交换反应,生成 Q⁺Y⁻离子对,这个离子对能够转移到有机相中,在有机相中 Q⁺Y⁻与 R-X 发生亲核取代反应,生成目的产物 R-Y,同时生成 Q⁺X⁻,Q⁺X⁻再转移到水相,完成了相转移催化循环。

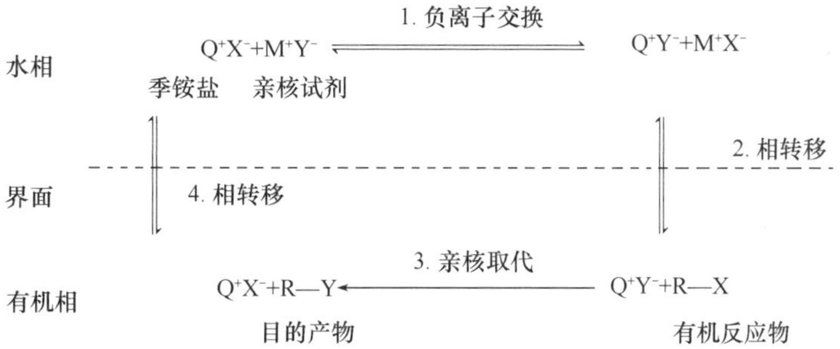

图 6-13　相转移催化机制示意图

(二) 相转移催化剂

大多数相转移催化反应要求将负离子转移到有机相,常用的相转移催化剂有镓盐、聚醚和高分子载体 3 类。镓盐包括季铵盐、季鏻盐、季砷盐、叔硫盐;聚醚类包括冠醚、穴醚和开链聚醚。

季铵盐具有价格便宜、毒性小等优点,得到了广泛的应用。一般情况下,为了使相转移催化剂在有机相中有一定的溶解度,季铵盐中应含足够的碳数(一般碳数为 12 ~ 25 为宜)。同时,含有一定碳数的季铵盐溶剂化作用不明显,具有较高的催化活性。常用的季铵盐有:$C_6H_5CH_2N^+(C_2H_5)_3 \cdot Cl^-$,苄基三乙基氯化铵,BTEAC;$(C_8H_{17})_3N^+(CH_3) \cdot Cl^-$,三辛基甲基氯化铵,TOMAC;$(C_4H_9)_4N^+ \cdot HSO_4^-$,四丁基硫酸氢铵,TBAB;此外季锑盐、季铋盐和季锍盐也可以用作相转移催化剂,但制备困难、价格昂贵,目前只用于实验室研究。

冠醚用于相转移催化剂开发较早,但它毒性大、价格高,应用受到限制。常用的冠醚催化剂有 15-冠-5、二苯并冠-5、18-冠-6,二苯并冠-6、二环己基并 18-冠-6 等。

开链聚醚容易得到、无毒、蒸气压小、价廉,在使用过程中不受孔穴大小的限制,并具有反应条件温和、操作简便及产率较高等优点,是理想的冠醚替代物。常用的开链醚有:聚乙二醇类 HO$(CH_2CH_2)_nH$;聚氧乙烯脂肪醇类 $C_{12}H_{25}O(CH_2CH_2O)$;聚氧乙烯烷基酚类 C_8H_{17}——O$(CH_2CH_2O)_nH$。这类催化剂的特点是能与正离子配位或形成静电作用,如图 6-14 所示:

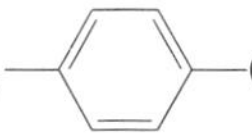

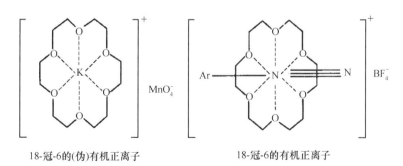

18-冠-6的(伪)有机正离子　　　18-冠-6的有机正离子

图 6-14　18-冠-6 与正离子形成配合物示意图

相转移催化剂价格高、难回收,因此又发展了固体相转移催化剂,它是将季铵盐、季鏻盐、开链聚醚或冠醚化学结合到固态高聚物上形成的既不溶于水也不溶于一般有机溶剂的固态相转移催化剂,如季铵盐型负离子交换树脂。Y 从水相转移到固态催化剂上,再与有机试剂 R-X 发生亲核取代反应,这种方法称为液-固-液三相转移催化。这种方法操作简便,反应后催化剂可以定量回收,能耗也较低,适用于连续化生产。

(三) 相转移催化的应用实例

在卤素交换,腈制备,消除反应,氧化还原,以及醚制备等方面都有应用。

第二节 天 然 物 质

一、超临界流体萃取

超临界流体是介于气体和液体之间的流体,同时具有液体和气体的双重特性。在临界点附近,由于体系温度和压力的微小变化,超临界流体可使物质溶解度发生多个数量级的突变,由此实现对物质的提取分离。通过改变压力或温度来改变超临界流体的性质,达到选择性提取各类化合物的目的。

超临界流体萃取(supercritical fluid extraction)通常用 CO_2 作流体,具有如下特点:①CO_2 的临界温度近于室温,为31℃,临界压力为 $73×10^5Pa$,易于操作。②安全、不燃烧、化学稳定。③可防止被提取物的氧化。④无毒、无污染、价廉易得。⑤提取物组成的选择性强,产率高。

超临界流体萃取与溶剂提取技术相似,但需使用高压设备。在超临界状态下,使 CO_2 从下部通入样品。由于 CO_2 密度较样品轻,提取后进入样品槽,减压挥发 CO_2,即得到提取物。CO_2 可以经压缩循环使用。由于 CO_2 为非极性物质,超临界 CO_2 萃取技术特别适用于挥发油、小分子萜类、部分生物碱等亲脂性成分的提取。如芳香油类成分,因其分子量较小、亲脂性和低沸点,用超临界 CO_2 萃取具有独特的优点。此法操作简单,提取温度低,无有机溶剂残留,热不稳定及易氧化成分均可保留,因而芳香油收率与质量均优于水蒸气蒸馏,目前已广泛应用于芳香油成分的提取。如从大蒜中提取芳香油,由于保存了大蒜热敏成分,其抑菌效果增加了3~6倍。

加入夹带剂如甲醇、乙醇、丙酮、乙酸乙酯、水等,及增加压力,超临界 CO_2 流体可用于萃取极性较大的成分。目前,超临界流体萃取生物碱、黄酮类、皂苷类等非挥发性有效成分已日趋普遍。

超临界流体萃取的缺点是需要高压设备,技术要求高,回收率较差。为了获得超临界条件,设备的一次性投资较大,运行成本高,而且难于萃取强极性和大分子量的物质。

二、微 波 提 取

微波提取(microwave-assisted extraction)是利用微波能进行物质萃取的一种新发展起来的技术。目前,微波技术用于提取生物活性成分已涉及几类天然化合物(挥发油、苷类、多糖、萜类、生物碱、黄酮、单宁、甾体及有机酸等),引起人们的极大兴趣。

微波是频率介于300MHz~300GHz(波长在1cm至1m,介于红外和无线电波之间)之间的电磁波。用于加热技术的微波波长一般固定在12.2cm(2.45GHz)或33.3cm(900MHz)。商业生产的微波炉一般采用12.2cm作为固定波长。

用于微波提取的装置分为微波炉装置和提取容器两部分。目前,绝大部分利用微波技术进行的提取都是在商业化的家用微波炉内完成的。这种微波炉造价低,体积小,适合于在实验室应用。但不经改造的微波炉,很难进行回流提取。在商品家用微波炉内进行提取,反应容器只能采取封闭或敞口放置两种方法。对于非水溶剂或一些易挥发易燃烧的物质,敞口反应往往很危险。因而人们就对微波炉加以改造,从而设计出可以进行回流操作的微波装置。家用微波炉的这类改造,系在家用微波炉的侧面或顶部打孔,插入玻璃管同反应器连接,在反应器上插上冷凝管(外露),用水冷却。为了防止微波泄漏,一般要在炉外打孔处连接一定直径和长度的金属管进行保护。回流微波提取装置的发明,使得常压下溶剂中进行的提取非常安全。

微波提取的最优化条件包括提取溶剂、功率和提取时间的选择,其中,溶剂的选择至关重要。微波提取要求被提取的成分是微波自热物质,有一定的极性。微波提取所选用的溶剂必须对微波透明或半透明,介电常数在 8~28 范围内。物料中的含水量对微波能的吸收关系很大。若物料是经过干燥,不含水分的,那么选用部分吸收微波能的萃取介质。由此介质渍物料,置于微波场进行辐射加热的同时发生提取作用。当然也可采取物料再湿的方法,其具有足够的水分,便于有效地吸收所需要的微波能。提取物料中不稳定的或挥发性的成分,宜选用对微波射线高度透明的萃取剂作为提取介质,如正己烷。

微波提取频率、功率和时间对提取效率具有明显的影响。当时间一定时,功率越高,提取的效率越高,提取越完全。但是如果超过一定限度,则会使提取体系压力升高到开容器安全阀的程度,溶液溅出,导致误差。微波剂量的确定,以最有效地提取出所需有效成分而定。选用微波功率在 200~1000W 范围内时,提取时间的变化较小。微波提取时间与被测物样品量、物料中含水量、溶剂体积和加热功率有关。由于水可有效地吸收微波能,较干的物料需要较长的辐照时间。

应用范围已涉及几大类天然化合物,如挥发油、苷类、多糖、萜类、生物碱、黄酮、单宁、甾体及有机酸等。

三、超声波提取

植物成分大多为细胞内产物,提取时往往需要将细胞破碎,现有的机械或化学破碎方法有时难以取得理想的破碎效果。超声波是一种弹性机械振动波。与常规提取相比,超声波提取具有时间短、产率高和不需加热等优点。

超声波提取在提取皂苷、生物碱、蒽醌、有机酸、多糖等植物成分中已有应用,使用合适的溶剂,以频率为 1MHz 超声波处理 30min,过滤,药渣再重复处理一次,合并滤液,浓缩精制即可。与回流提取工艺对比,超声波提取可节省原药材 27%。超声波提取的缺点是对容器壁的厚薄及容器放置位置要求较高,而且目前实验研究处于很小规模,要用于大规模生产,还有待进一步解决有关工程设备的放大问题。

四、酶 法 提 取

植物成分往往被包裹在细胞壁内,而大部分植物的细胞壁由纤维素(9-D-葡萄糖以 1,4-β-葡萄糖苷键连接)构成。用纤维素酶可以破坏 β-D-葡萄糖苷键,使植物细胞壁破坏,有利于成分提取。根据这一原理,在提取植物成分前,先用纤维素酶酶解,使植物细胞壁破坏后再进行提取,可以大大提高活性成分的提取率。酶反应还可将中药制剂的杂质淀粉、果胶等分解除去;植物药渣酶解可形成低聚糖和葡萄糖,变废为宝。

五、半仿生提取法

半仿生提取法是将整体药物研究法与分子药物研究法相结合,从生物药剂学的角度,模拟口服给药及药物经胃肠道转运的原理,为经消化道给药的中药制剂设计的一种新的提取工艺。它将分析思维和系统思维统一起来,形成观察问题的新思路,即在提取中坚持"有成分论,不唯成分论,重在机体的药效学效应"。

提取时,先将药材用一定 pH 的酸水提取,再以一定 pH 的碱水提取,提取液分别过滤、浓缩、制成制剂。这种提取方法可提取和保留更多的有效成分,体现中医临床用药的综合作用特点。多种复方制剂和中药饮片颗粒化的研究显示,半仿生提取法有广泛的应用前景。

六、破碎提取法

破碎提取法用破碎提取器使植物材料在适当的溶剂中充分破碎,成匀浆状而达到提取的目的,具有提取快速、完全、不需加热、省时、节能和节省溶剂的特点。破碎提取法虽然操作简单,避免了高温加热,提取时间也极短,但提取的收率并不是最高,还局限于实验研究。

七、空气爆破法

利用植物组织中的空气受压缩后突然减压时释放出的强大压力冲破植物细胞壁,撕裂植物组织,使植物结构疏松,利于溶剂渗入植物内部,大幅度增加接触表面积,提取有效成分,适用于植物的根、茎、皮、叶等多纤维组织,不宜用于短纤维和富含淀粉的植物。

八、高速逆流色谱

高速逆流色谱(high speed counter current chromatography,HSCCC)的原理与液滴逆流色谱相似,是依靠聚四氟乙烯(PTFE)蛇形管的方向性及特定的高速行星式旋转所产生的离心力场作用,使无载体支持的固定相稳定地保留在蛇形管内,并使流动相单向、低速通过固定相,实现连续萃取分离物质的目的(图 6-15)。

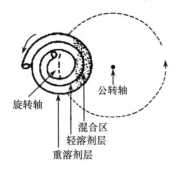

图 6-15 HSCCC 分离原理

asiaticoside   R = H
madecassoside   R = OH

高速逆流色谱的优点是不需用载体,消除由此带来的不可逆吸附、试样变性污染及色谱峰畸形拖尾等弊端,试样可定量回收;进样量可从毫克级到克级,进样体积可从几毫升到几十毫升;适宜于分离非极性和极性成分,尤其适合分离苷类等极性成分。目前,高速逆流色谱已在生物碱、黄酮、萜类、苷类、木脂素、香豆素等成分的分离纯化方面有较多的应用。如从积雪草提取物以氯仿-甲醇-异丁醇-水(7:6:3:1)系统分离了两个结构非常相似的皂苷asiaticoside和madecassoside。

九、离心液相色谱

离心液相色谱(centrifugal liquid chromatography)技术是对常规柱色谱的一种重大改进。采用皿式圆盘来代替柱,在圆盘上铺制吸附剂,然后加样及洗脱,借助离心力的作用,使各成分依次分开(图6-16),并通过检出器分段收集,全部操作自动化。薄层经处理后,反复使用。该法分离周期短、操作简便,可根据色带收集,已有正式商品仪器。所用吸附剂除了普通薄层层析用硅胶、氧化铝外,还可采用离子交换剂、葡聚糖凝胶等。缺点是铺板要求高,R_f值相近的成分不易分离。

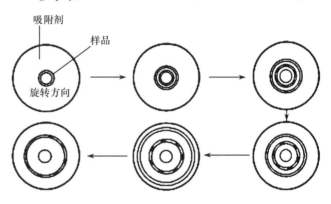

图6-16　离心液相色谱分离原理

十、高效毛细管电泳和胶束电动毛细管色谱

高效毛细管电泳(high performance capillary electrophoresis,HPCE)是近年来发展起来的新技术,其原理是以高压电场为驱动力,以毛细管为分离通道,依据样品各组分之间电泳淌度或分配行为的差异而实现分离的液相分离技术。HPCE依据溶质淌度(/J,电迁移率)的差异进行分离。电泳过程中伴随着电渗效应,它对分离效率有很大影响,带电组分的表观迁移速度(V_s)为溶质电泳迁移速度(V_{ep})与溶液电渗流速度(V_{eo})的矢量和,即$V_s = (V_{ep} + V_{eo})E$,其中E为电场强度,ep和eo分别表示电泳和电渗。高效毛细管电泳具有分辨率高、快速、进样少等优点,在天然产物研究中的应用和发展非常迅速。如生物碱大都在缓冲体系中带有正电荷,采用毛细管区带电泳(CZE)以65%的NaH_2PO_4溶液为缓冲体系,在pH=7.0条件下分离了黄连、小檗碱、巴马汀和药根碱等7种生物碱。McGhile等用HPCE对30多种结构非常相似的黄酮苷类化合物中的20种成分实现了一次性完全分离。

胶束电动毛细管色谱(micellar electrokinetic capillary chromatography,MECC)是在毛细管区带电泳的基础上,改用含胶束的电解质溶液作流动相,由于溶质在胶束中分配的差异而得以分离。其优点是:被分离物质既可是荷电物质,也可是中性分子,分离效果好,适用面广。如采用MECC,以25mmol/L十二烷基磺酸钠(SDS)溶液中加入改性剂,在pH=10.96条件下分离测定了大黄中大黄素和大黄酸的含量。又如,用 50mmol/L SDS-20mmol/L 硼酸作流动相,在 pH = 8.3 条件下分离测定了银杏叶提取物中芦丁等黄酮成分。

十一、微柱液相色谱

微柱指内径为 0.1~0.5mm 的填充色谱柱,微柱液相色谱(Micro-LC)又叫微柱高效液相色谱法,是一项新分离分析技术。Micro-LC 根据柱内压及实际需要选择内径为 0.1~0.5mm,柱长为 10~200mm 的色谱柱。柱填料粒径为 1~5μm,流动相流速为 1~10μl/min,因而色谱柱渗透性好,柱效能高,流动相佳,流速低,其流动相需要量大大减少,不到一滴的流动相可将混合物中大多数组分洗脱出柱,所以又有"一滴液相色谱法"之称。目前,Micro-LC 已成为分离分析植物有效成分的较为经济、实用的方法。如 Fujii 等以乙腈∶甲醇∶水(21∶20∶45)为流动相(流速 8μl/min),用 5μmODS 聚四氟乙烯填充柱(103mm×0.5mm,内径)实现了紫花洋地黄叶中洋地黄苷 A(purpurea glycoside A)、B 和葡萄糖吉他洛苷(glucogitaloxin)三个活性成分的分离。

十二、反复循环高效液相色谱

反复循环高效液相色谱(recycled HPLC)是反复通过高效液相柱使化合物完全分离的一种分离技术,尤其适用于两种结构很相似的化合物的分离。如反相硅胶(YMC-Pack C8-5;φ20mm×250mm),以甲醇∶水(60∶40)作为流动相通过 recycled HPLC,11 次循环分离,从植物 Vitiscoignttiae 中分离得到化合物(+)-Vitisin A 和(+)cis-Vitisin A。

(+)-Vitisin A   (+)-cis-Vitisin A

十三、超临界流体色谱

超临界流体色谱(supercritical fluid chromatography,SFC)是以超临界流体为移动相的色谱方法。超临界流体的密度(0.2~0.8g/ml)高于气体(10^{-4}~10^{-3}g/ml),而近于液体(>1g/ml)。超临界流体的黏度[10^{-3}~10^{-4}g/(cm·s)]接近于气体[10^{-4}g/(cm·s)],因此在超临界流体中传质速度要比在液体固定相中快、传质效率高。由于密度高,比气相溶解度大,超临界流体色谱克服了液相色谱中的分子扩散速度低、分析时间长和气相色谱中溶解度小、分离范围窄(仅能分析在载气中挥发的物质)的缺点,而又兼顾了两者的优点。由于多采用超临界 CO_2 作为流动相,超临界流体色谱仅适用于非极性化合物的分离,对中等极性化合物的分离须在超临 CO_2 中加入一种极性的携带剂,如甲醇、异丙醇等;对分离极性强的化合物可以使用超临界 NO_2 或氨。目前,已有报道用超临界流体色谱分离紫杉烷类化合物和银杏叶提取物中的黄酮。

十四、分子识别分离有效成分

主客体物质可依靠范德华力形成共晶或包合物,其形状有管道状、笼状和层状等。如碘-淀粉包合物(图 6-17)、尿素-直链烃及衍生物包合物、硫脲-支链、环状化合物共晶等。利用分子识别原理,即利用主客体分子之间形状、大小(几何拓扑性质)、官能团的数量和位置(键力性质)的不同,通过主体分子选择识别客体分子,所形成的包结物以结晶方式析出,可达到从提取物中选择性分离组分的目的。如利用螯形主体分子反式-1,2-二苯基-1,2-苊二醇可选择性地将藁本芳香油中的肉豆蔻醚、小茴香中的茴香醚、细辛挥发油中顺甲基异丁香酚分离出来。又如,利用尿素与饱和脂肪酸和单不饱和脂肪酸形成较稳定的晶体包合物析出,而多烯不饱

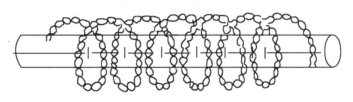

图 6-17　淀粉、碘包合物

和脂肪酸由于双键较多,碳链弯曲,具有一定的空间构型,不易被尿素包合的特点,可将多烯不饱和脂肪酸(具有降血脂、预防心血管病等功效)富集提纯,以提高产品质量和生物活性。

十五、双水相萃取技术

双水相萃取技术是一种在温和条件下进行简单操作就可获得较高收率和纯度医药产品的新型分离技术,其应用主要是分离生物转化的基因工程药物和抗生素,以及从动物组织提取生化药物。对植物有效成分的萃取最近几年才有所研究。由于植物中化合物众多,而双水相萃取具有较高的选择性,利用这项技术有望为植物活性成分的分离提纯开辟一条崭新的思路。

双水相萃取的基本原理是生物物质在双水相体系中的选择性分配。两种不同的水溶性聚合物溶液,当浓度达到一定值,由于高聚物之间的不相溶性,即高聚物分子的空间阻碍作用,相互无法渗透,具有分离倾向形成双水相体系。

采用双水相萃取技术从天然产物中萃取有效成分的报道虽不多,但已有的实例已充分表明了其良好的应用前景。

十六、分子蒸馏

分子蒸馏(molecular distillation,MD)是一种在高真空度(10^{-4} ~ 10^{-2} mmHg)下进行分离操作的连续蒸馏过程。由于待分离组分在远低于常压沸点的温度下挥发,以及各组分在受热情况

下停留时间很短,该过程已成为分离目的产物最温和的蒸馏方法,特别适合于分离高沸点、黏度大和热敏性天然物料。目前,分子蒸馏已成功地应用于食品、医药、精细化工和化妆品等行业。国内从 20 世纪 80 年代后期开始引进该技术,并在 90 年代后期,在少数食品添加剂或香料上实现了工业化,如维生素 E 和卵磷脂等。分子蒸馏技术在天然药物活性成分及单体纯化过程的应用刚刚起步。

分子蒸馏的基本原理和特点:分子蒸馏是在高真空度下进行的非平衡蒸馏,具有特殊的传质传热机制。在高真空度下,蒸发面和冷凝面的间距小于或等于被分离物料的平均自由程,由蒸发面逸出的分子,既不与残余空气的分子碰撞,自身也不相互碰撞,毫无阻碍地喷射并凝集在冷凝面上。进行分子蒸馏时,蒸馏料液通过降膜作用或蒸发面的高速旋转形成一薄层液膜。由于此膜传热快且均匀,液膜在蒸发面上的滞留空间压力降至 0.1 ~ 1Pa,使蒸发面上蒸汽进行蒸发时毫无阻碍,可使操作压力减小至 15013 Pa 左右。由此可发现分子蒸馏的两大特点:①在分子蒸馏器内的受热时间短暂;②由于高真空而具有较低的操作温度。利用这两大特点,可使分子蒸馏在工业生产上得到极为广泛的应用。

分子蒸馏的处理量与压力、温度及蒸发器的蒸发面有如下关系

$$Q = kPF(M/T)0.5$$

式中,Q 为蒸发处理量(kg/h);P 为绝压(Pa);F 为蒸发器蒸发面积(m^2);k 为常数 1.577;M 为摩尔相对质量(g/mol);T 为热力学温度(K)。

从上式可以看出,高真空度下的分子蒸馏处理量比较小,难以满足工业上生产的需要。

适当增加蒸发面和冷凝面之间的距离后,仍然可以保持温和的分离条件,但处理量却大大增加。因此,分子蒸馏也称为短程蒸馏,意味着冷热面的距离并不仅仅局限于气体分子平均自由程度。

分子蒸馏设备主要包括:分子蒸发器、脱气系统、进料系统、加热系统、冷却真空系统和控制系统。核心部分是分子蒸馏器,其种类主要有两种:刮膜式蒸发器和离心式蒸发器。

由于离心式分子蒸馏设备结构复杂,真空密封较难,设备的制造成本较高。分子蒸馏设备供应商主要生产刮膜式分子蒸发器。

刮膜式蒸发器是由同轴的两个圆柱管组成,中间是旋转轴,上下端面各有一块平板。加热蒸发面和冷凝面分别在两个不同的圆柱面上。其中,加热系统是通过热油、蒸汽或热水来进行的。进料喷头在轴的上部,其下是进料分布板和刮膜系统。中间冷凝器是蒸发器的中心部分,固定于底层的平板上。

操作过程如下:进料以恒定的速率进入到旋转分布板上,在一定的离心力作用下被抛向加热蒸发面,在重力作用下沿蒸发面向下流动的同时在刮膜器的作用下得到均匀分布。低沸点组分首先从薄膜表面挥发,径直飞向中间冷凝面,并冷凝成液相。冷凝液流向蒸发器的底部,经馏出口流出;不挥发组分从残留口流出;不凝性气体从真空口排出。因此,目的产物既可以是易挥发组分,也可以是难挥发组分。

植物芳香油成分复杂,主要为醛、酮、醇类,且大部分是萜类。这些化合物沸点高,属热敏性物质,受热时很不稳定。分子蒸馏在不同真空度条件下,可以将芳香油中不同组分提纯,并可除去异臭和带色杂质,使天然香料的品位大大提高。分子蒸馏技术在提纯桂皮油、玫瑰油、香根油、广藿香油、香茅油和山苍子油等产品过程中,具有传统技术难以达到的效果。

第三节　光学异构药物的拆分

药物的立体结构与生物活性密切相关。含手性中心的药物,其对映体之间的生物活性往往有很大的差异。研究表明药物立体异构体药效差异的主要原因是它们与受体结合的差异。

药物的立体异构体与药效之间的关系大致有以下几种:

(1) 药物作用仅由一个对映体产生或主要归结于一个对映体。如 S-(-)-甲基多巴、S-(+)-萘普生、S-(-)-氟嗪酸等。

(2) 两个异构体具有性质上完全相反的药理作用,如巴比妥类药物 DMBB 和 MPPB,二氢吡啶类药物 BayK8644 等。

(3) 对映体之一有毒或有严重的副作用。如氯胺酮、四咪唑和沙利度胺(反应停)等。

(4) 一种药理作用具有高度的立体选择性,另一种作用的立体选择性很低或无立体选择性。如 p-受体阻滞剂、麻醉性镇痛药的镇痛活性有高度立体选择性,而镇咳作用则无立体选择性等。

(5) 两个异构体的药理作用不同,但合并用药有利。如多巴胺、喷他佐辛(镇痛新)、氨磺洛尔等。如果一个药物属于以上的前四种类型,则必须进行拆分以单一异构体供药用,第五种情况则可以以外消旋体供药用。

近年来人们对旋光异构体间的药效有了长足的认识,以单一异构体供药用已引起各方面的重视,今后的新药研制将日益朝着单一对映体药物的方向发展。1992 年美国 FDA 向联邦注册处提交了"FDA 开发新立体异构药物的政策报告"。从报告可以看出,FDA 对立体异构药物所持的立场。报告还对手性药物开发的许多技术问题作了说明。我国有关部门也将手性药物合成技术作为"重大产品产业化和关键技术的研究与开发"项目的主要研究课题。

对映异构体的药物一般可以通过不对称合成或拆分方法得到。然而就目前医药工业生产而言,尚未有成熟的不对称合成方法用于药物的大量生产,因此,拆分仍然是获得手性药物的重要方法。

就化学结构而言,药物的立体结构大致有如下几类:①具有一个手性碳的旋光异构体。它的两种异构体互为对映体,如氟嗪酸、氯胺酮等,这类异构体具有相同的理化性质,需用拆分剂进行拆分,大多数手性药物属于此类;②有两个或两个以上手性中心的旋光异构体,如氯霉素、O-甲基去甲肾上腺素等;③几何异构体,如顺反异构体、椅式和船式构象异构体。②、③类由于分子的空间障碍不同,使它们具有不同的理化性质,较易分离。

一、光学异构药物的拆分方法与拆分原理

1. 播种结晶法　在外消旋体的饱和溶液中加入其中一种纯的单一旋光异构体(左旋或右旋)结晶,使溶液对这种异构体呈过饱和状态,然后在一定温度下该过饱和的旋光异构体优先大量析出结晶,迅速过滤得到单一旋光异构体。再往滤液中加入一定量的消旋体,则溶液中另

一种异构体达到饱和,经冷却过滤后得到另一个单一旋光异构体,经过如此反复操作,连续拆分便可以交叉获得左旋体和右旋体。所以此法又称为交叉诱导结晶法。它已成功地用于氯霉素中间体氨基醇、S-(−)-卡比多巴(Carbidopa)、S-(−)多巴(Dopa)、S-(−)甲基多巴(Methyldopa)及氨基酸的拆分。

播种结晶法的优点是不需用光学拆分剂,因此原料消耗少、成本低。而且该法操作较简单、所需设备少、生产周期短、母液可套用多次、拆分收率高。但该法仅适用于两种对映体晶体独立存在的外消旋混合物的拆分,对大部分只含一个手性碳原子的互为对映体的光学异构药物,无法用播种结晶法进行拆分。另外,播种结晶法拆分的条件控制也较麻烦,制备过饱和溶液的温度和冷却析晶的温度都必须通过实验加以确定,拆分所得的旋光异构体的光学纯度不高。

播种结晶法常用溶剂有水、水-盐酸、水-甲酸铵、甲醇-水、乙醇、异丙醇-水等。

2. 形成非对映异构盐法　对映异构体一般都具有相同的理化性质,用重结晶、分馏、萃取及常规色谱法不能分离。而非对映异构体的理化性质有一定差异,因此利用消旋体的化学性质,使其与某一光学活性化合物(即拆分剂)作用生成两种非对映异构盐,再利用它们的物理性质(如溶解度)不同,将它们分离,最后除去拆分剂,便可以得到光学纯的异构体。

目前国内外大部分光学活性药物,均用此法生产。酸、碱、醇、酚、醛、酮、酯、酰胺以及氨基酸等都可以用这种方法进行拆分。

非对映异构盐拆分法的关键是选择一个好的拆分剂。一个好的拆分剂必须具备以下特点:①必须与消旋体容易形成非对映异构盐,而且又容易除去。②在常用溶剂中,形成的非对映异构盐的溶解度差别要显著,两者之一必须能析出良好的结晶。③价廉易得或拆分后回收率高。④光学纯度必须很高,化学性质稳定。

常用的碱性拆分剂有:马钱子碱、番木鳖碱、奎尼丁、辛可尼丁、去氢枞胺、麻黄碱、苯基丙胺、α-氨基丁醇等。

常用的酸性拆分剂有:酒石酸、α,α′-二苯甲酰酒石酸、苯乙醇酸、樟脑-10-磺酸,1,1′-二萘基-2,2′-磷酸。

非对映异构盐的解析有以下几种方法:

(1) 无机酸、碱法:常用的酸有稀盐酸或稀硫酸;常用的碱有 NaOH、KOH、Na_2CO_3、NH_3 等。

(2) 碱式氧化铝法:此法一般用于拆分胺类化合物。将非对映异构盐通过碱式氧化铝、酸性拆分剂被滞留,游离的胺可经简单淋洗而回收。

(3) 离子交换树脂法:主要用于解析水溶性较大的有机化合物,如回收珍贵的拆分剂或用于络离子及盐的拆分。方法是将非对映异构盐流过 H^+ 型交换树脂或 OH^- 型交换树脂。

如果是通过 H^+ 型离子交换树脂,则非对映异构盐 $BH+A^-$ 中碱部分被吸附在树脂上,而酸则留在溶液中,经过浓缩得到光学活性的酸。用无机酸处理树脂,碱则生成无机酸盐而回收。如果是通过 OH^- 型离子交换树脂,则 $BH+A^-$ 中酸性部分被吸附在树脂上,碱随溶液流出,浓缩得碱。用无机碱液淋洗树脂,酸则成无机盐而回收。

3. 酶拆分法　利用酶对光学活性异构体选择性的酶解作用,使外消旋体中的一个旋光异构体优先酶解,而另一个难酶解,后者被保留而达到分离。酶拆分法用于拆分合成生产的 DL-氨基酸非常成功。近年来也有文献报道用酶拆分氯霉素中间体和 β-阻断剂等药物。

4. 色谱拆分法　利用气相和液相色谱可以测定旋光异构体纯度,进行实验室少量样品制备,推断旋光异构体的构型和构象等。

二、光学异构药物拆分实例

1. 苏氨酸的拆分 苏氨酸化学名为α-氨基-β-羟基丁酸,具有两个不对称碳原子,因而存在四种异构体。其中只有 L-苏氨酸有生物活性,是人体必需的氨基酸之一。

化学合成 L-苏氨酸一般以甘氨酸为原料,制得 DL-苏氨酸,再加以拆分得到 L-苏氨酸。

实验操作如下:在装有机械搅拌的反应瓶中投入 DL-苏氨酸45g,D-苏氨酸5 g,80℃搅拌溶解,然后降温至30℃,开始析出结晶,再在 1h 内降温至20℃,迅速过滤,洗涤,烘干,得 D-苏氨酸,精制后,测旋光。滤液中再加入 DL-苏氨酸 8.5g,重复上面的操作,得 L-苏氨酸,精制后测旋光。

2. DL-酒石酸的诱导拆分实例

(1)原料和晶种的制备:(±)-酒石酸(精品)水溶液用 Na_2CO_3 或 NaOH 溶液调节 pH 至3.5,生成酒石酸氢钠,通氨气 pH 至9,于 70~80℃滤除杂质,冷却结晶得(±)-酒石酸钠铵。

晶种的制备:(+)-酒石酸钠铵采用天然酒石酸,按上述方法制得,$[a]_D^{25}=22.5°$(C = 20,H_2O)。(−)-酒石酸钠铵晶种由拆分获得,$[a]_D^{25}=-22.5°$(C = 20,H_2O)。

(2)拆分操作:根据测定的(±)-酒石酸钠铵和(+)-酒石酸钠铵的溶解度曲线,在 30ml 容器中,按(±)-酒石酸钠铵:(+)-酒石酸钠铵 = 1.0:0.15(重量比),配制成相应浓度的拆分溶液,总投料量为 17.25g,其中右旋体 2.25 g,消旋体 15 g。控制搅拌和冷却速度,适时加入右旋体晶种 0.1 g,冷至一定温度后迅速过滤,得右旋酒石酸钠铵 4.71g(湿重),烘干测旋光 $[a]_D^{25}=+22.38°$(C = 20,H_2O)。

在上述母液中加入与拆出物等量的消旋体,并适当加水保持总体积不变。适时加入左旋体晶种 0.1g,如上操作,拆分得左旋酒石酸钠铵 3.64g,$[a]_D^{25}=-20.68°$(C = 20,H_2O)。母液可进一步使用。

将拆分获得的单旋体分别与过量石膏进行盐交换,分别得到其钙盐,用 60% 硫酸进行复分解,滤液浓缩,得到右旋酒石酸和左旋酒石酸纯品。

3. 萘普生的拆分 萘普生是消炎解热镇痛药,化学名为(S)-(+)-2-(6-甲氧基-2-萘基)丙酸。大多数合成得到的产物都是外消旋体,需要进行拆分。已报道的拆分剂有辛可尼定、奎宁、去氢枞胺和葡胺类。亦可利用磷霉素生产副产物(−)-苯乙胺作拆分剂,具有来源方便,价格便宜等优点。

拆分操作如下:将(±)-萘普生 46g 和(−)-α-苯乙胺 15 g,于 95% 乙醇 500 ml 中,加活性炭 0.7g,加热回流 30min,过滤,以少量乙醇洗涤滤渣,滤液稍冷后加入(+)酸(−)胺盐晶种少许,放置过夜,过滤,得(+)酸(−)胺盐粗品(母液另行处理)。用乙醇重结晶得精品14g,熔点 169~174℃。

将精晶(+)酸(−)胺盐,加 10 倍量水,用氢氧化钠调节 pH 大于10,用甲苯 500ml 分三次提取,回收甲苯后得:(−)-α-苯乙胺,可供套用。碱水层脱色过滤后,用盐酸调节 pH 至 1~2,析出(+)酸,按常法处理得萘普生约 9.2g,一次拆分率为 40%,熔点为 154~156℃,$[a]_D^{25}=65°$(C = 1,$CHCl_3$)。

主要参考文献

杜志强.2005.综合化学实验.北京:科学出版社

顾觉奋.2002.分离纯化工艺原理.北京:中国医药科技出版社

陆涛,陈继俊.2003.有机化学实验与指导.北京:中国医药科技出版社

山东大学.2004.基础化学实验——无机及分析化学实验.北京:化学工业出版社

山东大学.2004.基础化学实验——物理化学实验.北京:化学工业出版社

王伯康.2000.综合化学实验.南京:南京大学出版社

张国升.2013.药用基础实验化学.北京:科学出版社

张昭艾.2002.无机精细化工工艺学.北京:化学工业出版社

赵临襄.2003.化学制药工艺学.北京:中国医药科技出版社

朱保泉.2003.新编药物合成手册(上、下册).北京:化学工业出版社

附录